河南省“十四五”普通高等教育规划教材

U0954252

医学生专业思政课教程

系统解剖学思政教程

主审　臧卫东

主编　李　鸣　曹　靖　陈雪梅

郑州大学出版社

图书在版编目(CIP)数据

系统解剖学思政教程 / 李鸣，曹靖，陈雪梅主编．— 郑州：
郑州大学出版社，2021. 3(2022.3 重印)
医学生专业思政课教程
ISBN 978-7-5645-7702-5

Ⅰ. ①系… Ⅱ. ①李…②曹…③陈… Ⅲ. ①系统解
剖学 - 医学院校 - 教材②思想政治教育 - 医学院校 - 教材
Ⅳ. ①R322②G641

中国版本图书馆 CIP 数据核字(2021)第 015610 号

系统解剖学思政教程
XITONG JIEPOUXUE SIZHENG JIAOCHENG

选题总策划	苗　萱	封面设计	苏永生
责任编辑	陈文静	版式设计	凌　青
责任校对	张彦勤	责任监制	凌　青　李瑞卿

出版发行	郑州大学出版社	地　址	郑州市大学路 40 号(450052)
出 版 人	孙保营	网　址	http://www.zzup.cn
经　销	全国新华书店	发行电话	0371-66966070
印　刷	河南瑞之光印刷股份有限公司		
开　本	850 mm×1 168 mm　1 / 16		
印　张	28.5	字　数	725 千字
版　次	2021 年 3 月第 1 版	印　次	2022 年 3 月第 2 次印刷

书　号	ISBN 978-7-5645-7702-5	定　价	169.00 元

编委名单

主　审　臧卫东

主　编　李　鸣　曹　靖　陈雪梅

副主编　邵金平　刘　锦　李治华　帖红艳

　　　　　常　成　王志新　张　涵

编　委（以姓氏笔画为序）

王志新　郑州大学基础医学院

王君敏　郑州大学基础医学院

王剑南　郑州大学基础医学院

刘　锦　郑州大学基础医学院

孙琰琰　郑州大学基础医学院

李　鸣　郑州大学基础医学院

李治华　郑州大学基础医学院

张　涵　郑州大学马克思主义学院

张振华　郑州大学基础医学院

陈雪梅　郑州大学基础医学院

邵金平　郑州大学基础医学院

帖红艳　郑州大学基础医学院

曹　靖　郑州大学基础医学院

常　成　郑州大学基础医学院

翟羽佳　河南中医药大学

审阅和修正的临床专家(以姓氏笔画为序)

王玉强　主治医师　骨科　郑州大学第一附属医院

王随峰　主治医师　物理诊断科　郑州大学第一附属医院

牛文彬　主管技师　生殖医学中心　郑州大学第一附属医院

白慧英　主治医师　外科　郑州大学医院

闫　亮　副主任医师　泌尿外科　郑州大学第一附属医院

孙新志　副主任医师　骨科　郑州大学第一附属医院

李赞峰　副主任医师　耳鼻喉科　郑州人民医院

杨伟民　教授　神经内科　郑州大学第一附属医院

辛　航　主治医师　生殖医学中心　郑州大学第一附属医院

张化彪　副教授　副主任医师　放射介入科　郑州大学第一附属医院

周　正　副教授　呼吸内科　郑州大学第二附属医院

赵艳艳　教授　主任医师　内分泌科　郑州大学第一附属医院

贾龙江　主治医师　泌尿外科　郑州大学第二附属医院

徐　刚　副主任医师　消化内科　郑州大学第二附属医院

徐勇超　副主任医师　普外科　郑州大学附属肿瘤医院

郭付有　教授　主任医师　神经外科　郑州大学第一附属医院

韩　钰　主治医师　骨科　郑州大学第一附属医院

程根阳　教授　主任医师　肾内科　郑州大学第一附属医院

前言

习近平总书记在全国高校思想政治工作会议上强调："提升思想政治教育亲和力和针对性，满足学生成长发展需求和期待，其他各门课都要守好一段渠、种好责任田，使各类课程与思想政治理论课同向同行，形成协同效应。"为响应这一号召，郑州大学基础医学院人体解剖学系的一线教师在总结教学方法、整理临床案例、开展教学改革与社会实践的基础上，共同编写了《系统解剖学思政教程》，以推进思想政治教育在基础医学教育中的建设与发展。

本教材秉承"课程承载思政"和"思政寓于课程"的理念，坚持基本知识、基本理论、基本技能的"三基"原则，落实思想性、科学性、创新性、启发性、先进性的"五个精神"，以知识点为依托融入人文教育要素。教材分为运动系统、内脏学、脉管系统、感觉器和神经系统，共5篇21章。在章节前设立"学习目标"，明确知识目标、能力目标和思政目标；设定"课前导学"，引导医学生自主学习与思考。在内容上融入"思政案例"，弘扬医学人文精神，树立正确的人生观、价值观、世界观；制订"社会实践活动"，连结基础理论与临床实践，融合人文精神与医学技术，以培养技术专精，具有家国情怀、人文关怀的新时代医学人才。

《系统解剖学思政教程》的顺利出版需要领导、专家、同仁的大力支持，在此，对参加本教材编写出版的全体同志表示真挚的感谢与敬意。

感谢原教育部医学人文素质教学指导委员会主席、天津中医药大学原党委书记张金钟教授在百忙中为本书作序并提供指导；感谢郑州大学医学人文教育研究中心主任李中琳教授多年来对医学人文、思政教育工作的指导；感谢基础医学院副院长闫红涛教授推动、支持本教材的编写；感谢郑州大学出版社医学分社总编辑苗萱副编审对本书编写给予的指导和鼓励；感谢各位临床专家对临床相关内容的审阅和修正；感谢各位编委的精益求精与团结协作；感谢郑州大学出版社对本书策划、编校出版等方面工作的支持。

本教材是思想政治教育与系统解剖学教学相互融合的首次探索，书中难免存在不足与疏漏，恳望广大读者提出宝贵意见，共同促进思想政治教育与系统解剖学的融合发展，种好基础医学教育第一课的"责任田"。

编者

2021 年 1 月

序言

医学院校课程思政教材建设的成功探索

张金钟

郑州大学的老师们编著了探索课程思政教材建设的《系统解剖学思政教程》，邀我写序。阅读书稿后，我欣然允诺。这不仅因为，课程思政是强化高校人文素养教育的重要载体，是全国高校正在着力深入开展的工作；还因为无论是课程思政的教学研究、教材编写、集体备课、课堂讲授、学生课下学习，都需要及时总结、交流经验，发现具有典型意义的做法，推而广之。从更高的层次说，这是落实习近平总书记在全国教育大会上提出的立德树人根本任务，落实在坚定理想信念上下功夫、在厚植爱国主义情怀上下功夫、在加强品德修养上下功夫、在增长知识见识上下功夫、在培养奋斗精神上下功夫、在增强综合素质上下功夫的工作。

做好课程思政工作，教材是基础。教材简称课本，是一课之本，既是教师讲清一门课程基础知识、基本理论、基本技能的依据，也是学生学好一门课程的引领。思想政治教育是一个宏大的工程，是立德树人、全员育人的重要组成部分，思政进入思政课程以外的教材、进入思政课程以外的课堂，思想政治教育通过思政课程之外的渠道进入学生头脑，需要抓好各个环节的工作，可以齐头并进地开展。但是，从教学规律看，从课程思政的系统性、规范化和长远效果看，思政进教材必须先行。没有高质量的课程思政教材，课程思政往往会停留在少数教师、某些章节的水平上。应当说，课程思政的教材建设，还是课程思政的“短板”。这本《系统解剖学思政教程》所做的，就是先行的、“补短板”的工作。

当前，补齐课程思政教材短板，有两点需要强调。

第一，编写好医学院校的课程思政教材，关键在课程与思政的有机结合，要在课程与思政的有机结合上下功夫。“课程思政”，要有其“名”，更要有其“实”。“实”就是课程与思政有机结合。实，既要体现在课程与思政有机结合的理念、原则、整体安排上，也要体现在课程与思政结合的各个点上，力求顺理成章、自然而然，切忌牵强附会、“穿靴戴帽”。就系统解剖学课程思政来说，要做的是在传统的系统解剖学中融入与之相关的人文思政内容。系统解剖学是主干、主体，相关的思政、人文是必然、必要的补充。

所谓“必然补充”，是指人文思政内容原本是系统解剖学教学的应有之意，而非人为之举。所谓“必要补充”，是指系统解剖学教学中本不该忽略的人文思政内容被忽略了，必须及时纠正。

课程本应有，为何被忽略了呢？这涉及课程思政的基本观念，涉及对课程思政中“课程”的基本认识。长期以来，人们将医学基础、基础医学、临床医学定义为与人文思政无关的纯粹的自然科学、技术科学，将医学基础、基础医学、临床医学类课程教学限定为讲授自然科学、技术科学的知识、理论、技术。许多人认为，对学生人文素养、思想政治素质、政治立场等培养是思政课程、人文课程教学的任务。深究起来，这是生物医学模式的影响，是医学教育学科化发展的结果。生物医学模式仅仅从生物的角度认识人的健康和疾病，将医学的科学技术性质绝对化了。在医学教育中，强调医学人才培养中的分科、分工，忽视甚至忽略医学人才培养的整体性，特别是忽视、忽略了人文素养教育与科学技术理论、技能教育的相互联系和内在统一。在我看来，课程思政正是对这种忽视、忽略的纠正。当然，强化人文素养教育与科学技术理论、技能教育的相互联系和内在统一，思政类课程也要努力做工作，那就是在思政类课程教学中紧密结合医学发展和医学理论、技能的实际，实现思政类课程与医学专业类课程的殊路同归。

第二，编好医学院校课程思政教材，主编、编委是关键。任何一本高质量教材的编者团队都是优秀的、高水平的教师的集合，概莫能外。我认为，医学院校课程思政教材编者团队的优秀和高水平，主要表现在两方面：一是主编、编委的思想政治素质和政治立场；二是优秀的、高水平的专业课程教师与思政教师、人文教师联手。

就前者而言，高质量的课程思政教材反映着编者的思想政治素质，反映着编者对肩负的立德树人责任的清醒认识和完成立德树人使命的高度自觉。就后者而言，高质量的课程思政教材，显示着课程教师与思政教师、人文教师形成的合力。在这个意义上说，从一本高质量的课程思政教材，可以看到教材编者团队的课程思政水平，还可以看到与课程相关的学科群乃至学校的思政氛围。

这本教材编者队伍阵容大，形成了基础与临床紧密结合的显著特点，从系统解剖学作为临床医学强大基石的角度架起了通往临床的桥梁。从课程思政来说，反映了基础与临床的专家、学者们都在关心学生的思想政治教育，难能可贵，这是课程思政的基本条件。

这本教材还从系统解剖学课程思政的角度反映了思政与人文的统一。我一直主张医学院校思政课程与人文课程的统一，认为思想政治教育是统领，人文素质教育是基础，实现、彰显医学人文课程的思政职能是中国医学人文课程建设的重要内容，曾提出具有思政职能是中国医学人文课程的特色，医学院校从事人文教学、人文研究的教师应自觉加入课程思政工作，实现医学人文课程的思政职能。我赞赏这本教材的编者们在思政与人文统一上所做的工作。我建议，医学院校乃至所有高校的课程思政教学都能坚持和体现思政与人文的内在统一，实现课程的思政效果，为立德树人作出应有的贡献。

总之，这本《系统解剖学思政教程》在课程思政教材建设上所做的探索是成功的。

目录

第二篇 内脏学

第三篇 脉管系统

第四篇 感觉器

第五篇　神经系统

绪 论

一、系统解剖学课程思政的定位

习近平总书记指出:“要用好课堂教学这个主渠道,思想政治理论课要坚持在改进中加强,提升思想政治教育亲和力和针对性,满足学生成长发展的需求和期待,其他各门课都要守好一段渠、种好责任田,使各类课程与思想政治理论课同向同行,形成协同效应。”如何打破长期以来思想政治教育与专业教育相互隔绝的“孤岛效应”,将立德树人贯彻到高校课堂教学全过程、全方位、全人员之中,推动思政课程与课程思政协同前行、相得益彰,构筑育人大格局,是新时代中国高校面临的重要任务之一。

系统解剖学是医学生入校后接触的第一门重要的医学基础课程之一,是医学生开启医学生涯的第一步,更是医学生探讨生命的意义、探寻人生价值的开端。系统解剖学课程思政就是将医学德育教育、人文教育、思政教育渗透到系统解剖学课程中,结合知识点将医德仁心、人文大爱、科学精神贯穿于教学过程始终,做到“如春在花、如盐在水”实现教书与育人相统一。树立医学生正确的人生观、价值观、世界观,培养对社会、对人民有用的医学人才,促进医学生德、智、体、美、劳各方面更高质量的全面发展。

二、《系统解剖学思政教程》的范畴

《系统解剖学思政教程》是按人体的器官功能系统(如运动系统、消化系统、呼吸系统、泌尿系统、生殖系统、脉管系统、感觉器、神经系统和内分泌系统等)阐述正常人体器官形态结构、相关功能及其发生发展规律的科学。该书在讲解每章节的系统解剖学知识的同时结合临床医学思政案例分析,将正确的价值观传导给学生,培养学生的医学人文精神;树立“思政典范”,引发学生深入思考人生的价值、生命的意义,落实好立德树人根本目标;通过各章“社会实践项目”,明确实践目的、实践方法,展示实践效果。实现第二课堂的文化育人、实践育人、社会育人的强大作用,培养医学生的社会责任感和职业使命感。同时为广大解剖学教师提供了内容丰富的思政案例,促进教师育德意识和育德能力的提高。教师是课程的实施者,是教学实践的主体。充分利用案例和实践资源,主动培养学生高尚的道德品质。在教学方式上将知识与德育教育有机结合起来,传播知识、传播思想、传播真理,更重要的是塑造灵魂、塑造品行、塑造人格。在教学过程中实现润物细无声的效果。

系统解剖学(systematic anatomy)是人体解剖学研究中的一门基础学科。**局部解剖学**(regional anatomy),是按人体的某一局部(如头部、颈部、胸部、腹部等)重点描述人体器官的位置、毗邻关系、结构层次和临床应用的科学。系统解剖学和局部解剖学主要通过肉眼观察来描述人体的形态结构,故又称为**巨视解剖学**(macroanatomy);而以显微镜观察为学习手段的组织学、细胞学、胚胎学，又称**微视解剖学**(microanatomy)。密切联系外科手术的解剖学称**外科解剖学**(surgical anatomy)。根据临床实际应用，研究人体表面形态特征的解剖学称**表面解剖学**(surface anatomy)。运用X射线摄影技术研究人体形态结构的解剖学称X**射线解剖学**(X-ray anatomy)。随着X射线计算机断层成像、核磁共振和超声等检查手段的广泛应用于临床实践，研究人体各局部或器官的断面形态结构的解剖学称**断层解剖学**(sectional anatomy)。当人类进入了“智能化”“信息化”和“数字化”的知识经济时代，解剖学的研究也逐渐深入和拓展，新学科不断从人体解剖学中分化出来，同时推动了解剖学的发展和对人体更深一步的自我认知。

三、系统解剖学的历史发展概况

《系统解剖学思政教程》是在大健康背景下应运而生的解剖学和立德树人有机结合的教材，解决专业发展和思想政治统一的问题，回答为谁培养人，如何培养人才的问题，实现厚植爱国情怀、立德树人的育人目标，达到文化自信和民族自信。

解剖学是一门古老的自然科学，其发展与人类的医疗实践密切相关、相互促进，并随社会的进步和新技术方法的出现而深化和拓展。我国解剖学发展具有悠久辉煌的历史。早在2000多年前，我国医学家就已有解剖尸体的研究记录。春秋战国时期(公元前300—前200年)，我国现存最早的医学巨著《黄帝内经》中就有这样的记载：“若夫八尺之士，皮肉在此，外可度量切循而得之，其死可解剖而视之……”“解剖”一词由此出现于人类历史上，通过这段解剖起源的学习，可使同学们建立民族自豪感，增强民族自信心。

在西方，对解剖学的记载，始自古希腊医学家欧洲医学奠基人“医学之父”希波克拉底(Hippocrates，公元前460—前377年)，他秉承唯物主义精神，认为心脏有2个心室和2个心房，主张治疗骨折患者应清洗创口，进行牵引，使断骨复位！制定医道规范“希波克拉底誓言”，撰写《箴言》论文集，辑录了许多关于医学和人生方面的至理名言，如“人生矩促，技艺长存”“机遇诚难得，试验有风险，决断更可贵”等，这些经验之谈脍炙人口，至今仍给人以启示。

科学家亚里士多德(Aristotle，公元前384—前322年)通过解剖动物，编写了《论解剖操作》一书，影响深远。16世纪欧洲文艺复兴时期，比利时医学家维萨里(A Vesalius，1514—1564年)不拘泥于书本知识，追求科学，捍卫真理，他亲自解剖、观察人体构造，创立了当时少见的理论联系实际的生动教学局面，受到学生尊敬和爱戴。他通过解剖人的尸体，进行细致观察，在1543年出版了《人体构造》这一划时代的解剖学巨著，创立了人体解剖学的科学基础，成为现代解剖学的奠基人。到了20世纪，电子显微镜的发明推动了形态学研究进入细胞、亚细胞进而达到分子水平。形成了大体解剖学、显微解剖学和超微结构解剖学这3个不同的发展阶段。随着现代科学技术的应用、研究方法的改进，新的学科不断从解剖学中脱颖而出，带动了人体解剖学向更深层、更广阔的方向发展。《格氏解剖学》(*Gray's Anatomy*)从1858年第1版诞生至2016年第41版，在一代代解剖学工作者的努力下，遵循着创新精神，不断进行充实、更新。在经典人体解剖学的基础上已经发展成为涵盖细胞生物学、分子遗传学、生物信息学和影像解剖学等更为广阔的学科。知识严谨、内容丰富、描述准确、插图精美，已经成为人体解剖学的权威巨著，成为人体解剖学教学和临床实践的重要工具书。

我国的解剖学虽然在古代创造过辉煌，但由于长期封建社会制度与文化的约束，未能与西方发展同步。新中国成立前，全国的解剖学工作者仅百余人。新中国的诞生为科学技术的发展带来了蓬勃的生机，在党的正确领导下，医学教育事业蓬勃发展，不仅从事解剖学的工作者队伍日益壮大，科技水平、研究条件也日臻完善。出版了大量适合我国国情的解剖学教材，推动我国解剖学教学和临床医疗工作的快速发展。丁文龙主编的《系统解剖学》第9版（2018年）、崔慧先主编的《局部解剖学》第9版（2018年）在优化教学体系的基础上不断创新与发展，增设了AR互动、教学视频、教学动画，配套了教学课件和相应试卷，提供丰富、多元的教学环境，促进学生自主学习能力的培养。钟世镇主编《临床解剖学丛书》第1、2版（1988年、2014年）、《钟世镇现代临床解剖学全集》（2008年）以解决临床学科发展的需要，建立现代临床解剖学体系，丰富了解剖学的内涵，更推动了临床医疗实践的发展。

四、人体的器官系统与分部原则

细胞是构成人体最基本的结构功能单位。一些形态相似与功能相近的细胞和细胞间质构成组织。人体有4种基本组织即上皮组织、结缔组织、肌组织和神经组织。几种组织组合成具有一定形态，并且能执行特定生理功能的结构称为器官。若干个功能相关的器官组合起来共同完成某种连续的生理功能称为系统。各个系统及所属的器官都有其特定的功能，在神经、体液的调节下相互联系，密切配合，构成完整统一的人体。

人体从外形上分为头部、颈部、躯干部和四肢。每个局部又分为若干部分，躯干部前面分为胸部、腹部、盆部和会阴部；躯干部后面上部称为背部、下部称为腰部。四肢分为上肢和下肢，上肢又分为肩、臂、前臂和手，下肢又分为臀、大腿、小腿和足。

五、解剖学的常用术语

为正确地描述人体的形态结构与位置毗邻，特制定统一的标准和术语。这是国际公认的学习解剖学、描述临床病变所必须遵循的基本原则。掌握这些标准和术语是学习解剖学的前提。

（一）人体的标准解剖学姿势

人体的标准解剖学姿势（anatomical position）是指人体直立，面向前，两眼平视正前方，两足并立，足尖向前，上肢下垂于躯干两侧，手掌向前。这是为准确应用各种方位术语，描述人体各个局部或器官及结构的位置关系而规定的一种标准姿势。无论人体在任何状态下（仰卧位、俯卧位或倒立位等）都以标准解剖学姿势为准。

（二）方位术语

在人体标准解剖学姿势的基础上，规定了表示人体方位的术语。

1. **上和下**　是描述人体结构高低位置关系的术语。按照解剖学姿势近颅者为上（superior），近足者为下（inferior）。如眼位于鼻上方，而口位于鼻下方。

2. **前或腹侧和后或背侧**　是描述人体结构前、后位置关系的术语。近腹者为前（anterior），近背者为后（posterior）。如膀胱在直肠之前，而直肠在膀胱之后。

3. **内侧和外侧**　是描写人体各部位距正中矢状面相对距离的位置关系术语。近正中矢状面者为内侧（medial），远正中矢状面者为外侧（lateral）。如耳位于眼外侧，而鼻位于眼内侧。

4. **内和外**　是描述空腔器官各结构相互位置关系的术语。近内腔者为内（internal），远离内腔者为外（external）。如胃壁黏膜层位于肌层内，外膜位于肌层外。

5. **浅和深**　是描述与皮肤表面相对距离关系的术语，距皮肤近者为浅（superficial），远离皮肤而距人体内部中心近者为深（profundal）。如腹外斜肌位于腹壁浅层，腹横肌位

笔记栏

于腹壁深层。

6. 近侧和远侧 是描述四肢与躯干相对距离的位置关系术语。近躯干者为近侧(proximal),远离躯干者为远侧(distal)。如髋关节位于膝关节近侧,踝关节位于膝关节远侧。

在四肢,上肢的尺侧和桡侧及下肢的胫侧和腓侧分别与内侧和外侧相对应。该术语是依据前臂的尺骨和桡骨与小腿的胫骨和腓骨的排列位置关系确定的。

(三)人体的轴和面

1. 轴 为描述关节的运动,在标准解剖学姿势基础上人体可做3个互相垂直的轴(图绪-1)。

(1)垂直轴:**垂直轴**(vertical axis)为上、下方向与水平面垂直,与人体长轴平行的轴。

(2)矢状轴:**矢状轴**(sagittal axis)为前、后方向与水平面平行,与人体长轴垂直的轴,又称腹背轴。

(3)冠状轴:**冠状轴**(coronal axis)为左、右方向与水平面平行,与前两轴垂直的轴,也称额状轴。

2. 面 人体在标准解剖学姿势基础上可做互相垂直的3个切面(图绪-1)。

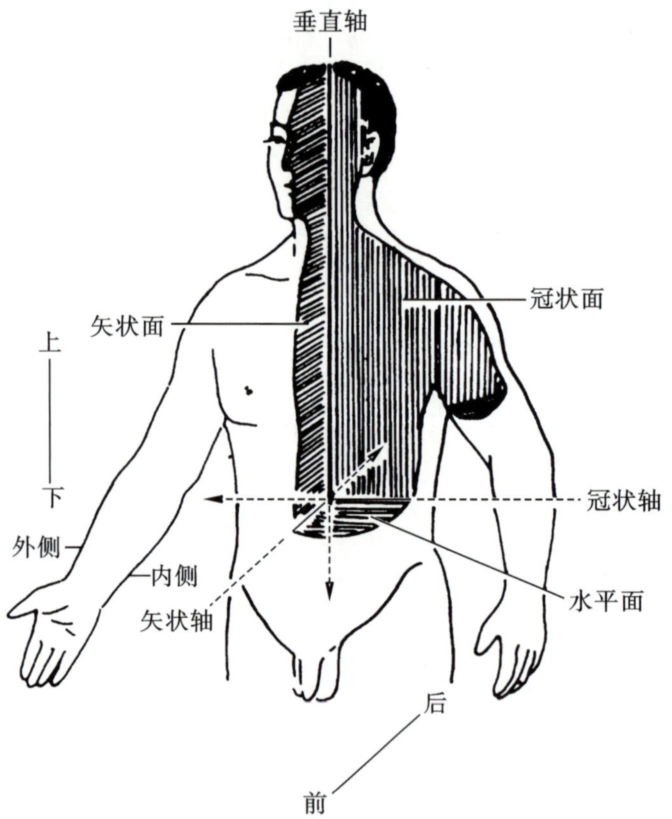

图绪-1 人体的轴和面

(1)矢状面:**矢状面**(sagittal plane)是指依前、后方向,将人体分为左、右两部分的切面。将人体分为左、右相等两部分的切面称正中矢状面。

(2)冠状面:**冠状面**(frontal plane)是指依左、右方向,将人体分为前、后两部分的切面。

(3)水平面:**水平面**(horizontal plane)是指将人体分为上、下两部分的切面,又称横切面。在描述内脏器官切面时,与其长轴平行的切面称为纵切面;与长轴垂直的切面则称为横切面。

六、人体器官的变异与畸形

人体解剖学描述的器官形态、结构、位置、大小及其血液供应与神经分布等均指正常状态,在统计学上占优势。人体某个器官的形态、结构或位置等与正常尽管不完全相同,但与正常较为接近,差异没有显著性的称为**变异**(variation)。如超出一般变异范围,统计学上出现概率较低,甚至影响正常生理功能的称为**异常**(abnormal)或**畸形**(malformation)。异常或畸形一般是指由遗传或环境因素造成的,在胚胎发生时形成的器质性改变,但变异或异常有时很难明确划分。

七、《系统解剖学思政教程》的学习方法

系统解剖学是基础医学中重要的学科之一,是医学生的必修课和先修课,为其他基础医学和临床医学课程奠定坚实的形态学基础。然而由于内容量大,需要牢记的专业名词繁多,学生又是初次接触这些医学知识,学习难度较大。通过思政案例紧密联系临床病例、联系日常生活现象,让学生早接触临床,体会学以致用,知识挽救生命。激发学生的学习兴趣和学习热情,加强医德医风的建设。在钟南山、林巧稚等思政典范的榜样作用下,引导学生深入思考人生的价值、生命的意义,在精神、道德、人格方面逐步成熟,更加努力地学习,为走向医务工作做充分的准备。加强学生的社会实践能力,结合每一个章节都设定的与所学知识相关的社会实践活动,通过活动既加深了医学生对所学知识的理解和掌握,培养其社会责任感和历史使命感,同时又培养他们的语言表达能力和团结合作精神。在学习《系统解剖学思政教程》的过程中,还应遵循:理论联系实际、形态和功能相适应、局部与整体相统一,以及进化和发展的观点,以实现全面、整体地认识和掌握人体各系统、器官的形态结构特征。

(一)理论与实践结合的观点

解剖学作为形态学科,要注重理论和实践相结合。在学习中可以充分利用图谱、3D模型和教学微视频等丰富的线上资源,加深对书本知识的理解;通过细致地观察人体标本并结合自身活体,使枯燥的知识形象化、生动化;同时密切联系日常生活、临床应用,从而达到学以致用的目的。通过医学知识的科普宣讲、急救培训等丰富的社会实践,提高学生的学习兴趣,培养实际运用知识的能力,进一步加强医学生的社会责任感、历史使命感,在实践中探索人生的意义和价值。

(二)结构与功能结合的观点

人体每一器官都有其特定的形态结构与功能。器官的形态结构决定了其功能,器官功能的活动反过来影响其形态结构的改变。在人类进化的历程中,由于直立行走和劳动,上肢从支持体重中解放出来而逐渐变得骨骼轻巧、肌肉纤细,以执行精细和复杂的功能;下肢则逐渐变得骨骼粗壮、肌肉肥大有力,以实现走、跑、跳的承重功能。日常生活中,如加强体育锻炼可强健肌肉、骨骼,而长期卧床则会使肌肉萎缩、骨质疏松。所以在生理范围内,适当增加功能活动将使器官和组织发生有益于健康与增强体质的形态结构变化。

（三）局部与整体统一的观点

人体是由器官、系统组成的一个统一的有机整体，共同完成人体的各种生理功能活动。任何器官、系统都是整体不可分割的一部分，在结构和功能上既互相协调，又互相影响。如骨骼肌的活动能促进心、肺等器官发育；局部组织的创伤，不仅影响人体的运动、邻近器官的功能，同时也会影响全身代谢；临床上某个局部的病变，可能是全身性疾病的局部表现。因此，在学习过程中运用局部与整体统一的观点，加强人体整体性认识，有利于培养科学的综合思维能力。

（四）进化发展的观点

人类经历漫长的生物进化发展，各器官的形态结构经历了由低级到高级、由简单到复杂的过程，其依然保留一些与脊椎动物相类似的基本特征。人出生后始终在不断发展变化之中，不同种族、不同地域和不同性别的人，其个体之间均有差异。不同环境及不同社会生活与劳动条件均可影响人体形态结构的发展。因此，在学习中运用进化发展的观点，就能更好地理解人体各器官的个体差异。

（李　鸣）

第一篇

运动系统

运动系统(locomotor system)由骨、骨连结和骨骼肌组成,约占成人体重的60%。骨借骨连结形成**骨骼**(skeleton),构成人体坚硬的支架,支持体重;骨骼肌附着于骨,构成人体的基本轮廓,与骨骼共同构成体腔壁,保护脑、心和内脏器官。运动时,在神经系统支配下,骨骼肌作为动力器官,通过收缩与松弛,牵引骨改变位置,骨以关节作为枢纽和支点起杠杆作用,进而完成各种随意运动。

第一章

骨　学

学习目标

1. 知识目标

(1)掌握骨的分类、构造和理化性质。

(2)掌握躯干骨的构成,椎骨、胸骨和肋的形态、结构和重要的骨性标志。

(3)掌握脑颅和面颅的构成,筛骨、蝶骨、颞骨、上颌骨和下颌骨的形态、结构;颅底内面观、前面观和侧面观。

(4)掌握四肢骨的分部和构成,锁骨、肩胛骨、肱骨、尺骨、桡骨、手骨、髋骨、股骨、胫骨、腓骨和跗骨的形态结构和重要的骨性标志。

(5)了解骨的发生和发育。

(6)了解新生儿颅的形态结构特点和成人颅底外面观。

2. 能力目标

(1)知识内化:结合标本描述全身骨的分部和各部骨的形态结构特点。

(2)理论和实践相结合:在活体准确触摸身体各部位的重要骨性标志。

3. 思政目标

(1)科学严谨,实事求是:培养尊重科学、实事求是和严谨细致的工作态度和作风。

(2)医学科普,勇担使命:肩负起科普医学常识、预防疾病和驱除病痛的终身职责。

(3)珍视生命,关爱患者:培养学生珍视生命、关爱患者的医者仁心和勇于奉献的精神。

(4)社会实践:参观"生命意义展示馆",弘扬遗体捐献者的无私奉献精神;加强医学生对生命意义的理解和崇高精神的感悟;鞭策和激励医学生奋发努力,传承"人道、博爱、奉献"的红十字会精神。

课前导学

如何能够长得更高?为什么老年人容易发生骨折?骨髓移植是怎么回事?鼻窦炎是哪些部位发炎的?为何"太阳穴"处发生骨折很危险?为何锁骨中外1/3处易发生骨折?要解答这些问题,就要对"骨"有一定了解,通过学习,大家一定会找到答案。

第一节　概述

骨(bone)主要由骨组织构成,外被骨膜,内容骨髓,含有丰富的血管、淋巴管和神经。

笔记栏

活体骨能不断地进行新陈代谢,并具有再生、修复和改建的功能,因此,骨是具有生命的器官。经常锻炼可促进骨的良好发育,长期失用则会发生骨质疏松。

一、骨的分类

成人有206块骨(图1-1),按部位分为颅骨、躯干骨和四肢骨,另外,还有6块听小骨。根据骨的形态可分为4类。

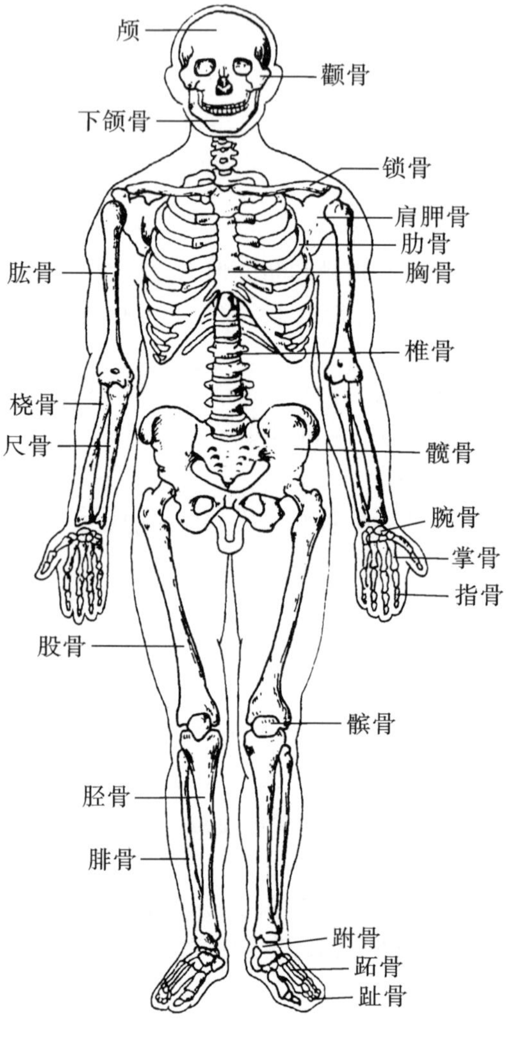

图1-1　全身骨骼

1. 长骨　**长骨**(long bone)呈长管状,分一体两端。中部稍细为体,又称**骨干**(diaphysis),内有空腔称**骨髓腔**(bone medullary cavity),容纳**骨髓**(bone marrow)。两端膨大称**骺**(epiphysis),表面有光滑的关节面,与相邻骨的关节面构成关节。骨干与骺相接的部分称**干骺端**(metaphysis),在幼年时为**骺软骨**(epiphysial cartilage),成年后骺软骨骨化,形成**骺线**(epiphyseal line)。长骨多配布于四肢,如股骨和指骨等。

2. 短骨　**短骨**(short bone)形似立方体,多群集在人体连结牢固且运动较灵活的部位,多数短骨具有多个关节面。如腕骨和跗骨。

3. 扁骨　**扁骨**(flat bone)扁薄呈板状,主要构成颅腔、胸腔和盆腔的壁,起保护作用。

如肋骨和颅盖诸骨。

4. 不规则骨 **不规则骨**(irregular bone)形状不规则，多配布于颅底、面部和脊柱，如椎骨和颞骨等。有些不规则骨内含有空腔，称含气骨，如筛骨、上颌骨等。

尊重科学，实事求是

骺软骨和身高

成年人真的还能长高吗？一些人渴望能长至心中的理想身高，不惜重金尝试各种增高方法，如服用增高药、买促进长高的鞋等，但结果往往不尽人意，还损失了金钱和时间。从科学角度来看，一个人的身高取决于长骨，尤其是下肢长骨骺软骨的生长发育情况。骺软骨是幼年时位于长骨骨干和骺连接处的透明软骨。通过骺软骨细胞不断分裂、增殖和骨化，使骨不断加长。近成年时，骺软骨逐渐停止增长，全部骨化，骨干与骺合为一体，二者之间遗留一骺线。当下肢的股骨、胫骨和腓骨的骺软骨全部骨化，人便停止长高。据统计，股骨上端和下端长合时期为17～24岁；胫骨上下端的长合时期分别为19～20岁和16～20岁；腓骨上下端的长合时期分别为22～24岁和20～24岁。因此，只有下肢骺软骨还未骨化的成年人才有长高的可能。骺软骨骨化前，人们可以通过环境因素，如合理增加膳食营养和增强体育锻炼等加强骺软骨的功能，一旦骺软骨完全骨化，再做任何努力都无法自然增长。为明确骺软骨的骨化情况，可通过拍摄X射线片进行检查。通过学习，同学们掌握了"骨"的专业知识，从科学的角度可以鉴别出以盈利为目的的虚假广告。作为医学生，在尊重科学的生长规律的基础上，希望同学们能向身边人普及"增高"涉及的医学知识和科学规律，让更多的人了解"骨"，预防因欠缺科学知识，急于求成而造成的不必要损失。

二、骨的表面形态

骨的表面因受肌腱的牵拉，血管、神经的经过及周围脏器的邻接而产生特定的形态，常用一定的名称表述。

1. 骨面突起 根据突起特点不同，用不同的词表述。如突然高起的称突，小的较尖锐的突起称棘，基底较广的突起称隆起，表面粗糙的隆起称粗隆，圆形的隆起称结节，细长的锐缘称嵴，低而粗涩的嵴称线。

2. 骨面凹陷 大的凹陷称窝，小的凹陷称小凹，长形的凹陷称沟，浅的凹陷称压迹。骨边缘的缺口称切迹。

3. 骨的空腔 骨内的空腔称腔、房或窦；长形的空腔称管或道；腔或管的开口称口或孔，不规则的口称裂孔。

4. 骨端的膨大 较圆的膨大称头或小头，头下方缩细的部位称颈，椭圆的膨大称髁，髁上的突出部分称上髁。

三、骨的构造

骨主要由骨膜、骨质和骨髓构成(图1-2，图1-3)。

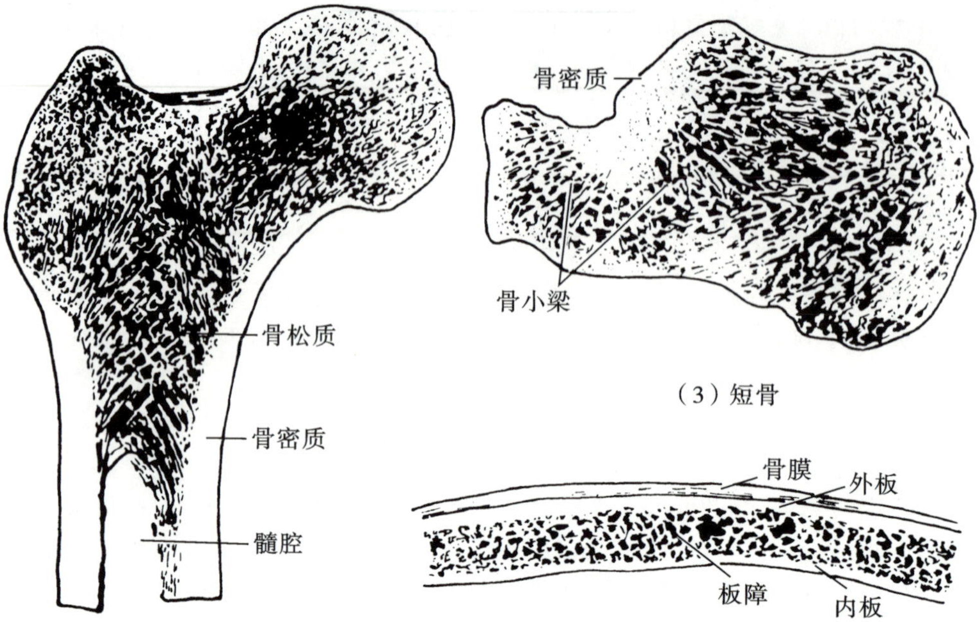

（1）长骨　　（2）扁骨

图 1-2　骨的形态和内部构造

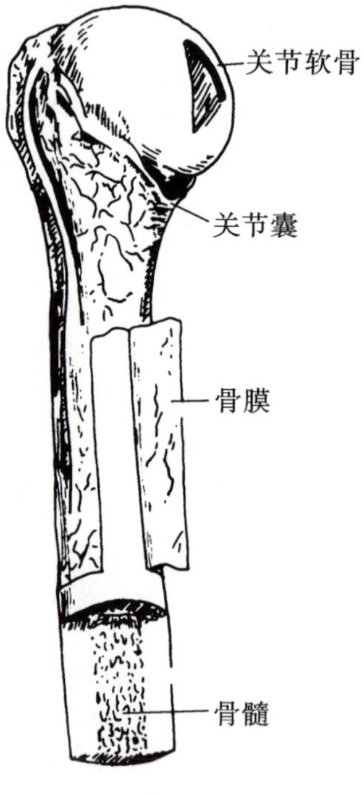

新鲜骨

图 1-3　长骨的构造

(一)骨质

骨质(bone substance)由骨组织构成,可分为骨密质和骨松质。**骨密质**(compact bone)质地坚实致密,由骨板紧密黏合而成,抗压性强,主要配布于骨的表面。**骨松质**(spongy bone)由大量**骨小梁**(trabeculae)相互交织构成,呈海绵状。骨小梁的排列方向与骨所承受的压力和张力的方向一致,因而骨能承受较大的重量。运动可使骨小梁增粗,长期不活动骨小梁退化变细,易引起骨质疏松。骨松质主要配布于骨的内部,如长骨的两端、短骨、扁骨和不规则骨的内部。在颅盖骨,表层的骨密质增厚分别形成外板和内板,外板厚而坚韧,富有弹性,内板薄而松脆,故颅骨骨折多见于内板。内、外板之间的骨松质称**板障**(diploë),内有板障静脉经过。

(二)骨膜

骨膜(periosteum)由致密结缔组织构成,被覆于除关节面以外的新鲜骨表面。骨膜含有丰富的血管、淋巴管和神经,对骨的营养和再生有重要作用,并赋予骨感觉功能。骨膜可分为内、外两层,外层主要是粗大的胶原纤维束构成,质地致密,许多纤维穿入骨质,使骨膜固定于骨面;内层疏松,含成骨细胞和破骨细胞,分别具有产生新骨质和破坏旧骨质的功能。幼年期骨膜功能非常活跃,直接参与骨的生成。成年时转为静止状态,但当骨发生损伤,如骨折时,骨膜会重新恢复功能,参与骨折端的修复愈合。骨膜损伤影响骨折愈合,故对外伤患者,在清创时要尽量保留骨膜,若骨膜剥离太多或损伤过大,则骨折愈合困难。

衬在骨髓腔内面和骨松质间隙内的骨膜称**骨内膜**(endosteum),也含有成骨细胞和破骨细胞,具有造骨和破骨的功能。

(三)骨髓

骨髓充填于骨髓腔和骨松质间隙内,是质地柔软、富含血管的软组织。胎儿和婴儿时期的骨髓内含有不同发育阶段的红细胞和某些白细胞,称**红骨髓**(red bone marrow),有造血功能。自 5 岁以后,长骨骨干内的红骨髓逐渐被脂肪组织替代呈黄色,称**黄骨髓**(yellow bone marrow)。黄骨髓失去造血活力,但保持造血潜力,当慢性失血过多或重度贫血时,黄骨髓可转化为红骨髓而恢复造血功能。在人体髂骨、胸骨、椎骨、肱骨和股骨近侧端骨松质内终生保持红骨髓,临床上常选髂前上棘或髂后上棘等处进行骨髓穿刺,检查骨髓象。

奉献爱心,勇担使命

骨髓移植

2007 年 4 月,郑州大学临床医学系 04 级的马凯歌同学接到中华骨髓库传来的消息:马凯歌的白细胞抗原分型与武汉年仅 19 岁患有血液系统恶性肿瘤的罗姑娘初步配型相同。经过健康体检,证实马凯歌符合捐献造血干细胞的条件后,8 月 2 日上午,马凯歌同学走进了河南省人民医院的造血干细胞采集室。历时 4 个多小时,采集完成 146 mL 造血干细胞。当晚 21 点,"救命骨髓"运抵武汉,随即注入罗姑娘体内,完成救助。马凯歌同学成为河南省第 57 例骨髓捐献志愿者。

造血干细胞移植是治疗恶性血液病如白血病、淋巴瘤等的唯一有效手段。目前,造血干细胞的来源有骨髓、外周血、脐带血和胎盘。骨髓移植是最早开展的干细胞移

笔记栏

植治疗方法。1992 年国家卫生部批准建立了“中国非血缘关系骨髓移植供者检索库”以增加无关供者骨髓移植的来源，后更名为“中国造血干细胞捐献者资料库(简称中华骨髓库)”。截至 2019 年 5 月 31 日，中华骨髓库库容达到 1 654 647 人份，捐献造血干细胞 1 418 例，申请查询患者数达到 79 585 人。马凯歌告诉记者，自己早就了解到，捐献适量的造血干细胞不会影响健康。“再说我将来也要当医生，救死扶伤是我的职责！”锦上添花常见，雪中送炭难得，马凯歌舍己为人的格局和无私的奉献精神体现了我国优秀传统文化的传承，同学们也可以为中华民族的大健康贡献自己的一分力量。

北京大学血液病研究所团队首创非体外去除 T 细胞单倍型相结合骨髓和外周血混合移植体系基本解决了由于供者来源缺乏限制异基因造血干细胞广泛应用于临床的世界性难题，被 2016 年世界骨髓移植学会高度认可并称为“北京方案”。“北京方案”的建立使我国异基因造血干细胞技术水平跻身国际先进行列，极大地提升了我国在该领域的国际学术地位。虽然我国的造血干细胞移植技术取得了巨大成就，但目前依然面临许多的困难与挑战，希望同学在传承中勇担使命，以“我能为世界做出什么贡献”的角度继续推动造血干细胞移植的不断发展。

（四）骨的血管、淋巴管和神经

长骨的动脉包括滋养动脉、干骺端动脉、骺动脉及骨膜动脉，且均有静脉伴行。滋养动脉是长骨的主要动脉，一般有 1～2 支，从骨干的滋养孔进入骨髓腔，分为升支和降支行至骨端，发出分支分布至骨干骨密质的内层、骨髓和干骺端，成年人中可与干骺端动脉及骺动脉的分支吻合。干骺端动脉和骺动脉均发自邻近动脉，从骺软骨附近穿入骨质。不规则骨、扁骨和短骨的动脉来自骨膜动脉或滋养动脉。骨膜分布有丰富的淋巴管，但骨质内是否存在淋巴管，尚有争论。骨的神经包含两类，一类为内脏传出纤维，伴滋养血管进入骨内，分布到哈弗斯管的血管周围间隙中，分布到血管壁；另一类为躯体传入纤维，多分布于骨膜，因此，骨膜对张力或撕扯的刺激较为敏感，当骨脓肿和骨折时常引起剧痛。

四、骨的化学成分和物理特性

骨的化学成分主要包括有机质和无机质。

有机质主要为骨胶原纤维束和黏多糖蛋白，构成骨的支架，赋予骨的韧性和弹性。无机质主要是碱性磷酸钙，沉着于呈胶状的基质中，使骨坚硬挺实。骨是人体最大的钙库，体内 90% 的钙以骨盐形式储存于骨内。有机质和无机质 2 种成分的比例，随年龄的增长而发生变化。幼儿时期骨内二者各占一半，故弹性大，质地柔软，易发生变形，在外力作用下不易骨折或折而不断，称青枝状骨折。成年人骨有机质和无机质的比例约为 3∶7，最为合适，使骨具有很大硬度和一定的弹性。老年人因激素水平下降，影响钙、磷的吸收和沉积，骨质出现多孔性，骨组织的总量减少，表现为**骨质疏松症**(osteoporosis)，骨内无机质比例大于 75%，骨的脆性较大，易发生骨折。

关注健康，科普医学

骨质疏松症

骨质疏松症是一种以骨量降低和骨组织微结构破坏导致骨脆性增加和易于骨折的代谢性骨病。骨质疏松症和骨质疏松性骨折是世界范围内最重要的公共卫生问题之一，人们把每年10月20日定为“国际骨质疏松日”。由于激素水平的改变和因年龄增加引起的生理性骨质减少，绝经后的中老年妇女及老年男性易罹患骨质疏松症。中国国家卫生健康委员会2018年调查显示，骨质疏松症已经成为中国中老年人群，尤其是中老年女性的重要健康问题，调查显示，50岁以上女性骨质疏松症发生率为32.1%，65岁以上女性的骨质疏松症发生率更是达到51.6%。老年人随着骨量丢失、骨小梁破坏、骨密度下降、骨强度减弱，骨骼变得松脆，极易发生骨折，以脊柱、髋部和前臂骨折最为常见。一旦发生骨折直接导致患者伤残和生活质量的下降。如何预防骨质疏松症及骨质疏松性骨折已然成为国内外的研究热点。

加强营养和运动是公认的、有效的预防骨质疏松症的2项重要的措施。一是在日常生活中加强营养，多食富含钙、维生素D_3和蛋白质的食物，通过合理膳食，从而保证每日钙的摄入量和吸收量。多晒太阳，通过阳光中的紫外线促进皮肤中的7-脱氢胆固醇逐步生成具有活性的维生素D，进而促进肠道对钙、磷的吸收。二是通过运动直接或间接作用于骨细胞并影响骨重建，增加骨量，维持骨转换水平，减少骨丢失，是一种经济、安全、有效的骨质疏松症预防方法。目前一些老年人，特别是经济欠发达地区老人对骨质疏松症欠缺一定认知，需要我们医务工作者履行职责，通过加强预防宣传工作来降低此病的发生率，推进全民健康。

第二节 躯干骨

躯干骨包括椎骨、胸骨和肋，共51块，它们借骨连结构成脊柱、骨性胸廓和骨盆。

一、椎骨

幼年时椎骨为32或33块，颈椎7块、胸椎12块、腰椎5块、骶椎5块，尾椎3～4块。成年后骶椎融合成骶骨，尾椎融合成尾骨。成年人的椎骨共26块，包括颈椎7块、胸椎12块、腰椎5块、骶骨1块和尾骨1块。

（一）椎骨的一般形态

椎骨（vertebrae）由前方的椎体和后方的椎弓两部分构成（图1-4）。**椎体**（vertebral body）呈短圆柱状，是脊柱承受和传递重力的主要部位；**椎弓**（vertebral arch）呈半环形，连于椎体的后外侧。椎体与椎弓共同围成**椎孔**（vertebral foramen）。椎孔上下贯通，构成容纳脊髓的**椎管**（vertebral canal）。椎弓连结椎体的部分较细，称椎弓根，其上、下缘各有一切迹，称为椎上、下切迹。相邻椎骨的椎上、下切迹共同围成**椎间孔**（intervertebral foramen），孔内有脊神经和血管通过。椎弓根向后内扩展变宽的部分称**椎弓板**（lamina of vertebral arch），椎弓板上发出7个突起：由椎弓后面正中伸向后方或后下方的1个突起称**棘突**（spinous process），尖端在体表可及；椎弓根与椎弓板移行处伸向两侧的1对突起称**横突**（transverse process）；椎弓根与椎弓板结合处伸向上方和下方各1对突起，分别称

笔记栏

上关节突和下关节突，相邻上、下关节突构成关节突关节。

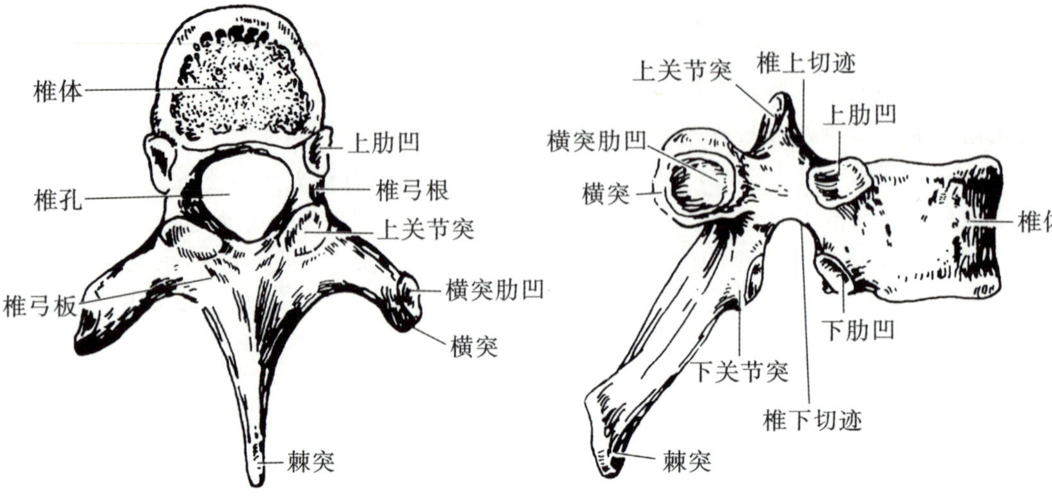

（1）椎骨上面观　　（2）椎骨侧面观

图 1-4　椎骨的一般形态（胸椎）

（二）各部椎骨的主要特征

1. 颈椎　**颈椎**（cervical vertebrae）椎体小，横断面呈椭圆形。椎孔较大，呈三角形（图 1-5）。第 2～6 颈椎的棘突短，末端分叉。上、下关节突的关节面近水平位。横突根部有**横突孔**（transverse foramen），有椎动脉和椎静脉通过。

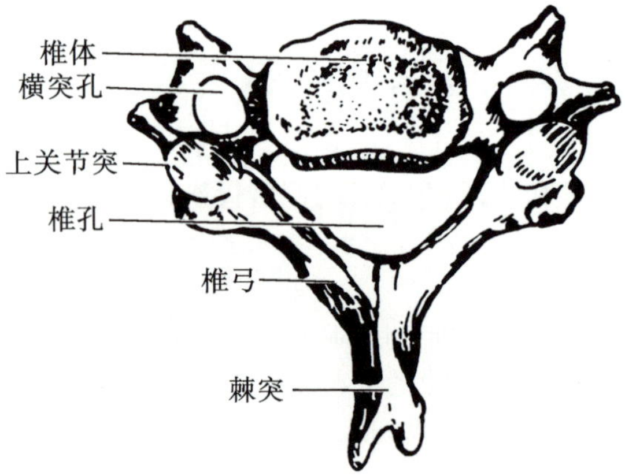

图 1-5　颈椎（上面观）

第 1 颈椎又称**寰椎**（atlas）（图 1-6），呈环形，无椎体、棘突和关节突，由前弓、后弓和 2 个侧块构成。前弓后面正中有一小关节面，称齿突凹，与枢椎的齿突相关节。侧块连接前、后弓，上面各有一椭圆形的关节面，与枕髁相关节，下面有圆形关节面与枢椎上关节面相关节。

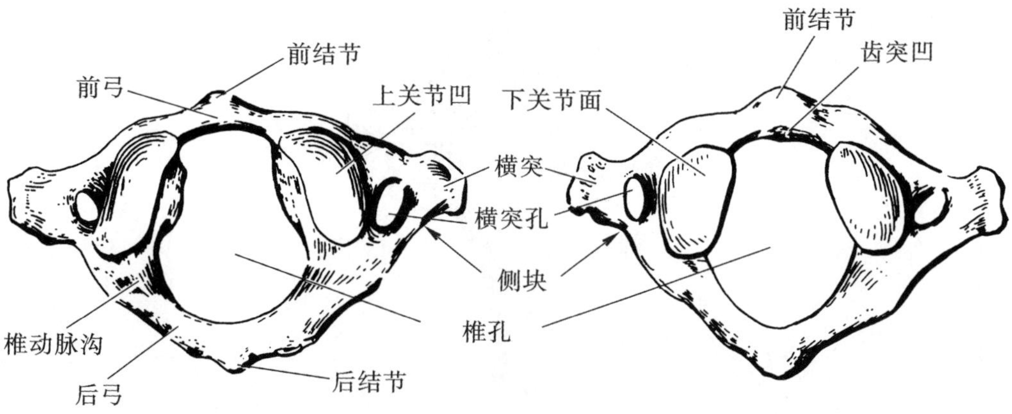

（1）上面观　　（2）下面观

图 1-6　寰椎

第 2 颈椎又称**枢椎**(axis),椎体上有一伸向上方的齿突,与寰椎的齿突凹构成寰枢关节(图 1-7)。

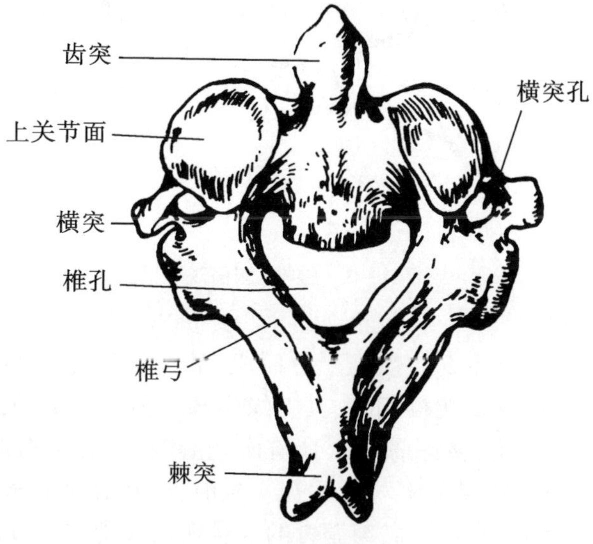

图 1-7　枢椎(上面观)

第 6 颈椎横突前结节较大,颈总动脉从其前方经过,故称颈动脉结节。当头部外伤出血时,可将颈总动脉压向颈动脉结节,进行暂时止血。

第 7 颈椎又称**隆椎**(vertebra prominens)(图 1-8),棘突较长,末端不分叉。低头时在体表易看到或摸到,常作为计数椎骨序数的标志。

2. 胸椎　**胸椎**(thoracic vertebrae)椎体自上而下逐渐增大,横断面呈心形,在椎体两侧面上、下缘分别有上、下肋凹,与肋头相关节。横突末端有与肋结节相关节的横突肋凹。胸椎棘突细长,斜向后下方,呈叠瓦状排列。上、下关节突的关节面近冠状位。

3. 腰椎　**腰椎**(lumbar vertebrae)椎体粗壮,横断面呈肾形(图 1-9)。椎孔呈卵圆形或三角形。棘突宽而短,呈板状,水平伸向后方。棘突之间间隙较宽,临床常在此处进行腰椎穿刺。上、下关节突粗大,关节面近矢状位。

笔记栏

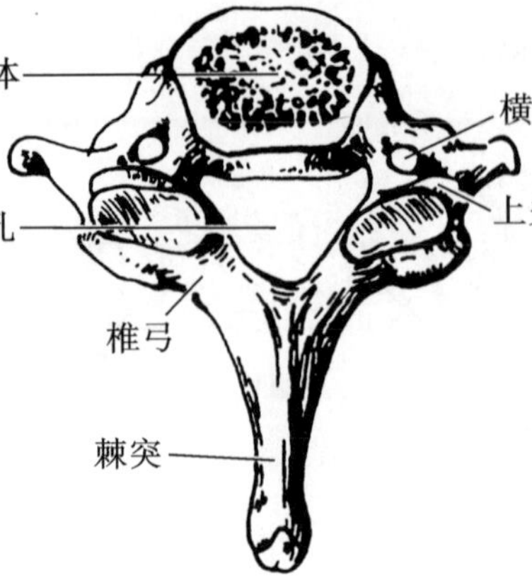

图 1-8　隆椎(上面观)

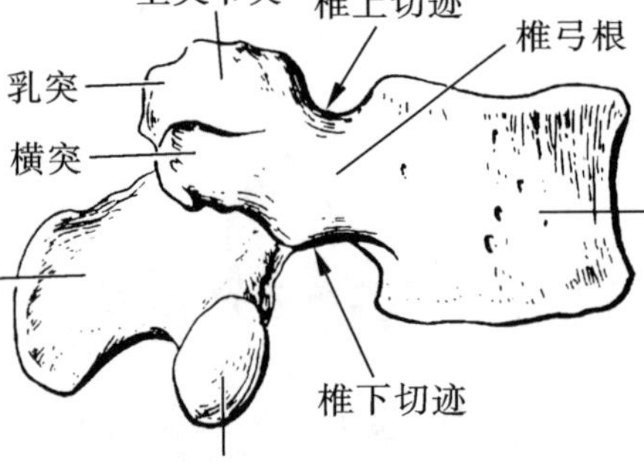

图 1-9　腰椎(侧面观)

4. 骶骨　**骶骨**(sacrum)由 5 块骶椎融合而成,呈三角形,有一底、一尖、两面及两侧缘(图 1-10)。底向上,与第 5 腰椎相接,其上缘中部向前突出称岬,是产科测量骨盆入口大小的重要标志。尖向下,接尾骨。骶骨前面光滑微凹,有 4 对骶前孔;后面粗糙隆凸,正中线上有骶正中嵴,外侧有 4 对骶后孔。骶前、后孔分别有骶神经前、后支通过。骶骨外侧缘上宽下窄,上部有耳状面,与髋骨的耳状面构成骶髂关节,耳状面后方有骶粗隆。骶骨内有纵行的**骶管**(sacral canal),向上通连椎管,两侧与骶前、后孔相通,下端的开口称**骶管裂孔**(sacral hiatus)。骶管裂孔两侧各有一向下的突起称**骶角**(sacral cornu),是骶管麻醉的重要标志。

5. 尾骨　**尾骨**(coccyx)由 3 或 4 块退化的尾椎融合而成。上接骶骨,下端游离(图 1-10)。

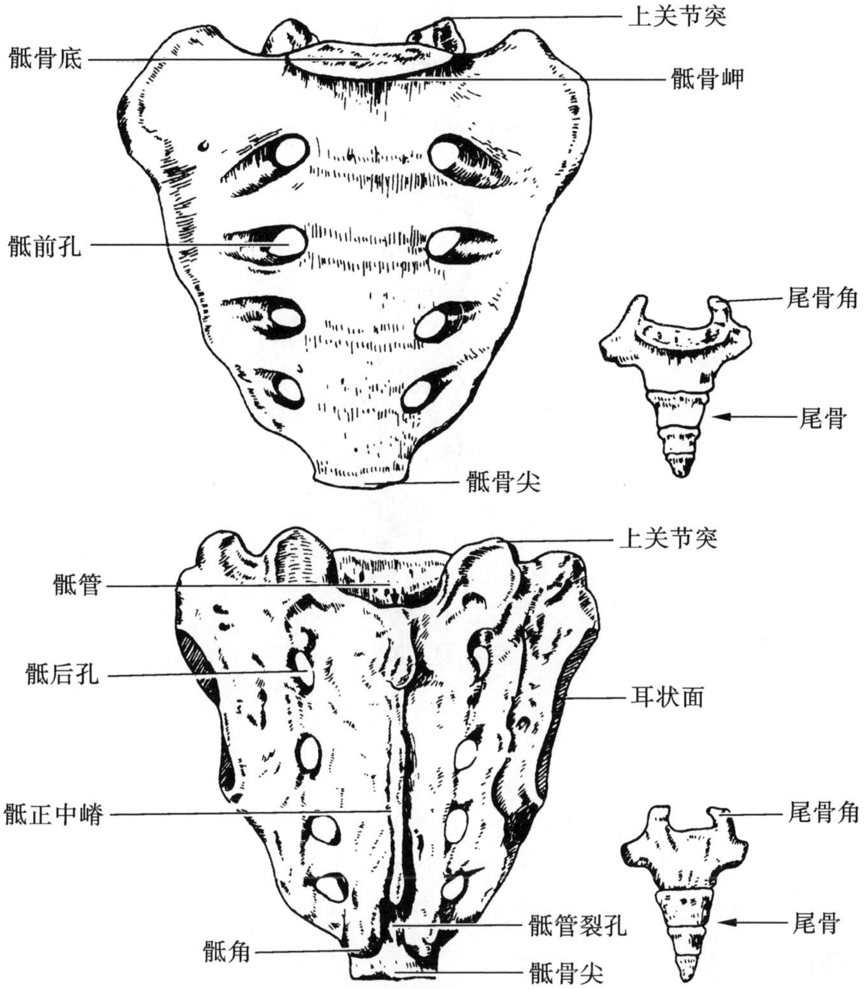

图 1-10 骶骨和尾骨

二、胸骨

胸骨(sternum)位于胸前壁正中,前凸后凹,自上而下可分为胸骨柄、胸骨体和剑突三部分(图 1-11)。**胸骨柄**(manubrium sterni)上宽下窄,上缘中部微凹,称**颈静脉切迹**(jugular notch),两侧有锁切迹与锁骨相连,外侧缘上份接第 1 肋。胸骨柄和胸骨体连结处向前微凸,称**胸骨角**(sternal angle),其两侧连接第 2 肋软骨,在体表易摸到,为计数肋的重要标志。胸骨角向后平对第 4 胸椎体下缘。**胸骨体**(body of sternum)呈长方形,外侧缘接第 2 ~7 肋软骨。**剑突**(xiphoid process)窄而薄,下端游离,形状变化较大。

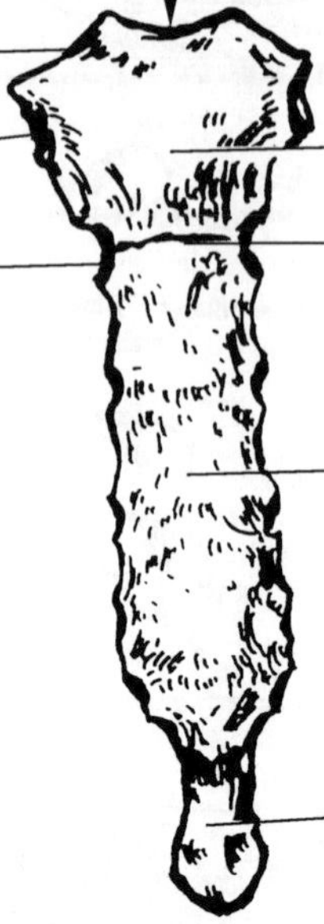

图 1-11　胸骨

三、肋

肋(ribs)由肋骨和肋软骨构成(图 1-12),共 12 对。第 1 ~7 对肋的前端借肋软骨直接与胸骨相连,称真肋;第 8 ~10 肋的肋软骨依次连于上位肋软骨形成**肋弓**(costal arch),称假肋;第 11、12 肋前端游离于腹壁肌间,称浮肋。

(一)肋骨

肋骨(costal bone)属扁骨,呈弓形,分前、后两端和体三部分。前端稍宽,接肋软骨。中部称肋体,分内、外两面和上、下两缘,其内面近下缘处有**肋沟**(costal groove),肋间血管和神经走行其中。体的后部急转处称**肋角**(costal angle)。后端膨大称**肋头**(costal head),与胸椎肋凹相关节;肋头向外变细,称**肋颈**(costal neck),肋颈与肋体交界处的粗糙突起称**肋结节**(costal tubercle),与横突肋凹相关节。

第 1 肋骨宽而短,分上、下面和内、外缘,无肋角和肋沟。内缘上面前份有前斜角肌结节,为前斜角肌附着处。其前、后方分别有锁骨下静脉沟和锁骨下动脉沟。

第 2 肋骨为过渡型。

第 11、12 肋骨无肋结节、肋颈及肋角。

(二)肋软骨

肋软骨(costal cartilage)位于各肋前端,由透明软骨构成,终生不骨化。

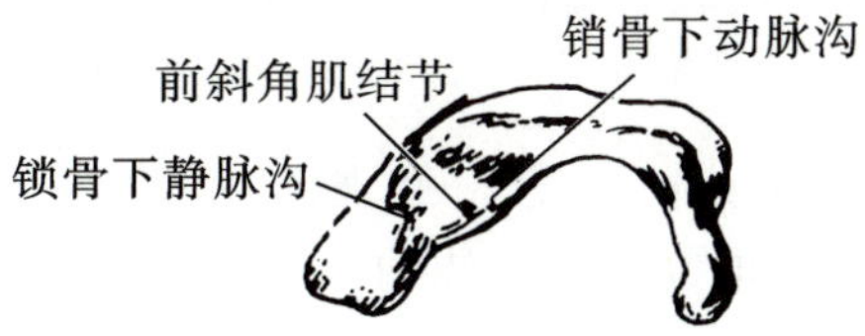

（1）第 1 肋骨

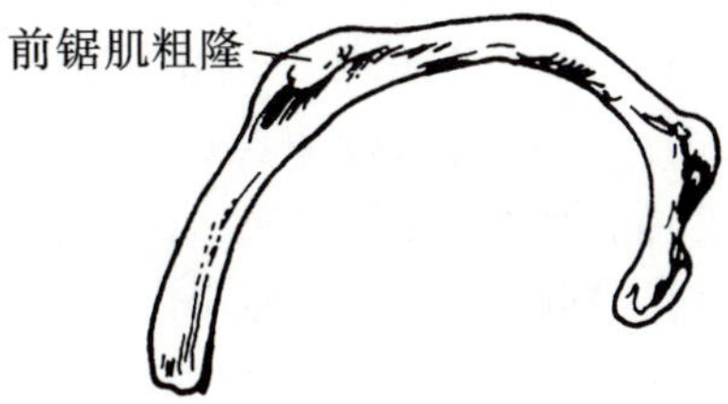

（2）第 2 肋骨

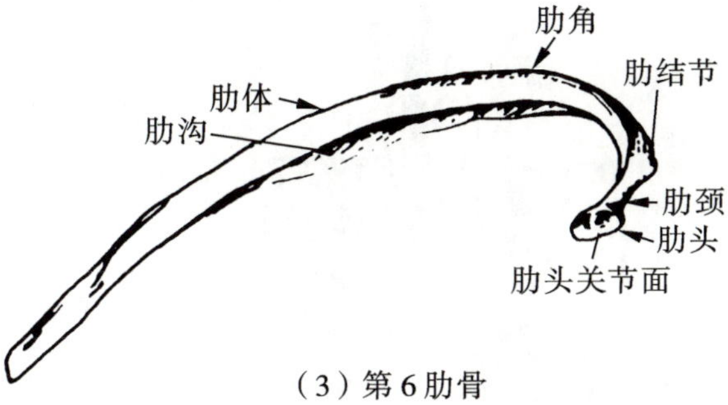

（3）第 6 肋骨

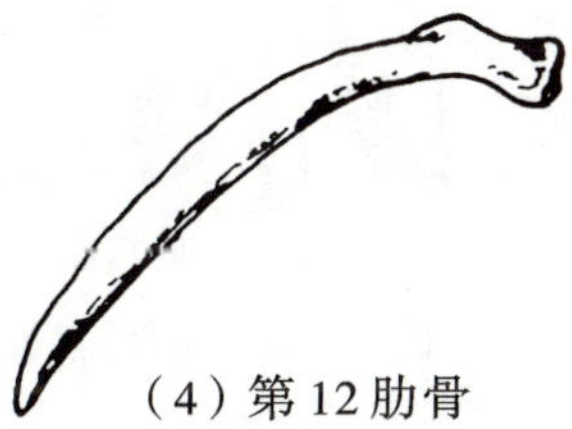

（4）第 12 肋骨

图 1-12 肋骨

第三节 颅骨

颅位于脊柱上方，由 23 块颅骨组成，以眶上缘和外耳门上缘的连线为界将颅分为脑颅和面颅两部分。颅骨多为扁骨或不规则骨。除下颌骨和舌骨以外，其他的颅骨借缝或软骨牢固连结。

一、脑颅

脑颅位于颅的后上部，由 8 块颅骨构成。其中不成对的有额骨、筛骨、蝶骨和枕骨，成对的有颞骨和顶骨。颅腔的顶是穹隆状的颅盖，由位于前部的额骨、位于中线两侧的左、右顶骨和位于后方的枕骨共同构成。颅腔的底由前方的筛骨及额骨、中部的蝶骨、两侧的左、右颞骨以及后部的枕骨构成。它们共同围成颅腔,封闭并保护脑。

（一）额骨

额骨(frontal bone)位于颅的前上方,分额鳞、眶部和鼻部三部。额鳞为扁骨,呈瓢形或贝壳形,内含空腔称额窦。眶部为向后延伸的水平位骨板,构成眶上壁。鼻部位于两侧眶部之间,呈马蹄铁形,缺口处称筛切迹。

（二）筛骨

筛骨(ethmoid bone)位于两眶之间,参与构成鼻腔上部、鼻腔外侧壁和鼻中隔(图1-13)。为最脆弱的含气骨。筛骨冠状切面呈巾字形,分为筛板、垂直板和筛骨迷路三部分。筛板是水平骨板,含有许多小孔,构成鼻腔的顶。筛板前方有伸向上方的骨嵴称鸡冠。垂直板,自筛板中线向下延伸,居正中矢状位,构成骨性鼻中隔上部。筛骨迷路位居垂直板两侧,内含许多小腔,称筛窦。筛骨迷路内侧壁上有两个卷曲小骨片,分别称为上鼻甲和中鼻甲;外侧壁称眶板,骨质非常薄,构成眶的内侧壁。

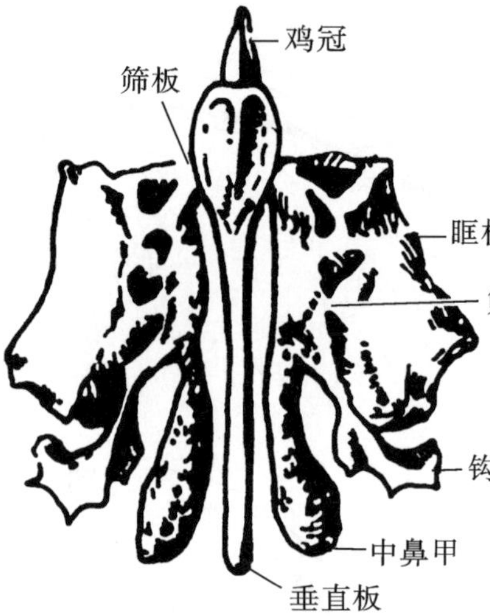

图1-13　筛骨(前面观)

（三）蝶骨

蝶骨(sphenoid bone)(图1-14)位于颅底中央,形似蝴蝶,分体、大翼、小翼和翼突四部分。

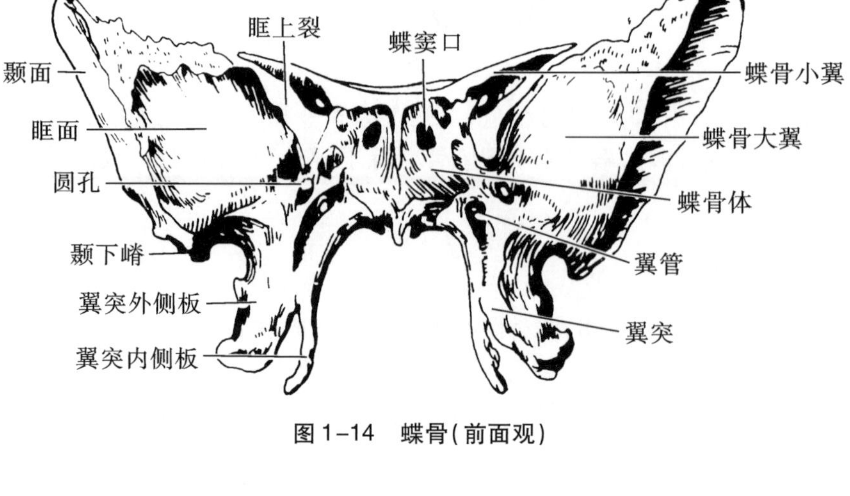

图1-14　蝶骨(前面观)

1. 体　为中间部的立方形骨块，内含蝶窦，蝶窦被分隔为左右两半，分别向前开口于两侧鼻腔。体上面称蝶鞍，呈马鞍状。中央凹陷称**垂体窝**（hypophysial fossa）。

2. 大翼　**大翼**（greater wing）由体两侧发出，向外上方扩展，分为凹陷的大脑面、前内侧的眶面和外下方的颞面。大翼根部由前向后外有**圆孔**（foramen rotundum）、**卵圆孔**（foramen ovale）和**棘孔**（foramen spinosum），内有神经和血管通过。

3. 小翼　**小翼**（lesser wing）从体的前上份发出，呈三角形。上面构成颅前窝的后部，下面构成眶上壁的后部。小翼后内侧角处有**视神经管**（optic canal）。小翼与大翼间的裂隙为**眶上裂**（superior orbital fissure）。

4. 翼突　**翼突**（pterygoid process）从体与大翼连接处向下延伸，向后敞开形成翼突内侧板和翼突外侧板。其根部有**翼管**（pterygoid canal）沿矢状方向贯通，向前通翼腭窝。

（四）颞骨

颞骨（temporal bone）（图 1-15）　参与构成颅腔侧壁和颅底，为不规则骨，围绕外耳门分为鳞部、鼓部和岩部三部分。

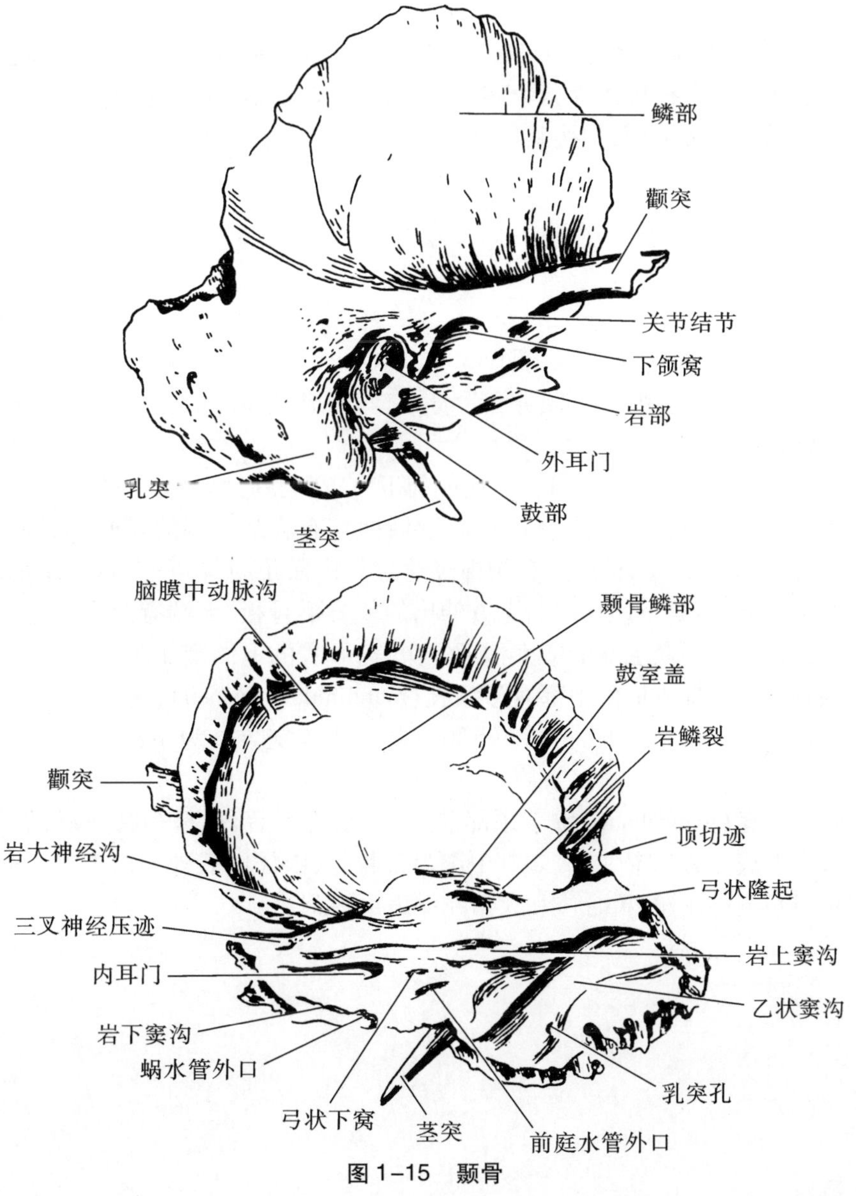

图 1-15　颞骨

1. 鳞部　**鳞部**(squamous part)位于外耳门前上方,呈鳞片状。内面有脑回的压迹和脑膜中动脉沟;外面光滑,前下部有伸向前的颧突,与颧骨的颞突构成颧弓,颧突根部下面的深窝称**下颌窝**(mandibular fossa),窝前缘的突起称**关节结节**(articular tubercle)。

2. 鼓部　**鼓部**(tympanic part)位于下颌窝后方,为从前、下、后三面围绕外耳道的弯曲骨片。

3. 岩部　**岩部**(petrous part)又称**锥部**(pyramid),呈三棱锥形,尖指向前内,底与颞鳞、乳突部相连接。岩部中央有弓状隆起,隆起的前外下方较薄的骨板称鼓室盖。位于岩部后面中央的大孔,称**内耳门**(internal acoustic pore),通内耳道。岩部下面凹凸不平,中央有颈动脉管外口,向前内通入**颈动脉管**(carotid canal)。颈动脉管先垂直上行,继而折向前内,在岩部尖处的开口,称颈动脉管内口。颈动脉管外口后方的深窝称颈静脉窝,其与枕骨共同围成颈静脉孔。位于颈动脉管外口后外侧的细长骨突称**茎突**(styloid process)。颞骨岩部后份位于外耳门后方的突起,称**乳突**(mastoid process),内含许多腔隙称乳突小房。茎突根部与乳突根部之间有**茎乳孔**(stylomastoid foramen)。

(五)枕骨

枕骨(occipital bone)居于颅的后下部,呈勺状。前下部有**枕骨大孔**(foramen magnum)。依据枕骨大孔将枕骨分为四部分。前为基底部,后为枕鳞,两侧为侧部。侧部的下方有椭圆形的关节面,称枕髁。

(六)顶骨

顶骨(parietal bone)位于颅顶中部,外隆内凹,呈四边形,左右各一。

二、面颅

面颅位于颅的前下部,由15块颅骨构成,其中成对的有上颌骨、鼻骨、泪骨、颧骨、腭骨和下鼻甲,不成对的有犁骨、下颌骨和舌骨,它们形成颜面部的骨性支架,围成眼眶、骨性鼻腔和骨性口腔。

1. 下颌骨　**下颌骨**(mandible)位于面颅前下方,呈马蹄铁形,分一体两支(图1-16)。下颌体有上、下两缘和内、外两面。上缘构成牙槽弓,有容纳牙根的牙槽。下颌体前外侧面有一对**颏孔**(mental foramen),内有颏神经通过。内面正中有两对小棘,称颏棘。**下颌支**(ramus of mandible)是下颌体向后上方伸出的长方形骨板,上端有两个突起,前方的称冠突,后方的称髁突,髁突上端的膨大称下颌头,与颞骨的下颌窝相关节。下颌头下方较细处为下颌颈。下颌支内面的中部有**下颌孔**(mandibular foramen),通下颌管。下颌管在下颌骨内向前下方走行,与颏孔相通。下颌体和下颌支交界处为**下颌角**(angle of mandible)。

2. 舌骨　**舌骨**(hyoid bone)位于颈部前方,下颌骨下后方,呈马蹄铁形,借肌和韧带连于下颌骨及颅底下方(图1-17)。其中部为舌骨体,由体向后外伸出1对长突称大角,向上伸出1对短突称小角,舌骨体和大角在体表可摸到。

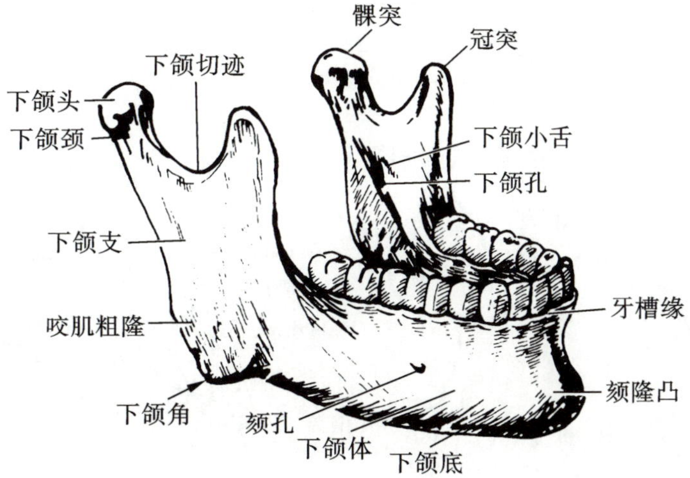

图 1-16 下颌骨

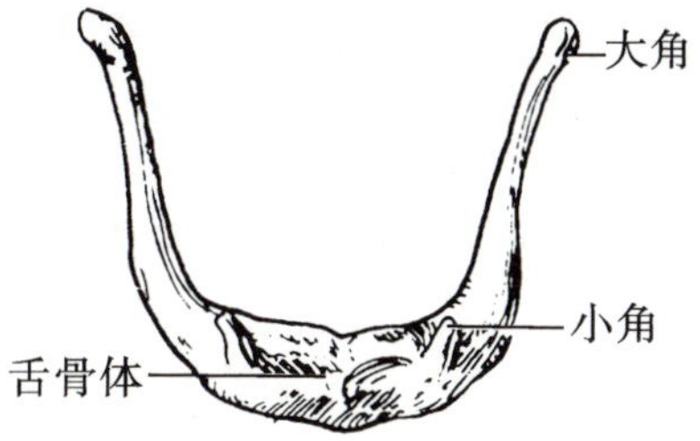

图 1-17 舌骨

3. 犁骨 **犁骨**(vomer)为斜方形小骨片,组成鼻中隔后下份。

4. 上颌骨 **上颌骨**(maxilla)构成颜面的中央部,可分为 1 体和 4 突。上颌体内含上颌窦,分前面、颞下面、眶面及鼻面(图 1-18)。前面上份有**眶下孔**(infraorbital foramen),孔下方凹陷,称尖牙窝。颞下面朝向后外,中部有几个牙槽孔。眶面构成眶的下壁,有矢状位的眶下沟,向前下与眶下管相连。鼻面构成鼻腔外侧壁,前份有纵行的泪沟,后份有上颌窦裂孔,通上颌窦。**额突**(frontal process)突向上方,与额骨、鼻骨和泪骨相接;**颧突**(zygomatic process)突向外侧,与颧骨相接;**牙槽突**(alveolar process)由体向下伸出,其下缘有牙槽,容纳上颌牙牙根。**腭突**(palatine process)由上颌体向内水平伸出,在中线处与对侧腭突结合,构成骨腭的前份。

5. 腭骨 **腭骨**(palatine bone)位于上颌骨腭突与蝶骨翼突之间,呈 L 形,分为水平板和垂直板两部分,水平板组成骨腭的后份,垂直板构成鼻腔外侧壁的后份。

6. 鼻骨 **鼻骨**(nasal bone)成对,呈长条形,上窄下宽,构成鼻背的基础。

7. 泪骨 **泪骨**(lacrimal bone)呈方形,位于眶内侧壁的前份。前方与上颌骨相连,后方与筛骨迷路眶板相连。

8. 下鼻甲 **下鼻甲**(inferior nasal concha)薄而卷曲,附着于上颌体和腭骨垂直板的鼻面上。

9. 颧骨 **颧骨**(zygomatic bone)位于眶的外下方,呈菱形,形成面颊的骨性突起。

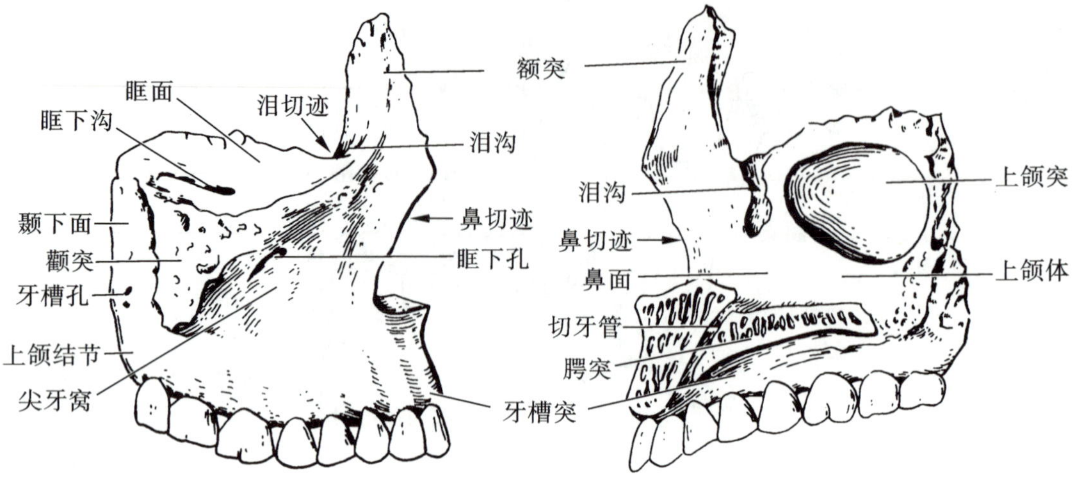

图 1-18　上颌骨

三、颅的整体观

除下颌骨和舌骨外,其他颅骨借膜和软骨结合成一个整体,保护脑、视器和前庭蜗器。

(一)颅顶面观

颅顶光滑隆凸,顶骨中央最隆凸的部位,称顶结节。颅顶各骨之间借缝紧密相连,额骨与顶骨之间构成**冠状缝**(coronal suture);左、右顶骨之间形成**矢状缝**(sagittal suture);两顶骨与枕骨之间形成**人字缝**(lambdoid suture)。颅顶内面在中线上有一条浅沟称上矢状窦沟,沟两侧有许多颗粒小凹,为蛛网膜粒的压迹。

(二)颅底内面观

颅底内面高低不平,由前向后呈阶梯状,依次为颅前窝、颅中窝和颅后窝(图 1-19)。窝中有许多孔、裂,大部分通颅底外面。

1. 颅前窝　**颅前窝**(anterior cranial fossa)由额骨眶部、筛骨筛板和蝶骨小翼构成。正中向上的突起称鸡冠,两侧长方形的薄骨片称筛板,筛板上有筛孔,与鼻腔相通,内有嗅丝通过。

2. 颅中窝　**颅中窝**(middle cranial fossa)主要由蝶骨体及大翼、颞骨岩部等围成。中部为蝶骨体构成的**蝶鞍**(sella turcica),上面的凹窝称**垂体窝**,此窝的前外侧有与眶相通的视神经管,管口外侧有突向后方的前床突。垂体窝前方圆形的骨隆起称鞍结节,后方横位的骨隆起是鞍背。垂体窝和鞍背统称蝶鞍。蝶鞍两侧的浅沟为颈动脉沟,沟后端有**破裂孔**(foramen lacerum);蝶鞍外侧,由前内向后外依次为圆孔、卵圆孔和棘孔。脑膜中动脉自棘孔向外上方走行,在骨面上形成树枝状的压迹。外侧部与颅后窝之间的长形隆起是颞骨岩部。

3. 颅后窝　**颅后窝**(posterior cranial fossa)由枕骨和颞骨岩部后面构成。窝中央是**枕骨大孔**,向下与椎管相续。孔前上方的平坦斜面称斜坡。孔前外缘有舌下神经管内口,舌下神经由此出颅。孔后上方的十字形隆起称枕内隆凸,其两侧有横窦沟,继转向前下续乙状窦沟，末端终于颈静脉孔。颞骨岩部后面中部的孔为**内耳门**（internal acoustic pore），通入内耳道，前庭蜗神经由此入颅。

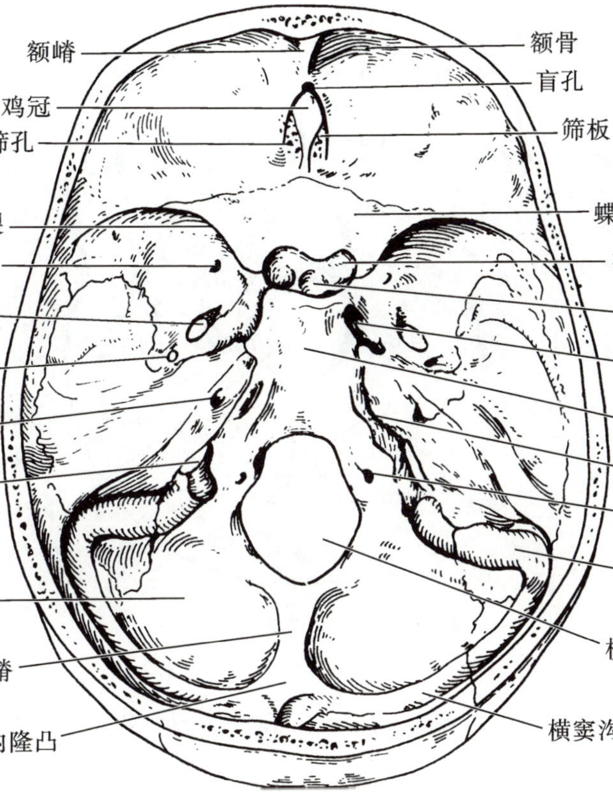

图 1-19 颅底内面观

（三）颅底外面观

颅底外面前部中央为骨腭，分隔口腔和鼻腔，骨腭的前方及两侧是上颌骨的牙槽弓（图 1-20）。骨腭上方是鼻后孔，鼻后孔两侧的垂直骨板为翼突内侧板。翼突外侧板根部后外方有较大的卵圆孔和较小的棘孔。后部正中为枕骨大孔，孔后上方的突起称**枕外隆凸**（external occipital protuberance），孔两侧有椭圆形的关节面称**枕髁**（occipital condyle），与寰椎相关节。枕髁前外侧稍上有舌下神经管外口。枕骨与颞骨岩部交界处有不规则的**颈静脉孔**（jugular foramen）。颈静脉孔前方有圆形的颈动脉管外口。颈静脉孔后外侧的细长突起为**茎突**（styloid process），茎突后外侧是**乳突**（mastoid process）。茎突与乳突之间有**茎乳孔**（stylomastoid foramen），面神经由此出颅。乳突前方的光滑凹陷称**下颌窝**（mandibular fossa），窝前方的横行隆起为关节结节。下颌窝、关节结节与下颌骨髁突构成颞下颌关节。

笔记栏

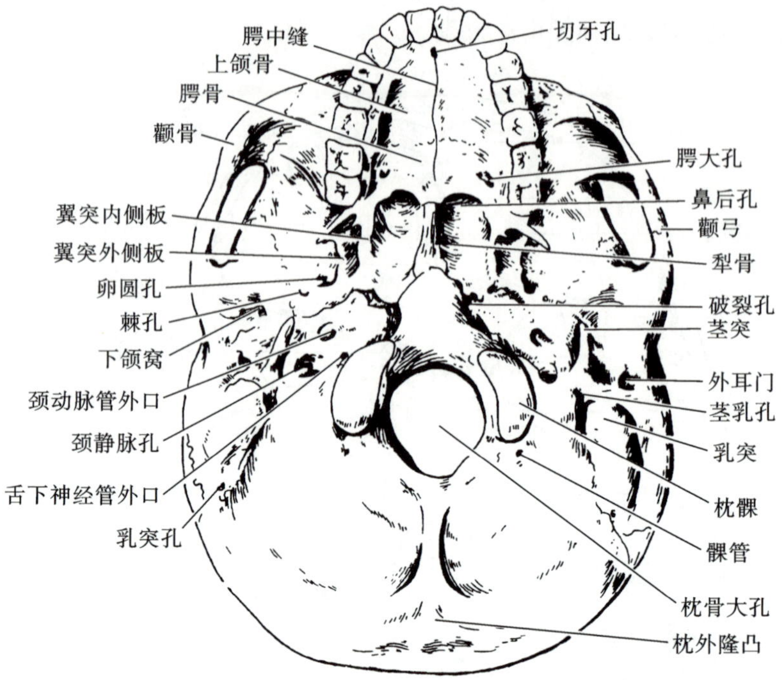

图 1-20 颅底外面观

(四)颅的侧面观

颅的侧面观中部有**外耳门**(external acoustic pore),向内通外耳道(图 1-21)。外耳门后方为乳突,前方的弓状骨梁称**颧弓**(zygomatic arch),颧弓将颅侧面分为上方的**颞窝**(temporal fossa)和下方的颞下窝。颞下窝内侧上颌体、蝶骨翼突和腭骨之间的狭窄间隙为**翼腭窝**(pterygopalatine fossa)。颞窝内额骨、顶骨、颞骨和蝶骨交汇形成 H 形的缝,这一区域称**翼点**(pterion)。此处最为薄弱,其内面有脑膜中动脉的前支经过,当因外力而发生骨折时易损伤此血管,引起硬膜外血肿。

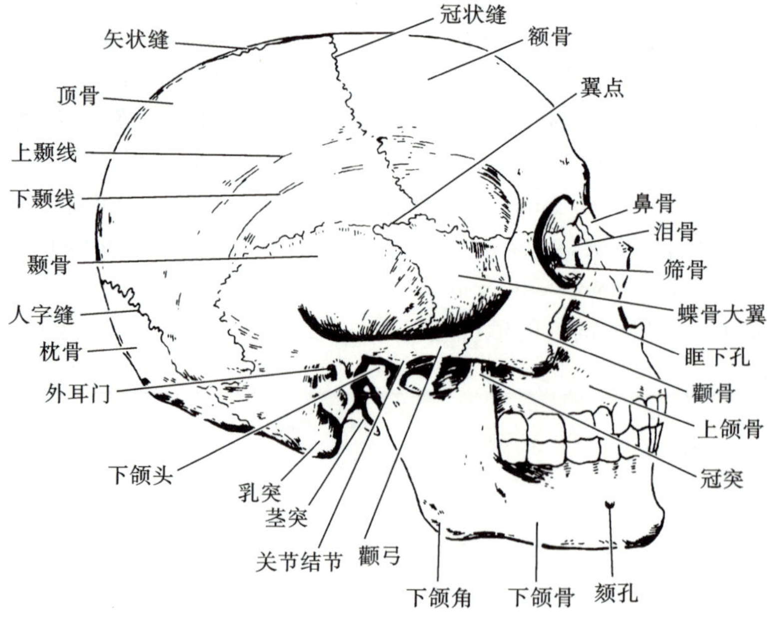

图 1-21 颅侧面观

(五)颅的前面观

颅前面自上而下分为额区、眶、骨性鼻腔和骨性口腔(图1-22)。

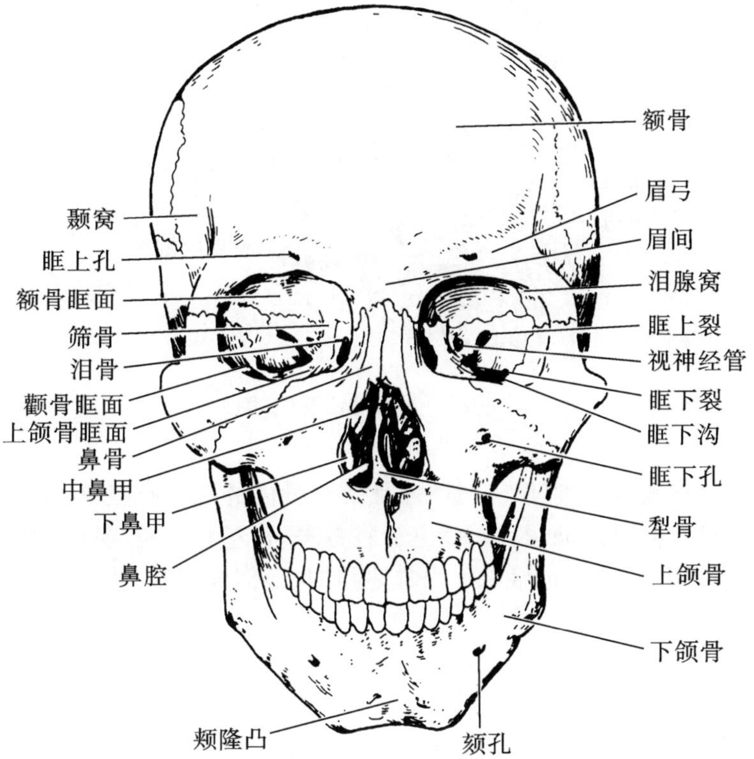

图1-22 颅前面观

1. 额区 为眶以上的部分,由额鳞构成。两侧的隆起,称额结节。结节下方与眶上缘平行的弓形隆起,称眉弓。左右眉弓之间的平坦区域,称眉间。眉弓与眉间均为重要的体表标志。

2. 眶 **眶**(orbit)为尖向后内,底朝前外的四棱锥形深腔,容纳眼球及其附属结构。尖端有视神经管(optic canal)通颅中窝。眶上缘中内1/3交界处有眶上切迹或眶上孔;眶下缘中点下方约1 cm处有眶下孔。眶内侧壁的前下部有呈长圆形的**泪囊窝**(fossa for lacrimal sac),此窝向下经**鼻泪管**(nasolacrimal canal)通鼻腔;外侧壁与上、下壁交汇处有眶上裂和眶下裂,分布于眼的血管、神经由此通过。

3. 骨性鼻腔 **骨性鼻腔**(bone nasal cavity)居面颅中央,骨性鼻中隔将其分为左、右两部分。鼻腔的顶由筛板构成,借筛孔通颅前窝。底为骨腭,分隔鼻腔和口腔,前方的开口称梨状孔,后方有成对的鼻后孔,通咽腔。鼻腔外侧壁上自上而下有3个向下弯曲的骨片,依次为上鼻甲、中鼻甲和下鼻甲,各鼻甲下方的间隙,分别称上鼻道、中鼻道和下鼻道(图1-23),上鼻甲后方与蝶骨之间的间隙称蝶筛隐窝。

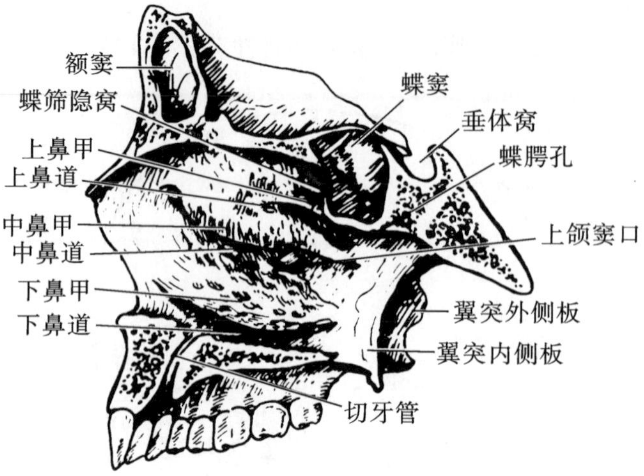

图 1-23　鼻腔外侧壁(右侧)

4. 鼻旁窦　鼻旁窦是上颌骨、额骨、蝶骨及筛骨内的含气腔隙,位于鼻腔周围,开口于鼻腔(图 1-24)。**额窦**(frontal sinus)位于眉弓深面,左右各一,窦口向后下,开口于中鼻道前部。**筛窦**(ethmoidal sinus)位于筛骨迷路内,形似蜂窝状,分前、中、后 3 群,前、中群开口于中鼻道,后群开口于上鼻道。**蝶窦**(sphenoidal sinus)位于蝶骨体内,被内板隔成左右两腔,开口于蝶筛隐窝。**上颌窦**(maxillary sinus)最大,位于上颌骨体内,开口于中鼻道。由于窦口高于窦底,直立位不易引流,临床易发生慢性炎症。鼻旁窦有减轻颅骨重量和发音时产生共鸣的作用,从而形成每个人声音的个性特征。

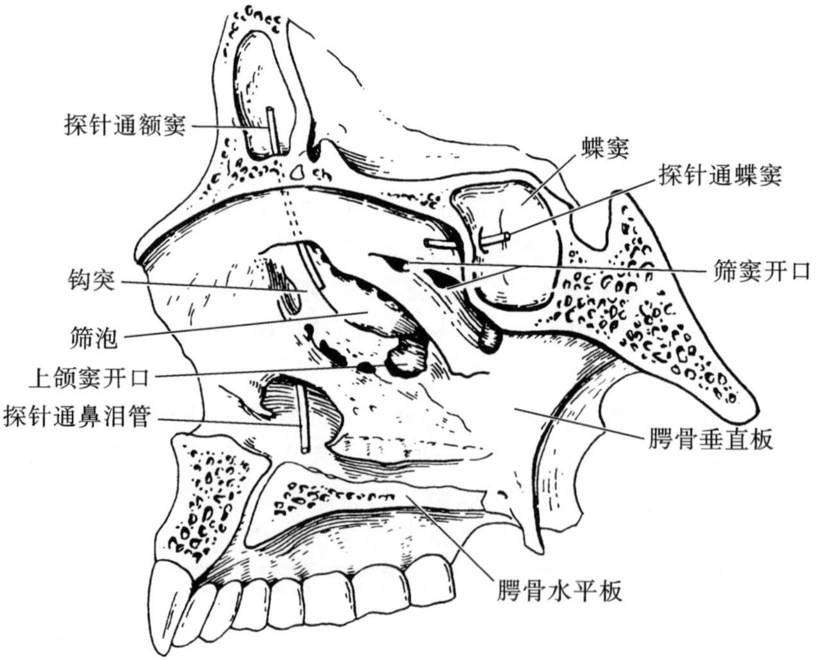

图 1-24　鼻旁窦及其开口

5. 骨性口腔 **骨性口腔**(oral cavity)顶为骨腭,前壁与外侧壁为下颌骨和上颌骨的牙槽突围成。

(六)新生儿颅的特征和出生后变化

新生儿出生时,颅盖骨光滑且为单层,无板障。额结节和顶结节显著。新生儿颅骨与身体其他部位的骨相比,相对较大;但面颅与脑颅相比要小,约占全颅的1/8。这是由于新生儿脑生长和发育较快,致使脑颅相对较大。因上、下颌骨及鼻旁窦发育迟缓,乳牙未出及鼻腔较小使面颅狭小,由于面部发育迟缓使眼眶显得相对较大。新生儿颅盖各骨尚未发育完成,骨缝间充满结缔组织膜,间隙较大,称**颅囟**(cranial fontanelle)(图1-25)。前囟又称**额囟**(anterior fontanelle),最大,位于冠状缝和矢状缝相交处,呈菱形;后囟又称**枕囟**(posterior fontanelle),位于矢状缝和人字缝交汇处,呈三角形。蝶囟和乳突囟分别位于顶骨前下角和后下角。前囟通常在生后1~2岁时闭合,其余各囟在出生后不久闭合。临床上可通过触摸以检查新生儿囟的情况,协助诊断和治疗某些疾病。如前囟膨出,多见于颅内压增高;前囟内陷,多见于重度脱水及营养不良。此外,前囟还是产前检查胎位的标志之一。颅囟的柔软和颅缝的宽松结合,使得在分娩时颅能承受形状的改变。

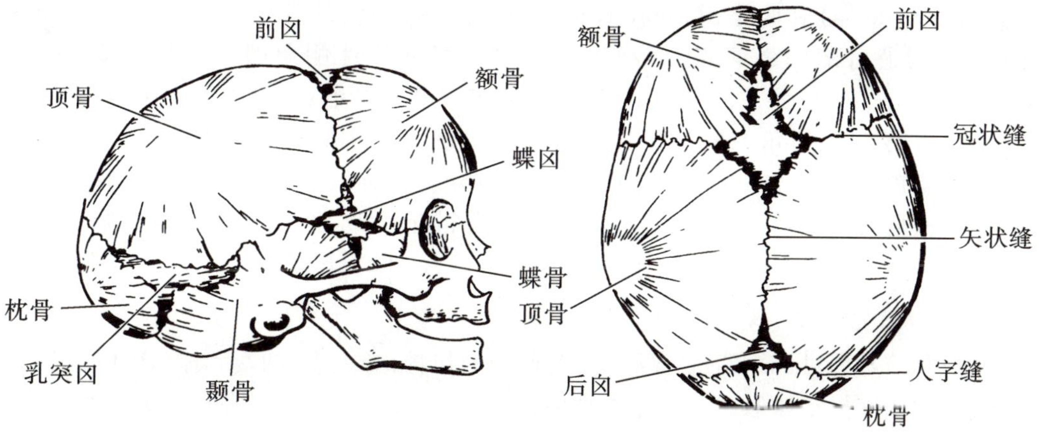

图1-25 新生儿颅

第四节 附肢骨

附肢骨包括上肢骨和下肢骨。上、下肢骨分为肢带骨和自由肢骨。上、下肢骨的数目和排列方式基本一致。

一、上肢骨

由于人类的上肢进化为劳动器官,故上肢骨细小灵巧,适宜复杂精细的活动。上肢骨包括上肢带骨和自由上肢骨,共64块。上肢带骨包括锁骨和肩胛骨,自由上肢骨有肱骨、桡骨、尺骨和手骨。

（一）上肢带骨

1. 锁骨　**锁骨**（clavicle）位于颈、胸交界处，呈“～”形弯曲，内侧2/3凸向前，外侧1/3凸向后，全长均可在体表摸到（图1-26）。锁骨内侧端钝圆，称胸骨端，与胸骨的胸骨柄相关节；外侧端扁平，称肩峰端，与肩胛骨的肩峰相关节。锁骨将肩胛骨支撑于胸廓之外，保证了上肢的灵活运动。

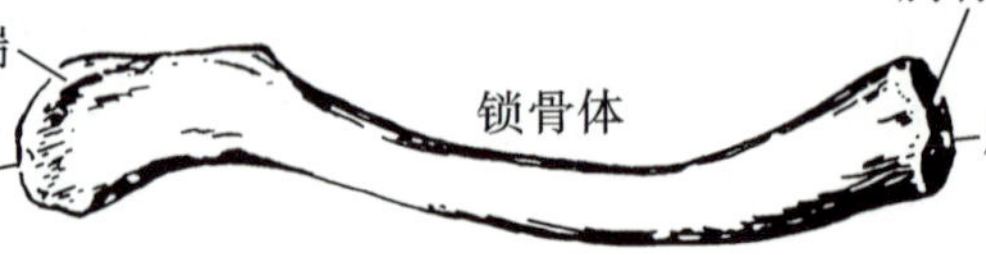

图1-26　锁骨

2. 肩胛骨　**肩胛骨**（scapula）位于胸廓后面外上方，介于第2～7肋之间，呈三角形，分2面、3角和3缘（图1-27）。腹侧面或肋面微凹，称**肩胛下窝**（subscapular fossa）。背侧面有一斜向外上方的骨嵴称**肩胛冈**（spine of scapula），冈上、下方的浅窝分别称**冈上窝**（supraspinous fossa）和**冈下窝**（infraspinous fossa）。肩胛冈的外侧端游离扁平，称肩峰（acromion），是肩部的最高点，可在体表摸到。肩胛骨外侧角的梨状浅窝称**关节盂**（glenoid cavity），与肱骨头相关节，盂上、下方各有一粗糙隆起，分别称盂上结节和盂下结节。上角平第2肋，下角平第7肋或第7肋间隙，为计数肋的标志。肩胛骨上缘短而薄，在靠近外侧角处，有一伸向前外方的指状突起称**喙突**（coracoid process）。内侧缘薄而锐利，邻近脊柱，又称脊柱缘。外侧缘较厚，与腋窝邻近，又称腋缘。肩胛冈、肩峰、肩胛骨下角、内侧缘及喙突均可在体表触摸到。

（二）自由上肢骨

1. 肱骨　**肱骨**（humerus）位于臂部，是典型的长骨，分上、下两端和体（图1-28）。上端朝向后上内侧呈半球形的膨大称**肱骨头**（head of humerus），与肩胛骨的关节盂构成肩关节。肱骨头周围的环状浅沟，称**解剖颈**（anatomical neck）。头外侧的突起称**大结节**（greater tubercle），前方的突出称**小结节**（lesser tubercle），二者之间的纵沟称结节间沟。肱骨上端与肱骨体交界处缩细的部分称**外科颈**（surgical neck），是骨折的易发部位。肱骨体中部外侧面的粗糙隆起称**三角肌粗隆**（deltoid tuberosity），为三角肌附着处。在三角肌粗隆后下方有一条自内上斜向外下方的浅沟称**桡神经沟**（sulcus for radial nerve），有桡神经和肱深动脉紧贴骨面经过，肱骨中部骨折易损伤桡神经。肱骨下端扁平，末端有2个关节面，外侧呈半球状的关节面，称**肱骨小头**（capitulum of humerus），与桡骨相关节；内侧形如滑车的关节面称**肱骨滑车**（trochlea of humerus），与尺骨相关节。肱骨小头前面上方的窝，称桡窝；滑车前、后面的上方各有一窝，分别称冠突窝和鹰嘴窝。肱骨下端的内、外侧部各有一个突起，分别称**内上髁**（medial epicondyle）和**外上髁**（lateral epicondyle）。内上髁后下方有一浅沟称尺神经沟，有尺神经通过。肱骨大结节和内、外上髁都可在体表摸到。

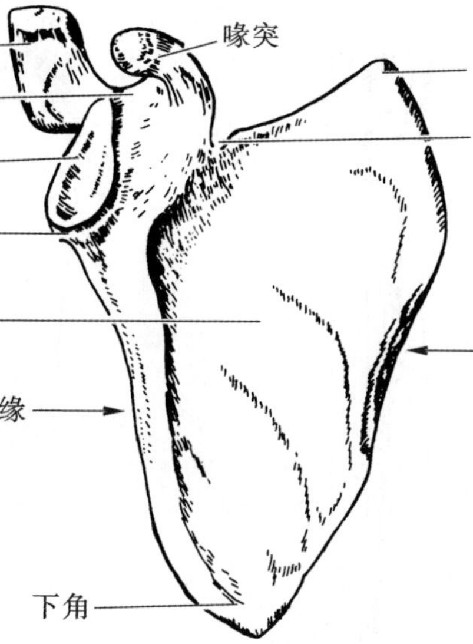

（1）前面观

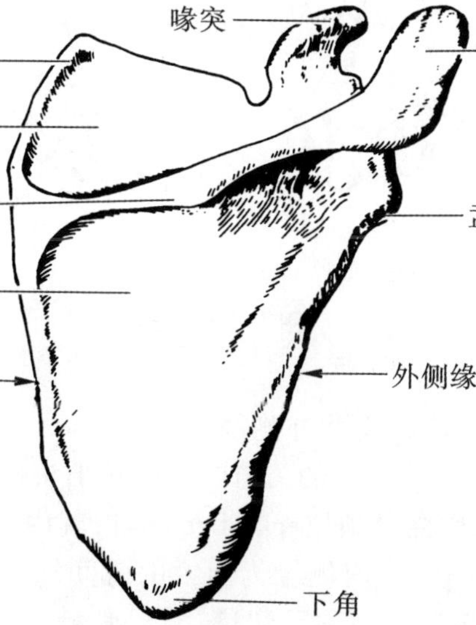

（2）后面观

图 1–27　肩胛骨（右侧）

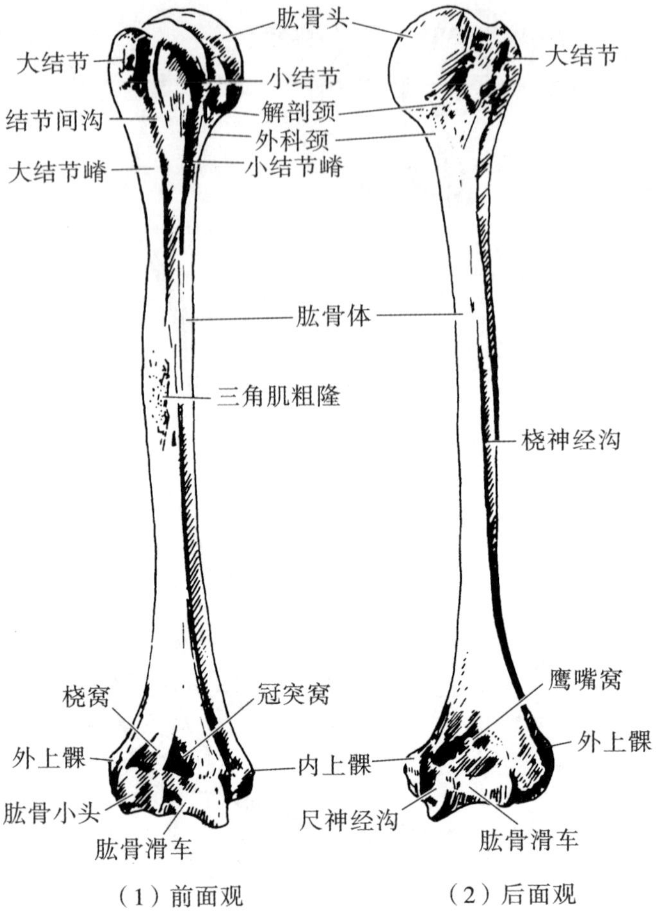

图 1-28 肱骨

2. 桡骨 **桡骨**(radius)位于前臂外侧部,为长骨,分一体两端(图 1-29)。上端的膨大称**桡骨头**(head of radius),头上面的关节凹与肱骨小头相关节;头周围的环状关节面与尺骨相关节;头下方略细,称**桡骨颈**(neck of radius),其内下方的突起称**桡骨粗隆**(radial tuberosity)。桡骨体呈三棱柱形,内侧缘为薄锐的骨间缘。桡骨下端粗大,远侧面光滑,与腕骨相关节;内侧面的弧形凹面称尺切迹,与尺骨相关节;外侧面向下的突起称**茎突**(styloid process)。在桡骨茎突前内侧可触摸到桡动脉的搏动。桡骨茎突和桡骨头在体表可触摸到。

3. 尺骨 **尺骨**(ulna)位于前臂内侧部,为长骨,分一体两端(图 1-29)。上端粗大,有两个突起,前下方较小的突起称冠突,后上方较大的突起称鹰嘴,两突起之间半月形的光滑面称**滑车切迹**(trochlear notch),与肱骨滑车相关节。冠突的外侧面有一凹面称桡切迹,与桡骨头相关节。冠突下方的粗糙隆起称**尺骨粗隆**(ulnar tuberosity)。尺骨体上粗下细,外缘为锐利的骨间缘,与桡骨的骨间缘相对。尺骨下端为**尺骨头**(head of ulna),与桡骨的尺切迹相关节,其下面光滑借三角形的关节盘与腕骨隔开。尺骨头后内侧向下的突起称尺骨茎突,比桡骨茎突约高 1 cm。尺骨鹰嘴、尺骨头和茎突均可在体表触摸到。

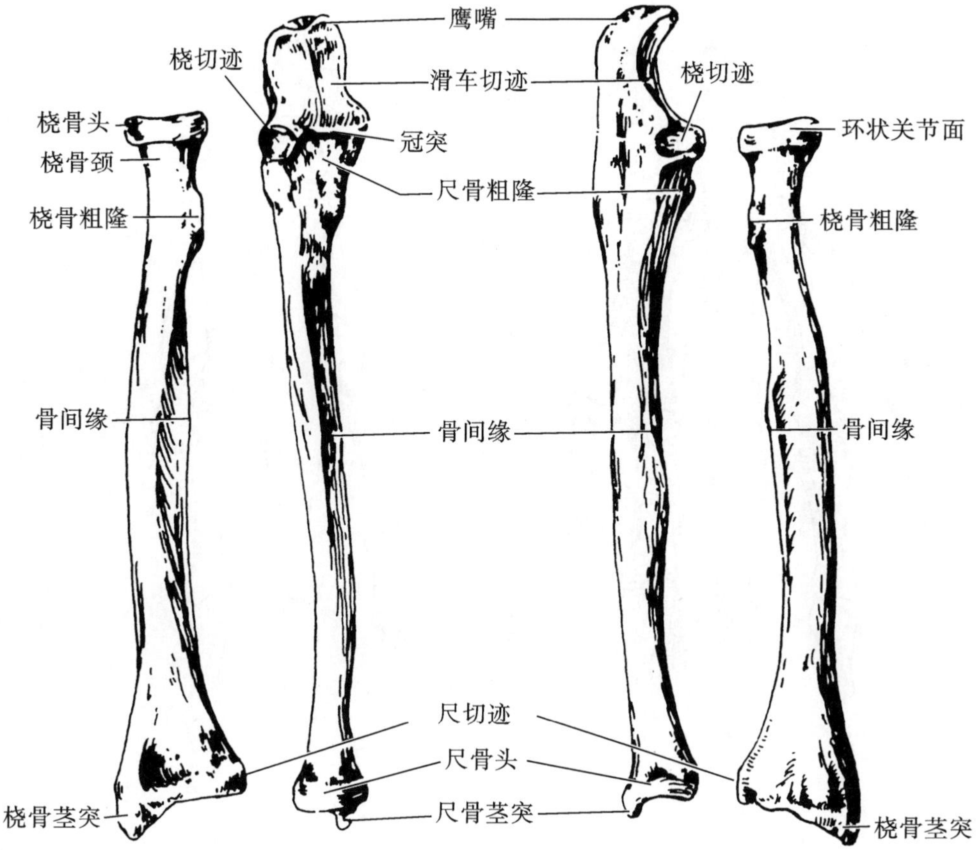

（1）前面观　　（2）后面观

图 1-29　桡骨和尺骨

4. 手骨　**手骨**(bones of hand)包括 8 块腕骨、5 块掌骨和 14 块指骨(图 1-30)。

(1)腕骨:**腕骨**(carpal bones)均为短骨,排列为远、近两列。由外侧向内侧,近侧列依次是**手舟骨**(scaphoid bone)、**月骨**(lunate bone)、**三角骨**(triquetral bone)和**豌豆骨**(pisiform bone);远侧列依次是**大多角骨**(trapezium bone)、**小多角骨**(trapezoid bone)、**头状骨**(capitate bone)和**钩骨**(hamate bone)。8 块腕骨构成一掌面凹陷的腕骨沟。各骨相邻的关节面,形成腕骨间关节。手舟骨、月骨和三角骨近端形成椭圆形的关节面,参与桡腕关节的构成。

(2)掌骨:**掌骨**(metacarpal bones)均为长骨,由桡侧向尺侧依次排列为第 1 ~5 掌骨。掌骨近端接腕骨,称为底,远端接指骨,称为头。中间为体。第 1 掌骨短而粗,其底有鞍状关节面,与大多角骨的鞍状关节面相关节。

(3)指骨:**指骨**(phalanges of fingers)均为长骨。拇指有 2 节,分别为近节指骨和远节指骨,其余各指为 3 节,由近侧向远侧,分别称为近节指骨、中节指骨和远节指骨。每节指骨的近端为底,中间为体,远端为滑车。

笔记栏

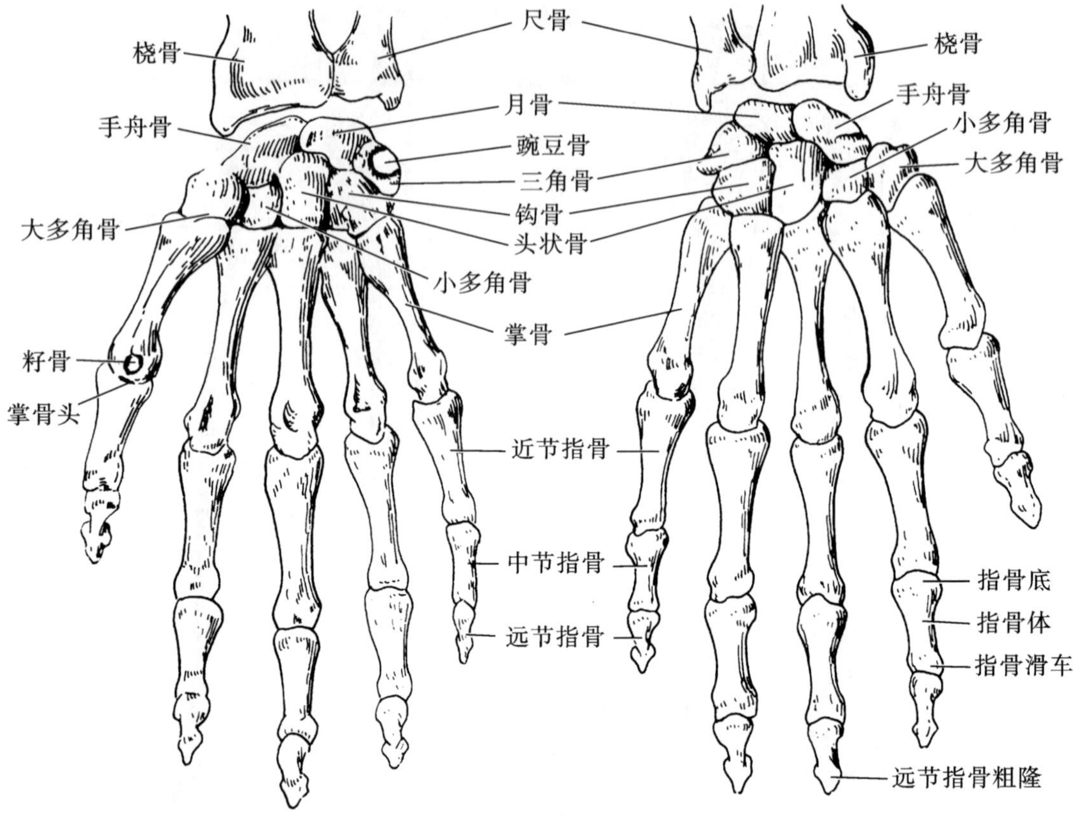

（1）前面观　　（2）后面观

图 1-30　手骨

二、下肢骨

人类的下肢以负重和行走为主要功能，故下肢骨粗壮坚实，以适应其功能。下肢骨由下肢带骨和自由下肢骨组成，共 62 块。下肢带骨为髋骨，自由下肢骨包括股骨、髌骨、胫骨、腓骨和足骨。

（一）下肢带骨

髋骨（hip bone）是不规则骨，由上方的**髂骨**（ilium）、前下方的**耻骨**（pubis）和后下方的**坐骨**（ischium）融合而成（图 1-31）。3 骨融合处的外侧有一深窝称**髋臼**（acetabulum），其内有半月形的关节面称**月状面**（lunate surface），与股骨头相关节。髋臼中央未形成关节面的部分，称髋臼窝。髋臼边缘下部的缺口称髋臼切迹。髋臼前下方有卵圆形的**闭孔**（obturater foramen）。

笔记栏

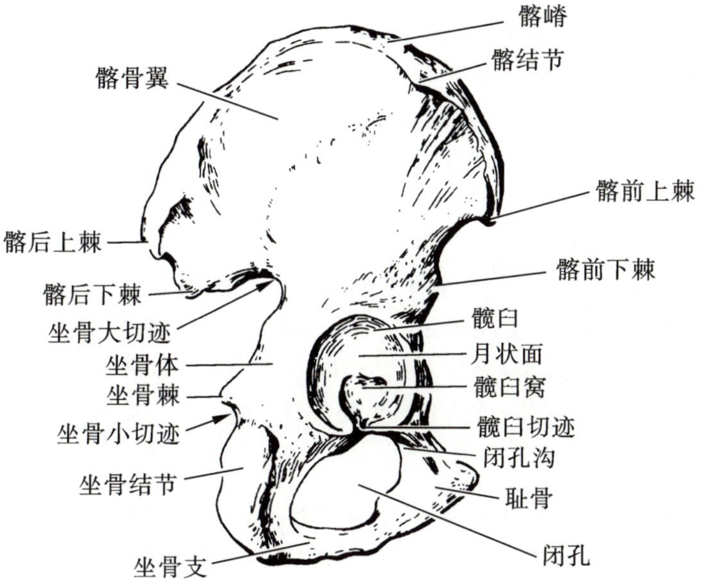

（1）外侧面

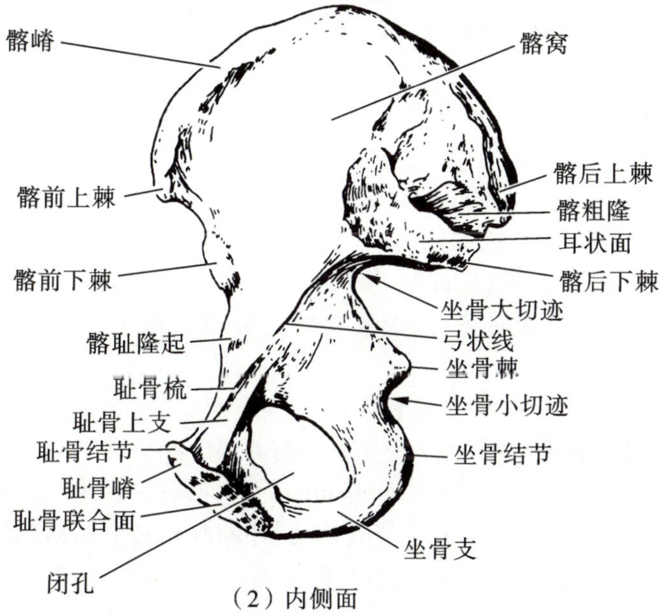

（2）内侧面

图 1-31 髋骨

1. 髂骨 **髂骨**(ilium)构成髋骨上部，分为髂骨体和髂骨翼。髂骨体构成髋臼的上2/5。髂骨翼上缘肥厚呈弓形称**髂嵴**(iliac crest)。髂嵴前、后端的突出部，分别称为髂前上棘和髂后上棘。两侧髂嵴最高点的连线平对第 4 腰椎棘突。髂前上棘后方 5 ~ 7 cm 处，髂嵴向外侧的突出称**髂结节**(tubercle of iliac crest)。髂前、后上棘的下方各有一薄锐突起，分别称髂前下棘和髂后下棘。髂骨翼内面的浅窝称**髂窝**(iliac fossa)。髂窝下界的弓形隆起称**弓状线**(arcuate line)，后下部有粗糙的耳状面，与骶骨的耳状面相关节。耳状面后上方有髂粗隆，与骶骨间借韧带相连结。髂骨翼外面为臀面，有臀肌附着。髂前上棘、髂后上棘和髂结节均可在体表触摸到，为重要的体表标志。

2. 坐骨 **坐骨**(ischium)构成髋骨下部，分坐骨体和坐骨支。体组成髋臼的后下2/5，

笔记栏

后缘有尖形的**坐骨棘**（ischial spine），棘下方为**坐骨小切迹**（lesser sciatic notch）。坐骨棘与髂后下棘之间为深陷的**坐骨大切迹**（greater sciatic notch）。坐骨支为坐骨体下后部向前上内延伸的部分，其末端与耻骨下支结合。坐骨体与坐骨支移行处后部的粗糙隆起，称**坐骨结节**（ischial tuberosity），是坐骨最低部，可在体表触摸到。

3. 耻骨　**耻骨**（pubis）构成髋骨前下部，分体和上、下两支。体组成髋臼前下 1/5。与髂骨体的结合处上缘骨面粗糙隆起，称髂耻隆起，由此向前内伸出耻骨上支，其末端急转向下，成为耻骨下支。耻骨上支上面有一条移行于弓状线向前终于耻骨结节的锐嵴，称**耻骨梳**（pecten pubis）。耻骨结节到中线的粗钝上缘为耻骨嵴。耻骨上、下支相互移行处内侧的椭圆形粗糙面，称**耻骨联合面**（symphysial surface），两侧联合面借软骨形成耻骨联合。耻骨下支伸向后下外，与坐骨支结合，同围成**闭孔**（obturator foramen）。耻骨结节和耻骨嵴均可在体表触摸到，耻骨结节是重要的体表标志。

（二）自由下肢骨

1. 股骨　**股骨**（femur）位于股部，是人体最粗大的长骨，分一体两端（图 1-32）。上端朝向内上方呈球状的膨大称**股骨头**（femoral head），与髋臼相关节。头中央处有供股骨头韧带附着的股骨头凹。股骨头外下方较细称**股骨颈**（neck of femur），股骨颈以下为股骨体，在二者交界处外上方和内下方各有一个隆起，分别称为**大转子**（greater trochanter）和**小转子**（lesser trochanter）。两转子之间，前方有转子间线，后方有转子间嵴。股骨体后面的纵行骨嵴，称**粗线**（linea aspera）。此线上端分叉，向上外侧延续为**臀肌粗隆**（gluteal tuberosity），向上内侧延续为耻骨肌线。粗线下端也分为内、外两线，两线间的骨面为腘面。股骨下端膨大，向后方突出，形成**内侧髁**（medial condyle）和**外侧髁**（lateral condyle），两髁的前面、下面和后面都是光滑的关节面。前面的关节面彼此相连形成髌面，与髌骨相接。两髁后份之间的深窝称髁间窝。内侧髁和外侧髁侧面最突出的部位称**内上髁**（medial epicondyle）和**外上髁**（lateral epicondyle）。内上髁上方的小突起，称**收肌结节**（adductor tubercle）。股骨大转子、内上髁和外上髁均可在体表触摸到，是重要的体表标志。

2. 髌骨　**髌骨**（patella）位于膝关节前方，包在股四头肌腱内，上宽下尖，前面粗糙，后面为关节面，与股骨髌面相关节，是人体最大的籽骨（图 1-33）。

3. 胫骨　**胫骨**（tibia）位于小腿内侧，是粗大的长骨，分一体两端，对支持体重起重要作用（图 1-34）。胫骨上端膨大，形成与股骨内、外侧髁相对应的内侧髁和外侧髁，两髁之间的隆起，称髁间隆起。外侧髁的后下方有腓关节面与腓骨头相关节。上端前面的粗糙隆起称**胫骨粗隆**（tibial tuberosity）。胫骨体呈三棱柱形，前缘锐利与内侧面直接位于皮下。外侧缘为骨间缘，有小腿骨间膜附着。后面上份有斜向下内的比目鱼肌线。胫骨下端向内下方突出形成**内踝**（medial malleolus），在体表可摸到；下端的下面和内踝外侧面有与距骨相关节的关节面，外侧面有与腓骨相关节的腓切迹。胫骨内、外侧髁和内踝均可在体表触摸到。

笔记栏

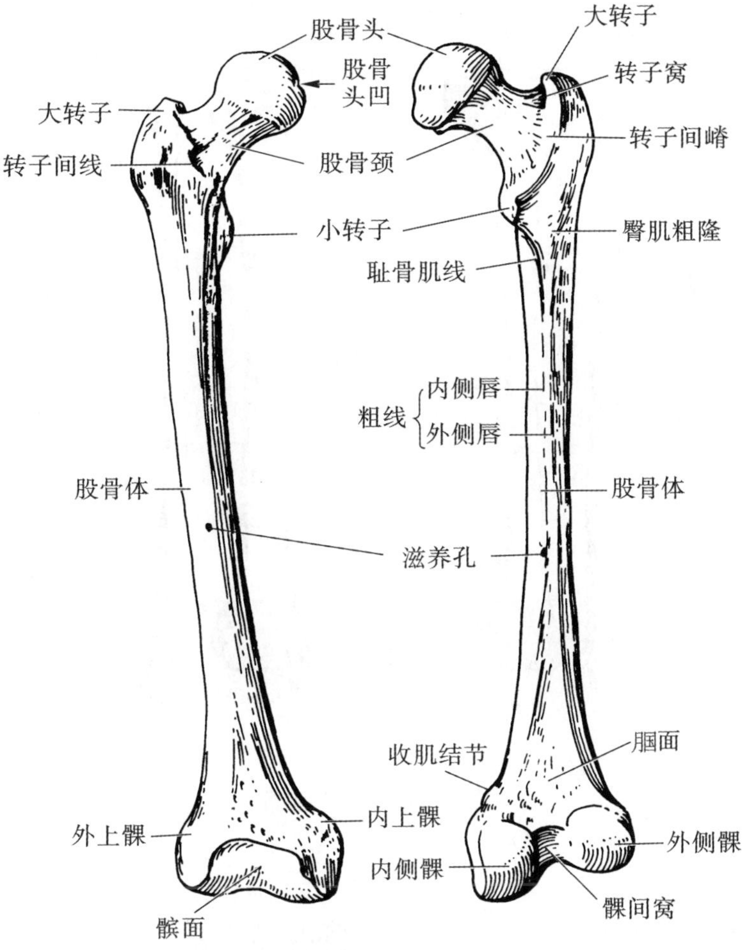

（1）前面观　　（2）后面观

图 1-32　股骨

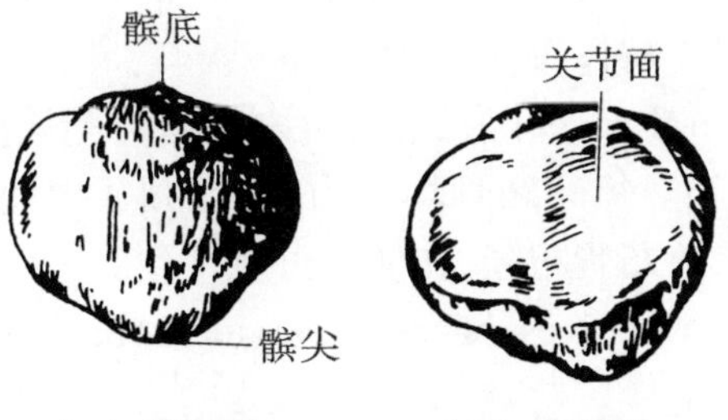

（1）前面观　　（2）后面观

图 1-33　髌骨

4. 腓骨　**腓骨**(fibula)位于小腿后外侧，胫骨外后方，为长骨，分一体两端，主要为小腿肌的附着部（图 1-34）。上端稍膨大，称**腓骨头**(fibular head)，有腓骨头关节面与胫骨相关节。头下方变细，称**腓骨颈**(neck of fibula)。体内侧缘锐利为骨间缘。下端膨大，形成**外踝**(lateral malleolus)。其内侧有外踝窝和与距骨相关节的关节面。腓骨头和外踝均可在体表触摸到。

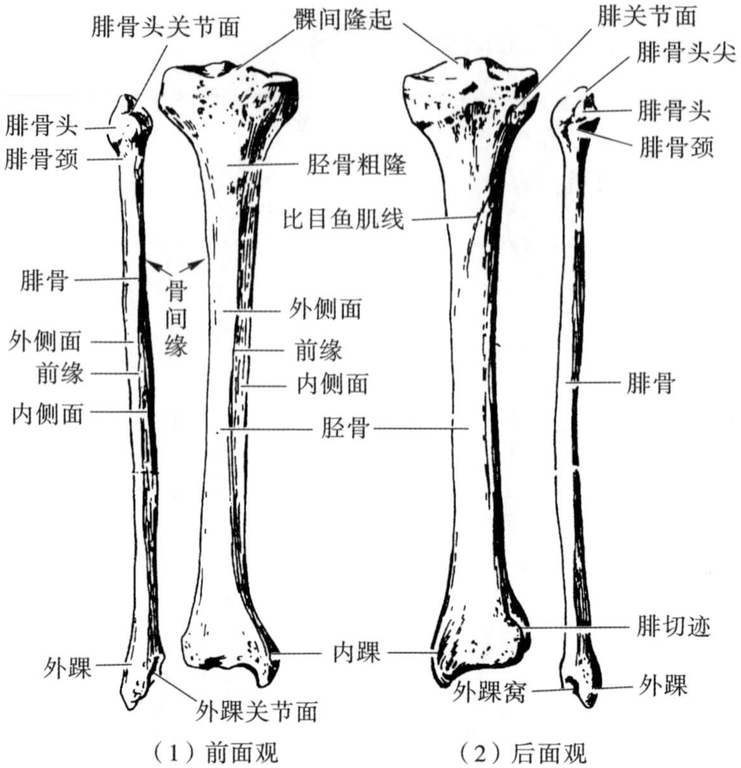

图 1-34 胫骨和腓骨

5. 足骨　足骨包括 7 块跗骨、5 块跖骨和 14 块趾骨(图 1-35)。

(1)跗骨:**跗骨**(tarsal bones) 均为短骨,分前、中、后 3 列。后列由上方的**距骨**(talus)和下方的**跟骨**(calcaneus)组成。距骨上面有前宽后窄的关节面,称距骨滑车,与内、外踝和胫骨的下关节面相关节。距骨下方与跟骨相关节。跟骨后端隆突,为跟骨结节。中列为位于距骨前方的**足舟骨**(navicular bone),足舟骨内下方的隆起称舟骨粗隆,是重要体表标志。前列为内侧、中间和外侧**楔骨**(cuneiform bone)及跟骨前方的**骰骨**(cuboid bone)。跗骨的主要功能是支持体重。

(2)跖骨:**跖骨**(metatarsal bones)为长骨,由内侧向外侧依次为第 1 ~ 5 跖骨,其形状和排列次序大致与掌骨相当。每一跖骨均分为近端的底、中间的体和远端的头 3 部分。第 5 跖骨底向后突出,称第 5 跖骨粗隆,在体表可触摸到。

(3)趾骨:**趾骨**(phalanges of toes,bones of toes)均为长骨,拇趾为 2 节,其余各趾为 3 节。形态和命名与指骨相同。

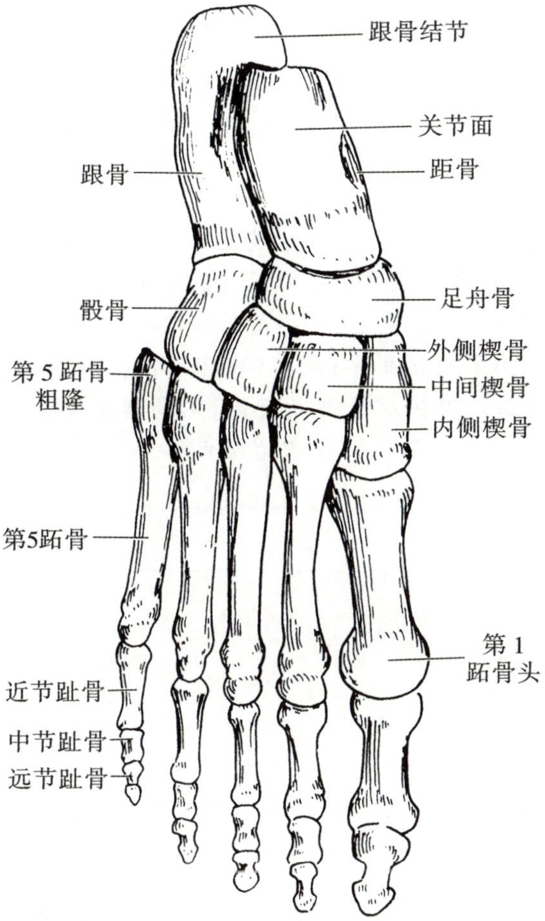

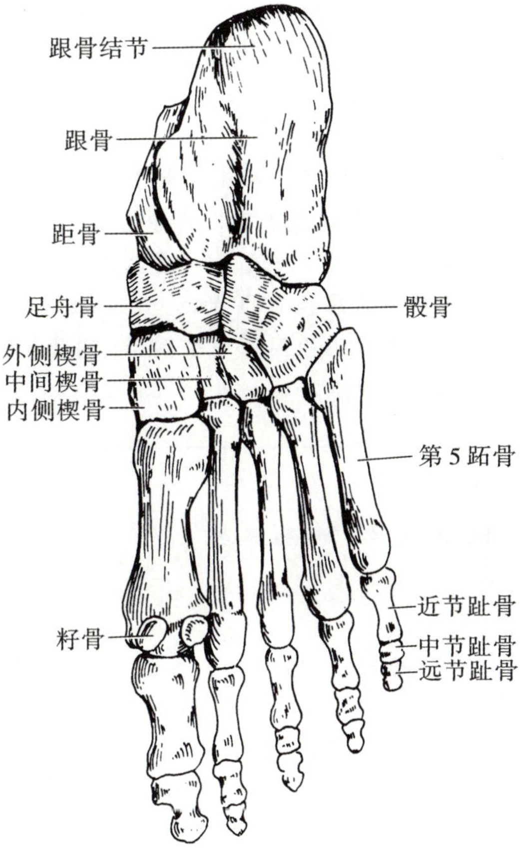

图 1-35 足骨

严谨细致，尊重生命

小小骨折，夺人性命

患者，女，41 岁，身体健康，骑电动时不慎从车上摔落，入院检查诊断为右侧股骨大转子骨折，经医生手法复位后，住院卧床静养。1 周后办理出院，患者下床后突感胸闷、胸痛和呼吸困难。医生随即展开急救，但终因抢救无效而死亡。为何小小骨折竟能夺人性命？原因是骨折后引发的深静脉血栓形成，血栓脱落后，随血液循环至肺动脉引发肺血栓栓塞症（pulmonary thromboembolism, PTE）。这是常见的并发症之一，也是夺人性命的罪魁祸首。

深静脉血栓形成（deep vein thrombosis, DVT）是血液在深静脉内不正常凝结引发的静脉回流性障碍，血栓脱落引发肺血栓栓塞症，两者合称为静脉血栓栓塞症（venous thromboembolism, VTE）。PTE 最常见的因素是下肢深静脉血栓形成并脱落，尤其是下

笔记栏

肢近端血栓的脱落。骨折易引发 DVT，尤其是下肢骨折，因其具有骨折、创伤、卧床和制动等多种诱因，导致静脉血回流缓慢，血管内皮损伤，血液呈高凝状态，故易引发深静脉血栓形成。下肢深静脉血栓形成后，在下床活动、护理翻身、排便、情绪激动等条件下，均可导致血栓脱落进入血液循环，引发 PTE。PTE 的最常见症状为呼吸困难、胸痛和晕厥等。本案例中，患者正是因为下肢骨折，致活动受限，长期卧床，导致 DVT 的发生，后因下床活动导致血栓脱落引发了肺栓塞而致死。

预防肺栓塞的意义远大于治疗，因为肺栓塞有发病急、病情进展迅速、死亡率高的特点，是引起患者猝死的常见原因之一。这就要求同学们在以后行医路上，要坚持严谨细致的工作作风，接诊骨折患者，尤其是下肢骨折患者，要尽快明确诊断，尽早进行针对性治疗和 DVT 的防治，降低骨折后 DVT 的发生率；同学们一旦遇到骨折的患者发生不明原因的呼吸困难、胸痛等，应高度警惕肺栓塞的可能，用局部与整体相统一的观点严谨细致地采取规范治疗措施，从而降低肺栓塞的死亡率，减少悲剧的发生。

医者匠心，解剖奠基

钟世镇

钟世镇（1925 年），广东五华人，临床解剖学专家，中国工程院院士，中国现代临床解剖学奠基人。其编著的《显微外科解剖学》是世界上第一本显微外科解剖学著作。2000 年出版 1 000 万字的《现代临床解剖学丛书》，建立了解决临床外科发展需要的应用解剖学研究体系，开展了工医结合的生物力学的研究，开拓了传统学科与新兴前沿学科间的交叉科研领域，是中国数字人和数字医学领域的开拓者。

20 世纪 70 年代，不少外科医生因为不懂解剖学而给患者造成伤害，这种情形促使他坚定地选择了临床解剖学这一研究方向，提出“临床需要什么，我们就研究什么；临床医生需要什么，我就教会他们什么”的学术观点。强大的责任感和使命感推动他突破了“解剖学等于形态科学”的认知禁锢，成为中国现代临床解剖学的奠基人。

20 世纪 80 年代，钟世镇教授敏锐地注意到显微外科手术操作的主要对象是小血管、小神经等，这些临床实用结构却被传统的解剖学教科书忽略了，因此限制了显微外科的进一步发展。钟世镇教授进行了有针对性的解剖学研究，既把显微外科手术操作中有关的人体结构加以系统化，又把临床各类创新手术方式的解剖学依据加以整理，将分散零星的内容上升到理论高度，以严谨的科学依据，指导临床新术式的命名、操作和应用。他提出的“皮瓣供区血管类型”“组织瓣设计解剖学基础”和“神经干结构特点与术式关系”等总结临床解剖规律性的理论，被国内外显微外科界广泛采用，成为显微外科手术操作的经典指导原则。他创办主编了《中国临床解剖学杂志》，担任了美国和法国 2 个国际临床解剖学期刊助理主编和执行编委；在中国解剖学会人体解剖学专业委员内建议成立“临床解剖学专业组”。1988—1991 年间，他承担了人民卫生出版社委托的《临床解剖学丛书》主编任务，完成了有 4 个分册 300 多万字的巨著，在中国临床解剖学的发展历史上树立了一个阶段性的里程碑。出版了 2 部英文版的显微外科著作 *Microsurgical Anatomy* 和 *Clinical Microsurgical Anatomy*，编著了国际上第一部《显微外科解剖学》（英文版，英国出版），把中国显微外科基础理论的研究推向了世界前沿,他也因此成为显微外科解剖学的奠基人。

20世纪90年代中期,钟世镇教授开始了临床解剖生物力学以及新兴的组织工程的研究。他开拓了临床解剖生物力学研究的新领域,建立了全军和广东“医学生物力学重点实验室”。钟世镇带领团队分别研究了骨折及愈合的生物力学、创伤有关的生物力学、脊柱稳定性有关的生物力学等,为战场创伤救治、训练伤防治、临床骨科和航天医学,提供了高水平的技术平台和理论指导,促进了基础理论研究与临床的紧密结合。2001年,当美国和韩国建立起“人体结构数据集”开始被其他国家引用时,他率先发起“中国数字化虚拟人体”的相关研讨,使中国成为继美国、韩国后第3个拥有本国虚拟人数据库的国家。2003年,钟世镇教授的课题组完成中国首例女“数字人”的数据采集,从一具女尸获得了8 556个人体横切面,然后对横切面拍照,再将数据录入电脑,合成三维人体;2005年课题组又完成了“中国数字人男一号”的切片工作并用血管灌注技术处理标本,这是目前世界上数据量最大、分辨率最高的“数字人”,9 200个横切面中最薄的切片只有0.1 mm。在临床外科学领域,运用数字仿真技术,在电脑上进行模拟手术,研究术中遇到的问题,提高手术的精确度和安全性。2004年9月,以钟世镇教授为首的南方医科大学数字人课题组参与了“返回舱非正常着陆冲击试验”“宇宙射线对人体的伤害和防护”等课题的研究,设计并制造了着陆冲击塔和多次冲击座椅、构建了数字化人体生理模型和数字化人体辐射模型等,完成了非正常着陆的冲击实验和座椅的改进。

钟院士带领团队进行的应用解剖学基础研究推动着我国临床医学事业的发展,但他却说:“我这一辈子的努力,就是当好新中国医学发展的‘配角’。”勤于钻研、敢于创新、大方无隅、大器晚成是我国优秀医学工作者的写照。

(邵金平)

第五节 骨学实践

一、实践项目

参观郑州大学“生命意义展馆”。

二、实践方案

1. 带领学生前往“生命意义展馆”。
2. 阅读遗体捐献者的遗体捐献志愿申请书及其亲友悼文。
3. 聆听讲解员讲述遗体捐献者的生平、捐献故事与红十字会精神。
4. 参观捐献者生前作品、荣誉及遗体标本。
5. 聆听遗体捐献流程和我国遗体捐献现状的讲解。
6. 参观完毕,学生书写观后感。

三、实践目的

1. 以遗体捐献者真实的故事感染医学生,理解生命的意义,感悟无私奉献的崇高精神。

2. 学习红十字精神，号召医学生传承“人道、博爱、奉献”精神，为红十字会的发展和工作贡献自己的力量。

3. 加强医学生对我国遗体捐献现状和捐献流程的了解和认识，呼吁更多的人加入遗体捐献的队伍中。

四、实践报道或学生总结

参观郑州大学“生命意义展馆”感悟

（王剑南）

第二章

关节学

学习目标

1. 知识目标

(1)掌握关节的基本结构和辅助结构。

(2)掌握椎间盘的形态结构,前纵韧带、后纵韧带和黄韧带的位置及功能;掌握脊柱的构成、分部、生理性弯曲及运动;掌握胸廓的构成、胸廓上口和胸廓下口的形态及构成。

(3)掌握颞下颌关节、胸锁关节、肩关节、肘关节、桡腕关节、髋关节、膝关节和距小腿关节的组成、结构特点和运动;掌握坐骨大孔、坐骨小孔的围成;掌握足弓的构成及功能。

(4)了解关节的运动和分类;肋与胸骨和胸椎的连结;骨性胸廓的整体观和运动及年龄变化和性别差异。

(5)了解腕掌关节、掌指关节、指间关节、骶髂关节、跗骨间关节、跗跖关节、跖趾关节和趾间关节的组成和运动;了解骨盆的性别差异。

2. 能力目标

(1)知识内化:结合标本或模具讲解各个关节的结构和运动特点。

(2)理论联系临床:将关节的解剖结构和运动特点运用于临床实际和生活实际,解决实际问题。

(3)知识拓展:查阅资料,了解常见关节疾病的先进治疗方法,拓展知识面,扎实解剖学知识。

3. 思政目标

(1)团队协作,攻坚克难:一切从解除患者病痛出发,不畏疑难,为患者重塑健康人生。

(2)科学精神,医学素养:培养医学生以科学的态度对待医学学习,并将所学知识应用于实际工作当中。

(3)科学健身,护卫健康:医务工作者应向身边的人及全社会宣传科学健康的运动健身方式,护卫人民的大健康。

(4)不断开拓,创新发展:知识的海洋浩瀚无边,医学也不拘泥于人自身结构的研究,人工材料、人工智能将不断地为医学所用,以达到更好的诊治效果。

(5)社会实践:举办“从系解看健康生活”主题班级活动,引领大家从科学出发,打造健康生活。

笔记栏

课前导学

生命在于运动,然而运动量越大越好吗?骨与骨之间是靠关节连结吗?肩关节最容易向哪个方向脱位?脊柱从侧面看是直的吗?腰椎间盘突出的解剖学基础是什么?带着这些问题,我们一起来学习关节学。

第一节 总论

骨与骨之间借纤维结缔组织、软骨或骨相连,形成骨连结。按骨连结的不同方式,可分为直接连结和间接连结两大类(图 2-1)。

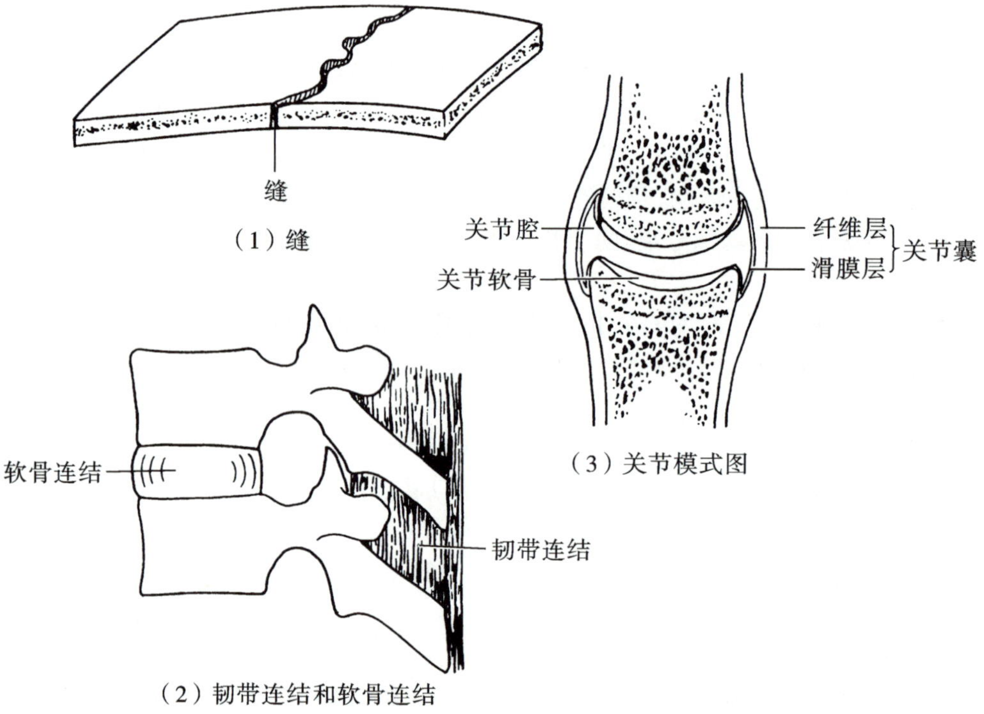

图 2-1 骨连结的分类

一、直接连结

骨与骨借纤维结缔组织或软骨直接连结,比较牢固,少许活动或不活动。这种连结可分为**纤维连结**(fibrous joint)、**软骨连结**(cartilaginous joint)和**骨性结合**(synostosis)3 类。

(一)纤维连结

两骨之间以纤维结缔组织相连结,可分为 2 种。

1. 韧带连结 **韧带连结**(syndesmosis)为连接两骨的纤维结缔组织,呈条索状或膜板状,如椎骨棘突之间的棘间韧带、前臂骨间膜等。

2. 缝 两骨间借少量纤维结缔组织相连,见于颅骨之间,如颅的矢状缝和冠状缝等。随着时间推移,如果缝骨化,则成为骨性结合。

（二）软骨连结

两骨之间借软骨相连结，软骨连结可分为 2 种。

1. 透明软骨结合　**透明软骨结合**（synchondrosis）如长骨骨干与骺之间的骺软骨，蝶骨与枕骨的结合等。多见于幼年发育时期，随着年龄增长而骨化，形成骨性结合。

2. 纤维软骨联合　**纤维软骨联合**（symphysis）如椎骨的椎体之间的椎间盘及耻骨联合等。

软骨（cartilage）是一种特殊分化的结缔组织，由软骨细胞、软骨基质及埋藏于基质中的纤维共同组成，后二者称细胞间质，软骨细胞（chondrocyte）被包埋在基质的小腔内。软骨具有一定的黏弹特性和抗压能力，各关节相关骨的接触面大都有软骨被覆，具有减少摩擦、承受负荷及吸收振荡的作用。由于软骨本身血管分布极少，软骨细胞被隔离在基质的小腔内，一些物质不能透过基质，所以软骨具有低抗原特点，易于移植，是用作移植的较好组织材料。

（三）骨性结合

两骨间以骨组织连结，常由纤维连结或透明软骨骨化而成，如骶椎椎骨之间的骨性结合以及髂、耻、坐骨之间在髋臼处的骨性结合等。

二、间接连结

间接连结又称为**关节**（articulation）或**滑膜关节**（synovial joint），是骨连结的最高分化形式。关节的相对骨之间为充以滑液的腔隙，其周围借结缔组织相连结，因而通常具有较大的活动性。

（一）关节的基本构造

1. 关节面　**关节面**（articular surface）是参与组成关节的各相关骨的接触面（图 2-1）。每一关节至少包括 2 个关节面，一般为一凸一凹，凸者称为关节头，凹者称为关节窝。关节面上终生被覆有**关节软骨**（articular cartilage）。关节软骨多数由透明软骨构成，少数为纤维软骨，其厚薄因不同的关节和年龄而异，通常为 2～7mm。关节软骨不仅使粗糙不平的关节面变得光滑，同时在运动时可减少关节面的摩擦，缓冲振荡和冲击。

2. 关节囊　**关节囊**（articular capsule）是由纤维结缔组织膜构成的囊，附着于关节的周围，并与骨膜融合延续。它起到包围关节、封闭关节腔的作用。可分为内、外两层：外层为**纤维膜**（fibrous membrane），厚而坚韧，由致密结缔组织构成，含有丰富的血管和神经。纤维膜的厚薄通常与关节的功能密切相关，下肢关节的负重较大，相对稳固，其关节囊的纤维膜则坚韧而紧张；上肢关节运动灵活，则纤维膜薄而松弛。纤维膜的某些部分还可明显增厚形成韧带，以增强关节的稳固，限制其过度运动。内层为**滑膜**（synovial membrane），由薄而柔润的疏松结缔组织膜构成，衬贴于纤维膜的内面，其边缘附着于关节软骨的周缘，包被着关节内除关节软骨、关节唇和关节盘以外的所有结构。滑膜表面有时形成许多小突起，称为滑膜绒毛。滑膜富含血管网，能产生滑液。滑液不仅能增加润滑，而且也是关节软骨、半月板等新陈代谢的重要媒介。

3. 关节腔　**关节腔**（articular cavity）为关节囊滑膜层和关节面共同围成的密闭腔隙，腔内含有少量滑液，关节腔内呈负压，对维持关节的稳固有一定作用。

（二）关节的辅助结构

关节除了具备上述的关节面、关节囊、关节腔 3 项基本结构外，一些关节为适应其功

笔记栏

能还形成了特殊的辅助结构，这些辅助结构对于增加关节的灵活性或稳固性都有重要作用。

1. 韧带 **韧带**(ligament)是连于相邻两骨之间的致密结缔组织纤维束，有加强关节的稳固或限制其过度运动的作用。位于关节囊外的称囊外韧带，有的与囊相贴，为囊的局部纤维增厚；有的与囊不相贴，分离存在；有的是关节周围肌腱的直接延续。位于关节囊内的称囊内韧带，有滑膜包裹，如膝关节内的交叉韧带等。

2. 关节盘和关节唇 **关节盘和关节唇**(articular disc and articular labrum)是关节内两种不同形态的纤维软骨。

关节盘位于构成关节骨的关节面之间，其周缘附着于关节囊，将关节腔分成两部。关节盘多呈圆盘状，中部稍薄，周缘略厚。关节盘可调整关节面使其更为适配，减少外力对关节的冲击和振荡。此外，分隔而成的 2 个腔可增加关节运动的形式和范围。

关节唇是附着于关节窝周缘的纤维软骨环，它可以加深关节窝，增大关节面，如髋臼唇等，增加了关节的稳固性。

3. 滑膜襞和滑膜囊 有些关节囊的滑膜表面积大于纤维层，滑膜重叠卷折并突入关节腔形成**滑膜襞**(synovial fold)。有时此襞内含脂肪，则形成滑膜脂垫。在关节运动时，关节腔的形状、容积、压力发生改变，滑膜脂垫可起调节或填充作用。滑膜襞和滑膜脂垫在关节腔内扩大了滑膜的面积，有利于滑液的分泌和吸收。有时滑膜也可从关节囊纤维膜的薄弱或缺如处作囊状膨出，充填于肌腱与骨面之间，形成**滑膜囊**(synovial bursa)，它可减少肌肉活动时与骨面之间的摩擦。

(三)关节的运动

滑膜关节的关节面的复杂形态，运动轴的数量和位置，决定了关节的运动形式和范围。滑膜关节的运动基本上是沿 3 个互相垂直的轴所做的运动。

1. 移动 **移动**(translation)是最简单的一个骨关节面在另一个骨关节面上的滑动，如跗跖关节、腕骨间关节等。其实即便小的跗骨或腕骨运动时，也涉及多轴向的运动，用连续放射摄影技术观察，都显示了明显的旋转和角度运动。

2. 屈和伸 **屈和伸**(flexion and extension)通常是指关节沿冠状轴进行的运动。运动时，相关节的两骨之间的角度变小称为屈；反之，角度增大称为伸。一般关节的屈是指向腹侧面成角，而膝关节则相反，小腿向后贴近大腿的运动称为膝关节的屈；反之称为伸。在手部，由于拇指几乎与其他四指成直角，拇指背面朝向外侧，故该关节的屈伸运动是围绕矢状轴进行，拇指与手掌面的角度减小称为屈；反之称为伸。在足部的屈伸则反映了胚胎早期后肢芽的旋转，足尖上抬，足背向小腿前面靠拢为踝关节的伸，习惯上称之为**背屈**(dorsiflexion)，足尖下垂为踝关节的屈，习惯上称为**跖屈**(plantarflexion)。

3. 收和展 **收和展**(adduction and abduction)是关节沿矢状轴进行的运动。运动时，骨向正中矢状面靠拢称为收；反之，远离正中矢状面称为展。对于手指和足趾的收展，则人为地规定以中指和第二趾为中轴的靠拢或散开的运动。而拇指的收展是围绕冠状轴进行，拇指向示指靠拢称为收，远离示指称为展。

4. 旋转 **旋转**(rotation)是关节沿垂直轴进行的运动。如肱骨围绕骨中心轴向前内侧旋转，称**旋内**(medial rotation)，而向后外侧旋转，则称**旋外**(lateral rotation)。在前臂桡骨对尺骨的旋转运动，则是围绕桡骨头中心到尺骨茎突基底部的轴线旋转，将手背转向前方的运动称**旋前**(pronation)，将手掌恢复到向前而手背转向后方的运动称**旋后**(supination)。

5. 环转运动　环转运动的骨，其上端在原位转动，下端则做圆周运动，运动时全骨描绘出一圆锥形的轨迹。能沿两轴以上运动的关节均可做**环转**（circumduction）运动，如肩关节、髋关节和桡腕关节等，环转运动实际上是屈、展、伸、收依次结合的连续动作。

第二节　中轴骨连结

中轴骨的连结包括颅骨的连结和躯干骨的连结。

一、躯干骨的连结

躯干骨的连结包括椎骨间的连结形成脊柱和由 12 块胸椎、12 对肋和 1 块胸骨连结构成的胸廓。

脊柱（vertebral column）由躯干骨的 24 块椎骨、1 块骶骨和 1 块尾骨借骨连结形成，构成人体的中轴。胸廓由 12 块胸椎、12 对肋及胸骨连结而成。

（一）脊柱

1. 椎骨间的连结　各椎骨之间借韧带、软骨和滑膜关节相连。可分为椎体间连结和椎弓间连结。

（1）椎体间的连结：椎体之间借椎间盘及前、后纵韧带相连。

1）椎间盘：**椎间盘**（intervertebral disc）是连结相邻 2 个椎体的纤维软骨盘（第 1 及第 2 颈椎之间除外），成人有 23 个椎间盘。椎间盘由两部分构成，中央部为**髓核**（nucleus pulposus），是柔软而富有弹性的胶状物质，周围部为**纤维环**（anulus fibrosus），由多层纤维软骨环按同心圆排列组成，牢固连结各椎体上、下面，保护髓核并限制髓核向周围膨出。椎间盘既坚韧，又富有弹性，可缓冲外力对脊柱的振动，也可增加脊柱的运动幅度。23 个椎间盘的厚薄各不相同，中胸部较薄，颈部较厚，而腰部最厚，所以颈、腰椎的活动度较大。当纤维环破裂时，髓核容易向后外侧脱出，突入椎管或椎间孔，压迫相邻的脊髓或神经根引起相应部位感觉异常，临床称为椎间盘突出症（图 2-2）。

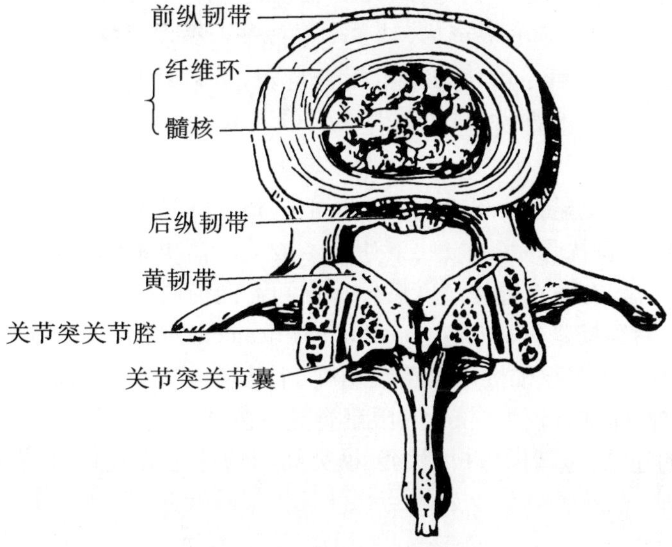

图 2-2　椎间盘和关节突关节

科学精神，医学素养

微创手术在腰椎间盘突出症中的应用

人类开始直立行走后，腰椎便承载更多的功能及负荷。腰椎间盘突出症（lunbar disc herniation，LDH）指腰椎间盘退变导致纤维环破裂引起髓核向后方突出压迫相邻组织而出现的一系列临床症状，是引起腰痛的最常见疾病。随着生活、工作方式的巨大改变，腰椎间盘突出症这一疾病正变得越来越普遍。目前，中青年发生腰椎间盘突出症的比例逐渐增高，司机、教师、会计、建筑工人及长期伏案工作的人群等，是多发人群。

腰椎间盘突出症的诊断并不困难，但是有效科学的治疗需要通过对患者的病情进行准确地评估来判断采取保守治疗或者手术治疗。由于腰椎的神经被椎体和椎板等正常骨性结构包绕在骨性的神经通道里，如同战争中需要攻克某座城市而必须先打开城门一样，传统的减压手术必须先切除部分正常的脊柱结构，即打开包绕神经的大门，而后才能做到神经解救。因此，传统手术的创伤较大，甚至因为过多地切除正常结构而需考虑在神经减压的同时行脊柱的固定融合。为了尽可能避免此类的手术损伤，医学工作者不断探索更为科学和有效的方法，采用种种手段以求微创手术治疗腰突症。局麻条件下经皮肤上“绿豆”大小的切口，切口仅约 8 mm，侧方入路，不咬除椎板，采用经皮椎间孔镜微创手术，成功地为腰椎间盘突出症的患者实施髓核摘除术。存在髓核脱垂、侧隐窝卡压或狭窄、髓核移位或游离、合并腰椎管狭窄、椎间孔狭窄等情况时，均可应用经皮椎间孔镜微创手术进行椎间孔成形及椎管内直接减压。椎间孔镜手术可采用局部麻醉，术中医生可以随时和患者交流，避免损伤神经根，所以其安全性也较高。但并不是微创就具备所有的优点，椎间孔镜最常见的并发症是椎间盘突出复发。因其暴露范围有限，操作空间狭小，可能存在减压不彻底的情况，手术技术难度较大，这就要求术者必须熟悉侧后路椎间孔区域的解剖知识，同时具备丰富的经皮穿刺经验和立体空间想象、方位判断能力。不是每一项新技术的应用都适合所有的病例，所以我们要辩证地、科学地看待每一项诊疗技术。

医学工作者要秉着科学的精神不断探索新知，用更好的诊疗方法为患者解除病痛。更要科学地评估患者病情，运用最为适合的方法，才能起到更好的治疗效果。

2）前纵韧带：**前纵韧带**（anterior longitudinal ligament）是椎体前面延伸的一束坚固的纤维束，宽而坚韧，上自枕骨大孔前缘，下达第 1 或第 2 骶椎椎体。其纵行的纤维牢固地附着于椎体和椎间盘，有防止脊柱过度后伸和椎间盘向前脱出的作用。

3）后纵韧带：**后纵韧带**（posterior longitudinal ligament）位于椎管内椎体的后面，窄而坚韧。起自枢椎并与覆盖枢椎椎体的覆膜相续，下达骶骨。与椎间盘纤维环及椎体上下缘紧密连结，而与椎体结合较为疏松，有限制脊柱过度前屈的作用。

（2）椎弓间的连结：包括椎弓板、棘突、横突间的韧带连结和上、下关节突间的滑膜关节（图 2-3）。

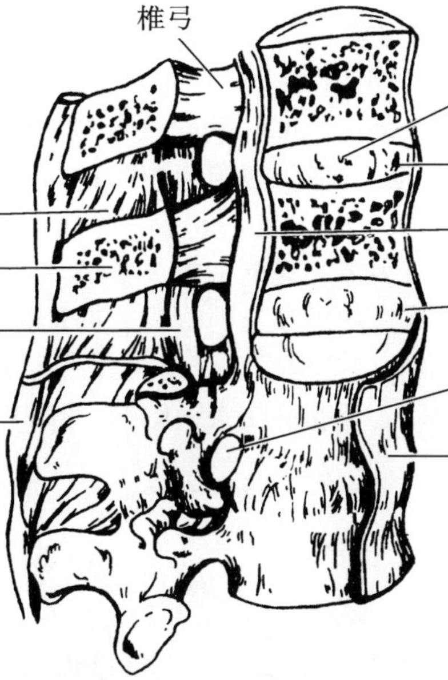

图 2-3　椎骨间的连结

1）黄韧带：**黄韧带**（ligamenta flava）位于椎管内，为连结相邻两椎弓板间的韧带，由黄色的弹性纤维构成。黄韧带协助围成椎管，并有限制脊柱过度前屈的作用（图 2-3）。

2）棘间韧带：**棘间韧带**（interspinal ligament）为连结相邻棘突间的薄层纤维，附着于棘突根部到棘突尖。向前与黄韧带、向后与棘上韧带相移行。

3）棘上韧带和项韧带：**棘上韧带**（supraspinal ligament）是连结胸、腰、骶椎各棘突尖之间的纵行韧带，前方与棘间韧带相融合，有限制脊柱前屈的作用。而在颈部，从颈椎棘突尖向后扩展成三角形板状的弹性膜层，称为**项韧带**（ligamentum nuchae）（图 2-4）。

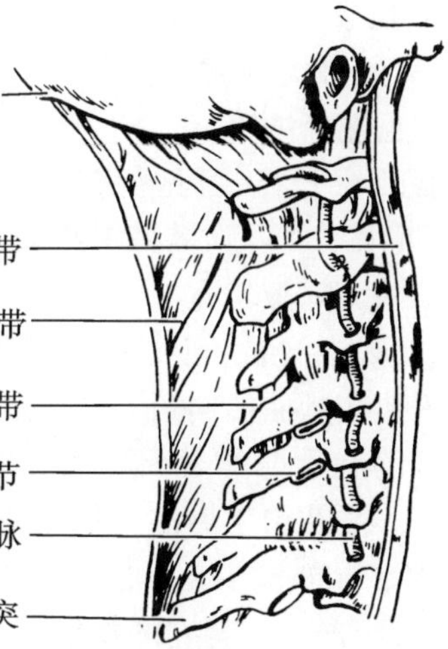

图 2-4　项韧带

4）横突间韧带：**横突间韧带**（intertransverse ligament）为位于相邻椎骨横突间的纤维索，部分与横突间肌混合。

5)关节突关节:相邻椎骨的上、下关节突的关节面构成**关节突关节**(zygapophyseal joint),属平面关节,只能做轻微滑动。

(3)寰椎与枕骨及枢椎的关节

1)寰枕关节:**寰枕关节**(atlantooccipital joint)为两侧枕髁与寰椎侧块的上关节凹构成的联合关节。两侧关节同时活动,可使头做俯仰和侧屈运动。

2)寰枢关节:**寰枢关节**(atlantoaxial joint)包括3个滑膜关节,2个在寰椎侧块,1个在正中复合体,分别称为寰枢外侧关节和寰枢正中关节:寰枢外侧关节,由寰椎侧块的下关节面与枢椎上关节面构成,关节囊的后部及内侧均有韧带加强;寰枢正中关节,由齿突与寰椎前弓后方的齿突凹和寰椎横韧带构成。寰枢关节沿齿突垂直轴运动,使头连同寰椎进行旋转。寰枕、寰枢关节的联合活动能使头做俯仰、侧屈和旋转运动(图2-5)。

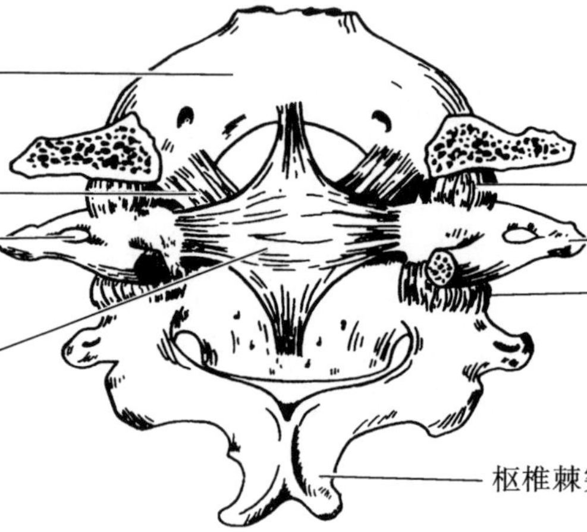

图2-5 寰枕、寰枢关节

2. 脊柱的整体观及其运动

(1)脊柱前面观:从前面观察脊柱,自第2颈椎到第3骶椎的椎体宽度,自上而下随负载增加而逐渐加宽,到第2骶椎为最宽。骶骨耳状面以下,由于重力经髂骨传到下肢骨,椎体已无承重意义,体积也逐渐缩小。

(2)脊柱后面观:从后面观察脊柱,可见所有椎骨棘突连贯形成纵嵴,位于背部正中线上。颈椎棘突短而分叉,近水平位。胸椎棘突细长,斜向后下方,呈叠瓦状排列。腰椎棘突呈板状,水平伸向后方,棘突间隙较宽。

(3)脊柱侧面观:从侧面观察脊柱,可见成人脊柱有颈、胸、腰、骶4个生理性弯曲。其中,颈曲和腰曲凸向前,胸曲和骶曲凸向后。脊柱的这些弯曲增大了脊柱的弹性,对维持人体的重心稳定和减轻振荡有重要意义。胸曲和骶曲凹向前方,在胚胎时已形成,胚胎是在全身屈曲状态下发育。婴儿出生后的开始抬头、坐起及站立行走对颈曲和腰曲的形成产生明显影响。也有认为凸向前方的颈曲在胚胎时也已显现,这是胚胎伸头动作肌肉发育的结果。脊柱的每一个弯曲,都有它的功能意义:颈曲支持头的抬起;腰曲使身体重心垂线后移,以维持身体的前后平衡,保持稳固的直立姿势;而胸曲和骶曲在一定意义上扩大了胸腔和盆腔的容积(图2-6)。

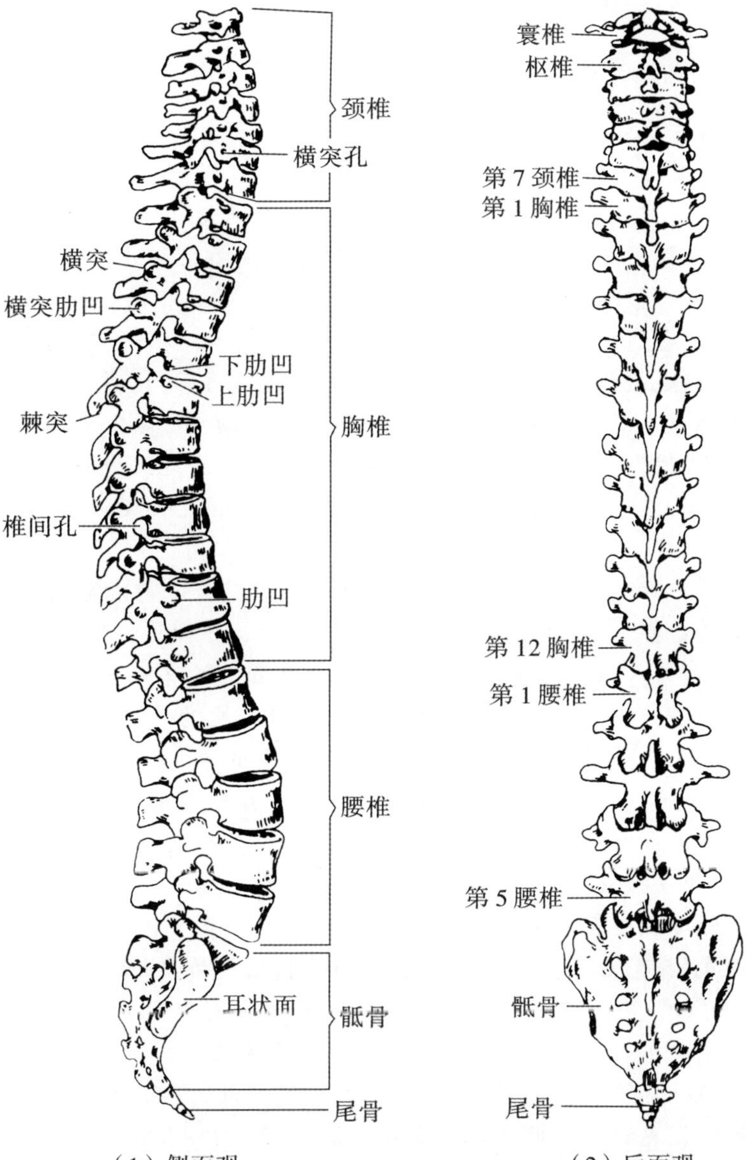

（1）侧面观 （2）后面观

图2-6 脊柱

(4)脊柱的运动:脊柱的连结形式导致相邻两椎体间的运动幅度有限,但多个椎骨间的联合运动使得整个脊柱的活动范围相对较大,可做屈、伸、侧屈、旋转和环转运动。在颈部,颈椎关节突的关节面略呈水平位,关节囊松弛,椎间盘较厚,故屈伸及旋转运动的幅度较大。在胸部,胸椎与肋骨相连,椎间盘较薄,关节突的关节面呈冠状位,棘突呈叠瓦状,这些因素限制了胸椎的运动,故活动范围较小。在腰部,椎间盘最厚,屈伸运动灵活,关节突的关节面几乎呈矢状位,限制了旋转运动。由于颈腰部运动灵活,故损伤也较多见。

笔记栏

团队协作，攻坚克难

打开“折叠”人生

站着活下去竟然成为一个人难以实现的梦想。

2019 年，46 岁的李华已经历了 4000 多个暗无天日的日子，从未看过头顶的蓝天，眼前只有脚下 3 尺之地，身体弯曲将近 180°，不能直着走，不能躺着睡，不能抬头看人，睡觉时只能屈膝侧坐，对他来说，仅仅是站着活下去都已经成了奢望。18 岁时，他开始频繁腿痛，但当时他的身体看起来还是正常的，只是走路有点瘸。因为家里经济条件不好，李华没有到大医院进行彻底的检查和治疗，本想扛一扛就把病拖过去，无奈身体一直痛，腿也慢慢无法动弹，弯腰、驼背越来越厉害，这种疾病是“不死的癌症”：强直性脊柱炎。这是一种慢性发作的自身免疫性疾病，具体发病原因现代医学尚不明朗，主要表现为四肢的大关节、椎间盘纤维环及其附近组织的纤维化和骨化导致关节僵硬、疼痛，累及骶髂关节。这些关节处的骨骼会生长及融合在一起，脊柱会失去灵活性。

就在李华绝望时，病友群里分享的一张脊柱侧弯患者术前术后对比的照片令他重燃希望。循着这些信息，他联系上了深圳大学总医院脊柱骨病科主任陶惠人教授。李华的情况比“折刀人”（临床上用“折刀人”来代指强直性脊柱炎患者后期最严重的状态，整个躯体从胸部开始和下肢重叠，像一把折刀。）更为严重：深大总医院脊柱外科的医生们使用了一个贴切的词组来描述他们眼中的李华——“3-on 折叠人”，即 Chin on chest，Sternum on pubis，Face on femur，下颌紧贴胸骨，胸骨紧贴耻骨、面部紧贴股骨。这种情况在世界范围内也极其罕见，这也使他成为迄今为止医学史上有记录的最复杂、最严重的强直性脊柱炎患者。

截骨，重塑，才能迎来重生！

从无报道先例，毫无经验可循。陶惠人意识到，他们面临的将是医学技术领域里的一座珠穆朗玛峰。在一些无法翻越的高峰面前，总要有人向前！他们的使命，就是要突破这一个点。设计—调整—推翻—再设计—再完善……长达 2 周的时间里，陶教授不断调整着李华的手术方案，每一毫米的考量、计算、校正，都会帮助李华真正挺直脊梁，站得更好、更稳。陶惠人说：“只有一段一段，打断他的股骨、颈椎、胸椎、腰椎，然后将全身脊柱拉直、固定、完成骨骼重塑，才能实现脊柱变直，重新打开李华完全折叠的身躯。”

这是一个全新的系统的工程，脊柱外科、感染科、麻醉科、放射科、关节创伤科、呼吸内科、血管外科、输血科、消化内科等多学科，任何一个环节都面临着挑战，医院集结多学科最强力量，团队协作，共同攻坚，时刻为李华的安全保驾护航！从 2019 年 6 月 13 日到 2019 年 12 月 13 日，一场长达半年的马拉松式救治，历经“截骨—抬头—平躺—站立”4 次高风险、高难度手术，李华终于可以挺直脊梁，终于可以再次站着看世界！医务工作者要学会沟通合作，将个人的价值融入于集体的成功之中，不断提高技术学识，攻坚克难，小到改变一个人的命运，大到推动科学进步，社会发展。

（二）胸廓

成人**胸廓**（thorax）呈前后略扁的圆锥形，由 12 块胸椎、12 对肋和胸骨连结而成（图 2-7）。胸廓有上、下两口。上口较小，由第 1 胸椎、第 1 肋和胸骨柄上缘围成，是颈部与胸腔的通道。由于胸廓上口平面与第 1 肋方向一致，向前下倾斜，故胸骨柄上缘平对第 2 胸椎体下缘。胸廓下口宽而不规则，由第 12 胸椎、第 11 及 12 对肋的前端、肋弓和剑突围成，活体由膈肌封闭。两侧肋弓之间形成向下开放的胸骨下角，角的尖部有剑突。相邻两肋之间的间隙称肋间隙。

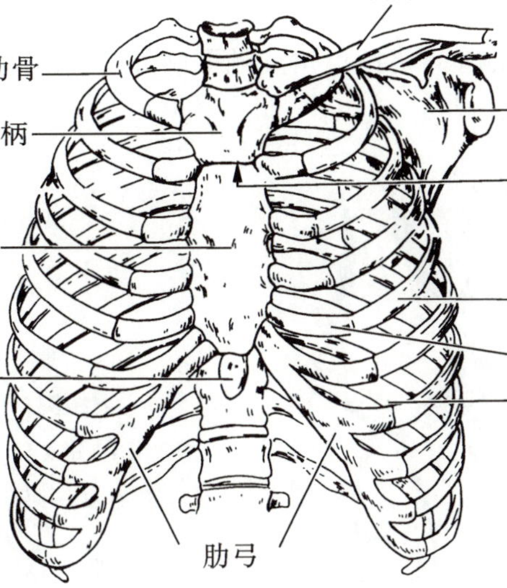

图 2-7　胸廓（前面观）

胸廓的形状和大小与性别、年龄、健康状况等因素有关。女性胸廓短而圆，胸骨较短，胸腔容积较男性小。新生儿胸廓呈桶状。老年胸廓因肋软骨钙化，弹性下降，运动减弱，胸廓变扁变长。佝偻病儿童，因缺乏钙盐而骨组织疏松，易变形，致胸廓前后径增大，胸骨明显突出，形成“鸡胸”。患慢性支气管炎、肺气肿和哮喘病的老年人，因长期咳嗽，胸廓各径增大而成“桶状胸”。

胸廓是胸壁的支架，除保护胸腔内器官外，还参与呼吸运动。吸气时，在呼吸肌的作用下，肋前部抬高，胸骨前移并上升，胸廓各径增大，胸腔容积扩大。呼气时，胸廓恢复原状，胸腔容积随之缩小。

二、颅骨的连结

颅骨的连结可分为纤维连结、软骨连结和滑膜关节 3 种。

（一）颅骨的纤维连结和软骨连结

各颅骨之间借缝、软骨和骨相连结，彼此之间结合较为牢固。颅盖诸骨是在膜的基础上骨化的，骨与骨之间留有薄层结缔组织膜，构成缝。有冠状缝、矢状缝、人字缝和蝶顶缝等。随着年龄的增长有的缝可发生骨化而成为骨性结合。颅底诸骨是在软骨基础上骨化的，骨与骨之间的连结是软骨性的，随着年龄的增长都先后骨化而成为骨性结合。

（二）颅骨的滑膜关节

颞下颌关节（temporomandibular joint），又称下颌关节，由下颌骨的下颌头与颞骨的下颌窝和关节结节构成（图 2-8）。关节囊松弛，向上附着于下颌窝和关节结节的周围，向下附着于下颌颈，囊外有外侧韧带加强。关节腔内有纤维软骨构成的关节盘，呈椭圆形，前凹后凸，与关节结节和下颌窝的形状相对应。关节盘的周缘与关节囊相连，将关节腔

笔记栏

分为上、下两部分。两侧颞下颌关节必须同时运动，可使下颌骨做上提、下降、前移、后退和侧方运动。其中，下颌骨的上提和下降运动发生在下关节腔，前进和后退运动发生在上关节腔，侧方运动是一侧的下颌头对关节盘做旋转运动，而对侧的下颌头和关节盘一起对关节窝做前进运动。张口是下颌体下降并伴有下颌头和关节盘向前的运动，故大张口时，下颌体降向下后方，而下颌头随同关节盘滑至关节结节下方。如果张口过大且关节囊过分松弛时，下颌头可滑至关节结节前方而不能退回关节窝，造成下颌关节脱位。在耳屏前方可摸到下颌头的运动，借此可检查颞下颌关节的活动情况。关节囊的前方较薄弱，下颌关节易向前脱位。

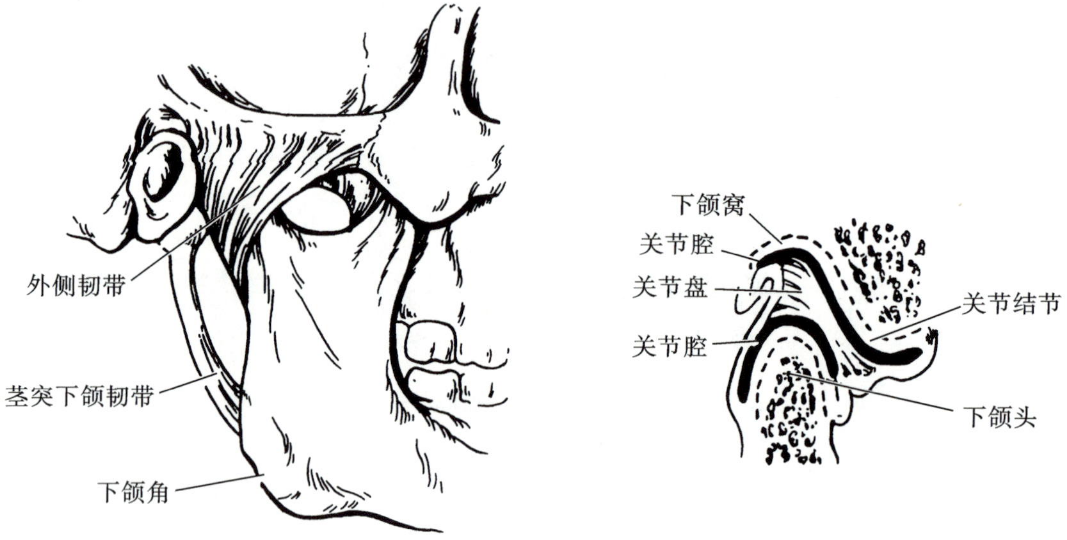

图 2-8　颞下颌关节

第三节　附肢骨连结

附肢的主要功能是支持和运动，故附肢骨连结以滑膜关节为主。人类由于直立，上肢获得了适于抓握和操作的很大活动度，所以上肢关节以灵活运动为主；下肢起着支持身体的重要作用，所以下肢关节以运动的稳定为主。

一、上肢骨的连结

上肢骨的连结包括上肢带连结和自由上肢骨连结。

（一）上肢带连结

1. 胸锁关节　**胸锁关节**（sternoclavicular joint）是躯干骨与上肢骨之间连结的唯一关节。由锁骨的胸骨端与胸骨的锁切迹及第 1 肋软骨的上面构成。关节腔内有纤维软骨构成的关节盘，将关节腔分为外上和内下两部分。关节盘使关节头和关节窝相适应，由于关节盘下缘附着于第 1 肋软骨，所以能阻止锁骨向内上方脱位。胸锁关节允许锁骨外侧端向前、向后运动 20°～30°角；向上、向下运动约 60°角；绕冠状轴做微小的旋转和环转运动。胸锁关节的活动度虽小，但以此为支点扩大了上肢的活动范围（图 2-9）。

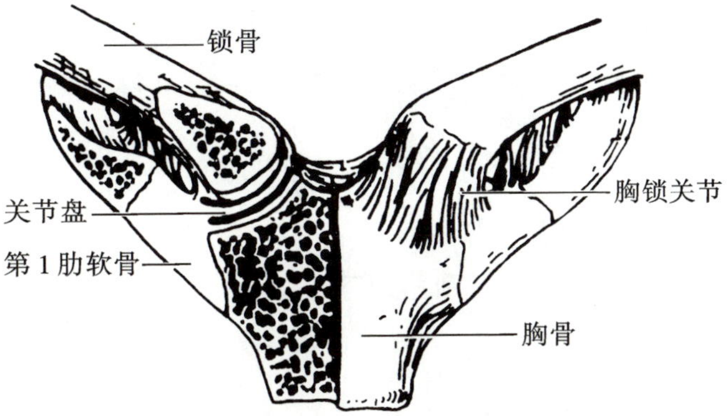

图2-9　胸锁关节

2. 肩锁关节　**肩锁关节**(acromioclavicular joint)由锁骨的肩峰端与肩峰的关节面构成,是肩胛骨活动的支点。关节的上方有肩锁韧带加强,关节囊和锁骨下方有坚韧的喙锁韧带连于喙突。腔内的关节盘常出现于关节上部,部分地方分隔关节(完全分隔关节较为罕见),关节活动度小。

3. 喙肩韧带　**喙肩韧带**(coracoacromial ligament)为三角形的扁韧带,连于肩胛骨的喙突与肩峰之间,它与喙突、肩峰共同构成喙肩弓,架于肩关节上方,有防止肱骨头向上脱位的作用。

(二)自由上肢骨连结

1. 肩关节　**肩关节**(shoulder joint)是典型的球窝关节,由肱骨头与肩胛骨关节盂构成,也称盂肱关节。头大而盂浅,虽然关节盂的周缘有纤维软骨构成的盂唇来加深关节窝,仍仅能容纳关节头的1/4～1/3。这种结构增加了运动幅度,但降低了关节的稳定性。因此,关节周围的肌肉、韧带对其稳固性至关重要(图2-10)。

肩关节囊薄而松弛,其滑膜层可膨出形成滑液鞘或滑膜囊,以利于肌腱的活动。关节囊的上壁有喙肱韧带,与冈上肌腱交织在一起并融入关节囊的纤维层。肱二头肌长头腱就在结节间滑液鞘内穿过关节囊。囊的前壁和后壁也有数条肌腱的纤维加入,以增加关节的稳固性。囊的下壁最为薄弱,故肩关节脱位时,易发生前下方脱位。

肩关节为全身最灵活的关节,可以做冠状轴上的屈和伸,矢状轴上的内收和外展,垂直轴上旋内、旋外及环转运动。运动的灵活性也导致了关节的易损性,无论是替换肱骨头的半关节成形或包括关节盂在内的全关节修复,细致修复关节周围肌腱、韧带等至关重要。

2. 肘关节　**肘关节**(elbow joint)是由肱骨下端与尺、桡骨上端构成的复关节,包括3个关节。

(1)肱尺关节:**肱尺关节**(humeroulnar joint)由肱骨滑车和尺骨滑车切迹构成。

(2)肱桡关节:**肱桡关节**(humeroradial joint)由肱骨小头和桡骨头的关节凹构成。

(3)桡尺近侧关节:**桡尺近侧关节**(proximal radioulnar joint)由桡骨环状关节面和尺骨桡切迹构成。

上述3个关节包在一个关节囊内,肘关节囊前、后壁薄而松弛,两侧壁厚而紧张,并有韧带加强。囊的后壁最薄弱,常见桡、尺两骨向后脱位,移向肱骨的后上方(图2-11)。

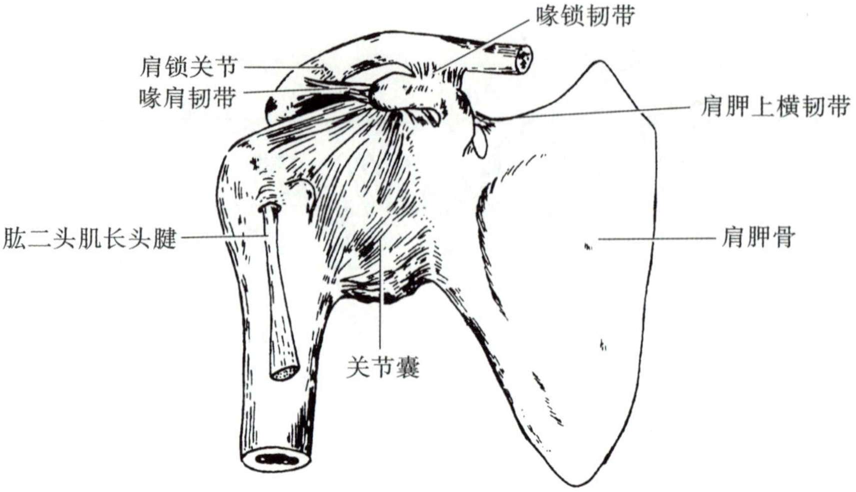

（1）前面观

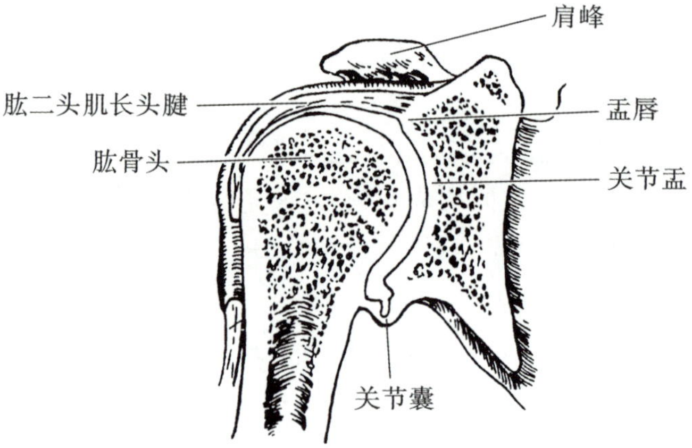

（2）冠状切面

图 2-10　肩关节

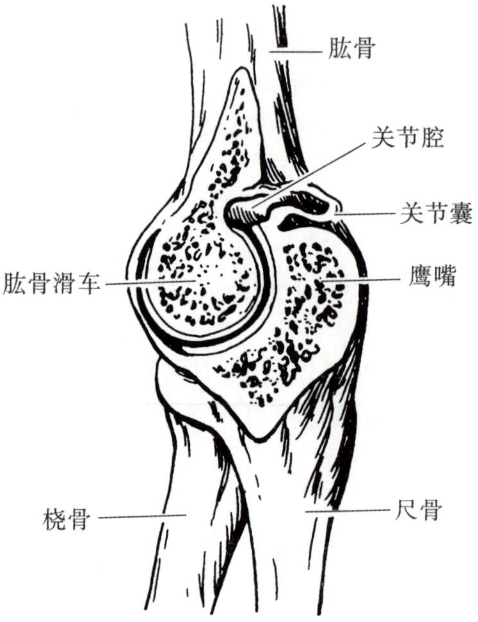

（1）矢状切面

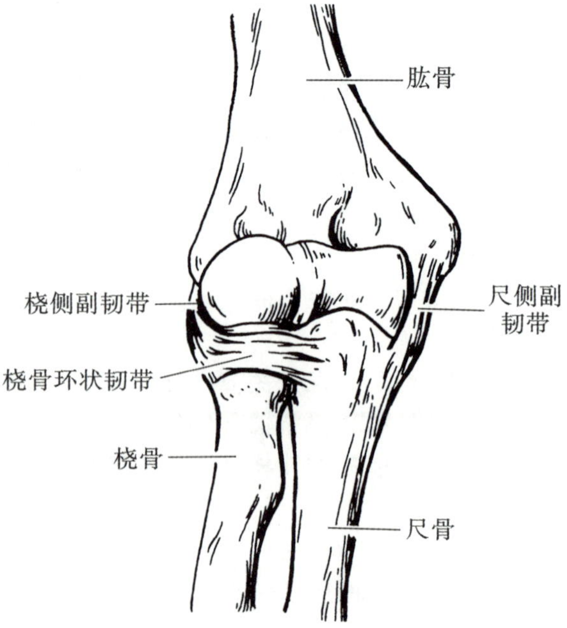

（2）前面观

图 2-11　肘关节

肘关节的韧带有：**桡侧副韧带**(radial collateral ligament)，位于囊的桡侧，由肱骨外上髁向下扩展，止于桡骨环状韧带；**尺侧副韧带**(ulnar collateral ligament)，位于囊的尺侧，由肱骨内上髁向下呈扇形扩展，止于尺骨滑车切迹内侧缘；**桡骨环状韧带**(annular ligament of radius)，位于桡骨环状关节面的周围，两端附着于尺骨桡切迹的前、后缘，与尺骨桡切迹共同构成一个上口大、下口小的骨纤维环容纳桡骨头，防止桡骨头脱出。幼儿4岁以前，桡骨头尚在发育之中，环状韧带松弛，在肘关节伸直位猛力牵拉前臂时，桡骨头易被环状韧带卡住，或环状韧带部分夹在肱桡骨之间，从而发生桡骨小头半脱位。

肘关节的运动以肱尺关节为主，允许做屈、伸运动，尺骨在肱骨滑车上运动，桡骨头在肱骨小头上运动。肱桡关节能做屈、伸和旋前、旋后运动，桡尺近侧关节与桡尺远侧关节联合可使前臂旋前和旋后。

肱骨内、外上髁和尺骨鹰嘴易于在体表扪及，当肘关节伸直时，此三点位于一条直线上；当肘关节屈至90°时，此三点的连线构成一尖端朝下的等腰三角形。临床上，若肘关节发生脱位，鹰嘴移位，三点位置关系发生改变；而肱骨髁上骨折时，三点位置关系不变。

3. 桡、尺骨之间的连结　桡、尺骨借桡尺近侧关节、桡尺远侧关节和前臂骨间膜相连(图2-12)。

(1)前臂骨间膜：**前臂骨间膜**(interosseous membrane of forearm)是连结尺骨和桡骨的骨间缘之间的坚韧纤维膜。纤维方向是从桡骨斜向下内达尺骨。前臂处于半旋前位时，骨间膜最紧张，这也是骨间膜的最大宽度。前臂处于旋前或旋后位时，骨间膜松弛。因此，处理前臂骨折时，应将前臂固定于半旋前或半旋后位，以防骨间膜挛缩，影响前臂愈后的旋转功能。

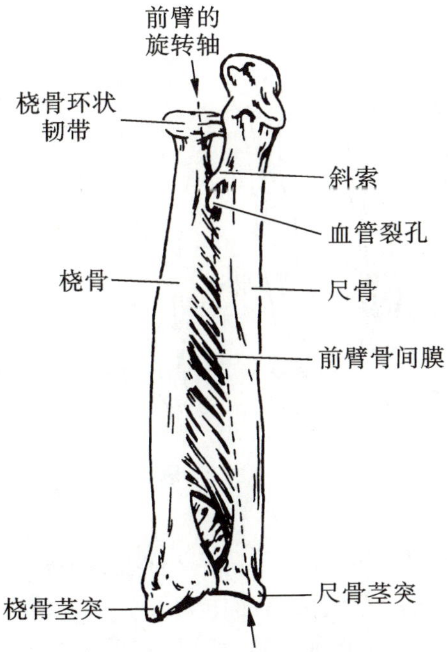

图2-12　前臂骨的连结

(2)桡尺近侧关节：见肘关节。

(3)桡尺远侧关节：由尺骨头环状关节面构成关节头，由桡骨的尺切迹及自下缘至尺骨茎突根部的关节盘共同构成关节窝。关节盘为三角形纤维软骨板，将尺骨头与腕骨

笔记栏

隔开。

桡尺近侧和远侧关节是联动关节，前臂可做旋转运动，其旋转轴为通过桡骨头中心至尺骨头中心的连线。运动时，桡骨头在原位自转，而桡骨下端连同关节盘围绕尺骨头旋转，实际上只是桡骨做旋转运动。当桡骨转至尺骨前方并与之相交叉时，手背向前，称为旋前；与此相反的运动，即桡骨转回到尺骨外侧，称为旋后。

4. 手关节　**手关节**（joints of hand）包括桡腕关节、腕骨间关节、腕掌关节、掌骨间关节、掌指关节和手指骨间关节（图 2-13）。

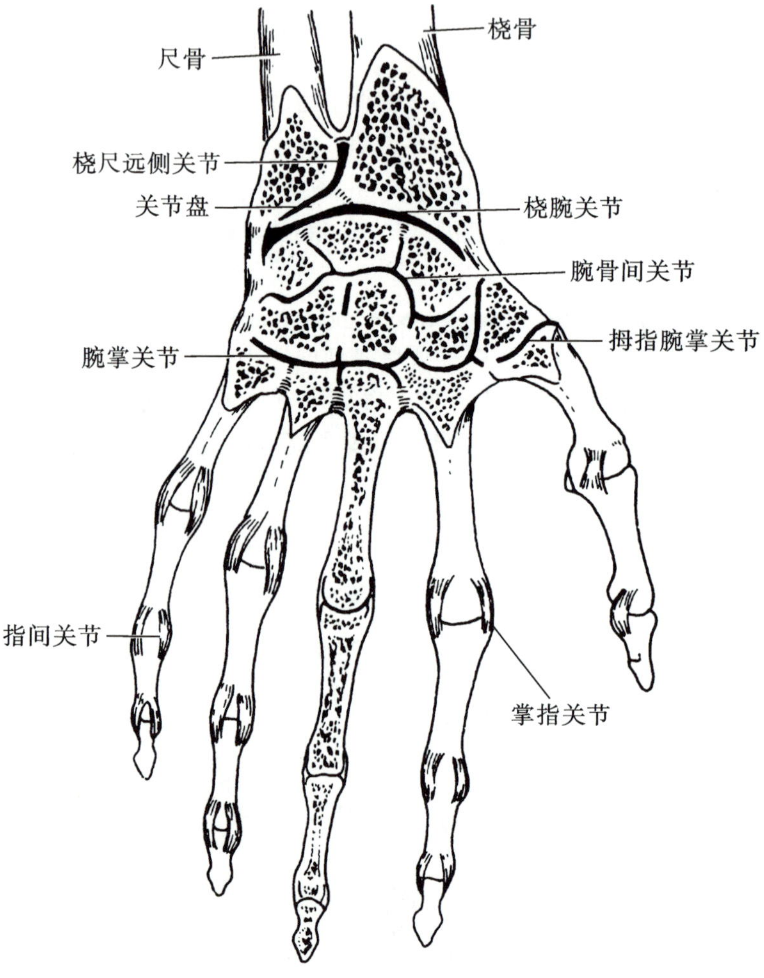

图 2-13　手关节（冠状切面）

（1）桡腕关节：**桡腕关节**（radiocarpal joint）又称**腕关节**（wrist joint），是典型的椭圆关节。由手舟骨、月骨和三角骨的近侧关节面作为关节头，桡骨的腕关节面和尺骨头下方的关节盘作为关节窝而构成。关节囊松弛，前、后和两侧均有韧带加强。其中掌侧韧带最为坚韧，所以腕后伸运动受限。桡腕关节可做屈、伸、展、收及环转运动。

（2）腕骨间关节：**腕骨间关节**（intercarpal joint）为相邻各腕骨之间构成的关节，可分为近侧列腕骨间关节、远侧列腕骨间关节和两列腕骨之间的腕中关节。各腕骨之间借韧带连结成一整体，各关节腔彼此相通，只能做轻微的滑动和转动，属微动关节。腕骨间关节和桡腕关节的运动通常是一起进行的，且受相同肌肉支配。

（3）腕掌关节：**腕掌关节**（carpometacarpal joint）由远侧列腕骨与5个掌骨底构成。除拇指和小指的腕掌关节外，其余各指的腕掌关节运动范围极小。

拇指腕掌关节（carpometacarpal joint of thumb），由大多角骨与第1掌骨底构成，为人类及灵长目动物所特有。关节囊厚而松弛，可做屈、伸、收、展、环转和对掌运动。由于第1掌骨的位置向内侧旋转近90°，故拇指的屈、伸运动发生在冠状面上，即拇指在手掌平面上向掌心靠拢为屈，离开掌心为伸。而拇指的收、展运动发生在矢状面上，即拇指在与手掌垂直的平面上离开示指为展，靠拢示指为收。对掌运动则是拇指向掌心、拇指尖与其余四指尖掌侧面相接触的运动。这一运动加深了手掌的凹陷，是人类进行握持和精细操作时所必需的动作。

（4）掌骨间关节：**掌骨间关节**（intermetacarpal joint）是第2～5掌骨底相互之间的平面关节，其关节腔与腕掌关节腔交通。

（5）掌指关节：**掌指关节**（metacarpophalangeal joint）由掌骨头与近节指骨底构成，共5个。关节囊薄而松弛，其前、后有韧带增强，掌侧韧带较坚韧，并含有纤维软骨板。囊的两侧有侧副韧带，从掌骨头两侧向远侧延伸附于指骨底两侧，此韧带在屈指时紧张，伸指时松弛。当指处于伸位时，掌指关节可做屈、伸、收、展及环转运动，环转运动因受韧带限制，幅度小。当掌指关节处于屈位时，仅允许做屈、伸运动。手指的收、展是以通过中指的正中线为准的，向中线靠拢是收，远离中线是展。当手握拳时，掌指关节显露于手背的凸出处是掌骨头。

（6）指骨间关节：**指骨间关节**（interphalangeal joint）由各指相邻两节指骨的底和滑车构成，共9个。关节囊松弛，两侧有韧带加强，只能做屈、伸运动。指屈曲时，指背凸出的部分是指骨滑车。

科学健身，护佑健康

科学健身，助力健康

1995年，国务院发布《全民健身计划纲要》。2009年《全民健身条例》的出台使得全民健身有法可依，长效化得以保障。2014年国务院下发《关于加快发展体育产业促进体育消费的若干意见》是继《全民健身条例》后，又一个关注民生、推进体育事业全面发展的纲领性文件，对激发群众健身热情，提高中华民族身体素质和健康水平，具有十分重要的意义。

经常参加体育锻炼，可以减轻身体的“负担”，暂时甩掉工作、生活的压力，给身体一个放松的机会；还可以提高生命质量、增强生活活力。然而经过调查发现，人们在健身中往往存在随意性大、效果不明显和肢体伤害等问题。比如，过度、不适当的跑步、快走和爬山可能会导致膝关节的软骨或韧带损伤，影响正常行走；不适当的排球或羽毛球运动，可能会导致肩关节周围韧带的损伤，导致上肢的运动障碍。建议大家根据自身的身体状况选择适合自己的健身项目，加强健身的科学性，接受专业人员指导，确保不损伤肌和关节。

在我国，不仅青壮年健身比例逐步提升，老年人健身观念也日益增强。由于时间充裕，老年体育锻炼成为全民健身的重要组成部分。医务工作者应责无旁贷地向他们宣传科学健身的理念，让老年人拥有健康快乐的晚年。

二、下肢骨的连结

下肢的主要功能是承重、运动以及维持身体的直立姿势。下肢骨的形态结构为适应功能需要而变得更粗大强壮，内部的骨小梁构造也呈现出特殊的重力线排列模式。髋骨则为适应女性分娩，其形态结构也表现出性别的差异。下肢关节在结构上较为牢固，这与关节面的形态、关节囊韧带的粗细、数量和关节周围肌肉的大小与强度息息相关。下肢骨的连结包括下肢带的连结和自由下肢骨的连结。

（一）下肢带连结

1. 骶髂关节　**骶髂关节**(sacroiliac joint)由骶骨和髂骨的耳状面构成，关节面凸凹不平，彼此结合十分紧密。关节囊紧张有骶髂前、后韧带加强。关节后上方尚有骶髂骨间韧带充填和连结。骶髂关节具有相当大的稳固性，以支持体重。妊娠期妇女其活动度可稍增大。

2. 髋骨与脊柱间的韧带连结　髋骨与脊柱之间常借下列韧带加固。

(1)髂腰韧带：**髂腰韧带**(iliolumbar ligament)强韧肥厚，由第5腰椎横突横行放散至髂嵴的后上部。

(2)骶结节韧带：**骶结节韧带**(sacrotuberous ligament)位于骨盆后方，起自骶、尾骨的侧缘，呈扇形，集中附着于坐骨结节内侧缘。

(3)骶棘韧带：**骶棘韧带**(sacrospinous ligament)位于骶结节韧带的前方，起自骶、尾骨侧缘，呈三角形，止于坐骨棘，其起始部为骶结节韧带所遮掩。

骶棘韧带与坐骨大切迹围成坐骨大孔，骶棘韧带、骶结节韧带和坐骨小切迹围成坐骨小孔。坐骨大孔、坐骨小孔是肌肉、血管和神经等从盆腔到达臀部和会阴的通道(图2-14，图2-15)。

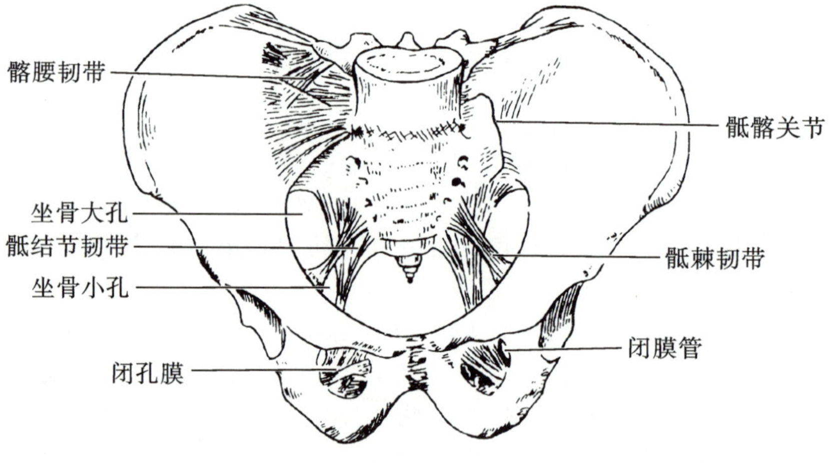

图2-14　骨盆的韧带(前面观)

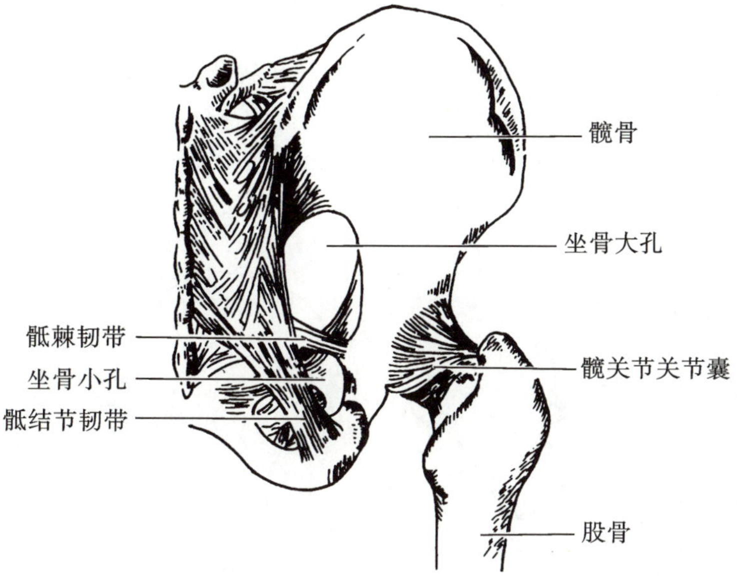

图 2-15　骨盆的韧带(后面观)

3. 耻骨联合　**耻骨联合**(pubic symphysis)由两侧耻骨联合面借纤维软骨构成的耻骨间盘连结构成。耻骨间盘中往往出现一矢状位的裂隙,女性较男性的厚,裂隙也较大,孕妇和经产妇尤为显著。在耻骨联合的上、下方分别有连结两侧耻骨的耻骨上韧带和耻骨弓状韧带。耻骨联合的活动度很小,但在分娩过程中,耻骨间盘中的裂隙增宽,以增大骨盆的径线,便于胎儿娩出(图 2-16)。

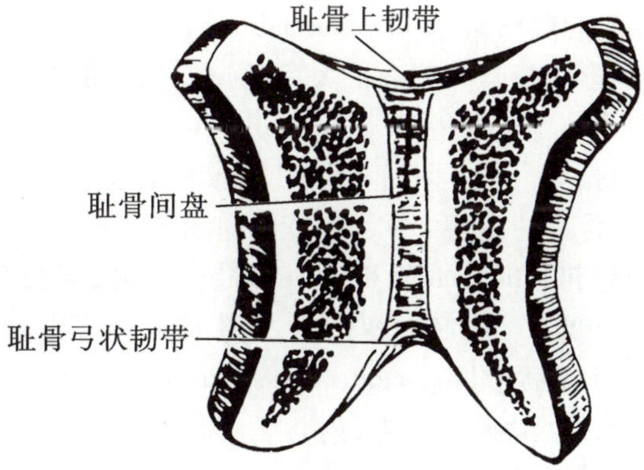

图 2-16　耻骨联合(冠状切面)

4. 髋骨的固有韧带　**闭孔膜**(obturator membrane),它封闭闭孔并为盆内外肌肉提供附着部位。膜的上部与**闭孔沟围成闭膜管**(obturator canal),有神经、血管通过。

5. 骨盆　**骨盆**(pelvis)由骶骨、尾骨和左、右髋骨及其间的骨连结而成(图 2-17),具有传递重力,承托、保护盆内器官等作用。骨盆以界线分为大骨盆和小骨盆,界线是自后向前由骶骨岬向两侧经弓状线、耻骨梳、耻骨结节至耻骨联合上缘依次连结构成的环行线。界线以上为大骨盆,以下为小骨盆。小骨盆是大骨盆向下延伸的狭窄部,分为上、下两口和骨盆腔。骨盆上口即界线;下口由尾骨尖、骶结节韧带、坐骨结节、坐骨支、耻骨下支和耻骨联合下缘围成,呈菱形。两侧坐骨支与耻骨下支连成耻骨弓,它们之间的夹角称耻骨下角。骨盆上、下口之间的腔称骨盆腔，容纳和保护盆腔脏器，女性盆腔是胎儿娩出的产道。

从青春期开始，骨盆出现性别差异。女性骨盆的形态特点与妊娠和分娩功能有关。在做产前检查时，为了解骨产道情况，以判断胎儿能否经阴道分娩，一般要为孕妇做骨盆测量。骨盆测量分骨盆外测量和骨盆内测量2种，骨盆外测量常用的骨性标志有髂前上棘、髂嵴、耻骨联合、坐骨结节、耻骨弓。骨盆内测量常用的骨性标志有骶骨岬、坐骨棘等。

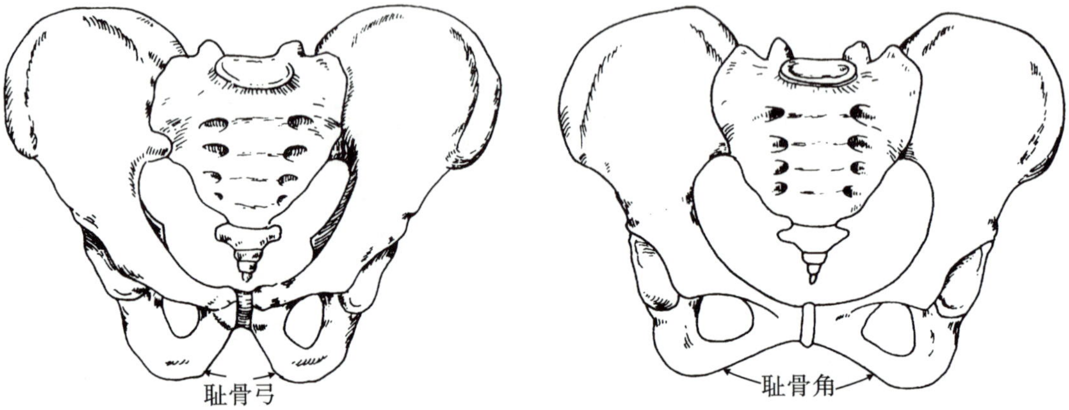

（1）男性骨盆　　（2）女性骨盆

图2-17　骨盆

（二）自由下肢骨连结

1. 髋关节　**髋关节**（hip joint）属于球窝关节，由髋臼与股骨头构成（图2-18）。髋臼的周缘附有纤维软骨构成的**髋臼唇**（acetabular labrum），以增加髋臼的深度。髋臼切迹被髋臼横韧带封闭，使半月形的髋臼关节面扩大为环形以紧包股骨头。髋臼窝内充填有脂肪组织。

髋关节的关节囊坚韧致密，向上附着于髋臼周缘及横韧带，向下附着于股骨颈，前面达转子间线，后面包绕股骨颈的内侧2/3。关节囊周围有多条韧带加强。

（1）髂股韧带：**髂股韧带**（iliofemoral ligament）最为强健，起自髂前下棘，呈人字形向下经囊的前方止于转子间线。可限制大腿过伸，对维持人体直立姿势有很大作用。

（2）股骨头韧带：**股骨头韧带**（ligament of the head of the femur）位于关节内，连结股骨头凹和髋臼横韧带之间，为滑膜所包被，内含营养股骨头的血管。当大腿半屈并内收时，韧带紧张，外展时韧带松弛。

（3）耻股韧带：**耻股韧带**（pubofemoral ligament）由耻骨上支向外下于关节囊前下壁与髂股韧带的深部融合。可限制大腿的外展及旋外运动。

（4）坐股韧带：**坐股韧带**（ischiofemoral ligament）加强关节囊的后部，起自坐骨体，斜向外上与关节囊融合，附着于大转子根部。可限制大腿的旋内运动。

（5）轮匝带：是关节囊的深层纤维围绕股骨颈的环形增厚，可约束股骨头向外脱出。

髋关节可做三轴的屈、伸、展、收、旋内、旋外以及环转运动，但由于股骨头深藏于髋臼内，关节囊相对紧张而坚韧，又受上述多条韧带限制，其运动幅度远不及肩关节，但较稳固，符合其功能特点。髋关节囊的后下部相对较薄弱，脱位时，股骨头易向下方脱出（图2-19）。

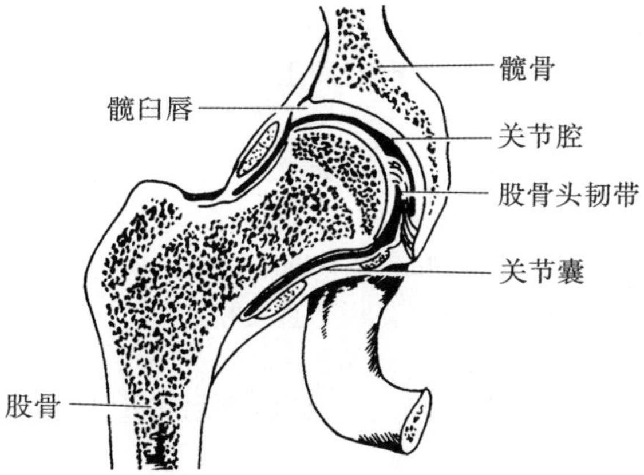

（1）冠状切面

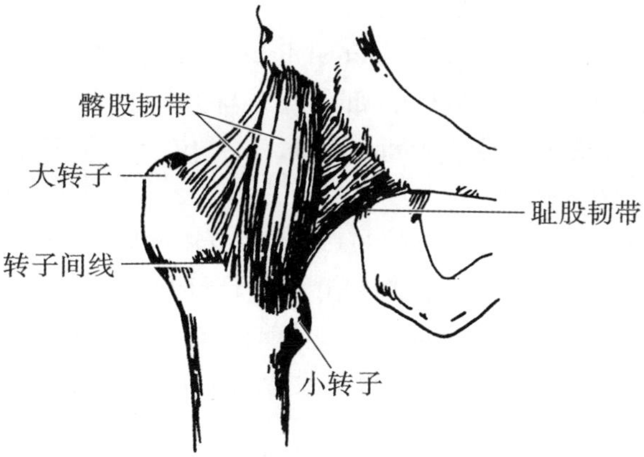

（2）前面观

图2-18　髋关节

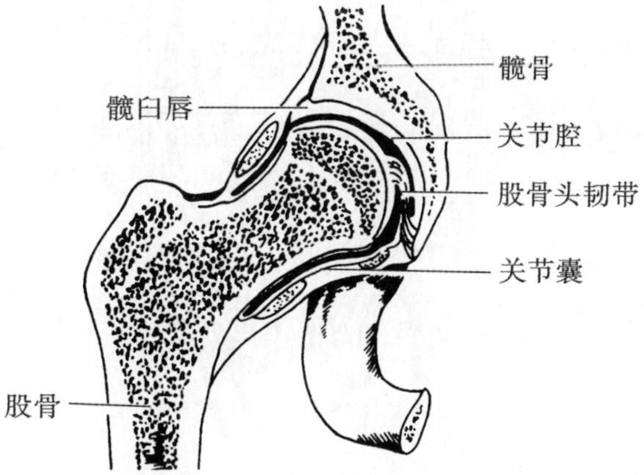

图2-19　髋关节(冠状切面)

笔记栏

2. 膝关节　**膝关节**(knee joint)是人体最大最复杂的关节,由股骨下端、胫骨上端和髌骨构成。髌骨与股骨的髌面相接,股骨的内、外侧髁分别与胫骨的内、外侧髁相对。其关节囊薄而松弛,附着于各关节面的周缘,周围有韧带加固,以增加关节的稳定性。主要韧带如下。

(1)髌韧带:**髌韧带**(patellar ligament)为股四头肌腱的中央部纤维索,自髌骨向下止于胫骨粗隆。髌韧带扁平而强韧,其浅层纤维越过髌骨连于股四头肌腱。

(2)腓侧副韧带:**腓侧副韧带**(fibular collateral ligament)为条索状纤维索,起自股骨外上髁,向下延伸至腓骨头,与外侧半月板不直接相连。

(3)胫侧副韧带:**胫侧副韧带**(tibial collateral ligament)呈宽扁束状,位于膝关节内侧后份。起自股骨内上髁,向下附着于胫骨内侧髁及相邻骨体,与关节囊和内侧半月板紧密相连。

胫侧副韧带和腓侧副韧带在伸膝时紧张,屈膝时松弛,半屈膝时最松弛。因此,在半屈膝位膝关节可做少许旋内和旋外运动。

(4)腘斜韧带:**腘斜韧带**(oblique popliteal ligament)由半膜肌肌腱延伸而来,起自胫骨内侧髁,斜向外上方,止于股骨外上髁,部分纤维与关节囊融合,可防止膝关节过伸。

(5)膝交叉韧带:**膝交叉韧带**(cruciate ligaments)位于膝关节中央稍后方,由滑膜衬覆,可分为前、后2条,较为强韧。

前交叉韧带(anterior cruciate ligament),起自胫骨髁间隆起的前方内侧,与内、外侧半月板的前角愈着,斜向后上方外侧,纤维呈扇形附着于股骨外侧髁的内侧。

后交叉韧带(posterior cruciate ligament),较前交叉韧带短而强韧,并较垂直。起自胫骨髁间隆起的后方,斜向前上方内侧,附着于股骨内侧髁的外侧面(图2-20)。

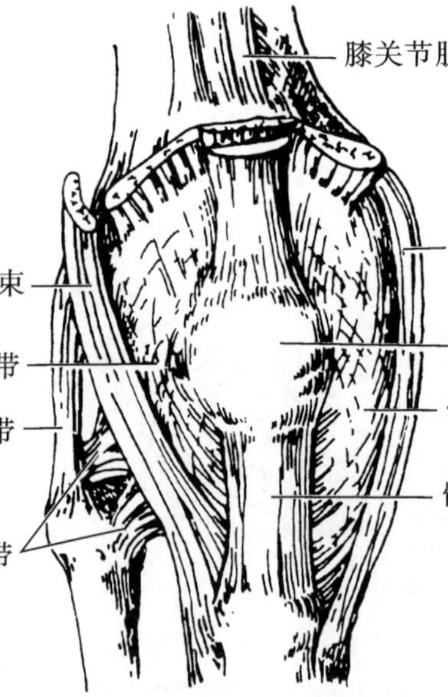

图2-20　膝关节(前面观)

膝交叉韧带牢固地连结股骨和胫骨,可限制胫骨沿股骨向前、后移位。前交叉韧带在伸膝时最紧张,能限制胫骨前移。后交叉韧带在屈膝时最紧张,可限制胫骨后移。

半月板(meniscus),是垫在股骨内、外侧髁与胫骨内、外侧髁关节面之间的2块半月形纤维软骨板,分别称为内、外侧半月板。

内侧半月板(medial meniscus),较大,呈“C”形,前端窄后端宽,外缘与关节囊及胫侧副韧带紧密相连。

外侧半月板(lateral meniscus),较小,近似“O”形,外缘亦与关节囊相连(图 2-21)。

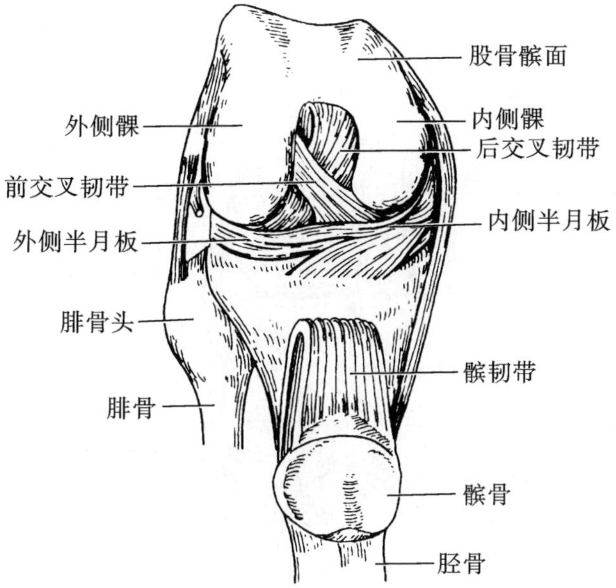

图 2-21　膝关节内韧带和软骨

半月板上面凹陷,下面平坦,外缘厚,内缘薄,两端借韧带附着于胫骨髁间隆起。它使关节面更为相适,能缓冲压力,吸收振荡,起弹性垫的作用。半月板还增大了关节窝的深度,又能连同股骨髁一起对胫骨做旋转运动。半月板的位置随着膝关节的运动而改变,屈膝时,半月板滑向后方,伸膝时滑向前方。在半屈膝旋转小腿时,一个半月板滑向前,另一个滑向后。由于半月板随膝关节运动而移动,当膝关节在急骤强力动作时,常造成半月板损伤。例如,当急速伸小腿并作强力旋转时,半月板尚未来得及前滑,被膝关节上、下关节面挤住,即可发生半月板挤伤或破裂。由于内侧半月板与关节囊及胫侧副韧带紧密相连,因而内侧半月板损伤的机会较多。膝关节的运动主要为屈、伸运动,在半屈膝时,还可做轻度旋转。

3. 胫腓连结　胫、腓两骨之间连结紧密,上端由胫骨外侧髁与腓骨头构成微动的胫腓关节,两骨干之间有坚韧的小腿骨间膜相连;下端借胫腓前、后韧带构成坚强的韧带连结。小腿两骨间的活动度甚小。

4. 足关节　**足关节**(joints of foot)包括距小腿(踝)关节、跗骨间关节、跗跖关节、跖骨间关节、跖趾关节和趾骨间关节(图 2-22)。

(1)距小腿关节:**距小腿关节**(talocrural joint)又称**踝关节**(ankle joint),由胫、腓骨的下端与距骨滑车构成。踝关节的关节囊附着于各关节面的周围,囊的前、后壁薄而松弛,两侧有韧带增厚加强。内侧有内侧韧带(或称三角韧带),为坚韧的三角形纤维索,起自内踝尖,向下呈扇形展开,止于足舟骨、距骨和跟骨。外侧韧带由不连续的 3 条独立的韧带组成,前为距腓前韧带,中为跟腓韧带,后为距腓后韧带,3 条韧带均起自外踝,分别向前、向下和向后内止于距骨及跟骨,均较薄弱。

笔记栏

踝关节能做背屈(伸)和跖屈(屈)运动。距骨滑车前宽后窄,背屈时,较宽的滑车前部嵌入关节窝内,踝关节较稳定。跖屈时,由于较窄的滑车后部进入关节窝内,足能做轻微的侧方运动,关节不够稳定,故踝关节扭伤多发生在跖屈(如下山、下坡、下楼梯)的情况。

(2)跗骨间关节:**跗骨间关节**(intertarsal joint)是跗骨诸骨之间的关节,以**距跟关节**(talocalcaneal joint)、**距跟舟关节**(talocalcaneonavicular joint)和**跟骰关节**(calcaneocuboid joint)较为重要。

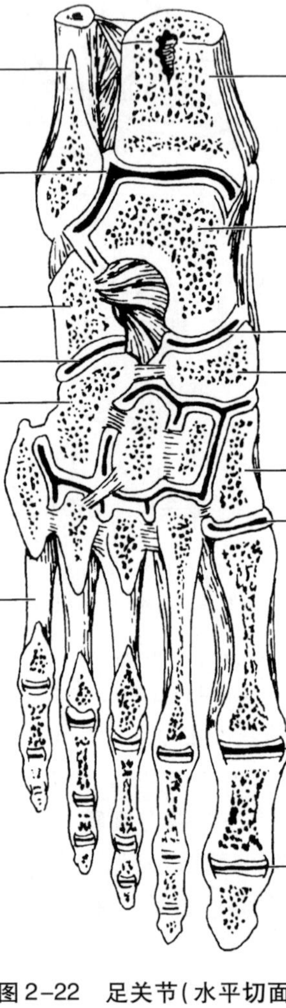

图2-22 足关节(水平切面)

跗骨各骨之间还借许多坚强的韧带相连结,主要的韧带有**跟舟足底韧带**(plantar calcaneonavicular ligament),为宽而肥厚的纤维带,位于足底,连结于跟骨与足舟骨之间,对维持足的内侧纵弓起重要作用。另一条为**分歧韧带**(bifurcate ligament),为强韧的"Y"形韧带,起自跟骨前部背面,向前分为两股,分别止于足舟骨和骰骨。在足底尚有一些其他的韧带,连结跟骨、骰骨和跖骨底,对维持足弓都有重要意义。

(3)跗跖关节:**跗跖关节**(tarsometatarsal joint)由3块楔骨和骰骨的前端与5块跖骨的底构成,属平面关节,可做轻微滑动。

(4)跖骨间关节:**跖骨间关节**(intermetatarsal joint)位于第2~5跖骨底的毗邻面之间,属平面关节,活动甚微。

（5）跖趾关节：**跖趾关节**（metatarsophalangeal joint）由跖骨头与近节趾骨底构成，可做轻微的屈、伸、收、展运动。

（6）趾骨间关节：**趾骨间关节**（interphalangeal joint）由各趾相邻的两节趾骨的底与滑车构成，可做屈、伸运动。

5. 足弓　跗骨和跖骨借其连结形成凸向上的弓，称为足弓。在灵长目动物中，只有人类的足是基于骨骼的形态而形成明显的弓形。足弓是动态的，它与肌肉、韧带一起构成了功能上不可分割的复合体。足弓习惯上可分为前后方向的内、外侧纵弓和内外方向的一个横弓（图 2-23）。

内侧纵弓由跟骨、距骨、舟骨、3 块楔骨和内侧的 3 块跖骨连结构成，弓的最高点为距骨头。内侧纵弓前端的承重点在第 1 跖骨头，后端的承重点是跟骨的跟结节。外侧纵弓由跟骨、骰骨和外侧的 2 块跖骨连结构成，弓的最高点在骰骨。外侧纵弓的运动幅度非常有限，活动度较小，适于传递重力和推力，而不是吸收这些力。内侧纵弓比外侧纵弓高，活动性大，更具有弹性。横弓由骰骨、3 块楔骨和跖骨连结构成，弓的最高点在中间楔骨。横弓呈半穹窿形，其足底的凹陷朝内，当两足紧紧并拢时，则形成一完整的穹窿。横弓通常是由跖骨头传递力，腓骨长肌腱是维持横弓的强大力量。

在人站立时，足弓使足成为具有弹性的三脚架，保证直立时足底着地支撑的稳固性，在行走或跑跳时缓冲振荡，保护脑和内脏器官，同时也使足底的血管和神经免受压迫。足弓的维持除靠连结各骨的韧带外，足底肌和小腿长肌腱的牵拉也起重要作用。当足连结装置先天性发育不良、骨折或慢性疲劳引起松弛和损伤时，均能导致足弓塌陷，呈现扁平足。

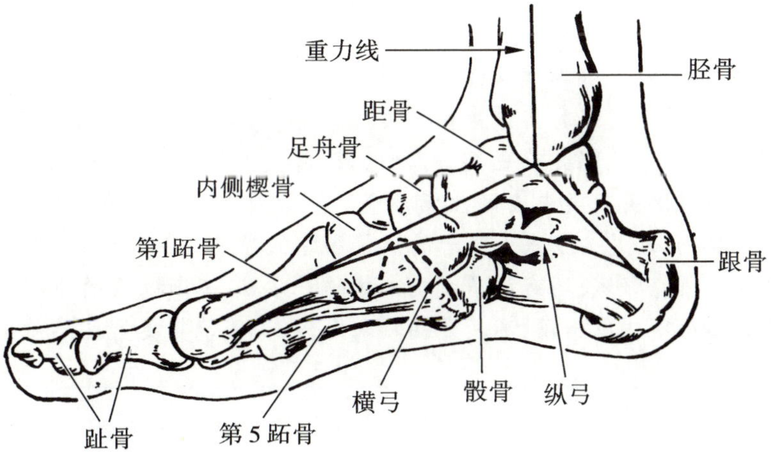

图 2-23　足弓

不断开拓，创新前进

置换关节，重现运动

当一个关节由于某种原因功能异常，会给患者的生活带来重重困扰。比如股骨头坏死时，患者连最基本的行走都难以完成。为了挽救患者已经失去功能的关节，经过科学家的不断钻研和创新，人工关节出现了！

人工关节置换手术可以消除关节疼痛、恢复关节的正常活动,使长期受关节病痛折磨的人们再次获得新生!多年来,人们采用各种关节成形术治疗关节强直、关节畸形和各种破坏性骨关节疾病,力图将这些发生病变的关节矫正并且最大程度地恢复功能,为此许多国内外学者做出了巨大的努力。近 20 多年来,我国人工关节外科得到了长足的发展,不仅手术数量逐年增加,而且手术质量和技术也逐年提升,可以治愈疑难程度较高的关节疾病,临床效果和患者的满意度也有了极大的改善。

今天的成果来之不易,从新中国成立以来,几代医学科学家不断开拓,致力于关节置换术的研究与实践。范国生教授自 1957 年开始采用 Ju- det 人工股骨头为 7 例高龄股骨颈骨折患者做了人工股骨头置换术。最长的 1 例随访了 5 年,这是目前我国现有文献中所能查到的最早的有真正意义的人工关节的报道。1960 年吴之康教授和陈景云教授在《人民军医》上发表了《髋关节成形术治疗髋关节结核》一文,文中介绍了应用金属杯治疗髋关节结核 9 例,结核可以治愈,但活动度较差。虽然当时人工关节置换遇到了困难,但是医学科学家并没有放弃,而是越挫越勇!

进入到 20 世纪 70、80 年代,人工关节领域的相关研究十分活跃,内容极其丰富,涉及人工关节的方方面面,特别是临床和医学工程学专家的密切协作,大大推动了当时我国人工关节的研发进程。在此期间,涌现了许多为关节置换做出杰出贡献的科学家,吕厚山就是其中的一位重要代表人物。1986 年吕厚山教授回国后与 621 所的刘建宇总工合作,以 Howmed- ica 公司的假体为样品并进行了 6 个方面的改进,分别于 1993 年和 1995 年研制成功了 PCA 髋和 PCA 膝及配套工具。他不但在假体材料和手术工具上做过卓越的贡献,而且对关节置换疑难病例术式的探索更是颇具建树!超过 60°的严重的膝关节屈曲挛缩是很难做关节置换的,不少专家认为这是膝人工关节置换的禁忌证,但吕厚山成功地为 100 余例患者做了膝人工关节置换,其中有若干病例的挛缩超过了 90°!下肢类风湿性关节炎常累及多个关节,通常关节置换一般从髋关节开始,但吕厚山发现其实先做双侧膝人工关节置换能加速患者的康复,吕厚山采取一期同侧髋、膝以及踝关节置换,对侧的髋、膝关节置换可在 2~3 周后施行,这极大地改善了类风湿关节炎患者的生活质量!一切从患者康复和生活实际出发,这不是表现手术技巧,而是为了减少患者的痛苦和降低费用。

在我国关节置换领域,还有许多成就卓越的科学家,不断探索的年轻科学家在老一辈科学家的带领下团结一致、不断开拓。未来,人工关节将更好地治愈更多的关节疾病患者!

（刘　锦）

第四节　关节学实践

一、实践项目

“从系解看健康生活”主题班级活动。

二、实践方案

1. 报名　动员、组织大一医学生参与"从系解看健康生活"主题班会的组织工作。

2. 准备　在老师的指导下，由同学们自己查阅资料从人体解剖学与健康生活的角度设计作息、饮食等假期生活习惯调查问卷。

3. 活动

(1) 发放关于假期作息情况的调查问卷，了解大家的真实假期生活。

(2) 收集调查问卷，并根据学生们的实际学习、生活情况和涉及的医学常识查阅资料、制作宣讲 PPT。

(3) 组织班会，指导同学们科学地安排假期生活，养成科学的学习、生活习惯，同时以这次活动为切入点，激发学生对系统解剖学的学习兴趣，学以致用，用知识指导生活。

三、实践目的

在设计问卷的过程中，锻炼同学们抓住关键问题的能力，在简明扼要的问卷中列入最有代表性和意义的题目；制作 PPT 的过程中，锻炼同学们收集、整理信息及团队协作的能力，做好分工，高效高质量完成任务；班课指导过程中，提升同学们对于假期学习、生活的自我认知，帮助大家发现不足之处，合理安排假期生活，使其丰富而充实，培养对医学专业课的学习兴趣，做到学以致用。

四、实践报道或学生总结

关节学实践报道

（陈雪梅）

第三章

肌　学

学习目标

1. 知识目标

(1)掌握肌的辅助装置的位置和功能。

(2)掌握头肌中颅顶肌、咀嚼肌的名称、位置和功能。

(3)掌握颈肌的分群和功能,胸锁乳突肌的位置、起止和作用,斜角肌间隙的构成及通过的结构。

(4)掌握背肌的分层;斜方肌、背阔肌、竖脊肌的位置、起止和作用。

(5)掌握胸肌的分部;胸大肌、前锯肌、肋间内肌、肋间外肌的起止和作用。

(6)掌握膈的位置、结构和功能以及孔裂的名称位置和通过的结构。

(7)掌握腹前外侧群肌的名称、层次、功能和肌纤维方向。掌握熟悉腹股沟管解剖。

(8)掌握上、下肢肌的分群,各群的功能;上肢的三角肌、肱二头肌、肱三头肌及前臂前群的4层9块肌和下肢的臀大肌、股四头肌、缝匠肌、半腱肌、半膜肌、小腿三头肌的位置、起止及作用。

2. 能力目标

(1)思维导图:培养学生应用思维导图的方式记忆琐碎的肌学知识点。

(2)知识拓展:利用医学专业数字图书馆查阅资料,了解神经肌肉接头的前沿科研进展。

3. 思政目标

(1)严谨治医、追求卓越:通过案例分析培养学生严谨的医学态度和能够审时度势、最大限度地护佑患者健康。

(2)科学精神、探索求真:培养学生追求科学的热情,培养医学生辩证统一的科学态度。

(3)探索未知、勇攀高峰:鼓励同学们利用网络资源学习肌的相关科研文献,撰写综述。

(4)社会实践:开阔学生视野,近距离接触脑瘫外科治疗的前沿技术,提高同学们的学习兴趣。分享社会活动心得体会,加强学生们医风医德建设,培养德、智、体、美全面发展的合格医学生。

课前导学

生活中,你是否遇见过斜颈的人?是何种原因造成的,该如何治疗?腱鞘炎是什么?臀肌注射时应该打在哪个部位?掌握了本章知识后,同学们将来面对以上症状时就会胸有成竹。

第一节　总　论

肌根据组织结构和功能不同可分为骨骼肌、心肌和平滑肌。骨骼肌多数附着在骨骼上，主要存在于躯干和四肢，是运动系统的动力部分。每块肌均具有一定的形态、结构、位置和相应的辅助装置，含丰富的血液供应，受一定的神经支配，并执行一定的功能，因此每块肌可视为一个器官。

一、肌的形态构造

肌的形态多种多样，按外形可分为长肌、短肌、扁肌和轮匝肌 4 种（图 3-1）。长肌多见于四肢，呈梭形或带状，收缩时肌明显缩短产生大幅度的运动。短肌外形短小，节段性明显，多分布于躯干深层，收缩幅度小。扁肌宽扁，多见于胸腹壁，除运动功能外，还有保护内脏器官的作用。轮匝肌主要由环形肌纤维构成，位于孔裂周围，收缩时关闭孔裂。

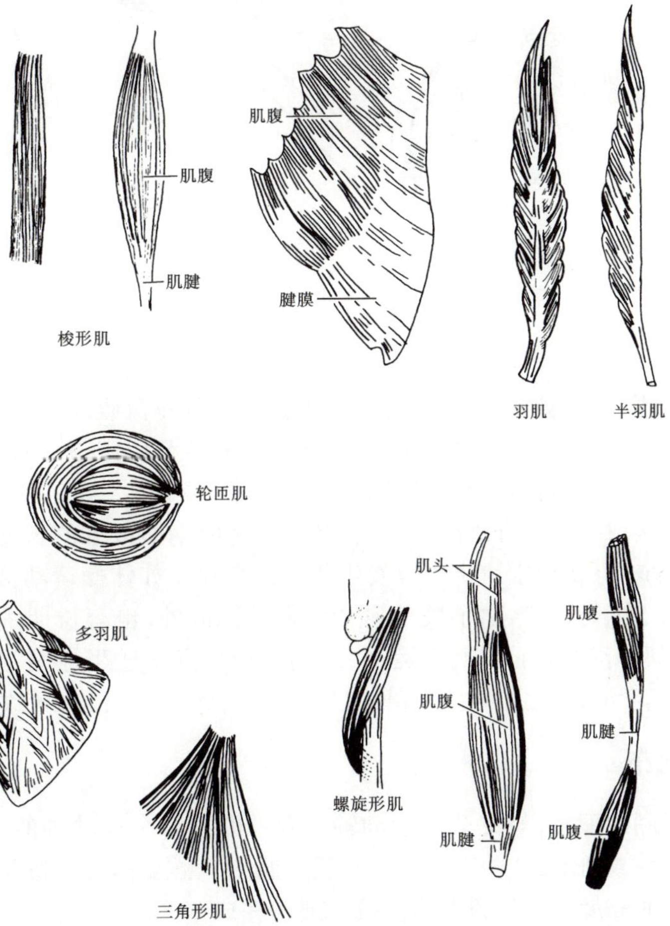

图 3-1　肌的形态

每块肌由肌腹和肌腱两部分构成。肌腹主要由肌纤维构成，位于肌的中部，色红而柔软，是肌的收缩部分。肌腱呈条索状或带状，由排列规则而致密的胶原纤维束构成，位于肌的两端并附着于骨。肌腱表面光滑，呈银白色，略有弹性，具有强大的抗伸展力，但无收缩功能，只起力的传递作用。长肌的肌腱多呈条索状，扁肌的腱呈薄膜状称腱膜，位于肌中心的腱膜称中心腱。

二、肌的起止和作用

肌通常以两端附着于2个或多个骨面上，中间越过一个或多个关节。肌收缩时，一骨的位置相对固定，另一骨受肌的牵引而相对移动（图3-2）。肌在固定骨上的附着点称**起点**（origin），在移动骨上的附着点称**止点**（insertion）。通常把接近身体正中矢状面或靠近四肢近侧端的附着点看作是起点或定点，反之为止点或动点。肌收缩时，一般是止点向起点靠拢而产生运动，起点和止点是相对的，在一定条件下，肌的动点和定点可以相互转换。

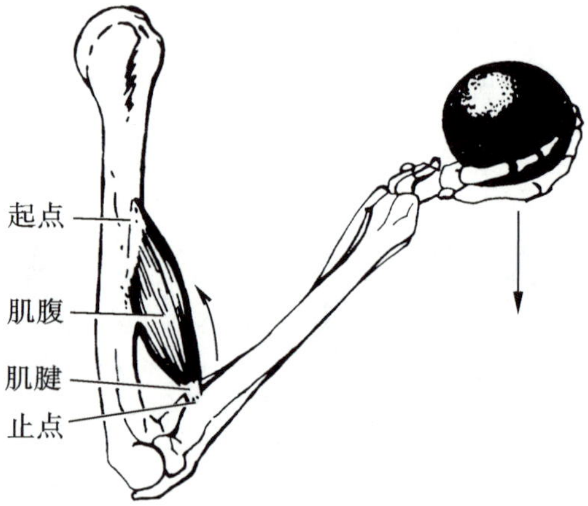

图3-2　肌的起止点

肌有两种作用，一是静力作用，通过肌内少量肌纤维轮流收缩，保持一定张力而使身体维持一定姿势，取得相对平衡，如站立、保持造型等静态动作等。另一种是动力作用，使人体完成各种动作，如行走、跑步、跳跃等动态动作。

肌的运动范围取决于肌纤维的长度，在胚胎发育时期肌纤维的长度与关节运动范围之间的关系已形成，但在出生后也可以发生相应的变化。如体操运动员和杂技演员做出超出一般人运动范围的动作，除了关节囊和韧带的原因外，也有长期练习中骨骼肌逐渐变长的因素。相反，若骨骼肌长期不运动，或起点和止点不适当地固定于短于肌长度的位置上，肌会发生挛缩，久之可发生肌纤维变性而被结缔组织替代，导致运动障碍。

三、肌的配布

肌在关节周围的配布，与关节的运动轴一致。即在每个运动轴的两侧，配布有运动方向完全相反的肌或肌群，这些在作用上相反的肌或肌群互称为**拮抗肌**（antagonist）。如肘关节前面的屈肌和后面的伸肌互为拮抗。通常完成一个动作，有2块或多块肌共同配合完成，这些位于运动轴同一侧作用相同的肌称**协同肌**（synergist）。如屈肘关节的动作，由肘关节前方的屈肌共同收缩完成。拮抗肌、协同肌在神经系统的统一调控下相互协调、互相配合，精准地完成关节的各种动作。

万事万物、辩证统一

肌的配布规律

通常完成一个动作，需要数块肌共同配合完成。位于运动轴同一侧，作用相同的肌称协同肌；位于运动轴的两侧，作用方向完全相反的肌或肌群称为拮抗肌。只有协同肌和拮抗肌的协调作用，才能完成一个准确而精细的动作。只有协同肌没有拮抗肌，则无法完成运动。据关节的形态特点决定了该关节运动轴的数目，轴的数目又进一步决定了肌或肌群的配布。例如肩关节为球窝关节，这是个3轴关节，可以进行冠状轴的屈伸运动；矢状轴的收展运动；垂直轴的旋转运动，在肩关节周围就配布了6组肌。肌的配布呈现着辩证统一规律，把握规律才能更好地理解肌的配布和功能。

四、肌的辅助结构

肌的辅助结构包括筋膜、滑膜囊和腱滑膜鞘等，它们由肌周围的结缔组织转化而来，有保持肌的位置、保护和辅助肌活动的作用。

1. 筋膜　**筋膜**（fascia）由结缔组织构成，分浅筋膜和深筋膜两种（图3-3）。

（1）浅筋膜：**浅筋膜**（superficial fascia）又称皮下筋膜，位于真皮之下，包被全身各部，由疏松结缔组织构成，内含脂肪、静脉、动脉、淋巴管和皮神经，有些局部还有乳腺和皮肌。脂肪的多少因身体部位、性别和营养状况而不同。

（2）深筋膜：**深筋膜**（deep fascia）位于浅筋膜深面，又称固有筋膜，由致密结缔组织构成，遍布全身并相互连续。它呈鞘状包裹肌、肌群、血管和神经，形成肌间隔、筋膜鞘、血管神经鞘等，除有保护和约束肌的作用外，还有利于肌群的活动。在病理状态下，深筋膜可以潴留脓液，限制炎症扩散，在临床上可根据深筋膜的层次和位置推测积液的蔓延范围。

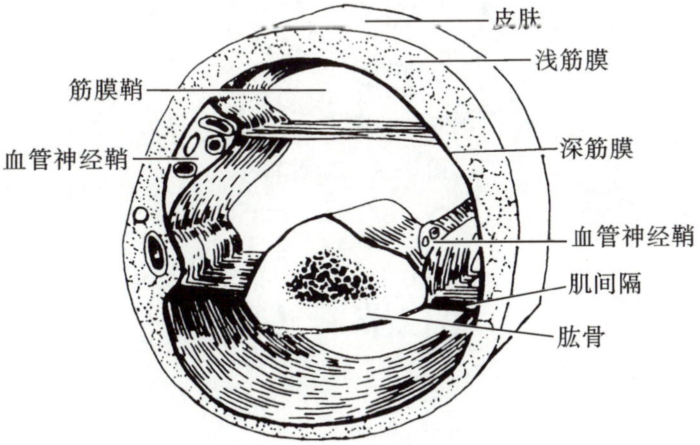

图3-3　筋膜

2. 滑膜囊　**滑膜囊**（synovial bursa）由滑膜构成，为扁形封闭的结缔组织小囊，内含有滑液，多位于肌腱或韧带与骨面接触处，具有润滑、减少摩擦的作用，在关节附近可与关节腔相通。滑膜囊炎症可影响肢体局部的运动功能。

3. 腱滑膜鞘　**腱滑膜鞘**（synovial sheath of tendon）也称腱鞘，是包在长肌腱周围的结

笔记栏

缔组织鞘，主要分布于肌腱通过韧带、支持带或骨性纤维管处。腱滑膜鞘分2部分（图3-4），外层的腱纤维鞘由深筋膜增厚形成，固定于相邻骨膜或其他结缔组织结构；内层的滑膜层呈双层套管状，紧包于肌腱表面的称脏层，外层紧贴在纤维层的内面和骨面上称壁层，脏、壁两层移行处形成腱系膜。腱滑膜鞘是密闭的腔隙，内含少量滑液，能使肌腱在鞘内自由滑动。当剧烈、反复的运动和过度牵拉造成腱鞘损伤，影响肌腱滑动，称为腱鞘炎，是一种临床常见疾病，主要表现为关节僵硬、肿胀、疼痛以及局部皮肤的发热。

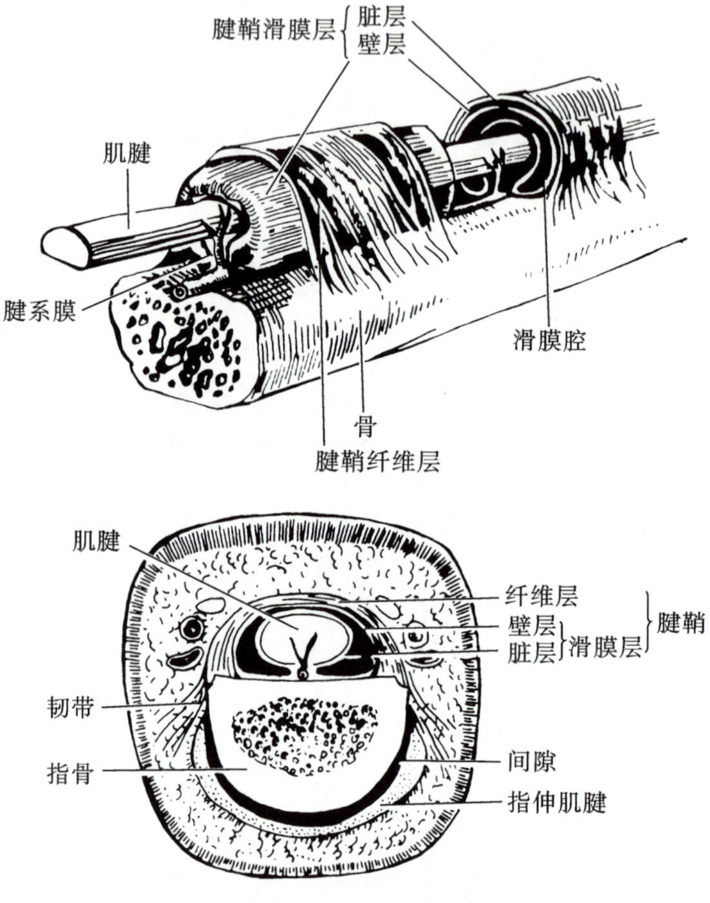

图3-4 腱滑膜鞘

第二节 头肌

一、面肌

面肌位置表浅，起于颅骨，止于面部的皮肤，主要集中于面部的眼、鼻、口周围，收缩时拉紧面部皮肤，产生各种表情，故面肌又称为表情肌。主要有以下几个。①**枕额肌**（occipitofrontalis）：位于颅顶部皮下，前部称额腹，后部称枕腹，其间以帽状腱膜相连。额腹收缩时能提眉，使额部皮肤出现皱纹。②**眼轮匝肌**（orbicularis oculi）和**口轮匝肌**（orbicularis oris）：环绕在眼裂和口裂周围，收缩时关闭眼裂和口裂。③**颊肌**（buccinator）：

位于面颊深部，有协助咀嚼和吸吮的作用，并可将口角拉向外侧，与口轮匝肌共同作用下，可以完成吹口哨动作（图3-5）。

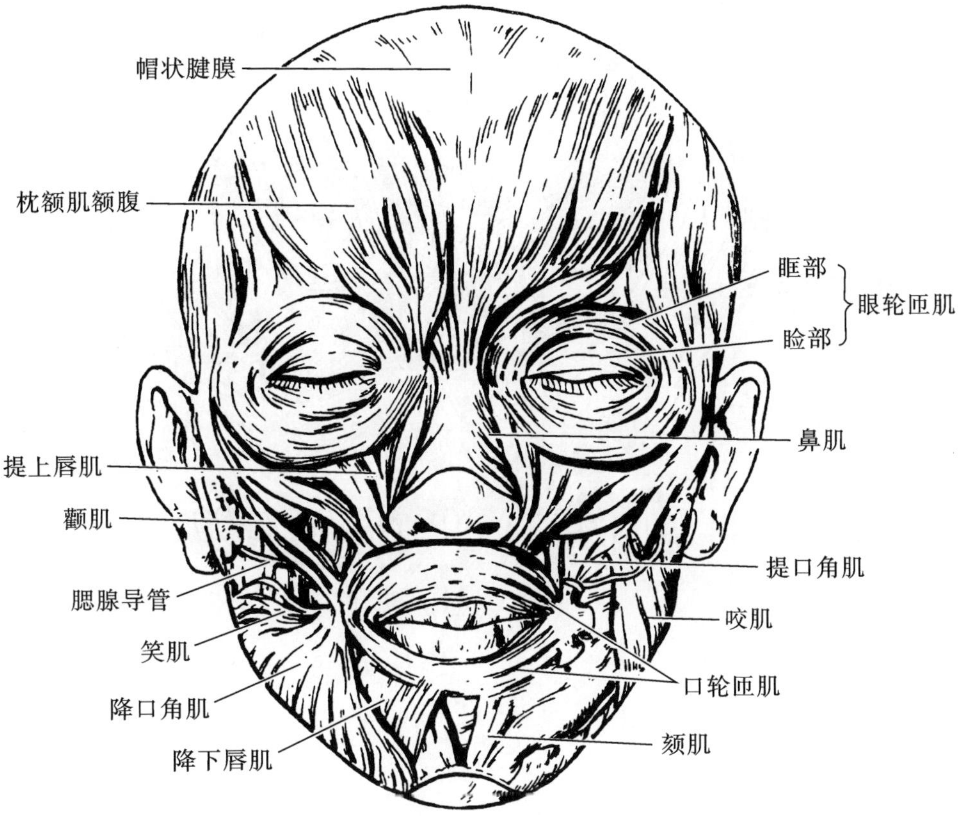

图3-5　面肌

二、咀嚼肌

咀嚼肌是运动颞下颌关节的肌肉，分布于颞下颌关节周围，参与咀嚼运动。主要有**咬肌**（masseter）和**颞肌**（temporalis）（图3-6），前者位于下颌支外面，后者位于颞窝，两肌收缩时均上提下颌骨，使牙咬合。此外还有**翼内肌**（medial pterygoid）和**翼外肌**（lateral pterygoid），前者收缩时上提下颌骨，并使其向前运动；后者双侧同时收缩时可做张口运动，一侧收缩使下颌骨向对侧移动。

笔记栏

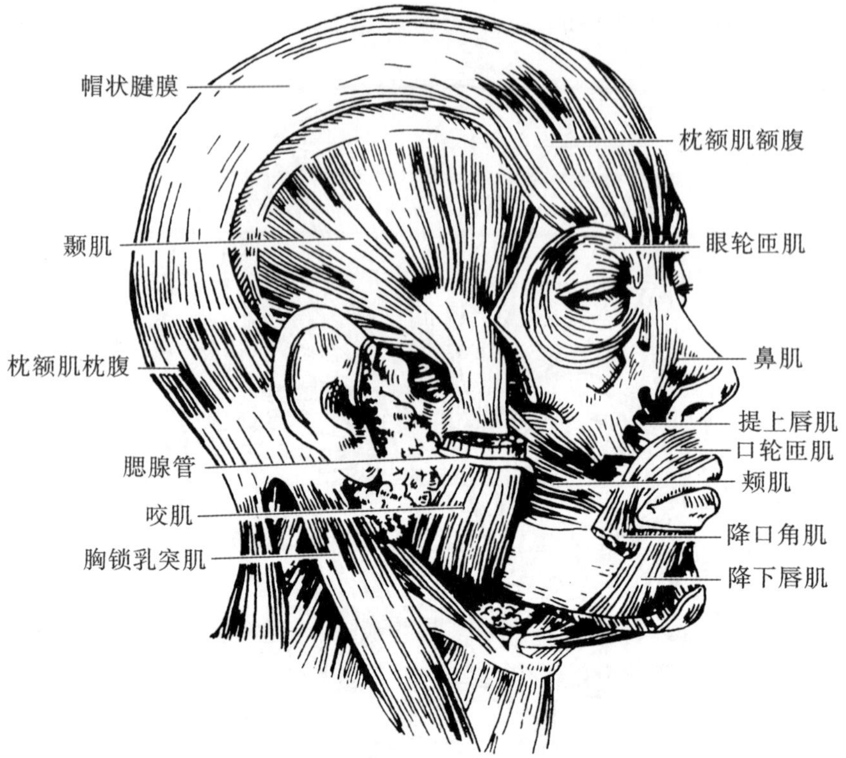

（1）浅层

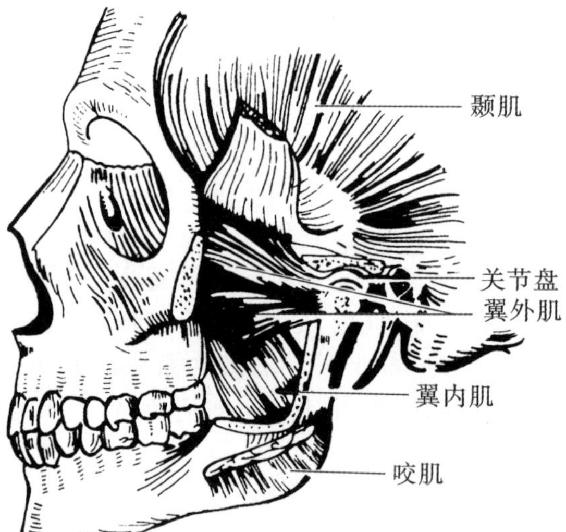

（2）深层

图 3-6　咀嚼肌

第三节 颈 肌

颈肌位于颅和胸廓之间,分颈浅肌与颈外侧肌、颈前肌、颈深肌3群。

一、颈浅肌与颈外侧肌

1.颈阔肌 **颈阔肌**(platysma)位于颈部浅筋膜中,扁薄宽阔,起自胸大肌和三角肌表面的筋膜,向上内止于口角、下颌骨下缘及面下部皮肤,收缩时牵拉口角和下颌骨向下,并使颈部皮肤出现皱褶。

2.胸锁乳突肌 **胸锁乳突肌**(sternocleidomastoid)呈长带状,位于颈的外侧部,大部分被颈阔肌覆盖。它起自胸骨柄的前面和锁骨的胸骨端,止于颞骨乳突。此肌一侧收缩,使头向同侧倾斜,颜面转向对侧。两侧同时收缩,使头后仰(图3-7)。

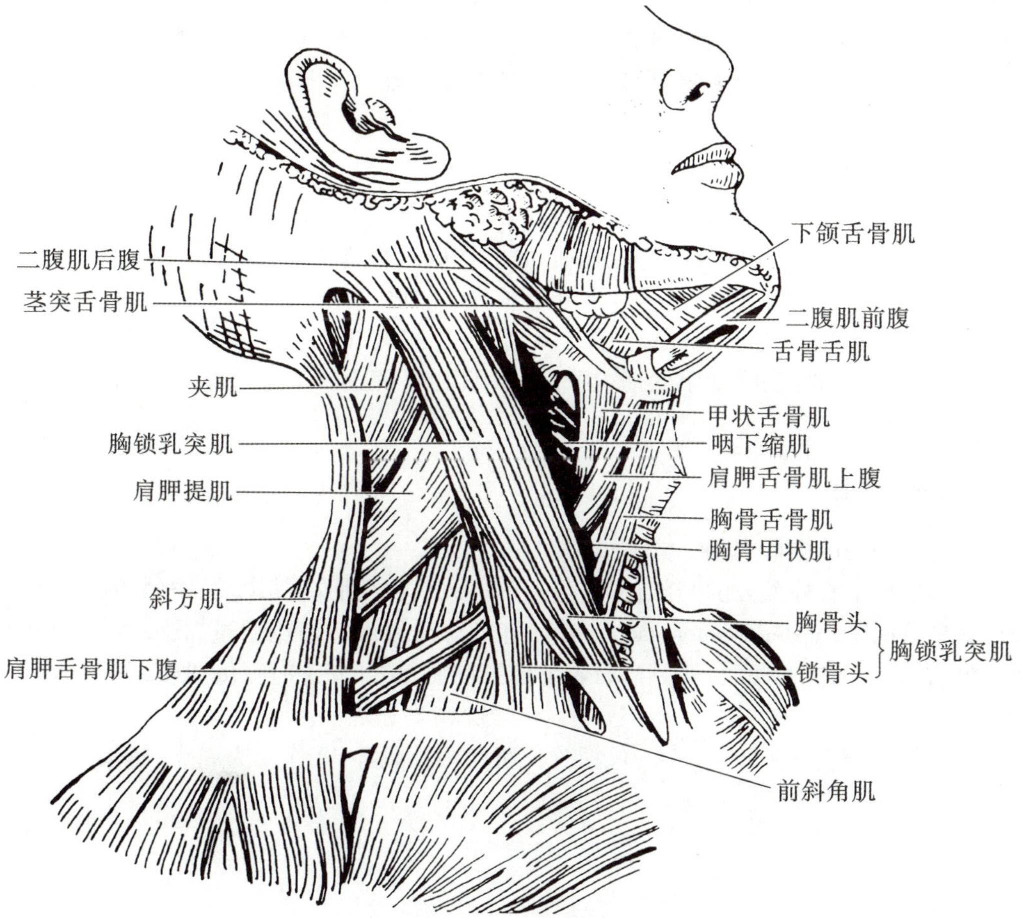

图3-7 胸锁乳突肌侧面

笔记栏

早期诊断，早期治疗

斜　颈

先天性斜颈是由于一侧胸锁乳突肌挛缩引起的头颈歪斜的先天性颈部畸形，病因仍不明确，多数学者认为子宫内压力异常或胎位不正是产生先天性斜颈的主要原因。一侧颈部受压，胸锁乳突肌内局部血运循环障碍，致使该肌发生缺血性纤维变性引起斜颈，也有学者认为是胸锁乳突肌营养血管栓塞，导致肌纤维变性而形成斜颈。难产及使用产钳也是引起斜颈的原因之一。此症有1/5的患儿有明确的家族史，故认为先天性斜颈的发生同遗传也有关。先天性斜颈若早期未得到有效治疗，2岁后可出现颜面部畸形，患儿整个面部，包括鼻、耳等也可出现不对称性改变，再也难以完全恢复。因此先天性斜颈早期发现，早期诊断，早期治疗特别重要，可防止给患儿带来进一步不可逆的损伤。斜颈常用的治疗方法有非手术治疗和手术治疗，非手术治疗的方法包括局部热敷、按摩、卧床固定和手法牵引，半岁以内的患儿采取非手术治疗均可获得满意的疗效，因此，一旦做出诊断，应尽早治疗。更多的患者则需要采取手术治疗。早诊断、早治疗对很多疾病的治疗过程都很重要，专业的知识、细致地体检，及早发现病变，尽早减轻患者的痛苦，为健康保驾护航。

二、颈前肌

1. 舌骨上肌群　位于颅底、下颌骨和舌骨之间，每侧有4块。包括二腹肌、茎突舌骨肌、下颌舌骨肌和颏舌骨肌，部分参与口腔底的构成。舌骨上肌群收缩时可上提舌骨，可使舌升高，协助吞咽；若舌骨固定，可下降下颌骨，协助张口动作。

2. 舌骨下肌群　位于颈前部正中线两侧，舌骨和胸廓上口之间，喉、气管、甲状腺的前方，包括胸骨舌骨肌、胸骨甲状肌、甲状舌骨肌和肩胛舌骨肌。收缩时下降舌骨，并使喉上、下活动。

三、颈深肌

颈深肌分为内侧群和外侧群。

外侧群位于脊柱颈段的两侧，主要包括前、中、后斜角肌。其中前、中斜角肌与第1肋围成**斜角肌间隙**(scalenus interspace)，有锁骨下动脉和臂丛神经通过(图3-8)。一侧斜角肌收缩，使颈向同侧倾斜；两侧同时收缩使颈前屈，颈部固定时双侧肌收缩可上提第1、2肋助深吸气。

内侧群位于脊柱颈段的前方，包括头长肌和颈长肌等，其作用为屈头、屈颈。

笔记栏

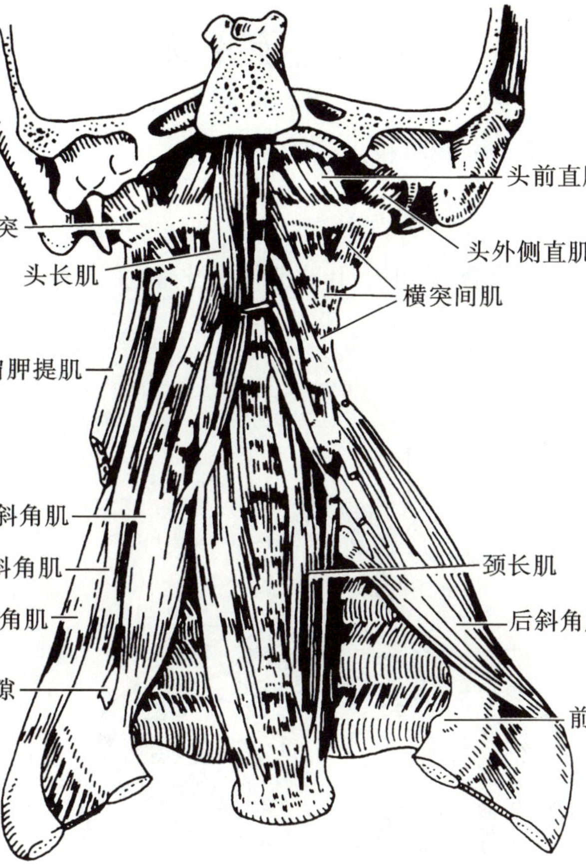

图 3-8 颈部深肌群

审时度势，护佑健康

斜角肌间隙和臂丛

斜角肌间隙由前、中斜角肌和第 1 肋上面围成，此间隙在临床上有重要意义，锁骨下动脉及其伴行的臂丛从中通过，臂丛是由第 5～8 颈神经前支和第 1 胸神经前支的大部分纤维组成，经斜角肌间隙走出，行于锁骨下动脉后上方，经锁骨后方进入腋窝。臂丛神经行经锁骨与第 1 肋之间时被胸锁筋膜固定在肋骨上，当外力使第 1 肋骨与喙突间的距离加宽时，臂丛神经受强力牵拉而易损伤。分娩时引起损伤的原因主要为头位分娩的肩难产、臂位分娩时手法不正或后出头娩出困难、强力牵拉胎肩颈部。临床表现根据损伤的部位而异，以神经麻痹最多见，导致相应肌群瘫痪。典型表现为：患肢松弛悬于体侧，不能做外展、外旋及屈肘等活动。新生儿臂丛神经麻痹，对个人、家庭、社会均造成不可估量的损失。作为医生，尤其是妇产科医生，一定要全面审时度势，判断患者的整体情况，采用科学、合理的接生方式，将对患者的不利影响减到最小，保护患者的健康，敬畏每一个生命，敬畏自己的专业。

第四节　躯干肌

躯干肌包括背肌、胸肌、膈、腹肌和会阴肌。

一、背肌

背肌位躯干背面，均起自脊柱，止于上肢带骨或肱骨，主要有斜方肌、背阔肌和竖脊肌（图3–9）。

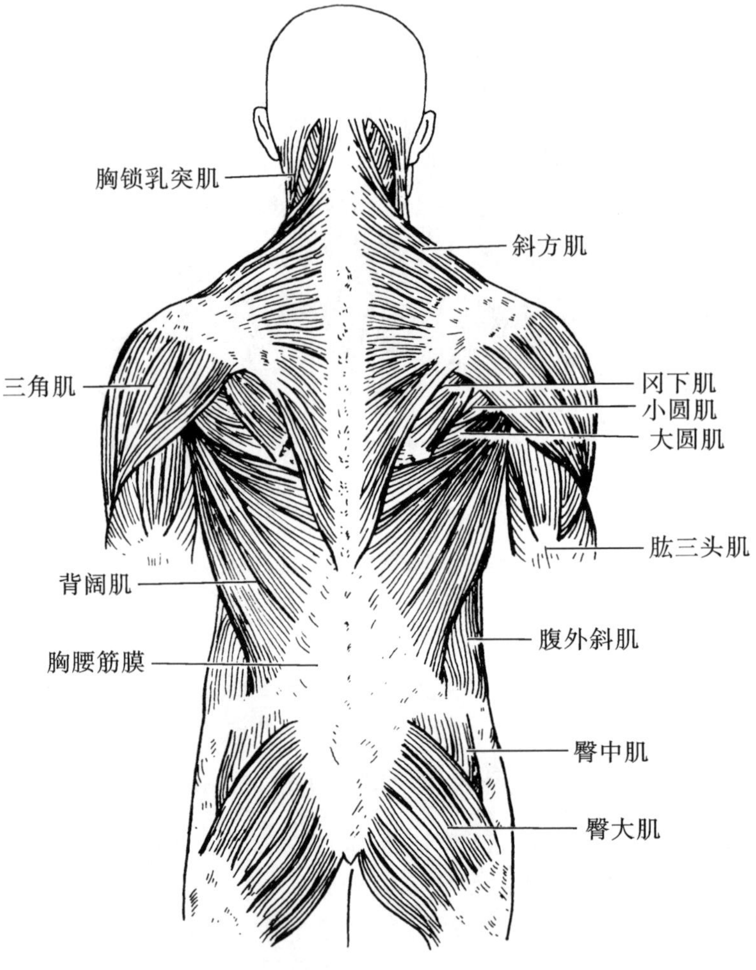

图3–9　背肌

（一）斜方肌

斜方肌（trapezius）位于项、背上部浅层，为三角形的扁肌，两侧合在一起呈斜方形而得名。起自上项线、枕外隆凸、项韧带、第7颈椎和全部胸椎棘突，止于锁骨外1/3、肩峰和肩胛冈。收缩时使肩胛骨向脊柱靠拢，上部肌束可上提肩胛骨，下部肌束可下降肩胛骨。当肩胛骨固定时，一侧收缩使头颈向同侧屈，面转向对侧，两侧同时收缩，使头后仰，该肌瘫痪时，产生“塌肩”。

笔记栏

(二)背阔肌

背阔肌(latissimus dorsi)　位于背的下半部和胸部的后外侧,是全身最大的扁肌,起自第6胸椎以下的全部胸腰椎棘突、骶正中嵴和髂嵴后部,有些肌纤维以肌齿起自下3～4个肋骨外面,肌束向外上方集中,止于肱骨小结节下方。收缩时使臂内收、旋内和后伸,当上肢上举固定时,可引体向上。

(三)竖脊肌

竖脊肌(erector spinae)　位于脊柱棘突的两侧、斜方肌和背阔肌深面。起自骶骨背面和髂嵴后部,向上分为3群肌束,沿途止于肋骨、椎骨,颞骨乳突。该肌一侧收缩使脊柱侧屈,两侧收缩伸脊柱和仰头,维持直立姿势。

(四)胸腰筋膜

胸腰筋膜(thoracolumbar fascia)　包绕在竖脊肌和腰方肌周围,在腰部深筋膜明显增厚,分3层包绕竖脊肌和腰方肌。浅层位于竖脊肌的后面;中层位于竖脊肌和腰方肌之间;深层位于腰方肌的前面,共同形成竖脊肌鞘和腰方肌鞘。3层筋膜在竖脊肌外侧缘,汇合成为腹内斜肌和腹横肌的起始腱膜,并与背阔肌起始处腱膜紧密结合,胸腰筋膜在腰部剧烈运动中常可发生扭伤,为腰痛的常见病因之一。

二、胸肌

胸肌分为胸上肢肌和胸固有肌两群(图3-10)。前者位于胸壁前外侧面浅层,起自胸廓,止于上肢骨。后者参与胸壁构成,保持着节段性。

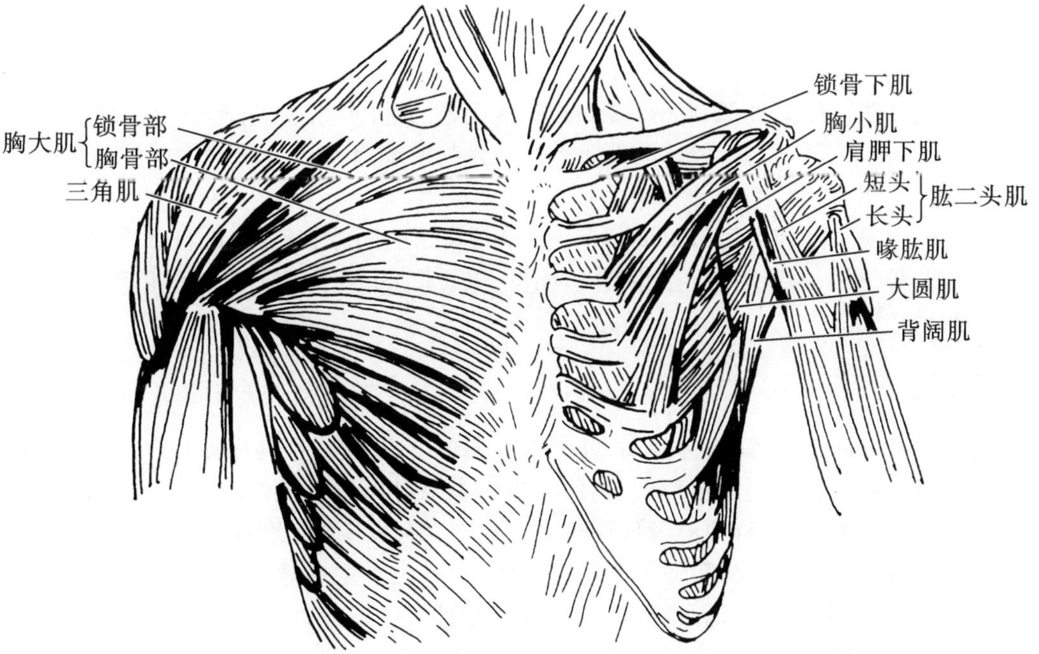

图3-10　胸上肢肌

(一)胸上肢肌

1. 胸大肌　**胸大肌**(pectoralis major)覆盖胸前壁大部,分为锁骨部、胸肋部和腹部三

笔记栏

部分。起自锁骨内侧半、胸骨前面、第 1 ~6 肋软骨和腹外斜肌腱膜,止于肱骨大结节下方。作用:使臂内收和旋内,肩关节前屈。上肢固定,可上提躯干,也可提肋助吸气。

2. 胸小肌 **胸小肌**(pectoralis minor)位于胸大肌的深面,呈三角形,起自第 3 ~5 肋,止于肩胛骨喙突。作用:拉肩胛骨向前下,当肩胛骨固定时,可提肋助吸气。

3. 前锯肌 **前锯肌**(serratus anterior)位于胸侧壁,为宽大的扁肌。起自第 1 ~8 肋外侧面,止于肩胛骨内侧缘和下角。作用:拉肩胛骨向前和紧贴胸廓,下部肌束使肩胛骨下角外旋,协助上肢上举,当肩胛骨固定时,可提肋助深吸气。若此肌瘫痪,则肩胛骨内侧缘与下角离开胸廓而突出于皮下,称为“翼状肩”。

医学科普,健康中国

前锯肌瘫痪和翼状肩胛

正常人的肩胛骨紧贴胸壁,这主要是由前锯肌和斜方肌的协同收缩来完成的。如果前锯肌和斜方肌瘫痪,就可使肩胛骨失去贴胸的作用力,当上臂运动使肩胛骨旋转时,它就可以出现因脊柱缘失去牵拉而翘起,形成似“蟋蟀翅膀样”的畸形,所以临床命名为翼状肩胛。前锯肌受臂丛的胸长神经支配,而斜方肌受脑神经中的副神经支配,当过度牵拉或压迫这 2 条神经而使其损伤,会使其支配的肌肉发生瘫痪或萎缩。同学们一定要注意背包不宜过重,背包带也不宜过紧、太细,以免损伤胸长神经和副神经。在背负行走过程中,要有适当的休息,使局部得到放松,缓解牵拉和压迫。科普知识也是医者的责任,医学科普对于大众健康的益处,不逊于专家对于一名疑难患者的诊疗。

(二)胸固有肌

1. 肋间外肌 **肋间外肌**(intercostales externi)位于肋间隙浅层,起自上位肋骨下缘,肌束向前下,止于下位肋骨上缘,前部肌束在肋骨与肋软骨结合处移行为结缔组织膜,称肋间外膜。作用:提肋,助吸气。

2. 肋间内肌 **肋间内肌**(intercostales interni)位于肋间外肌深面,起自下位肋骨上缘,止于上位肋骨下缘,肌束方向与肋间外肌相反。后部肌束到肋角处被肋间内膜代替。作用:降肋,助呼气。

三、膈

膈(diaphragm)位于胸腔、腹腔之间,呈向上膨隆的穹隆形扁薄阔肌(图 3-11),构成胸腔的底和腹腔的顶。膈周围部为肌腹,起自胸廓下口周缘和腰椎前面。肌束由周围向上移行为中央部的腱膜,称**中心腱**(central tendon)。膈上有 3 个裂孔,主动脉裂孔位于第 12 胸椎体的前方,有主动脉和胸导管通过;食管裂孔位于主动脉裂孔左前方,平第 10 胸椎水平,有食管和迷走神经通过;腔静脉孔位于食管裂孔右前方的中心腱内,平第 8 胸椎水平,有下腔静脉通过。

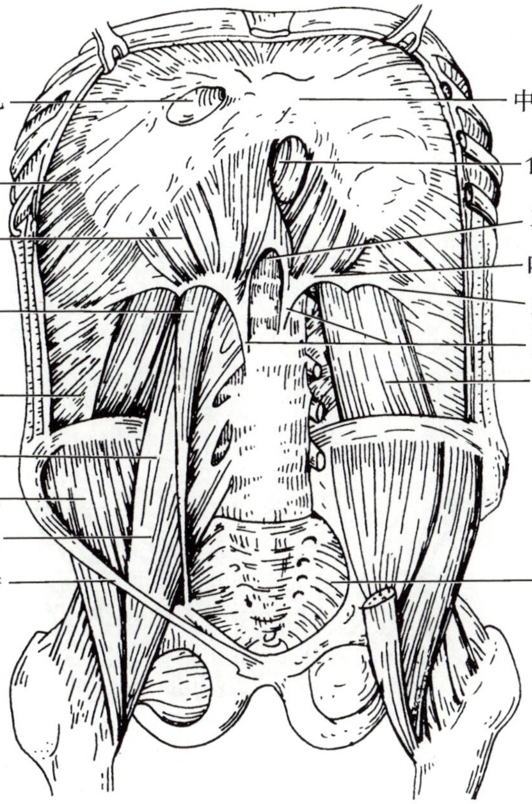

图 3-11　膈

膈是重要的呼吸肌，收缩时膈穹隆下降，胸腔容积扩大，助吸气。舒张时，膈穹隆上升恢复原位，胸腔容积缩小，助呼气。膈与腹肌同时收缩，可增加腹压，有协助排便、呕吐、咳嗽、分娩等作用。

全面思考，以防误诊

膈　疝

膈是重要的呼吸肌，收缩时膈穹隆下降，胸腔容积扩大，助吸气。舒张时，膈穹隆恢复原位，胸腔容积缩小，助呼气。膈与腹肌同时收缩，可增加腹压，有协助排便、分娩等作用。膈疝是内疝的一种，是指腹腔内脏器通过膈肌薄弱部位异位移动到胸腔内的疾病状态。因为膈疝的位置深而隐蔽，缺乏特异的临床表现，而且临床医师对此病的认识及警惕性不够，因此膈疝是一种易被延误诊断的疾病。临床诊治不及时或处理不当，可导致严重的甚至致命的后果。患侧胸部可闻及肠鸣声是膈疝的特有体征。同学们诊断疾病时，要全方位考虑，细致查体，尽量注意容易遗漏的细节，追求医疗质量的精益求精，成长为一名优秀的医者。

四、腹肌

腹肌位于胸廓与骨盆之间，参与腹壁组成，包括位于腹前外侧壁的 3 层扁肌和腹直肌，以及位于腹后壁的腰方肌、腰大肌。

（一）腹前外侧群

1. 腹直肌　**腹直肌**（rectus abdominis）位于腹前壁正中线两侧，呈长带状，上宽下窄，居腹直肌鞘内（图 3-12）。起自耻骨联合和耻骨嵴，肌束向上止于第 5～7 肋软骨前面和剑突。全长被 3～4 条横行的腱划分为多个肌腹。腱划为肌节愈合的痕迹，由结缔组织构成，腱划与腹直肌鞘前层紧密结合，在腹直肌后面，腱划不明显，不与腹直肌鞘的后层愈合，因而腹直肌的后面游离。

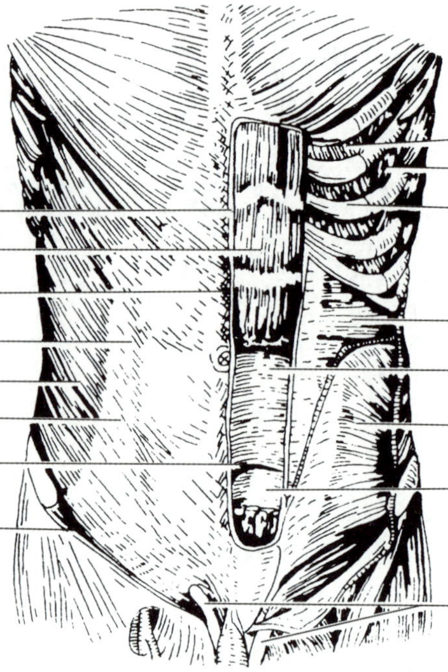

图 3-12　腹肌

2. 腹外斜肌　**腹外斜肌**（obliquus externus abdominis）位于腹前外侧壁浅层，宽阔扁肌，以 8 个肌齿起自下 8 肋外面，肌纤维向前下斜行，至腹前壁移行为腱膜，参与腹直肌鞘前层的构成，至腹部中线终于白线。腹外斜肌腱膜下缘卷曲增厚，连于髂前上棘与耻骨结节之间，形成**腹股沟韧带**（inguinal ligament）。在耻骨结节外上方，腱膜形成一个三角形的裂孔，称腹股沟管浅（皮下）环。

3. 腹内斜肌　**腹内斜肌**（obliquus internus abdominis）在腹外斜肌深面，起于胸腰筋膜、髂嵴和腹股沟韧带外侧半，肌束呈扇形。后部肌束几乎垂直向上止于下 3 位肋骨下缘及肋软骨，大部分肌束向前上方移行为腱膜，分前、后两层包裹腹直肌，终于白线。腹内斜肌下部肌束形成游离弓状下缘，先向下越过精索前面形成腱膜，止于耻骨梳和耻骨结节，与腹横肌的腱膜汇合形成腹股沟镰（联合腱）。腹内斜肌最下部发出一些细散肌束与腹横肌下部肌束，包绕精索和睾丸，称**提睾肌**（cremaster），收缩时上提睾丸。

4. 腹横肌　**腹横肌**（transversus abdominis）位于腹内斜肌深面，腹壁最深层扁肌，起于下 6 肋内面、胸腰筋膜、髂嵴和腹股沟韧带外 1/3，肌束横行向前移行为腱膜，参与腹直肌鞘后层的构成，终于白线。腹横肌最下部肌束和腱膜下缘分别参与构成提睾肌和腹股沟镰。

腹前外侧群肌参与构成腹壁，保护和固定腹腔脏器，收缩时增加腹压，协助排便、分娩、咳嗽、呼吸等功能；腹肌又是背部伸肌的拮抗肌，收缩时能使脊柱前屈、侧屈与旋转，还可降肋助呼气。

（二）后群

腰方肌（quadratus lumborum）位于腹后壁脊柱两侧，呈长方形。起自髂嵴后部，向上止于第 12 肋。作用：下降和固定第 12 肋，并使脊柱侧屈。

腰大肌（psoas major）位于脊柱腰部两侧，起自椎体侧面和横突，止于股骨小转子。作用：可使髋关节前屈和外旋。

（三）腹壁的局部结构

1. 腹直肌鞘 **腹直肌鞘**（sheath of rectus abdominis）位于腹前壁，由腹外侧壁 3 块扁肌的腱膜构成，包裹腹直肌的纤维性鞘，分前、后两层（图 3-13）。前层由腹外斜肌腱膜和腹内斜肌腱膜的前层构成，后层由腹内斜肌腱膜的后层和腹横肌腱膜构成。其中后层在脐下 4 ~5 cm 全部转到腹直肌前面，形成一凸向上方的弧形分界线，称弓状线（arcuate line），此线以下腹直肌后面与腹横筋膜相贴。

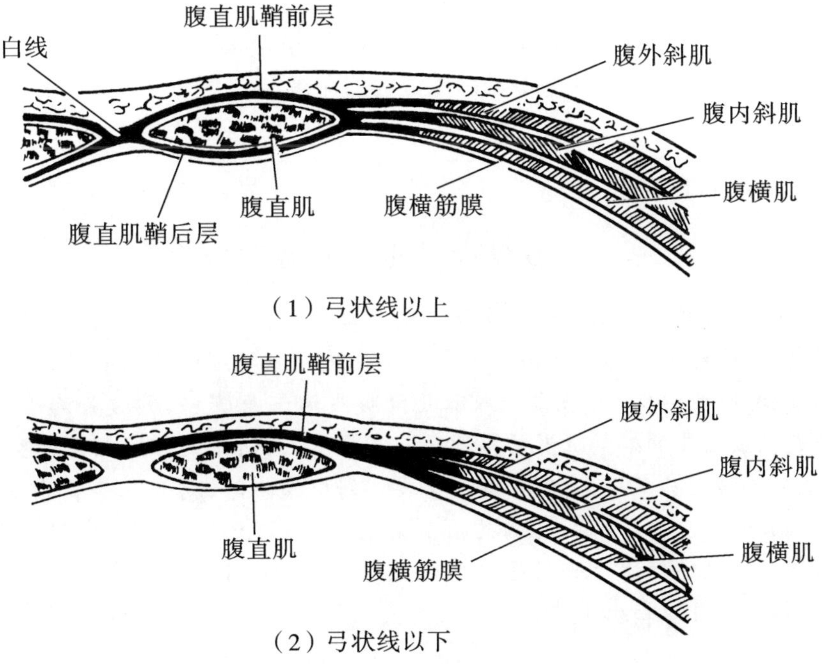

图 3-13 腹直肌鞘

2. 白线 **白线**（linea alba）位腹前壁正中线上，两侧腹直肌鞘之间，由 3 层扁肌腱膜的纤维交织而成。上方起自剑突，下方止于耻骨联合。白线上宽下窄，结构坚韧而少血管，中部有脐环，是腹壁的薄弱点，若腹部脏器在此处膨出，称为脐疝。

3. 腹股沟管 **腹股沟管**（inguinal canal）位腹股沟韧带内侧半的上方，是腹前外侧壁下部肌和腱之间的斜行裂隙（图 3-14），有男性精索或女性子宫圆韧带通过。腹股沟管

笔记栏

长4～5 cm,管有内、外2口:内口称腹股沟管深环(腹环),在腹股沟韧带中点上方1.5 cm处,由腹横筋膜向外突出形成;外口即腹股沟管浅环(皮下环)。

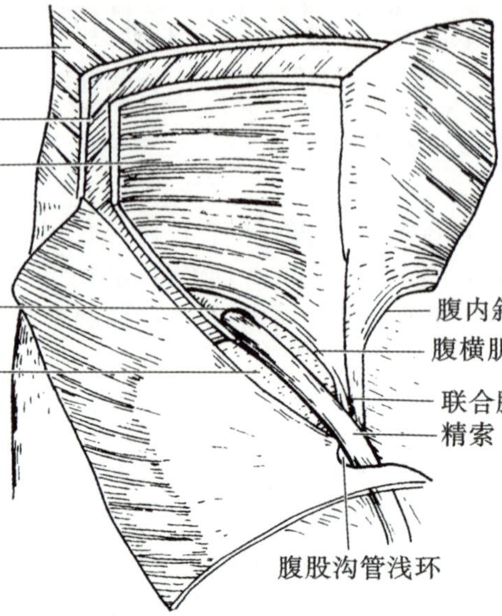

图3-14　腹股沟管

4. 腹股沟三角　**腹股沟三角**(inguinal triangle)又称为海氏三角,位于腹前壁下部,由腹直肌外侧缘、腹股沟韧带和腹壁下动脉围成的三角区。

鉴别诊断,力求精准

腹股沟斜疝和直疝

腹股沟管和腹股沟三角区域都是腹壁的薄弱区,在病理情况下,腹壁肌薄弱或长期腹压增高等,腹腔内容物可突出形成疝。若腹腔内容物经腹股沟管从皮下环突出,下降于阴囊,称腹股沟斜疝;若腹腔内容物经腹股沟三角膨出,称腹股沟直疝。腹股沟直疝与斜疝最主要的解剖位置的鉴别是疝突出途径:斜疝是经腹股沟管突出,可进入阴囊;直疝是由直疝三角突出,不进入阴囊。斜疝发生时,精索在疝囊后方;直疝则精索是在疝囊的前外方。斜疝的疝囊颈在腹壁下动脉外侧;直疝的疝囊颈在腹壁下动脉的内侧。解剖学知识是进行鉴别诊断的基础,同学们深入学习、勤于思考,牢牢掌握专业知识,方可为临床工作打下坚实的基础。

五、会阴肌

会阴肌指封闭小骨盆下口的肌,主要有肛提肌、尾骨肌、会阴深横肌和尿道括约肌等。

1. 肛提肌　**肛提肌**(levator ani)为一对宽的扁肌,呈漏斗形,起自耻骨后面和坐骨棘,肌束向下内止于会阴中心腱、直肠壁、阴道壁和尾骨尖。它承托盆腔脏器,并对肛管、阴道有括约作用。

2. 尾骨肌　**尾骨肌**(coccygeus)位于肛提肌后方,起自坐骨棘,呈扇形止于骶尾骨侧缘，协助封闭小骨盆下口，承托盆腔脏器及固定骶、尾骨。在肛提肌和尾骨肌的上面和下面分别有盆膈上筋膜和盆膈下筋膜覆盖，3 层结构共同构成盆膈，封闭小骨盆下口的大部分，中央有直肠通过。

会阴中心腱（perineal central tendon）是会阴深面的腱性结构，尿生殖区的肌附着点。作用：可加强盆底。女性会阴中心腱较大，有韧性和弹性。

3. 会阴深横肌　**会阴深横肌**（deep transverse muscle of perineum）位于小骨盆下口的前下部，肌束横行附着于两侧的坐骨支，收缩稳定会阴中心腱。

4. 尿道括约肌　**尿道括约肌**（sphincter of urethra）位于会阴深横肌前方，环绕尿道周围，是尿道的随意括约肌。在女性，此肌环绕尿道和阴道，又称尿道阴道括约肌，可收缩尿道和阴道。

整体思维，辩证统一

神经系统和肌

在这一章节的课程中，我们学习了肌的结构和功能，也掌握了很多以肌的功能丧失为主要临床表现的疾病。然而追其根本，大多还是神经系统的病变。这也提示我们，人体是个辩证统一的整体，不能只着眼于症状，要深入地思考疾病的根本，做到整体局部，辩证兼顾，才有助于我们做出正确的判断。

第五节　上肢肌

四肢肌分为上肢肌和下肢肌。上肢肌分为上肢带肌（肩肌）、臂肌、前臂肌、手肌，细小灵巧、数目多，执行复杂精细的劳动功能。

一、上肢带肌

上肢带肌配布在肩关节周围，运动肩关节并增强其稳固性，分为**三角肌**（deltoid）、**冈上肌**（supraspinatus）、**冈下肌**（infraspinatus）、**小圆肌**（teres minor）、**大圆肌**（teres major）、**肩胛下肌**（subscapularis）（表 3-1，图 3-15）。三角肌呈三角形，位于肩部，起自锁骨的外侧半、肩峰和肩胛冈，止于肱骨体的三角肌粗隆。功能为外展肩关节，前部肌束可以使肩关节屈和旋内，后部肌束使肩关节伸和旋外。三角肌构成肩部丰满圆隆的外形，该肌如果瘫痪萎缩，称为方肩畸形。三角肌区为临床常用的肌内注射部位，该肌长度的上 1/3 区域为安全区，在此处进行操作，避免损伤肌深方的腋神经和桡神经。

表 3-1　上肢带肌的位置、起止点及主要作用、神经支配

肌名	位置、起止点	主要作用	神经支配
三角肌	起自锁骨的外侧方、肩峰和肩胛冈，止于肱骨的三角肌粗隆	肩关节外展	腋神经
冈上肌	起自冈上窝，止于肱骨大结节上份	肩关节外展	肩胛上神经
冈下肌	起自冈下窝，止于肱骨大结节中份	肩关节外旋	肩胛上神经
小圆肌	位于冈下肌下方，起自冈下肌下方，止于肱骨大结节	肩关节外旋	腋神经

笔记栏

续表 3-1

肌名	位置、起止点	主要作用	神经支配
大圆肌	位于冈下肌和小圆肌下方，起自肩胛骨下角，止于肱骨小结节下份	肩关节后伸、内收、旋内	肩胛下神经
肩胛下肌	起自肩胛下窝，止于肱骨小结节	肩关节内收、内旋	肩胛下神经

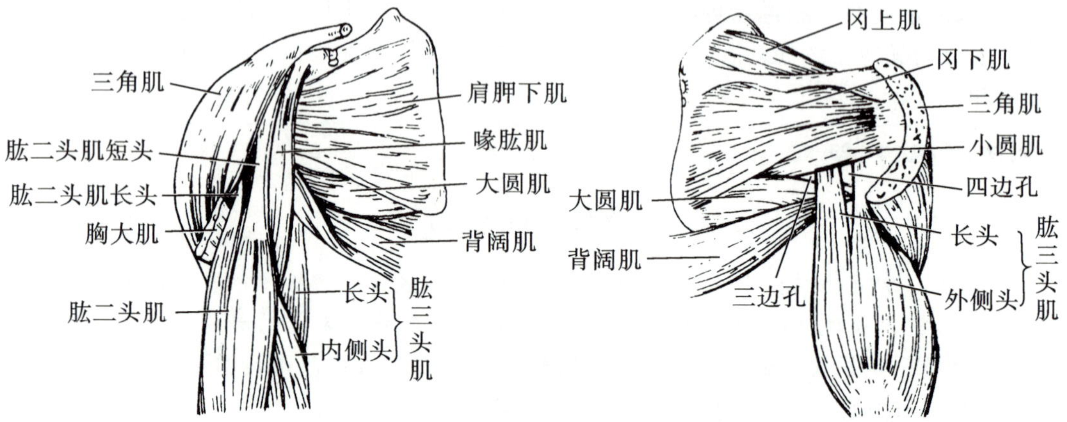

（1）前面　（2）后面

图 3-15　肩肌

二、臂肌

臂肌配布于肱骨周围，分为前群的屈肌和后群的伸肌（图 3-16，图 3-17，表 3-2）。

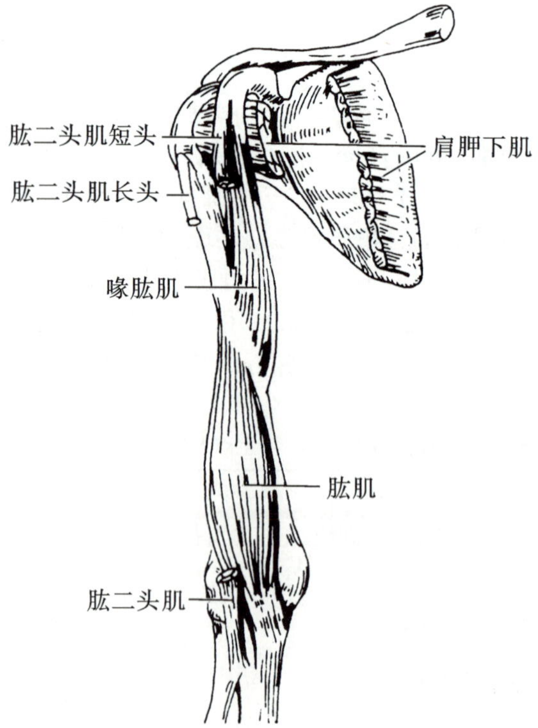

图 3-16　喙肱肌、肱肌和肩胛下肌

前群的屈肌有**肱二头肌**(biceps brachii)、**喙肱肌**(coracobrachialis)、**肱肌**(brachialis)。肱二头肌呈梭形,位于臂前部浅层,长、短两头均起于肩胛骨,长头以长腱起于肩胛骨盂上结节,短头在长头内侧,与喙肱肌共同以扁腱起于肩胛骨喙突,两头向下移行为肌腱止于桡骨粗隆。肱二头肌的主要功能是屈肘关节,当前臂在旋前位时能使其旋后,还能协助屈肩关节。

后群的伸肌有**肱三头肌**(triceps brachii)。肱三头肌位于肱骨后方,有长头、内侧头和外侧头,长头以扁腱起自肩胛骨盂下结节,向下行经大、小圆肌之间,肌束于外侧头内侧、内侧头浅面下降;外侧头与内侧头分别起自肱骨后面桡神经沟外上方和内下面的骨面。3 个头向下汇合为一个肌腱止于尺骨鹰嘴。作用是伸肘关节,长头还可使肩关节后伸和内收。

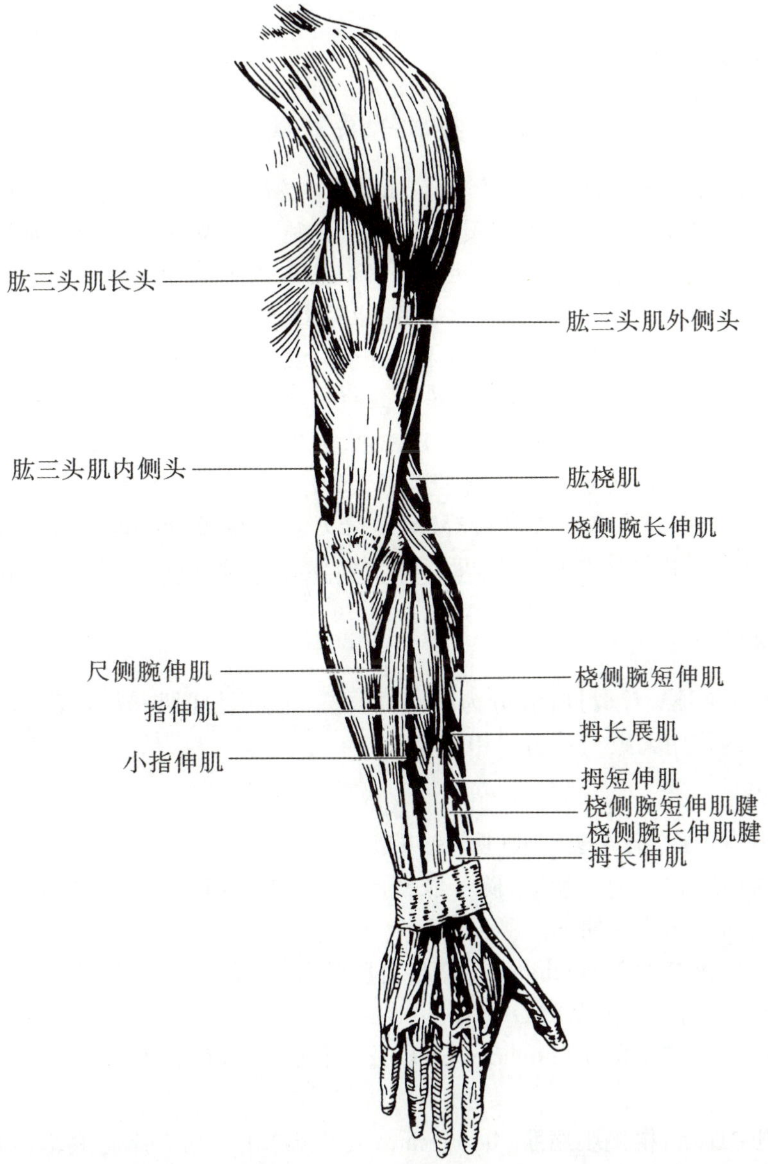

图 3-17 上肢后群肌

笔记栏

表3-2 臂肌的位置、起止点及主要作用、神经支配

肌群	肌名	位置、起止点	主要作用	神经支配
前群	肱二头肌	位于臂前部浅层，以长、短两头起于肩胛骨，止于桡骨粗隆	屈肘关节，前臂旋后	肌皮神经
	喙肱肌	位于肱二头肌后内侧	肩关节屈和内收	
	肱肌	位于肱二头肌下部深面，止于尺骨粗隆	屈肘关节	
后群	肱三头肌	位于肱骨后方，以3个头起自关节盂下方和肱骨背面，止于尺骨鹰嘴	伸肘关节	桡神经

学以致用，加强预防

肱二头肌长头肌腱炎

肱二头肌的长头肌腱起于肩胛骨盂上结节，通过肩关节囊，经结节间沟下降，止于桡骨粗隆，肱二头肌长头肌腱炎是这一部分肌腱在肩关节活动时长期遭受磨损而发生退变、粘连，使肌腱滑动功能发生障碍的病变。例如长期从事反复应用肩关节的体力劳动，如持续性电脑操作、长期做家务，或存在不正确的肩关节的运动姿势，如长时间单肩背斜挎包都会造成此肌腱磨损，继而引发其腱鞘充血、水肿及增厚，患上肱二头肌长头肌腱炎。此病多发于40岁以上的中年人，主要表现为肩痛，肩关节活动受限。因为肱二头肌的长头肌腱起于肩胛骨，若不及时治疗，后期会发展成肩周炎，肩关节可有广泛压痛，并向颈部及肘部放射，还可出现不同程度的三角肌的萎缩。

了解肱二头肌长头肌腱炎病因后，除了避免日常生活中的过度劳动造成肌腱劳损，平时也应养成良好的生活习惯，进行科学的体育锻炼，预防肌腱的老化。

三、前臂肌

前臂肌配布在桡、尺骨周围，分为前、后两群。前群是屈肌和旋前肌，后群是伸肌和旋后肌。各肌的作用大致与其名称相符合。

（一）前群

位于前臂骨前面，分4层排列（图3-18）。

1. 第一层（浅层） 有5块肌，除了肱桡肌，其余4块肌均起于肱骨内上髁及附近深筋膜。自桡侧向尺侧依次如下。

（1）肱桡肌：**肱桡肌**（brachioradialis）起自肱骨外上髁，止于桡骨茎突。主要作用：屈肘关节，使处于旋前位的前臂旋后。

（2）旋前圆肌：**旋前圆肌**（pronator teres）止于桡骨外侧面中部。主要作用：屈肘关节，使前臂旋前。

（3）桡侧腕屈肌：**桡侧腕屈肌**（flexor carpi radialis）止于第2掌骨底掌面。主要作用：屈肘关节，屈、外展腕关节。

（4）掌长肌：**掌长肌**（palmaris longus）止于掌腱膜。主要作用：屈腕关节，紧张掌腱膜。

（5）尺侧腕屈肌：**尺侧腕屈肌**（flexor carpi ulnaris）止于豌豆骨。主要作用：屈肘关节，屈、内收腕关节。

2. 第二层　**指浅屈肌**（flexor digitorum superficialis）起自肱骨内上髁和尺、桡骨前面，肌束向下移行为四条腱，每条腱入手掌后在近节指骨中部分为两脚，分别止于第 2～5 指中节指骨体两侧。主要作用：屈腕关节，屈肘关节，屈第 2～5 指近侧指骨间关节和掌指关节。

3. 第三层　有 2 块肌，起于桡、尺骨前面。

（1）拇长屈肌：**拇长屈肌**（flexor pollicis longus）位于外侧半，止于拇指远节指骨底掌面。主要作用：屈拇指指骨间关节和掌指关节。

（2）指深屈肌：**指深屈肌**（flexor digitorum profundus）位于内侧半，止于第 2～5 指远节指骨底掌面。主要作用：屈腕关节，屈第 2～5 指远侧、近侧指骨间关节和掌指关节。

4. 第四层　**旋前方肌**（pronator quadratus）是扁的四方形小肌，起于尺骨下 1/4 的前面，止于桡骨下端的前面。主要作用：使前臂旋前。

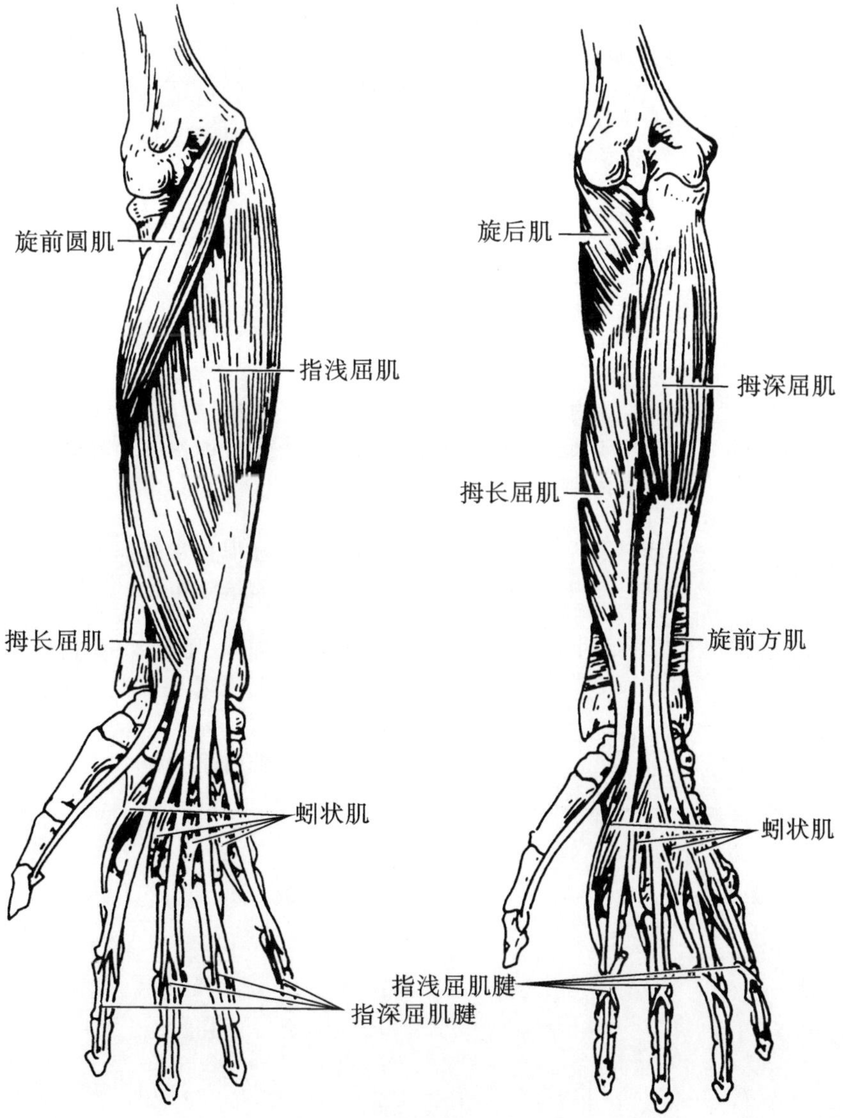

图 3-18　前臂前群肌（深层）

笔记栏

(二)后群

位前臂骨后面,分浅、深2层(表3-3)。

1. 浅层　有5块肌,共同起于肱骨外上髁,自桡侧向尺侧依次为:**桡侧腕长伸肌**(extensor carpi radialis longus)、**桡侧腕短伸肌**(extensor carpi radialis brevis)、**指伸肌**(extensor digitorum)、**小指伸肌**(extensor digiti minimi)、**尺侧腕伸肌**(extensor carpi ulnaris)。

2. 深层　有5块肌,自桡侧向尺侧依次为:**旋后肌**(supinator)、**拇长展肌**(abductor pollicis longus)、**拇短伸肌**(extensor pollicis brevis)、**拇长伸肌**(extensor pollicis longus)、**示指伸肌**(extensor indicis)。大部分肌也以长腱下行,分别止于腕骨和指骨。

表3-3　前臂肌的位置、起止点及主要作用、神经支配

肌群		肌名	位置、起止点	主要作用	神经支配
前群	第一层	肱桡肌	起自肱骨外上髁,止于桡骨茎突	屈肘关节,使前臂旋后	桡神经
		旋前圆肌	起自肱骨内上髁、前臂深筋膜,止于桡骨外侧面中部	屈肘关节,使前臂旋前	正中神经
		桡侧腕屈肌	起自肱骨内上髁、前臂深筋膜,止于第2掌骨底掌面	屈肘,屈、外展腕关节	正中神经
		掌长肌	起自肱骨内上髁、前臂深筋膜,止于掌腱膜	屈腕,紧张掌腱膜	正中神经
		尺侧腕屈肌	起自肱骨内上髁、前臂深筋膜,止于豌豆骨	屈肘,屈、内收腕关节	尺神经
		指浅屈肌	起自肱骨内上髁和尺、桡骨前面,向下移行为4条腱,分别止于第2~5指中节指骨体两侧	屈腕、屈肘,屈第2~5指近侧指骨间和掌指关节	正中神经
		拇长屈肌	位于外侧半,止于拇指远节指骨底掌面	屈拇指指骨间关节和掌指关节	正中神经
		指深屈肌	位于内侧半,止于第2~5指远节指骨底掌面	屈腕、屈第2~5指骨间、掌指关节	正中神经、尺神经
		旋前方肌	起自尺骨下1/4的前面,止于桡骨下端的前面	使前臂旋前	正中神经

续表 3-3

肌群		肌名	位置、起止点	主要作用	神经支配
后群	浅层	桡侧腕长伸肌	起自肱骨外上髁，止于第 2 掌骨底	使腕关节外展，背伸	桡神经
		桡侧腕短伸肌	起自肱骨外上髁，止于第 3 掌骨底	使腕关节外展，背伸	桡神经
		指伸肌	起自肱骨外上髁，第 2～5 中、远节指骨底	伸腕关节、2～5 指关节	桡神经
		小指伸肌	起自肱骨外上髁，止于小指中、远节指骨底	伸小指关节	桡神经
		尺侧腕伸肌	起自肱骨外上髁，止于第 5 掌骨底	使腕关节背伸、内收	桡神经
	深层	旋后肌	起自肱骨外上髁、尺骨近侧端，止于桡骨上 1/3 前侧	使前臂旋后	桡神经
		拇长展肌	起自桡、尺骨和骨间膜背侧，止于第 1 掌骨底	伸展拇指关节	桡神经
		拇短伸肌	起自桡、尺骨和骨间膜背侧，止于拇指近侧指骨底	伸展拇指关节	桡神经
		拇长伸肌	起自桡、尺骨和骨间膜背侧，止于拇指远节指骨底	伸展拇指关节	桡神经
		示指伸肌	起自桡、尺骨和骨间膜背侧，止于示指指被	伸展示指关节	

四、手肌

手肌位于手掌，分外侧、中间和内侧 3 群(图 3-19，表 3-4)。

1. 外侧群　发达，在手掌拇指侧形成丰满的隆起，称**鱼际**(thenar)。包括浅层外侧的拇短展肌，内侧的拇短屈肌，拇短展肌深面的拇对掌肌，拇对掌肌深面的拇收肌。作用：使拇指做内收、外展、屈和对掌运动。

2. 内侧群　位于手掌内侧部，形成**小鱼际**(hypothenar)。作用：屈小指和使小指外展和对掌运动。

3. 中间群　位于掌心和掌骨之间，包括骨间肌和蚓状肌。作用：骨间肌可使手指内收和外展，蚓状肌能屈掌指关节和伸指间关节。

(1)蚓状肌：位于手掌中部，掌腱膜深面，为 4 条细束状小肌，收缩时屈第 2～5 指掌指关节和伸其指骨间关节。

(2)骨间掌侧肌：位于指深屈肌腱和蚓状肌深面，共 3 块，第 2、4、5 掌骨掌侧面。收缩时内收第 2、4、5 指即向中指靠拢，屈第 2、4、5 指掌指关节和伸其指骨间关节。

(3)骨间背侧肌：位于 4 个掌骨间隙的背侧，共 4 块。收缩时固定第 3 指，外展第 2、4 指(远离中指)；屈第 2～4 指掌指关节和伸其指骨间关节。

笔记栏

(4)手固有肌：主要完成手的精细动作；来自前臂的长肌(外部肌)完成手和手指的用力运动。长肌、短肌共同作用，使手能执行一系列重要功能，如抓、捏、握持、夹、提等动作。

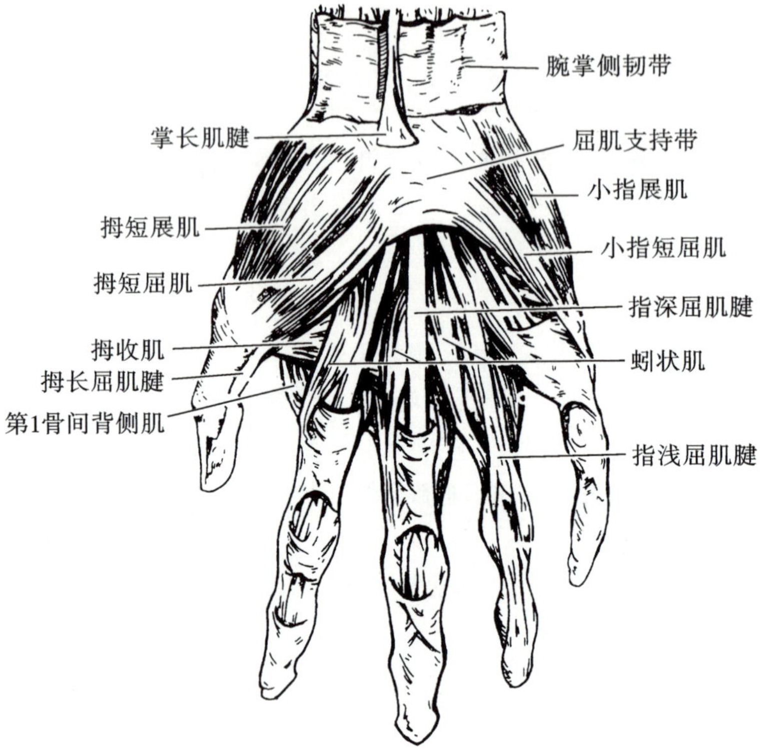

图 3-19　手掌面浅层肌

表 3-4　手肌的位置、起止点及主要作用、神经支配

肌名	位置、起止点	主要作用	神经支配
拇短展肌	起自屈肌支持带、舟骨，止于拇指近节指骨底	使拇指外展	正中神经
拇收肌	起自屈肌支持带、第 3 掌骨、头状骨，止于拇指近节指骨底	内收拇指、屈拇指	尺神经
小指展肌	起自屈肌支持带、豌豆骨，止于小指近节指骨底	使小指外展	尺神经
蚓状肌	起自指深屈肌腱桡侧，止于第 2～5 指背腱膜	屈掌指关节、伸指骨间关节	正中神经、尺神经
骨间掌侧肌	起自第 2 和第 4、5 掌骨，止于第 2、4、5 指背	使第 2、4、5 指内收，其掌指关节屈曲，指骨间关节伸展	尺神经
骨间背侧肌	起自第 1～5 掌骨侧，止于 2～4 指背腱膜	使第 2、4 指骨外展，屈曲 2～4 掌指关节及伸指间关节	尺神经

五、上肢的局部结构

上肢的局部结构包括**腋窝**(axillary fossa)、**肘窝**(cubital fossa)、**腕管**(carpal canal)、**三角胸肌间沟**(deltopectoral groove)、**三边孔**(trilateral foramen)和**四边孔**(quadrilateral foramen)。腋窝位于胸外侧壁与臂上部之间的锥形腔隙,向上通颈部,底由腋筋膜和皮肤构成。肘窝位于肘关节前方的三角形凹陷,窝内主要结构自外向内有肱二头肌肌腱、肱动脉的分支和正中神经等。腕管位于腕部掌侧,由屈肌支持带和腕骨沟围成,管内有屈指肌腱和正中神经通过。三角胸肌间沟位于三角肌和胸大肌的锁骨部之间,有头静脉穿过。

三边孔是指位于腋窝后壁的三角形间隙,其上界为小圆肌或肩胛下肌,下界为大圆肌和背阔肌,外侧界为肱三头肌长头,内有旋肩胛血管通过。四边孔是指位于肩胛区肩胛骨外缘后外侧的四边形间隙,上界为小圆肌或肩胛下肌,下界为大圆肌和背阔肌,外侧界为肱骨外科颈,有旋肱后血管及腋神经通过。

学以致用，联系临床

腱鞘炎

腱鞘炎是肌腱长期在腱鞘内过度摩擦引起腱鞘充血肿胀发生的肌腱和腱鞘损伤性炎症。不良的用手习惯造成的慢性劳损是引发腱鞘炎的主要因素,演奏管弦乐、织毛衣、手指长期用力洗衣、书写、握鼠标都容易造成手部和腕部的局部过劳。对于患上腱鞘炎的年轻人来说,手机和电脑可谓是功不可没。当长期打字或点击鼠标,手指长期反复做某些动作时,极易造成手部腱鞘的损伤,患上腱鞘炎。

因此,同学们在平时除了要注重手部及腕部的日常护理,更要合理使用手机和电脑等电子产品,注意用手的正确姿势,减少长时间的文书工作及电脑操作,每天可定时定量地做一些手部运动,如手腕关节的旋转,将手掌用力成拳伸拳;多吃蔬菜水果,定量摄取富含蛋白和钙质食物,知行合一,学以致用,预防疾病从日常生活做起。

第六节　下肢肌

下肢肌则可分为下肢带肌(髋肌)、大腿肌、小腿肌和足肌,呈现粗大有力,以支持下肢的体重和便于行走为特点。

一、髋肌

髋肌位于髋关节周围,起自骨盆,止于股骨,主要作用是运动髋关节,分前、后两群。前群主要为**髂腰肌**(iliopsoas)(由腰大肌和髂肌组成),后群主要有**臀大肌**(gluteus maximus)、**臀中肌**(gluteus medius)、**臀小肌**(gluteus minimus)、**梨状肌**(piriformis)和**闭孔内肌**(obturator internus)等(表 3-5)。

臀大肌,位于臀部肌浅层,大而肥厚。起自髂骨翼外面和骶骨背面,止于髂胫束和股骨的臀肌粗隆。主要作用:使髋关节伸和旋外,在人体直立时固定骨盆。梨状肌起自骨盆内侧前面,止于股骨大转子尖端,分坐骨大孔为梨状肌上孔和梨状肌下孔,作用为外旋

笔记栏

外展髋关节。

治学严谨，护佑健康

臀肌注射

患儿，男，4岁，因中耳炎在乡卫生院臀肌注射抗生素治疗。因患儿身体瘦弱，臀肌注射时，护士选择了臀中部肌内最厚的区域注射药物。注射时，患儿因局部剧痛而大哭不止，注射后该侧下肢疼痛，不能站立、行走，并出现足尖下垂的表现。这是出现了什么问题？大家已经学习了相关知识，在臀中部区域有大量的血管、神经穿出盆腔到达臀区，分布于臀区、下肢的肌、皮肤和关节。尤其是人体最粗大的坐骨神经，在臀大肌的深面，经梨状肌下孔穿出分布于大腿后部、小腿和足的肌和皮肤。掌握了这些相关的解剖学知识，在选择臀肌注射部位时就要远离这些重要的血管、神经，需在臀区的外上1/4象限进行肌内注射。该护士违反了操作规范，在臀中部注射，将药物注入了患儿的坐骨神经周围（针刺物理损伤、注射后局部压力及药物刺激都是引起疼痛的原因），引起剧烈疼痛，继而出现足下垂等神经损伤表现。

同学们要扎实掌握人体解剖学知识，为未来医学课程的学习和临床工作打下坚实的基础，严格执行操作规范和治疗流程，养成科学严谨的学习和工作态度，这是治疗疾病，护佑健康的基本保证。

表3-5　髋肌前后群各肌的位置、起止点及主要作用、神经支配

肌群	肌名	位置、起止点	主要作用	神经支配
前群	髂腰肌	由腰椎体侧面的腰大肌和髂窝的髂肌结合而成。两肌向下汇合止于股骨小转子	使髋关节前屈和旋外，下肢固定时可使躯干前屈	腰丛神经分支
	阔筋膜张肌	位于大腿外侧，起自髂前上棘，经髂胫束至胫骨外侧髁	紧张阔筋膜并屈髋关节	臀上神经
后群	臀大肌	起自骶骨背面和髂骨翼外面，止于臀肌粗隆	伸髋关节，在人体直立时固定骨盆	臀下神经
	臀中肌	位于臀部外上方，大部分被臀大肌覆盖。起自髂骨翼外面，止于股骨大转子	使髋关节外展、旋内和旋外	臀上神经
	臀小肌	位于臀中肌深面，起自髂骨翼外面，止于股骨大转子		
	梨状肌	位于臀中肌内下方，起自骨盆内骶骨前面，纤维向外穿坐骨大孔至臀部，止于大转子	外旋、外展髋关节	骶丛分支

二、大腿肌

大腿肌配布于股骨周围，分为前群、内侧群和后群（图 3-20）。前群有**缝匠肌**（sartorius）和**股四头肌**（quadriceps femoris）（图 3-21）；内侧群包括位于最内侧的**股薄肌**（gracilis），其外侧自上而下的**耻骨肌**（pectineus）、**长收肌**（adductor longus）、**短收肌**（adductor brevis）和**大收肌**（adductor magnus）；后群有位于股骨后外侧的**股二头肌**（biceps femoris）和股后部内侧的**半腱肌**（semitendinosus）、**半膜肌**（semimembranosus）（表 3-6）。

缝匠肌是位于大腿前面及内侧面浅层的扁带状肌，是全身最长的肌。起于髂前上棘，止于胫骨上端的内侧面。主要作用：屈髋关节和膝关节，并使已屈的膝关节旋内。缝匠肌起始处的外侧及髂前上棘外侧，于体表可观察到三角形的凹陷，髋关节前部的暴露手术多由此入路。

股四头肌，位于大腿前面，为全身最大的肌。有股直肌、股内侧肌、股外侧肌和股中间肌 4 个头，分别起自髂前下棘，股骨粗线内、外侧唇和股骨体前面，4 个头向下共同构成髌腱，包绕髌骨的前面和两侧，向下续为髌韧带，止于胫骨粗隆。主要作用：屈髋关节，伸膝关节。

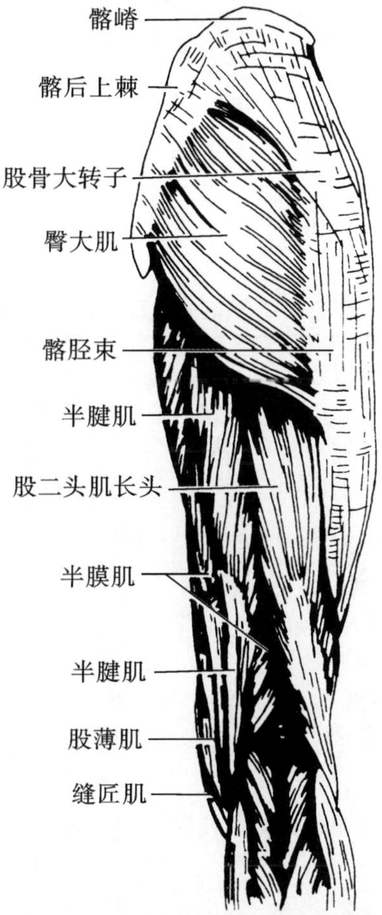

图 3-20　臀肌和大腿后群肌（浅层）

笔记栏

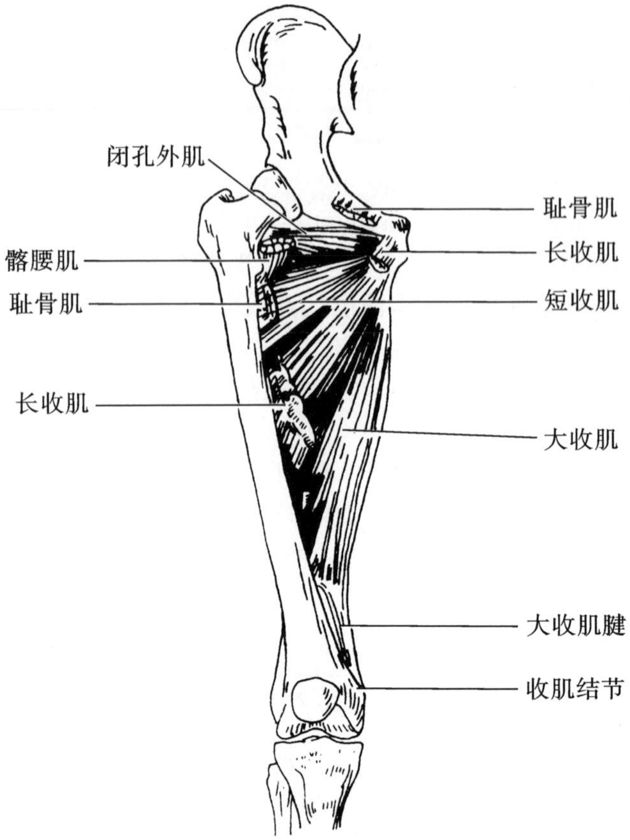

图 3-21　大腿内侧深层

表 3-6　大腿肌的位置、起止点及主要作用、神经支配

肌群	肌名	位置、起止点	主要作用	神经支配
前群	缝匠肌	起自髂前上棘，止于胫骨上端内侧	屈髋关节和膝关节，使已屈的膝关节旋内	股神经
	股四头肌	以4个头分别起自髂前下棘和股骨前面，经髌骨及髌韧带，止于胫骨粗隆	屈髋关节和伸膝关节	
内侧群	耻骨肌 股薄肌 长收肌 短收肌 大收肌	起自闭孔周围的耻骨支、坐骨支和坐骨结节，除股薄肌止于胫骨上端内侧外，其余均止于股骨	使髋关节内收、外旋	股神经、闭孔神经
后群	股二头肌	以长短两头起自坐骨结节和股骨，止于腓骨头	屈膝关节、伸髋关节	坐骨神经
	半腱肌	位于股骨后部内侧，起自坐骨结节，止于胫骨上端内侧	伸髋关节、屈膝关节	
	半膜肌			

笔记栏

三、小腿肌

小腿肌配布在胫、腓骨的周围，分为前群、外侧群和后群。

1. 前群　有3块肌（图3-22），分别为**胫骨前肌**（tibialis anterior）、**趾长伸肌**（extensor digitorum longus）和**踇长伸肌**（extensor hallucis longus）。

起止点：3块肌起自胫、腓骨上端和骨间膜前面，胫骨前肌止于内侧楔骨和第1跖骨底，趾长伸肌止于中节、远节趾骨底，踇长伸肌止于踇趾远节趾骨底的背面。

主要作用：胫骨前肌能使足背屈和内翻。趾长伸肌能伸第2～5趾和伸踝关节。踇长伸肌能伸踝关节和伸踇趾。

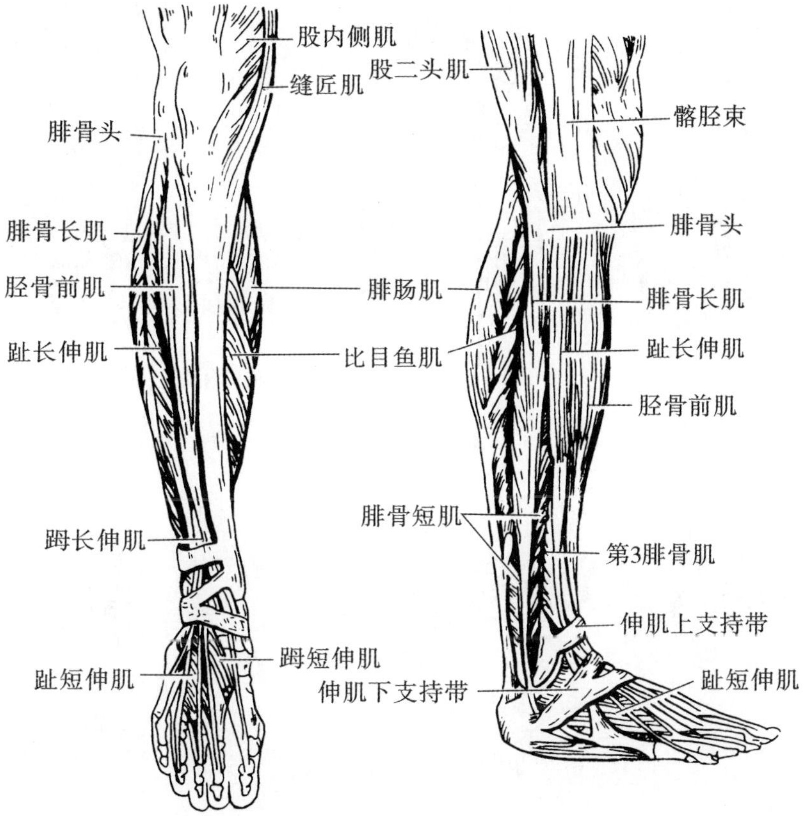

图3-22　小腿肌前群和外侧群

2. 外侧群　由浅层的**腓骨长肌**（peroneus longus）和深层的**腓骨短肌**（peroneus brevis）组成（图3-22）。

起止点：它们起自腓骨外侧面，肌腱经外踝后方到足底，腓骨长肌止于内侧楔骨和第1跖骨底，腓骨短肌止于第5跖骨粗隆。

主要作用：能使足跖屈、外翻。腓骨长肌腱和胫骨前肌腱共同形成"腱环"，对维持足弓、调节足内翻、外翻有重要作用。

3. 后群　分浅、深两层（图3-23）。

（1）浅层：**小腿三头肌**（triceps surae），它由浅面的**腓肠肌**（gastrocnemius）和深面的**比目鱼肌**（soleus）合成，肌腹向下膨大成一粗大跟腱，止于跟骨。主要作用：可屈膝关节和

笔记栏

踝关节。

(2)深层:胫骨后肌、趾长屈肌、踇长屈肌和腘肌,前三块肌的肌腱都经内踝后方到足底,胫骨后肌止于足舟骨和楔骨,使足跖屈、内翻。踇长屈肌和趾长屈肌分别止于底1 ~5趾远节趾骨底,有屈踝关节、屈趾的作用。腘肌位于腘窝底,起自股骨外侧髁外侧面的上缘,止于胫骨的比目鱼肌线以上的骨面,屈膝关节并使小腿旋内。

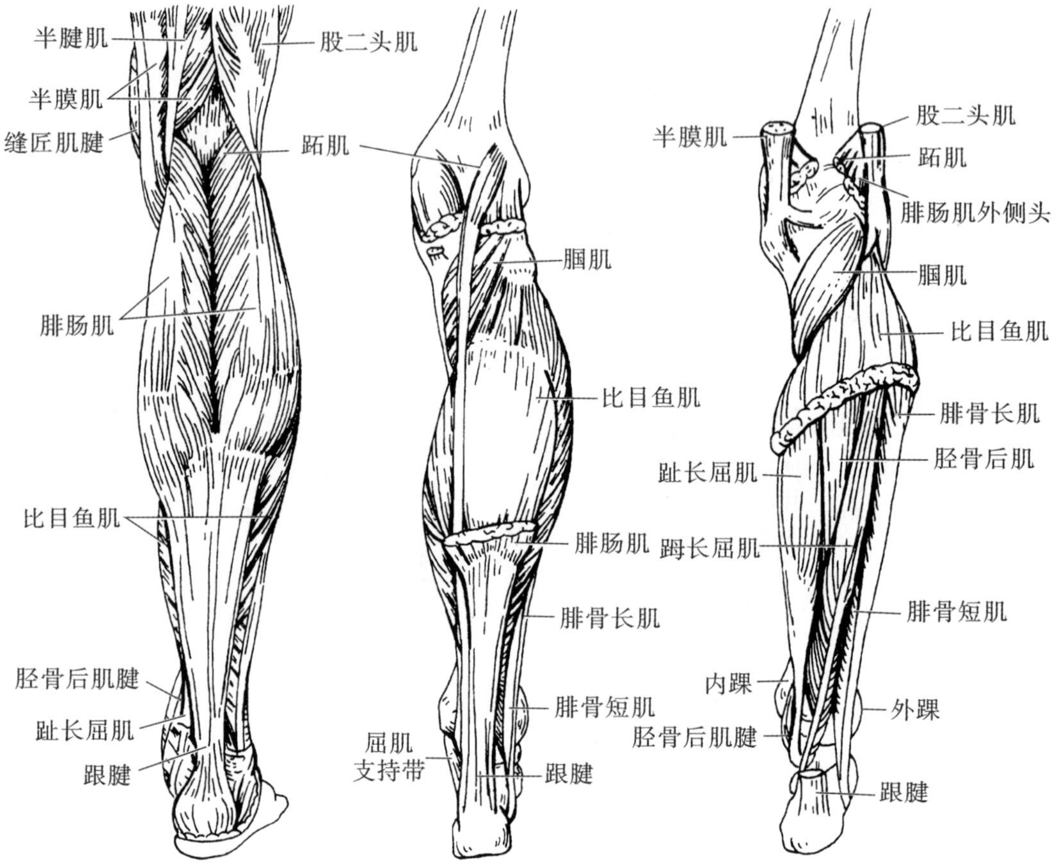

图3-23 小腿后群肌

四、足肌

足肌可分为足背肌和足底肌。足背肌弱小,是伸第2 ~5趾的肌;足底肌分内侧、外侧和中间三群,内侧群运动踇趾、外侧群运动小趾,中间群运动第2 ~4趾。

五、下肢的局部结构

1. 梨状肌上、下孔　位于梨状肌上下两缘和坐骨大孔之间。梨状肌上孔有臀上血管、神经穿出;梨状肌下孔有坐骨神经、臀下血管、神经和阴部血管、神经穿出。

2. 股三角　位于股前面上部。上界为腹股沟韧带,外侧界是缝匠肌内侧缘,内侧界为长收肌内侧缘。股三角于腹股沟韧带下方,由内向外依次排列有股静脉、股动脉和股神经。

3. 腘窝　为膝关节后方的菱形状凹窝。窝内有腘动脉、腘静脉和胫神经、腓总神经

笔记栏

经过。

学以致用，联系临床

下交叉综合征

下交叉综合征也称骨盆交叉综合征，是由于骨盆周围肌肉失衡导致骨盆倾斜等临床症状。其病因为长期重复性的动作或保持某种不良姿态致使骨盆四周肌肉的长度和力量发生了适应性改变。例如日常久坐办公的人，其竖脊肌和髂腰肌会过度紧张，腹直肌、臀大肌受到牵拉，长时间保持这种姿势会导致肌肉之间的受力不平衡，进而发生肌肉变形。当其站立时，紧张的髂腰肌会牵拉骨盆向前下方旋转，从而出现骨盆前倾的体态问题。孕妇、长期穿高跟鞋的女性、挺着啤酒肚的男性，站立时由于重心的前移，也会呈现出骨盆前倾的体态。

人体的骨盆起着承上启下的重要作用，既要承担上半身的重量，又要保证下半身的受力均匀，因此，保证身体的重心不偏移以避免骨盆的前倾是十分必要的。另外，骨盆支持着腹部，具有保护内脏和生殖器官的作用，骨盆的倾斜会使子宫、卵巢、胃肠等器官原本的形态受到扭曲，以致体液流动功能受到阻滞，对孕妇健康和胎儿发育造成不良影响。分娩时，由于骨盆轴发生改变（胎儿循此轴娩出），骨盆下口狭窄，会导致难产。

下交叉综合征预防的重点在于建立良好的生活习惯，加强健康教育。

1. 要避免久坐、跷二郎腿。人们在跷二郎腿时，骨盆的倾斜会带动脊柱旋转，造成脊柱周围肌肉受到牵拉，使肌肉失衡，久而久之造成背部肌肉疲劳、酸痛，甚至骨盆移位、脊柱扭曲，同时还会加重静脉曲张、引起下肢血栓等。

2. 卧床休息时要尽量选用木板床，腰部及下肢自然伸直，使腰椎及骨盆周围肌肉得到充分放松；站立时要挺胸收腹收臀，保持骨盆中立位，把重心放在足中偏后位置。再者，平时要多做一些仰卧起坐、平板支撑、直腿抬高运动来加强腹部、臀部肌力；做一些向前弓步压腿、坐位向下弯腰等动作来放松紧张的髋屈肌、竖脊肌。

3. 采用正确的锻炼方式，不要为了追求完美的身体曲线而盲目锻炼，导致骨盆前倾、腰椎前凸增加，形成所谓的“S形身材”。

在日常生活中，同学们可以学以致用，从医者的身份审视改善自己和他人不良的生活习惯，注意日常姿势，彻底远离下交叉综合征。

（曹　靖，陈雪梅）

第七节　肌学实践

一、实践项目

脑瘫外科治疗应用解剖学基础专题讲座。

二、实践方案

1. 介绍有关脑瘫的基本知识。
2. 介绍目前治疗痉挛型脑瘫的技术及研究成果。
3. 分享社会活动及调研的心得体会。

三、实践目的

1. 开阔学生视野，近距离接触脑瘫外科治疗的前沿技术，提高同学们的学习兴趣。
2. 分享社会活动心得体会，提高学生们医风医德，培养德、智、体、美全面发展的合格医学生。

四、实践报道或学生总结

脑瘫外科治疗应用解剖学基础讲座

（常　成）

第二篇

内脏学

第四章

内脏总论

一、内脏的一般概念

内脏(viscera)包括消化、呼吸、泌尿和生殖4个系统。研究内脏各器官形态结构和位置的科学,称为**内脏学**(splanchnology)。某些与内脏密切相关的结构,如胸膜、腹膜和会阴等,也归于内脏学范畴。内脏器官在形态结构、位置、功能上都具有密切的联系和某些相似之处。

在形态结构上,内脏各系统都由一套连续的管道和一个或几个实质性器官组成,由于它们具有摄取或排出某些物质的功能,因此各系统都有孔道直接或间接与外界相通。

在位置上,内脏大部分器官位于胸腔、腹腔和盆腔内。消化、呼吸两系统的部分器官位于头颈部,泌尿、生殖和消化系统的部分器官位于会阴部。

在功能上,内脏器官主要是进行物质代谢和繁殖后代。消化系统摄取食物,吸收营养物质,并将食物的残渣形成粪便排出体外;呼吸系统摄取氧气,将体内代谢产生的二氧化碳排出体外;泌尿系统把机体代谢过程中产生的尿酸、尿素、肌酐等代谢产物和多余的水分、盐等,形成尿液排出体外;生殖系统产生生殖细胞、分泌性激素进行生殖活动和繁衍后代。此外,内脏各系统中的许多器官还具有内分泌功能,产生多种类固醇或含氮类激素,参与对机体多种功能活动的调节。例如,胃肠道、睾丸、卵巢、前列腺及胰等,均具有内分泌功能。

二、内脏器官的分类

内脏器官依照其基本结构分为中空性器官和实质性器官两大类。

(一)中空性器官

此类器官呈管状或囊状,内部有空腔,如食管、胃、空肠、结肠、输尿管、支气管、输卵管等,管壁由黏膜、肌层、外膜等数层组织构成。其中消化管壁由4层组织构成,由内向外依次为黏膜、黏膜下层、肌层和外膜。

(二)实质性器官

此类器官多属腺组织,表面包以结缔组织被膜或浆膜,如肝、胰、生殖腺等。分布于实质性器官的血管、神经和淋巴管及该器官的导管等进出器官的部位,常为一凹陷,称该器官的**门**(hilum),如肺门和肝门等。

三、胸部标志线和腹部分区

内脏大部器官在胸、腹、盆腔内的位置是相对固定的,而掌握内脏器官的正常位置,对于临床诊断检查有十分重要的意义。为了描述内脏器官的位置及其体表投影,通常在

笔记栏

胸、腹部体表确定一些标志线和进行区域划分(图4-1)。

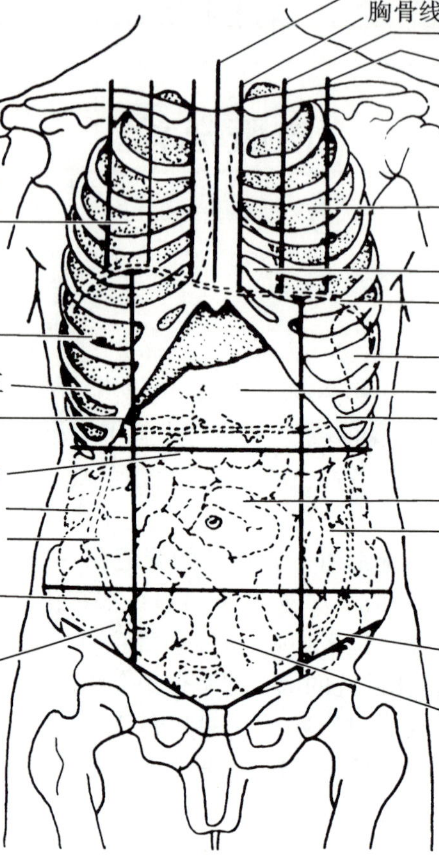

图4-1　胸部标志线和腹部分区

(一)胸部标志线

1. 前正中线　**前正中线**(anterior median line)是沿身体前面正中线所作的垂直线。

2. 胸骨线　**胸骨线**(sternal line)是沿胸骨最宽处的外侧缘所作的垂直线。

3. 锁骨中线　**锁骨中线**(midclavicular line)是经锁骨中点向下所作的垂直线。

4. 胸骨旁线　**胸骨旁线**(parasternal line)是经胸骨线与锁骨中线之间连线的中点所作的垂直线。

5. 腋前线　**腋前线**(anterior axillary line)是沿腋前襞向下所作的垂直线。

6. 腋中线　**腋中线**(midaxillary line)是沿腋窝中点向下所作的垂直线。

7. 腋后线　**腋后线**(posterior axillary line)是沿腋后襞向下所作的垂直线。

8. 肩胛线　**肩胛线**(scapular line)是经肩胛骨下角所作的垂直线。

9. 后正中线　**后正中线**(posterior median line)是沿身体后面正中所作的垂直线。

(二)腹部分区

为了便于描述腹腔脏器的位置,可将腹部分为若干区域,常用的腹部分区方法有四分法和九分法两种。

1. 四分法　为临床常用的简便分区方法。通过脐做一水平面和矢状面,将腹部分为左上腹、右上腹、左下腹和右下腹4个区。

2. 九分法　更为实用和详细。通过左、右肋弓最低点（或第 10 肋的最低点）所作的肋下平面和通过左、右髂结节之间的结节间平面，将腹部分为上、中、下腹 3 部分；再通过左、右腹股沟韧带中点的 2 个矢状面把腹部分成九区。九区包括上腹部的腹上区和左、右季肋区，中腹部的脐区和左、右腹外侧区（腰区），下腹部的耻区（腹下区）和左、右腹股沟区（髂区）。

第五章

消化系统

学习目标

1. 知识目标

(1)掌握口腔和咽峡的构成;牙的形态和结构;三大唾液腺的位置、形态和导管开口的部位;咽的位置、分部及各部形态结构和交通;食管的形态、位置及狭窄的部位;胃的形态、位置;十二指肠形态、位置、分部及结构。

(2)掌握空肠、回肠的形态、位置及主要区别;大肠的位置、分部和形态特征;肝的形态、位置;胰的位置;胆囊的形态、位置及功能和胆道的组成;阑尾的位置和体表投影。

(3)了解肝和胰的主要功能。

(4)掌握肛管的结构特征,了解肛管相关常见疾病的防治常识。

2. 能力目标

(1)知识内化:结合标本或模具能够自己讲解消化管和消化腺的各个结构。

(2)解剖学知识联系临床:将口腔、食管、胃、肠管、肝脏和胰腺等解剖学知识运用于临床实际和生活实际,解决实际问题。

(3)知识拓展能力:学会自主查阅资料,了解本章相关的科研进展。

3. 思政目标

(1)学以致用,健康宣讲:消化管担负着人体食物消化的重要作用,规律饮食对于维护消化管的正常功能非常必要。暴饮暴食会骤然增加消化系统的工作负担,从而导致消化器官疾病。

(2)器官移植,挽救生命:肝移植在临床中技术方法已经很成熟,但供体来源困难依然是阻碍肝移植在临床中开展的主要矛盾,所以提倡器官捐献,对于挽救生命有着非常重要的意义。

(3)不忘历史,砥砺前行:郑州大学医学院已经建院80余年,在这80多年中,涌现出了无数的医学科学前辈,一直引领者医学院的发展。回望历史,不忘初心,学习前辈,方能砥砺前行。

(4)社会实践:参观基础医学院浮雕墙,了解沈琼教授“食管拉网术”,学习河南省在食管癌防治方面的先进事迹和经验。

课前导学

你知道乳牙和恒牙的数量吗?你知道胃最多能容纳多少食物吗?胃溃疡是如何形成的?饮酒对肝有何伤害?胆汁是在哪里产生又如何排出的?为什么便秘容易引起痔疮?食物过于精细对肠道有哪些危害?带着这些问题,我们一起来学习消化系统。

笔记栏

第一节　消化系统概述

消化系统的主要功能是摄取食物，进行物理性和化学性消化，吸收其中的营养物质，作为机体活动的来源和生长发育的原料，并将剩余的糟粕排出体外。此外，口腔、咽等还参与呼吸、发音和语言等活动。

消化系统（alimentary system）由消化管和消化腺两部分组成（图 5-1）。

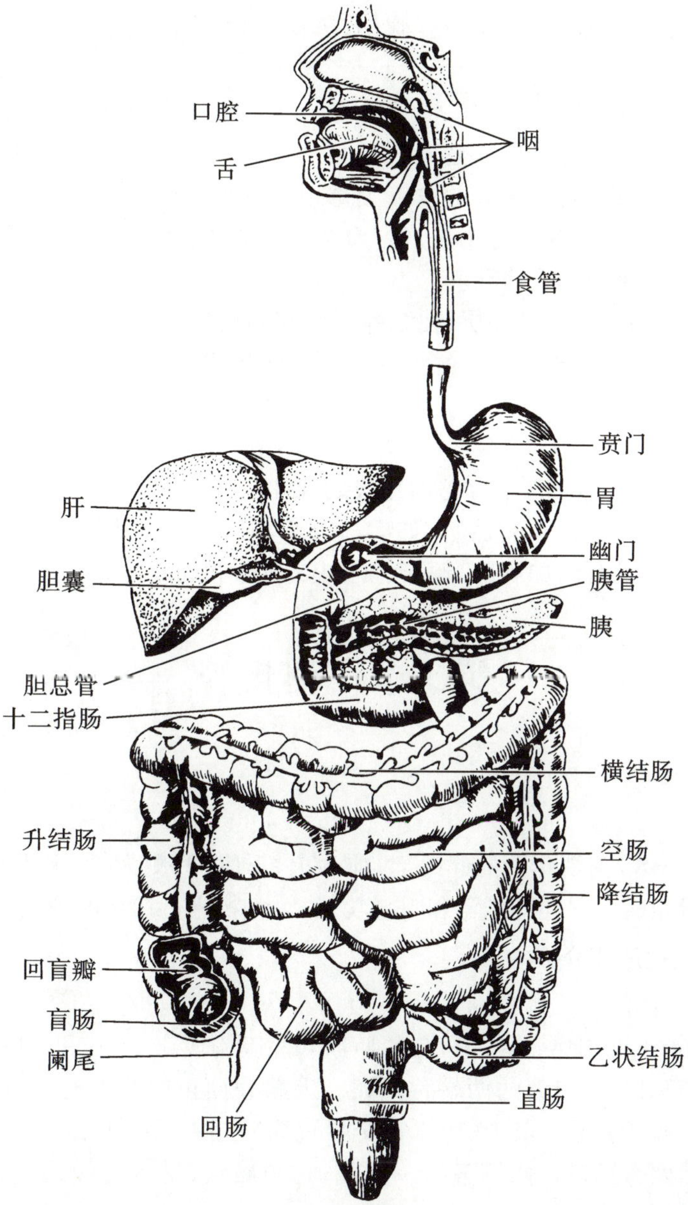

图 5-1　消化系统

一、消化管

消化管(alimentary canal)是从口腔至肛门粗细不等的弯曲管道,长约9 m。包括口腔、咽、食管、胃、小肠(包括十二指肠、空肠及回肠)和大肠(包括盲肠、阑尾、结肠、直肠及肛管)。临床上通常把从口腔到十二指肠的一段,称上消化道;空肠到肛门的一段,称下消化道。

消化管的一般结构:自咽至肛门之间的消化管壁一般可分为4层,即由内向外分为黏膜、黏膜下层、肌层和外膜。

1. 黏膜　是消化管壁最内层结构,由上皮、固有膜和黏膜肌层构成。黏膜向腔内突出,形成环行或纵行的皱襞。黏膜内有腺体,分泌消化液和黏液,帮助消化食物、湿润和保护管壁。

2. 黏膜下层　又称黏膜下组织,位于黏膜与肌层之间,由疏松结缔组织构成,可使黏膜具有一定的移动性,内含丰富的毛细血管、毛细淋巴管、神经末梢和黏膜下层腺体。

3. 肌层　又称肌织膜,消化管的食管上部以上和肛门周围为骨骼肌,消化管的其余部分为平滑肌。平滑肌一般可分为内环肌和外纵肌,两肌交替收缩和舒张,产生消化管的蠕动,促使内容物逐渐向下移动。

4. 外膜　位于消化管的最外层,由结缔组织和间皮构成。腹腔内大部分消化管的外膜主要为一层间皮,称浆膜,能分泌浆液,减少器官间的摩擦。

二、消化腺

消化腺(alimentary gland)是分泌消化液的腺体。包括大消化腺和小消化腺两种。大消化腺是肉眼可见、独立存在的器官,如大唾液腺、肝、胰等。小消化腺则是散在于整个消化管壁内的无数小腺体,如唇腺、颊腺、食管腺、胃腺和肠腺等。

第二节　消化管

一、口腔

口腔(oral cavity)为消化管的起始部,前为上、下唇;两侧为颊;上为腭;下为口腔底;向后经咽峡与咽相通。它具有味觉和咀嚼功能,对食物进行初步的消化作用。

(一)口腔的构造和分部

1. 口腔的构造

(1)口腔的前壁为口唇,由皮肤、口轮匝肌和黏膜构成,分上唇和下唇(图5-2)。上、下唇之间的裂隙称口裂,口裂的两端称口角。上唇表面正中线上有一纵行浅沟,称**人中**(philtrum),为人类所特有。其上、中1/3交界处为“水沟穴”,临床常针刺该穴以抢救昏迷患者。从鼻翼两旁至口角两侧各有一浅沟,称鼻唇沟,是唇与颊的分界线。面瘫患者瘫痪侧鼻唇沟常变浅或消失。

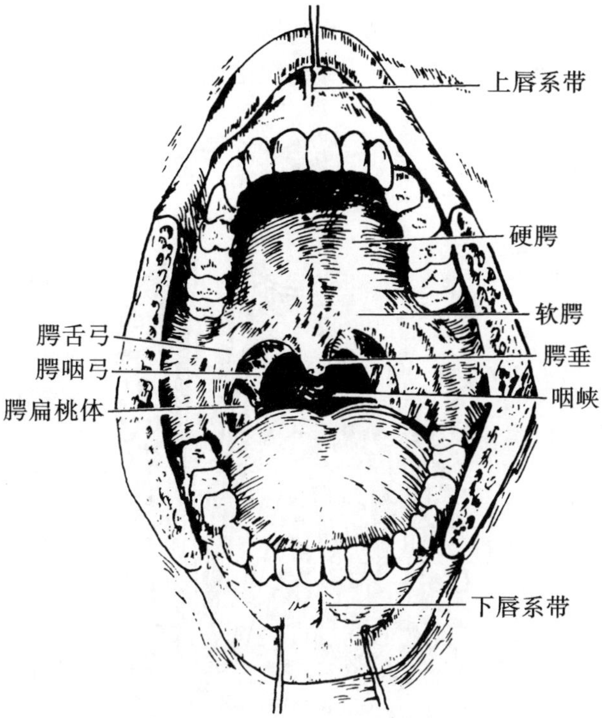

图 5-2　口腔及咽峡

(2) 口腔的侧壁为**颊** (cheek)，由皮肤、颊肌和黏膜等构成。

(3) 口腔顶为**腭** (palate)，由硬腭和软腭两部分组成。其前 2/3 为硬腭，后 1/3 为软腭。硬腭是以骨为基础，表面覆以黏膜构成。软腭由骨骼肌和黏膜构成，其后缘游离，中央有一向下悬垂的突起称腭垂；自腭垂向两侧各有两条弓形黏膜皱襞，其前方的一条向下连于舌根，称腭舌弓；后方的一条向下连于咽的侧壁，称腭咽弓。

(4) 口腔底由封闭口腔底的软组织和舌构成。

咽峡 (isthmus of fauces) 是口腔通向咽的门户，由腭垂，左、右腭舌弓和舌根共同围成 (图 5-3)。

2. 口腔的分部　口腔由上牙弓、下牙弓分为口腔前庭和固有口腔。牙弓与唇、颊之间有一马蹄铁形腔隙，称口腔前庭；牙弓以内的腔隙为固有口腔。当上、下牙咬合时，口腔前庭和固有口腔仍可借最后磨牙后方的间隙相通。对牙关紧闭的患者，可经此间隙将导管导入固有口腔，再下至咽腔和食管，注入营养物质。

(二) 口腔内器官

口腔内主要器官是牙与舌。

1. 牙　**牙** (teeth) 是人体最坚硬的器官，嵌入上、下颌骨牙槽内，分别排列成上牙弓和下牙弓，主要功能是咬切和磨碎食物，并对语言、发音有辅助作用。

(1) 牙的形态和构造：牙的形状和大小虽然各不相同，但其基本形态是相同的。每个牙都分为牙冠、牙根和牙颈 3 部分 (图 5-3)。牙冠是露在牙龈外面的部分；牙根是嵌入牙槽内的部分，借牙周膜与牙槽骨牢固相连，牙根尖部有一小孔，称牙根尖孔，牙根内的细管称牙根管；牙颈为牙冠与牙根之间稍细的部分，外包以牙龈。牙的构造由牙质、牙釉质、牙骨质和牙髓构成。牙质致密坚硬，构成牙的主体，位于牙的内部；在牙冠部牙质的

笔记栏

表面，覆有一层乳白色的釉质，其钙化程度最高，也是人体最硬的组织；而在牙根和牙颈的表面包有一层牙骨质。牙冠内的空腔，称牙冠腔。牙冠腔和牙根管合称牙腔。牙腔内充满牙髓，牙髓由神经、血管、淋巴管和结缔组织组成。

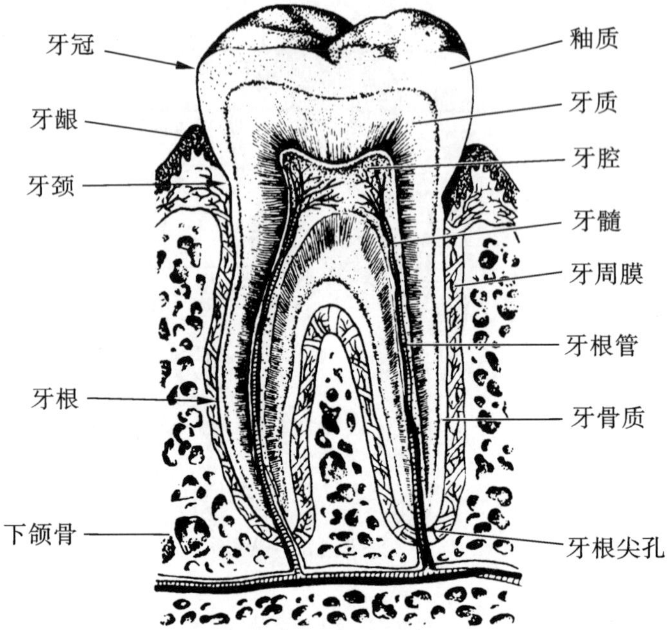

图 5-3　牙矢状切面

(2)出牙和牙式：人的一生中，先后有两组牙发生，第一组称**乳牙**(deciduous teeth)，第二组称**恒牙**(permanent teeth)。乳牙共 20 个，包括切牙、尖牙和磨牙；恒牙共 32 个，包括切牙、尖牙、前磨牙和磨牙。它们的形态各不相同。切牙、尖牙、前磨牙的牙根一般为单牙根，下颌磨牙有 2 个牙根，上颌磨牙有 3 个牙根(图 5-4)。

幼儿自 6 个月开始萌出乳牙，2～3 岁内出齐。6～7 岁开始换恒牙，12 岁左右除第 3 磨牙外，全部出齐。第 3 磨牙长出较晚，18～30 岁萌出，故称迟牙(智牙)，迟牙有的人可终生不出。因此恒牙数 28～32 个均属正常。

临床上为迅速、准确、简便地记录各个牙在口腔中的部位，通常以被检查者的方位为准，以横线表示上、下牙的分界，以纵线表示左、右侧的分界。用罗马数字表示乳牙，以阿拉伯数字表示恒牙。这种记录方式称牙式。如："┌Ⅱ"表示左下颌第 2 乳侧切牙；"1┘"表示右上颌第 1 恒中切牙。

2. 舌　**舌**(tongue)是口腔中可随意运动的器官，位于口腔底。舌以骨骼肌为基础，表面覆以黏膜构成。有协助咀嚼、吞咽食物、辅助发音和感受味觉等功能。

笔记栏

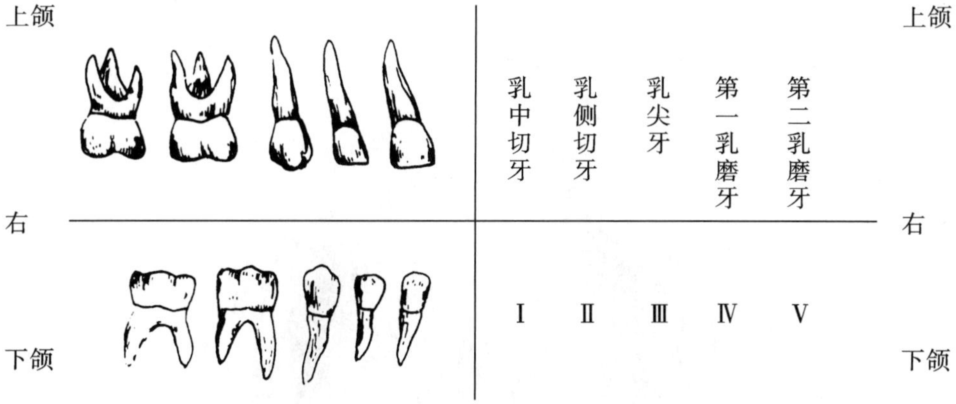

（1）乳牙

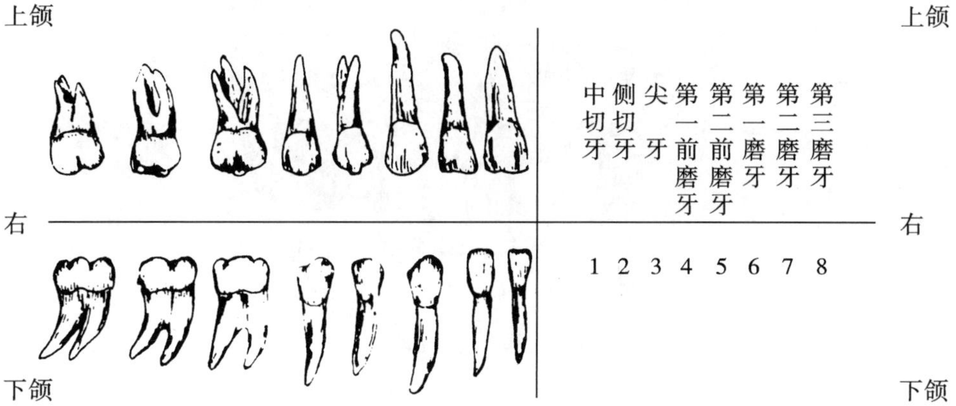

（2）恒牙

图 5-4　牙的名称、排列和牙式

(1)舌的形态:舌有上、下两面。上面又称舌背,被一向前开放的“人”字形的界沟分为后 1/3 的舌根和前 2/3 的舌体。舌体的前端称舌尖。舌下面正中线处有一黏膜皱襞,称舌系带,连于口腔底。在舌系带根部的两侧各有一小黏膜隆起,称舌下阜,阜的顶端有下颌下腺管和舌下腺大管的共同开口。由舌下阜向后外侧延伸的黏膜隆起,称舌下襞,其深面有舌下腺(图 5-5)。

(2)舌黏膜:淡红色,被覆于舌的上、下面。舌上面的黏膜上有许多小突起,称舌乳头。按其形状可分为丝状乳头、菌状乳头、轮廓乳头和叶状乳头(图 5-6)。丝状乳头数量最多,体积最小,呈白色丝绒状,遍布于舌体,具有一般感觉功能。正常情况下,丝状乳头浅层的上皮细胞不断角化、脱落并与食物残渣、黏液、细菌和渗出的白细胞等成分混合,附着于黏膜的表面,组成正常的淡薄白色的舌苔。菌状乳头数量较少,为红色钝圆形小突起,散在于丝状乳头之间,多见于舌尖和舌体侧缘,内含味蕾,司味觉。轮廓乳头体积最大,有 7 ~ 11 个,排列于界沟前方;乳头中央隆起,周围有环沟,沟壁内的上皮中有许多卵圆形小体,称味蕾,司味觉。叶状乳头在舌体侧缘后部,每侧有 4 ~ 8 条,呈皱襞状,内含味蕾,小儿较清楚。

(3)舌肌:为骨骼肌,可分为舌固有肌和舌外肌。舌外肌中最主要的一对为颏舌肌,该肌起自下颌骨体内面的颏棘,肌纤维向后上呈扇形,止于舌体中线两侧。两侧颏舌肌同时收缩,可使舌伸出口腔(伸舌);单侧收缩时,可将舌尖伸向对侧,如一侧颏舌肌瘫痪,

笔记栏

当让患者伸舌时，舌尖偏向瘫痪侧。其他舌外肌有：舌骨舌肌、茎突舌肌、腭舌肌。

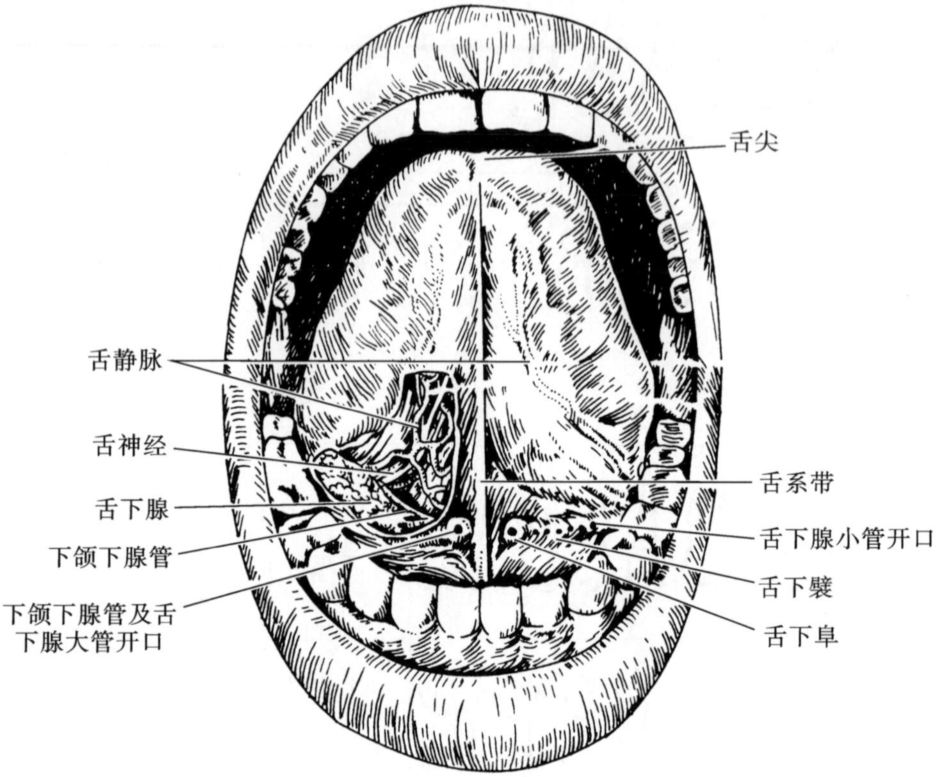

图 5-5　口腔底和舌下面

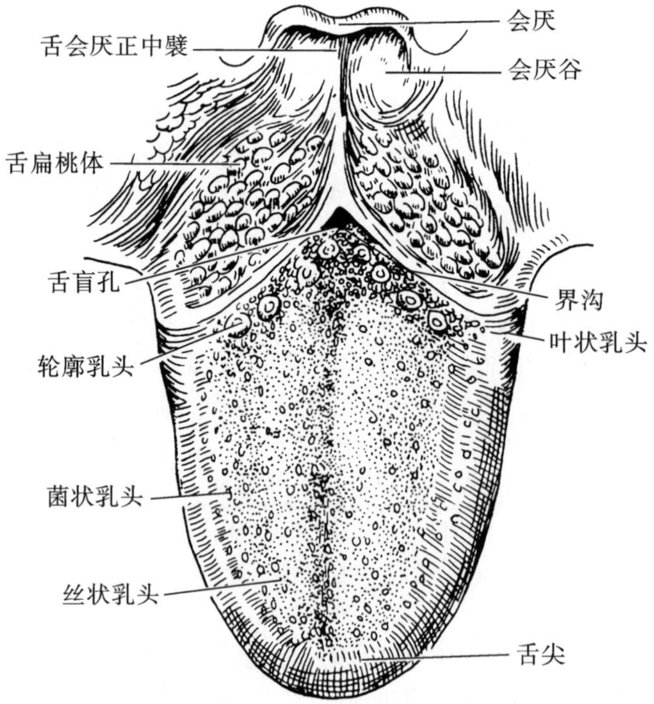

图 5-6　舌上面

(三)口腔腺

口腔腺因分泌唾液又称**唾液腺**(salivary gland)。小唾液腺数目多,属黏膜腺,分布于口腔各部的黏膜内,有唇腺、颊腺、腭腺和舌腺。大唾液腺主要有3对。

1. 腮腺　**腮腺**(parotid gland)位于面侧区,下颌后窝内,形态不规则,分浅、深两部。浅部位于下颌支的浅面;深部则深入下颌支与胸锁乳突肌之间的下颌后窝内。腮腺导管自腮腺前部发出,于颧弓下方越过咬肌浅面穿颊肌,开口于平对上颌第二磨牙的颊黏膜。副腮腺多出现在腮腺浅部前缘与咬肌前缘之间,其导管也多汇入腮腺管,出现率约为35%。

2. 下颌下腺　**下颌下腺**(submandibular gland)位于下颌骨下缘及二腹肌前后腹所围成的下颌下三角内,导管开口于舌下阜。

3. 舌下腺　**舌下腺**(sublingual gland)较小,为扁长圆形,位于舌下襞的深面,大管与下颌下腺导管共同开口于舌下阜,有10余条小管则开口于舌下襞的表面。

二、咽

咽(pharynx)为一漏斗形肌性管道,位于第1~6颈椎前方,自颅底向下至第6颈椎下缘与食管相续。咽有完整的侧壁和后壁,但其前壁因与鼻腔、口腔和喉腔相通而几乎缺如。咽腔分鼻咽、口咽和喉咽3部(图5-7)。

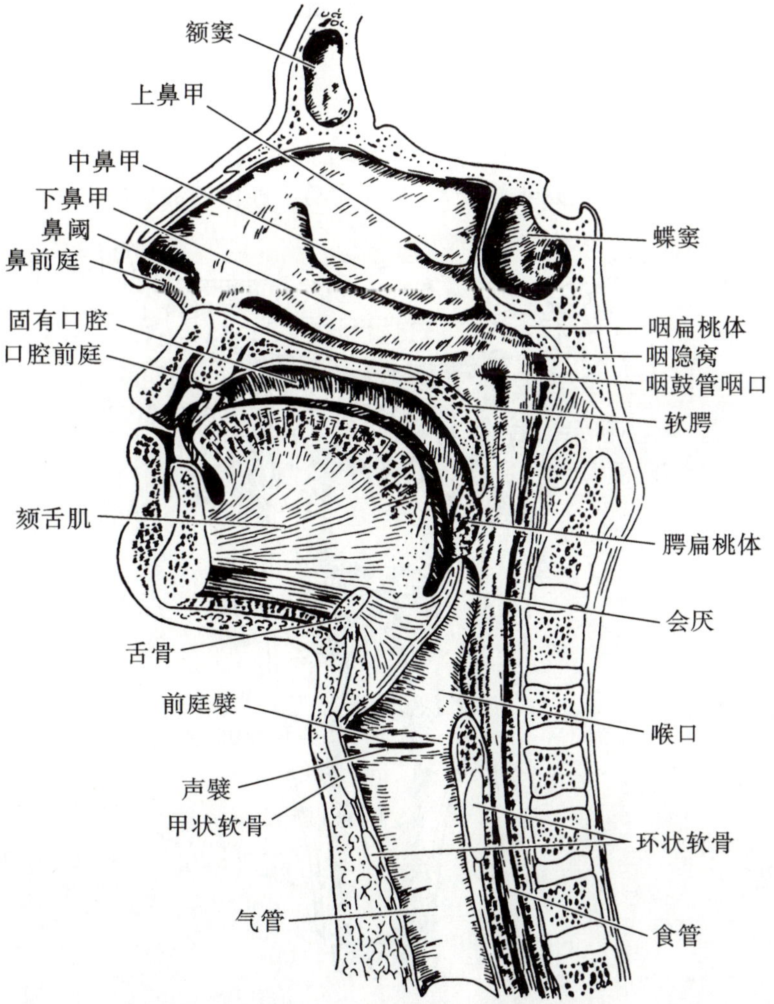

图5-7　鼻腔、口腔、咽和喉的正中矢状面

笔记栏

(一)鼻咽

鼻咽(nasopharynx)介于颅底与软腭之间,为咽的上部,经鼻后孔与鼻腔相通。其顶和后壁呈圆拱形,合称为顶后壁。**咽扁桃体**(pharyngeal tonsil)位于该处的黏膜深面,6~7岁时开始萎缩,10岁后几乎完全退化。

其侧壁距下鼻甲后端约1 cm处,有一呈镰状或三角形的**咽鼓管咽口**(pharyngeal opening of auditory tube),空气可从此口经咽鼓管进入鼓室,以维持鼓膜两侧气压平衡。小儿咽鼓管短而宽,走向水平,故细菌易从鼻咽逆行进入鼓室而致急性中耳炎。**咽鼓管圆枕**(tubal torus)为环绕咽鼓管咽口的前、上、后方的咽鼓管软骨形成的隆起,它是寻找咽鼓管咽口的标志,其后方的凹陷称**咽隐窝**(pharyngeal recess),是鼻咽癌的好发部位。

(二)口咽

口咽(oropharynx)介于软腭至会厌上缘平面之间,上接鼻咽,下连喉咽。其前壁主要为舌根后部,正中有一黏膜皱襞与会厌相连,称会厌正中襞,两侧的凹陷为会厌谷。口咽的侧壁有腭扁桃体,位于腭舌弓与腭咽弓之间的扁桃体窝内,呈卵圆形。扁桃体窝上部未被扁桃体充盈的部分称扁桃体上窝,是异物易于停留的部位。腭扁桃体内侧面上皮陷入实质内,形成深浅不一的扁桃体隐窝,并向实质内伸出许多囊状分支,是细菌存留和感染的好发部位。腭扁桃体在青春期后萎缩。

咽后上方的咽扁桃体、两侧的咽鼓管扁桃体、腭扁桃体以及舌扁桃体共同构成咽淋巴环,环绕于消化道和呼吸道的上端,有重要的防御功能。

(三)喉咽

喉咽(laryngopharynx)居咽的下份,会厌上缘至环状软骨下缘平面之间,向前经喉口与喉腔相通。喉咽前壁喉腔的两侧壁和甲状软骨板内面之间因黏膜下陷形成**梨状隐窝**(piriform recess),在吞咽时呈漏斗状张开,是异物易于停留的部位(图5-8)。

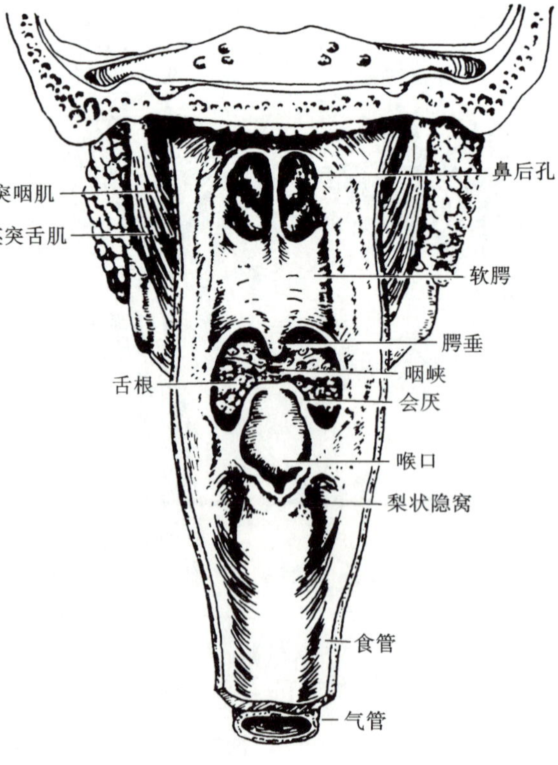

图5-8 咽腔(后壁切开)

(四)咽肌

咽肌包括咽缩肌和咽提肌2组，均为横纹肌。

咽缩肌包括上、中、下3对，自下向上呈叠瓦状排列，吞咽时自上向下依次收缩，将食团推向食管。

咽提肌位于咽缩肌深部，包括茎突咽肌、咽鼓管咽肌及腭咽肌，它们止于咽侧壁和甲状软骨上缘，收缩时上提喉及咽，使舌根后压，会厌封闭喉口，食物进入食管。

三、食管

(一)食管形态和位置

食管(esophagus)为一扁狭的肌性管状器官。上端平第6颈椎下缘接咽，下与胃相接，成人全长约为25 cm。依其行程可分为颈、胸、腹3部分(图5-9)。

1. 颈部　自第6颈椎下缘至胸骨颈静脉切迹平面，前邻气管，后邻第7颈椎及第1、2胸椎体。成人长约5 cm。

2. 胸部　自胸骨颈静脉切迹平面至膈食管裂孔。首先行于气管与脊柱之间偏左，再行于左心房后方并向左前斜跨胸主动脉前方，在第10胸椎水平穿膈肌食管裂孔后进入腹腔。成人长约20 cm。

3. 腹部　最短，自食管裂孔至贲门，其前方邻肝左叶，仅1～2 cm长。

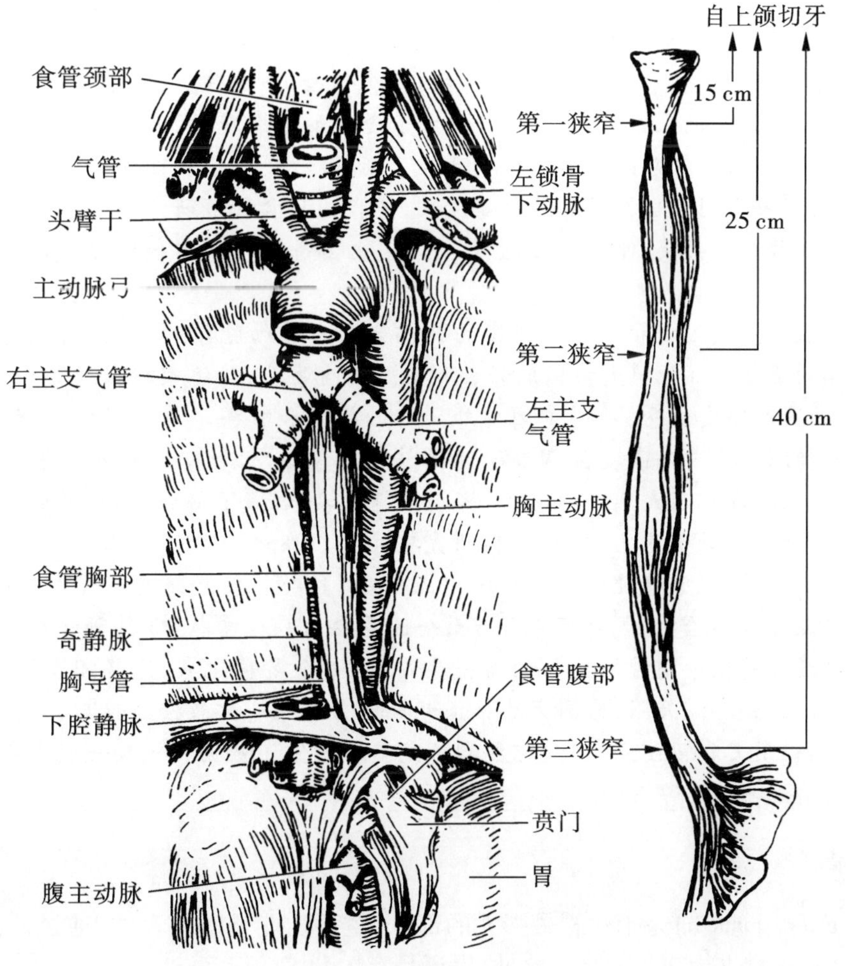

图5-9　食管位置及狭窄

笔记栏

（二）食管的狭窄与弯曲

食管在前、后方向上随脊柱颈、胸弯曲而弯曲；在左、右方向上亦有轻度弯曲。全长有3处生理性狭窄：第1狭窄位于平第6颈椎下缘水平的起始处，距上颌中切牙约15 cm；第2狭窄位于平第4、5胸椎椎间盘水平与左主支气管交叉处，距上颌中切牙约25 cm；第3狭窄位于穿膈肌处，距上颌中切牙约40 cm（图5-9）。这些狭窄既是食物易滞留的部位，又是肿瘤好发部位。食管在通过主动脉弓和左心房后方时受它们压迫而形成2个压迹，在吞钡造影侧位照片时可清楚显示。

奋战太行，抗击癌症

食管细胞学创始人——沈琼教授

沈琼教授，1911年10月出生于四川省蓬安县，1945年毕业于中央大学医学院，是我国食管癌防治研究的先驱，国内外著名的病理学家。1980年加入中国共产党。20世纪50年代中期，为支援河南的医药卫生及教育事业，由卫生部调到原河南医学院工作。

1959年，为了响应国家号召，实现周恩来总理提出的对肿瘤要“三早”，即早发现、早诊断、早治疗的指示，沈教授不顾个人安危，深入到我国食管癌高发区之一、被当地人称为“三不通”：路不通、水不通、食管不通的林州市，与患者同吃同睡同劳动，采集到了大量翔实而又珍贵的第一手资料。几十年中，沈教授走遍了林州市的大小村庄，成为当地妇孺皆知的“沈大夫”。经过反复试验，多次改进，终于发明了“食管细胞采取器”，即著名的“沈氏拉网法”。创立了食管细胞诊断学，解决了食管癌早期诊断的重大难题，为食管癌的防治及科研开拓了新途径，促进了我国食管癌研究的全面发展，取得了一系列令世界瞩目的科研成果，使我国的食管癌研究水平在国际上达到领先地位。曾先后荣获“全国劳动模范”称号、全国科学大会奖和全国医学卫生科技大会奖。

沈琼教授是我国食管癌防治研究的开拓者和食管细胞学的创始人，也是郑州大学病理学的奠基者。他热爱祖国的教育和医疗卫生事业，始终秉持报效祖国、服务社会、一心为民的坚定信念，赢得了国内外同行的推崇和赞誉。作为科学家，他长达四十余年坚持深入食管癌高发区调查研究的精神为学界所敬佩，为世人所敬仰。作为教育家，沈教授在郑州大学医学院（原河南医科大学）创立了病理学科，并组建了学科团队，历任病理学教研室主任、癌前期研究室主任。在他的带领和推动下，学校的病理学科快速发展，现已建设成为国家级重点（培训）学科、河南省重点学科，并建成了河南省重点开放实验室，成为河南省乃至全国重要的病理学教学、科研和人才培养基地。沈教授还是国务院首批授予的博士生导师，半个多世纪来，他坚守杏坛，耕耘不辍，教书育人，桃李满天下，为国家培养了大批优秀人才。沈教授逝世后，其亲属遵照先生的遗愿，用其积蓄设立了“沈琼医学研究奖励基金”，激励一代又一代青年学子和医学工作者献身医学事业。

四、胃

胃（gaster，stomach）是消化管最膨大的部分，主要功能是受纳食物，通过分泌胃液调和食糜，并对食物进行初步消化。此外，胃还具有内分泌功能。

（一）胃的形态和分部

胃为一前后略扁的囊状器官，有两壁、大小弯和两口。两壁即前壁和后壁。**胃小弯**（lesser curvature of stomach）凹向右上方，其最低点处明显转角称**角切迹**（angular incisure）。**胃大弯**（greater curvature of stomach）大部分凸向左下方。胃与食管相接处的入口为**贲门**（cardia）。大弯起始部与食管左缘所夹的锐角称贲门切迹，胃下端与十二指肠的接口称**幽门**（pylorus），此处有由胃壁环形肌增厚形成的幽门括约肌，表面的环形浅沟即为胃与十二指肠的分界标志，活体上幽门前静脉是确定幽门位置的重要标志（图 5-10）。

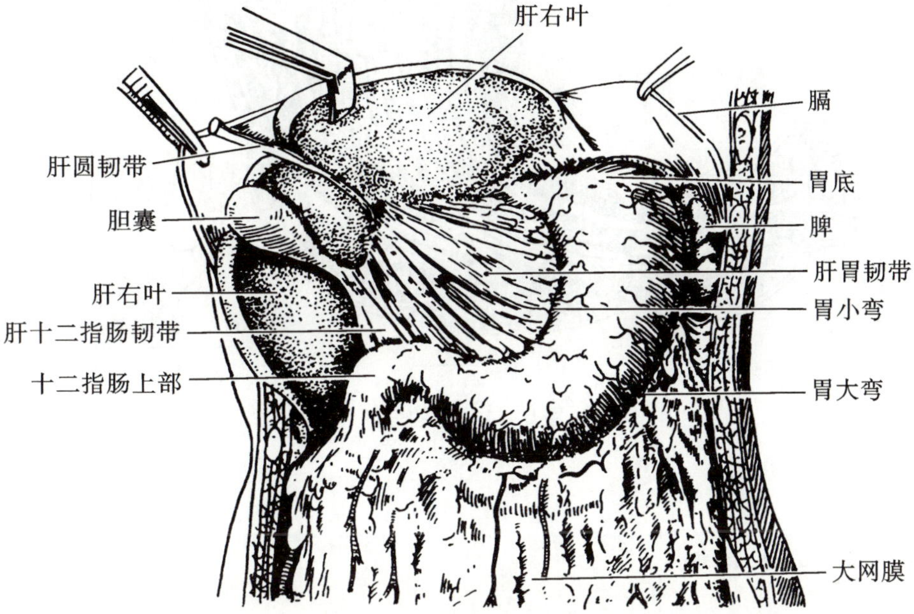

图 5-10　胃的形态和位置

胃分为四部，近贲门的部分称**贲门部**（cardiac part）；高于贲门平面的部分称胃底部（fundus of stomach）；角切迹水平至幽门的部分，称**幽门部**（pyloric part），又称胃窦，在其大弯侧表面的中间沟又将幽门部分为左侧的幽门窦和右侧的幽门管；胃底与幽门部之间的部分称**胃体**（body of stomach）（图 5-11）。

胃的形态因体型不同而有差异，可分为 3 种基本类型：角形胃，多见于矮胖型；长形胃，多见于瘦长型；钩形胃，较常见。

（二）胃的位置和毗邻

胃大部分位于左季肋区，小部分位于腹上区，贲门位于第 11 胸椎体左侧，幽门位于第 1 腰椎体右侧附近。胃的前壁右侧份与肝左叶靠近，左侧份与膈相邻，并为左肋弓所遮掩，仅小部分与剑突下腹壁相邻。胃的后壁邻近左肾、左肾上腺、胰、脾等器官。

笔记栏

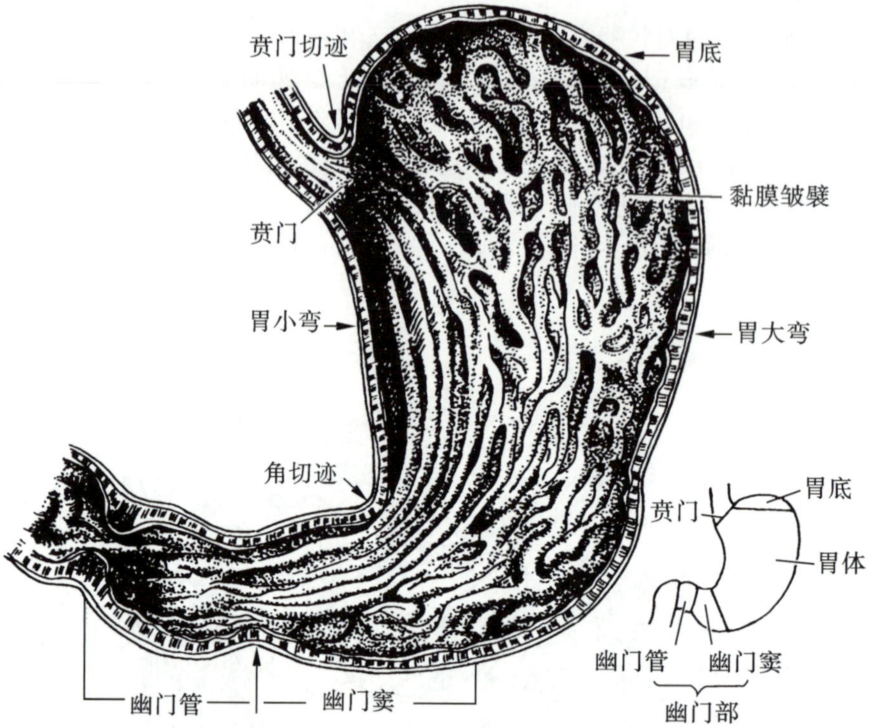

图 5-11　胃的分部

献身科学，追求真理

马歇尔喝下幽门螺杆菌

胃是消化道中重要的器官，也是很多疾病的载体。有一种常见的疾病为胃溃疡，是消化性溃疡的一种。约有 10% 的人一生当中罹患此病，因此胃溃疡在消化科占有重要的地位。既往医学家们认为胃溃疡的发病原因与精神紧张、迷走神经兴奋、刺激性饮食、滥用阿司匹林药物等因素密切相关，但没有人认为是与细菌感染有关。因为当时的共识是，没有任何生物能在胃的酸性环境下生存。但当 1983 年澳大利亚胃肠病学家巴里・马歇尔（Barry J. Marshall）提出胃溃疡的真凶是幽门螺杆菌这一理论时，直接挑战了当时的主流观点，医学家集体反对，认为是谬论。按当时的情形，事实上，幽门螺杆菌也是目前发现唯一能与胃酸共存和繁殖的细菌。更糟糕的是马歇尔的动物实验也没有一例成功的，又如何证明幽门螺杆菌就一定是引起胃溃疡的元凶呢？

马歇尔是如何发现并验证了胃幽门螺杆菌的存在，而不是在编写一部科幻小说呢？其实最先发现胃幽门螺杆菌的是澳大利亚的另外一名病理学家，罗宾・沃伦（J. Robin Warren）。他在一份胃黏膜活体标本中，意外地发现了一种前所未见的细菌，体长大约 3 μm。那是沃伦第一次观察到的幽门螺杆菌，但是没有一个人相信沃伦。因为那时人们都认为胃的酸性环境是不可能有任何细菌生长的。有一个人站出来帮助沃伦，那就是马歇尔。他们收集了 100 例胃炎患者的胃黏膜，细菌的检出率高达 90%。

更加震惊的是内窥镜检查发现所有的十二指肠溃疡患者胃内部都有这种细菌。然后他们用微氧的方法分离培养出了幽门螺杆菌并提出了新的溃疡发病机制的假说。然而许多科学家都在试图反驳他的假说，因为在动物实验中无法得到证明（动物在体实验屡屡失败），有人谴责他是“骗子”或“江湖郎中”。怎么办？马歇尔医生要想证明自己的观点，就必须先通过在体实验来证明：于是马歇尔医生自己就当了“小白鼠”。一天早上，马歇尔医生仰起脖子，将一小杯幽门螺杆菌培养液一饮而尽。几天后，在反酸、呕吐和口臭的折磨之中，马歇尔医生惊喜地发现，他终于得了胃病了！研究胃肠病的教授、专家们震惊了！他们纷纷开展临床实验，进一步夯实了马歇尔等人的发现。流行病学调查更加令人吃惊，在许多国家，幽门螺杆菌的感染率竟然在50%以上，甚至有些国家超过了90%。2005年巴里·马歇尔（Barry J. Marshall）与罗宾·沃伦（J. Robin Warren）因为发现了幽门螺杆菌（Helicobacter pylori，Hp），以及这种细菌在胃炎和胃溃疡等疾病中的作用，被授予诺贝尔生理学或医学奖。

幽门螺杆菌的发现，使得胃溃疡可以用抗生素治愈，在此之前除了抗酸药，还要用手术的方法，将患者胃部溃疡的位置切除，然后再重新与肠道相连，这种极端的方法还不一定能治好这顽劣的胃病。马歇尔的发现，推动了整个疾病跨越式的进展，改善了人们的生活质量。马歇尔喝下幽门螺杆菌，是追求真理、献身科学的体现，是基于对医学真理的求知和热爱。同学们，任何学习的动力离不开热爱，离不开责任。正是千千万万对医学热爱，对科学认真的前辈，推动了医学的发展，也成为我们学习的榜样。

五、小肠

小肠（small intestine）是消化管最长的一段，是食物消化、吸收的主要部位，全长5～7 m，分为十二指肠、空肠、回肠3部分。

（一）十二指肠

十二指肠（duodcnum）近端与胃幽门相接，远端续空肠。成人全长约25 cm，呈“C”形环绕胰头，可分为上部、降部、水平部和升部。

1. 上部　起自幽门，向右后至肝门下方胆囊颈附近，急转向下续为降部。转折处称十二指肠上曲。上部与幽门相接的一段肠壁较薄，黏膜光滑无皱襞，称十二指肠球，为溃疡好发部位。

2. 降部　于第1～3腰椎右侧贴近右肾内侧缘前面下降，约在第3腰椎平面转向左侧续水平部，转折处称十二指肠下曲。长7～8 cm。其内侧份中部有一纵行皱襞，称十二指肠纵襞，此襞下端有十二指肠大乳头，在大乳头上方约2 cm处有时还可见一小乳头。十二指肠左后壁与胰头之间有胆总管下行，胆总管末端与胰管汇合后共同开口于降部中份后内侧壁上的十二指肠大乳头，副胰管则开口于小乳头（图5-12）。

3. 水平部　又称下部，长约10 cm，横行在下腔静脉及第3腰椎前面，在腹主动脉前方移行为升部。

4. 升部　长仅2～3 cm，自腹主动脉前方斜向左上至第2腰椎左侧，再转向前下续空肠。转折的弯曲称十二指肠空肠曲，被十二指肠悬肌悬吊于腹后壁。临床上又称十二指肠悬肌为Treitz韧带，它是手术中确认空肠起始部的重要标志。

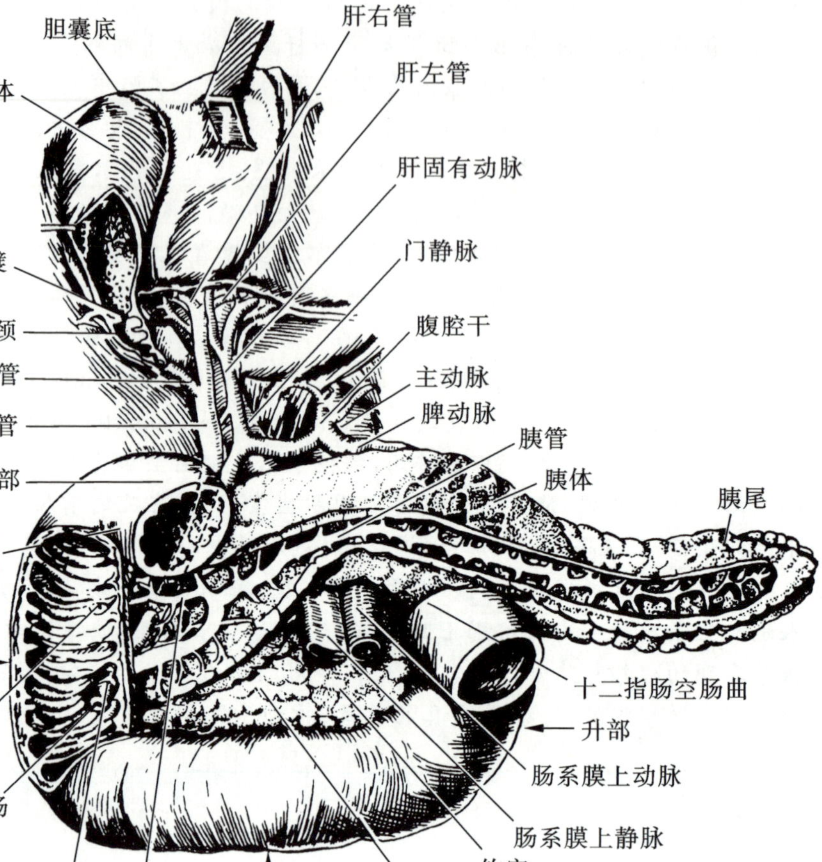

图 5-12　十二指肠、胆管和胰

(二)空肠和回肠

空肠(jejunum)起于十二指肠空肠曲，占据左上腹部。**回肠**(ileum)在右髂窝开口于盲肠，一般位于右下腹，部分肠袢可伸至盆腔。空、回肠二者无明显分界，但回肠相对较长，约占3/5。二者均全部被腹膜所包绕，通过较长的系膜连于腹后壁，因此，肠管有系膜缘和对系膜缘之分。由于系膜根部大大短于肠管，所以系膜呈扇形张开，在生理情况下肠管屈曲盘旋位于腹腔。

空、回肠黏膜具有密集的环形皱襞和绒毛，大大扩大了黏膜的面积，有利于食物的消化吸收。在黏膜下层含有肠腺和散在的淋巴滤泡，单个存在的淋巴滤泡称孤立淋巴滤泡，空、回肠均存在；在回肠的对系膜缘还存在由数个乃至数十个孤立淋巴滤泡集聚而成的集合淋巴滤泡，共有20~30个，均呈卵圆形，其长轴与肠管长轴一致，称集合淋巴小结，又称**派尔斑**(Peyer's Patch)，肠伤寒时易穿孔(图5-13)。

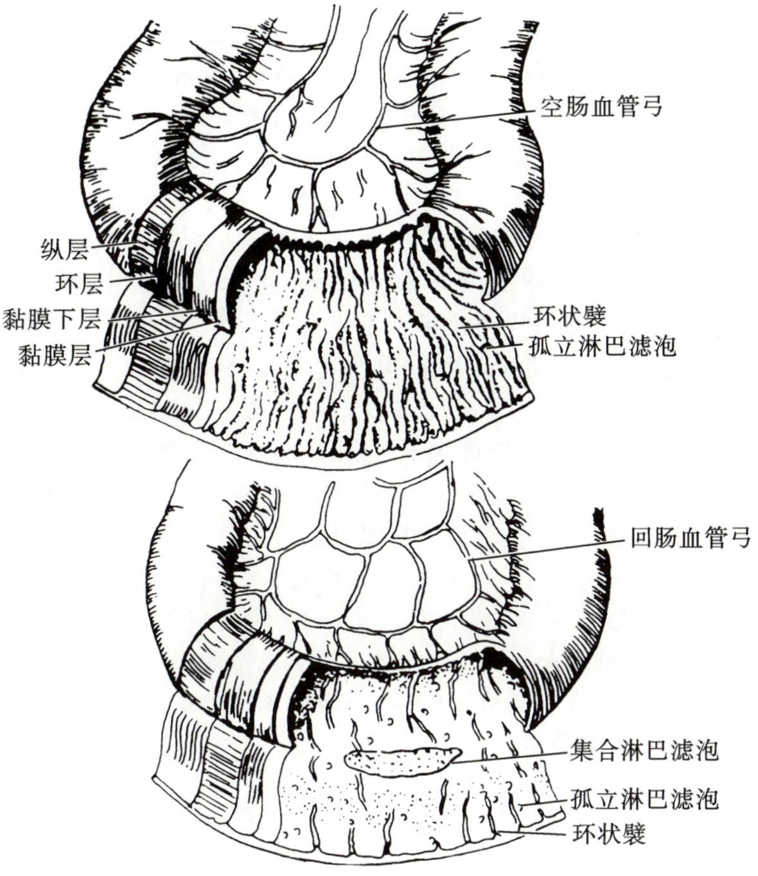

图 5-13　空肠与回肠的比较

空肠管径较回肠粗，黏膜环形皱襞较之更密集、更高，管壁更厚，血供丰富，活体颜色红润。

如果胚胎时期卵黄囊未完全消失，则可在回肠末段近回盲部约 1 m 范围内见到一囊状突出部，称之为**梅克尔憩室**（Meckel **憩室**），发生炎症时应与阑尾炎区别。

流病调查，尊重科学

赤壁之战与伤寒玛丽

同学们，我们今天学习了回肠，了解了在回肠的系膜缘存在的集合淋巴滤泡，肠伤寒时伤寒杆菌侵蚀这里并可能导致穿孔。伤寒杆菌是肠炎沙门菌的一个血清型，是造成伤寒的病原体。其传染途径为粪-口途径，传染力很强。人感染后主要症状为高热，可达 39～40℃，伴随有其他症状如腹痛、严重腹泻、头痛、身体出现玫瑰色斑等，肠道出血或穿孔是其最严重的并发症。在古时的中国伤寒就是瘟疫，束手无策的百姓只能任其夺走生命。大家耳熟能详的赤壁之战往往认为是周瑜用计，黄盖诈降，诸葛亮借东风火烧曹军战船取得的胜利。然而历史上另外一个说法是曹军中爆发伤寒，严重挫败了其战斗力导致战败。《三国志·魏志·武帝纪》对赤壁之战中的疫疾做了详尽描述，《三国志·武帝纪》："公至赤壁，与备战，不利。於是大疫，吏士多死者，乃引军还。"《三国志·先主传》:"时又疾疫,北军多死。"《三国志·吴主传》:"公烧其馀船引退,士卒饥疫,死者大半。"曹操说火是他下令自己人放的,放火烧船的原因在于恰巧部队遭到了瘟疫的袭击。曹操与周瑜第一次水战时,《资治通鉴》记载"时操军众,已有疾疫。初一交战,操军不利,引次江北"。可见,当时瘟疫已经爆发,到了赤壁之战时,瘟疫更加严重,曹军真到了不堪一击的地步,才被孙刘五万兵马轻松击败。史学家推测,这场瘟疫就是伤寒。张仲景在《伤寒杂病论序》中说到在赤壁之战的前几年,伤寒病在荆襄邻近的南阳等地流行,病死率很高。患者和带菌者是伤寒的传染源。病菌随粪便和尿排出体外,通过污染饮水和食物,经口感染。

1906年夏天,纽约的银行家华伦带着全家去长岛消夏,雇佣厨师玛丽。8月底,华伦的1个女儿最先感染了伤寒。接着,华伦夫人、2个女佣、园丁和另1个女儿相继感染。他们消夏的房子住了11个人,就有6个人患病。房主深为焦虑,他想方设法找到了有处理伤寒疫情经验的流行病学专家索柏(Soper)。索柏将目标锁定在了厨师玛丽身上。他详细调查了玛丽此前7年的工作经历,发现7年中玛丽更换过7个工作地点,而每个工作地点都曾暴发过伤寒病,累计共有22个病例,其中1例死亡。于是,索柏想得到玛丽的血液、粪便样本,以验证自己的推断,但这非常棘手。索柏对此有过精彩的描述。他找到玛丽,"尽量使用外交语言,但玛丽很快就做出了反应。她抓起一把大叉子,朝我直戳过来。我飞快地跑过又长又窄的大厅,从铁门里逃了出去"。因为,在她那个年代,"健康带菌者"还是一个闻所未闻的概念。最后,当地的卫生官员带着一辆救护车和5名警察找上门。在检测中,人们发现玛丽的胆囊充满了活性伤寒杆菌,玛丽被送入纽约附近的北兄弟岛上的传染病房。玛莉所到之处都引发了伤寒的蔓延,尽管她本人并未患病,但却把所携带的病菌传染给了吃她食物的人。玛丽最终被证实为健康带菌者,她被扣留并终生隔离。然而1910年2月,因民众对科学有限的认识和同情心,玛丽被释放,条件是切除胆囊或永远不做厨师。1915年,在玛丽快被人们遗忘时,纽约一家妇产医院暴发了伤寒病,25人被感染,2人死亡。卫生部门很快在这家医院的厨房里找到了玛丽,她已经改名为"布朗夫人",玛丽自觉理亏,回到了小岛上。医生对隔离中的玛丽使用了可以治疗伤寒病的所有药物,但伤寒病菌仍一直顽强地存在于她的体内。

如果不是流行病学专家,我们无法这么快找到真相并成功隔离健康带菌者,那么流行病对人类的肆虐一定更加猖狂。2019年底开始爆发的新冠肺炎,流病专家们付出了巨大心血和贡献,才有了我们中国对疫情的有效控制,维护了广大人民群众的健康。医学是一门科学,在不断地进步和完善,同学们献身医学事业,就需要尊重科学,捍卫健康。

六、大肠

大肠(large intestine)成人全长约1.5 m,分盲肠、阑尾、结肠、直肠和肛管5部分。

在外形上,结肠和盲肠具有三大共同特征,即**结肠带**(colic bands)、**结肠袋**(haustra of colon)和**肠脂垂**(epiploic appendices)。结肠带沿肠壁纵行排列,有3条,由肠壁纵行肌增厚而形成(图5-14)。3条结肠带汇集于阑尾根部。结肠袋为肠壁向外的囊状膨出,它的形成是由于结肠带短于肠壁其他部分,使后者皱缩而成,各袋之间由横沟隔开,横沟的深面为环形肌增厚,在肠腔面有对应的黏膜皱褶。钡剂灌肠时,结肠具有独特的X射线征象:结肠阴影呈现边缘整齐的串珠状。肠脂垂为吊在结肠带两侧的脂肪垂,外被浆膜。

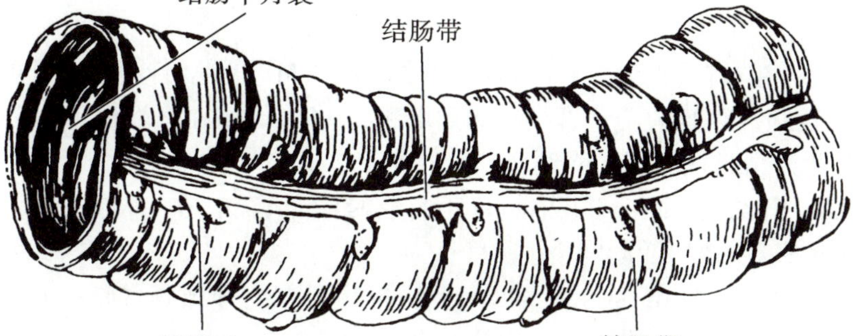

图 5-14　结肠的特征

(一)盲肠

盲肠(caecum)是大肠的起始部,左侧与回肠末端相连,下端为膨大的盲端,向上续升结肠。盲肠位于右髂窝内,但高位者可达右髂窝上方甚至右肝下,低位者可达小骨盆内。回肠末端突入盲肠形成上、下两半月形的瓣膜,称回盲瓣,它既可防止盲肠内容物反流,又可阻止小肠内容物过快进入盲肠,使食物在小肠内得到充分的消化吸收(图 5-15)。

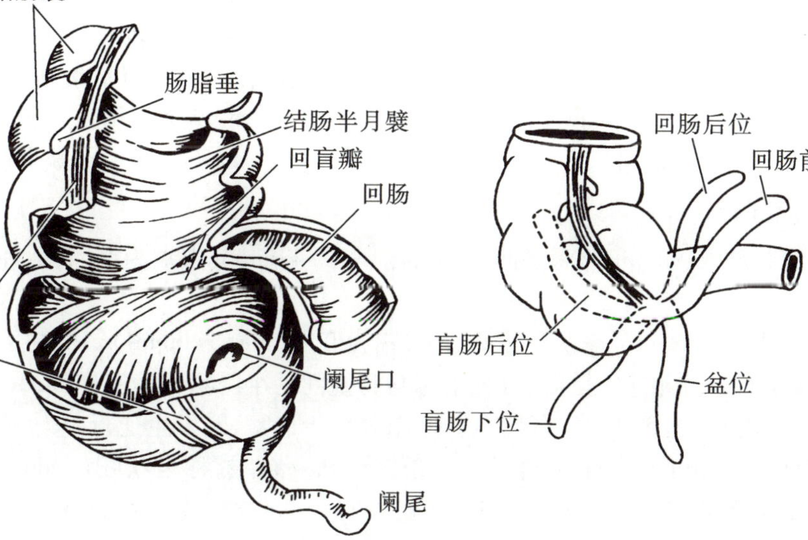

图 5-15　盲肠和阑尾

(二)阑尾

阑尾(vermiform appendix)的根部连于盲肠的后内侧壁,远端游离,平均长 6～8 cm,中年以后可逐渐萎缩变小。其外径 0.5～1.0 cm,管腔狭小,开口于盲肠后内侧壁,所以它的位置随盲肠位置的改变而改变,游离的体尾端与盲肠的关系因人而异,以回肠后位和盲肠后位为多,盆位次之,再次为盲肠下位和回肠前位。肝下位和左下腹位虽属少见,但其临床意义不容忽视。阑尾的根部连于盲肠的 3 条结肠带汇集处,手术中沿 3 条结肠带向下追踪是寻找阑尾最可靠的办法(图 5-15)。

阑尾根部的体表投影通常在 McBurney 点,即脐与右髂前上棘连线的中、外 1/3 交点。有时也以 Lanz 点来确定，即左、右髂前上棘连线的右、中 1/3 交点。

（三）结肠

结肠（colon）在右髂窝内续于盲肠，整个结肠呈“M”状框将小肠包围在框内，在第 3 骶椎平面续直肠。结肠的肠管直径在起始端粗，达 6 cm，但在末端仅为 2～3 cm。结肠全程分 4 部，即升结肠、横结肠、降结肠和乙状结肠。

1. 升结肠　**升结肠**（ascending colon）于右髂窝续于盲肠，在右侧腹上升至肝右叶下方，后壁邻腰大肌和右肾，活动度小。

2. 横结肠　**横结肠**（transverse colon）于肝右叶下方续升结肠，横行向左至脾和胰尾前方，横结肠与升结肠相续并转弯处称为结肠右曲，又称肝曲；其左端与降结肠相续，转弯处称为结肠左曲，又称脾曲，后者较前者位置略高。横结肠有较长的系膜连于腹后壁，活动度较大，因此，中部常下垂至脐甚至于脐以下，个体差异较大。

3. 降结肠　**降结肠**（descending colon）起自结肠左曲，在左侧沿左肾及左腰大肌前面下行，至左髂嵴处续乙状结肠，系膜短，活动度小。

4. 乙状结肠　**乙状结肠**（sigmoid colon）自左髂嵴水平开始至第 3 骶椎平面止，呈“乙”字形弯曲，大部位于左髂窝内，有较长系膜连于盆壁，活动度较大。老年人易发生扭曲。

（四）直肠

直肠（rectum）位于小骨盆后部、骶骨的前方。于第 3 骶椎水平续于乙状结肠，全长 10～14 cm，于穿盆膈处续肛管。矢状面观，直肠有 2 个弯曲，即随骶骨凸向后的骶曲和绕尾骨尖处凸向前的会阴曲。直肠下部比较膨大形成直肠壶腹，其肠腔面存在 3 个半月形的直肠横襞（瓣），是由黏膜及环行肌构成的，中间的直肠横襞最恒定且最大，位于直肠右壁，距离肛门约 7 cm，上、下 2 个横襞一般位于左壁，有时下方的一个缺如（图 5-16）。

（五）肛管

肛管（anal canal）于盆膈平面续于直肠，长约 4 cm，其末端为肛门，生理功能主要是控制排便。

肛管内面有 6～10 条纵形黏膜皱襞，称为**肛柱**（anal columns）。肛柱下端借半月形的**肛瓣**（anal valves）相连。肛瓣、肛柱下端与肠壁间的小隐窝称为**肛窦**（anal sinus），开口向上，易积聚粪便（图 5-16）。肠壁内的肛腺开口于肛窦，易发生逆行感染，引起肛窦炎。

肛柱下端、肛瓣基部相互连接成一条锯齿状环行线，称**齿状线**（dentate line），由胚胎期肛膜破裂而形成。由于齿状线上、下胚层发生不一样，故二者的被覆上皮、动脉来源、静脉回流、神经分布均不相同。

齿状线的下方，由于肛门括约肌的收缩，而形成微凸的环形肛梳，皮肤轻度角化，深部有静脉丛。活体上在肛门上方约 1 cm 处可见到一条浅蓝色的环形线，称肛白线，其位置相当于肛门内、外括约肌相交处。

肛门为肛管的下口，为一前后纵行的裂孔。周围皮肤富含色素，色泽暗褐，肛周腺（汗腺）及皮脂腺丰富。成年男性还有肛毛。

环绕肛管周围的肌称**肛门括约肌**（anal sphincter），有内括约肌和外括约肌之分。内括约肌属平滑肌，是肠壁环形肌的增厚，控制排便作用不大。肛门外括约肌为横纹肌，处于内括约肌的外面。根据肌纤维的所在部位，分为 3 部分。①皮下部，为肛周皮下的环形肌束，括约作用不强，必要时可以切断。②浅部，为围绕肛管下端的椭圆形肌束，向前附于会阴中心腱，向后附于尾骨尖。③深部，为浅部上方的环形肌束。

笔记栏

肛提肌属盆膈肌，其中耻骨直肠肌对肛管有重要的括约作用。

肛门内括约肌、肛门外括约肌的浅、深部，以及肛提肌的耻骨直肠肌共同构成肛管直肠环，对肛管起重要的括约作用，一旦被切断将引起大便失禁。

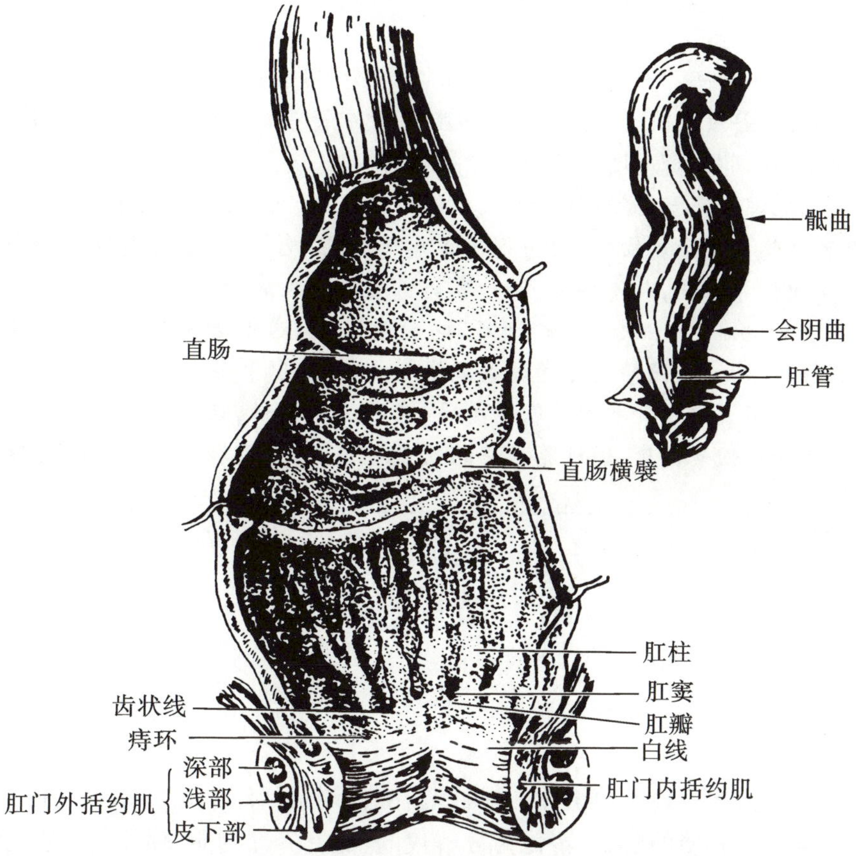

图 5-16　直肠和肛管

学以致用，健康宣讲

规律饮食有益人体健康

什么是规律饮食？①规律的用餐时间：正常情况下，经过一夜的胃部消化，人胃部的食物通常会在早上消化完毕，因此可以在八点前用早餐；中餐最好在十一点半到十二点半，经过了一上午的工作，此时正是需要补充食物的时候；而晚餐最好在六点半到七点半，如果用餐时间太晚，食物尚未消化就要洗漱、睡觉，这是不利于健康的。②规律的进食分量：早餐的分量最好占一天饭量的三分之一，且种类应该丰富一些；午餐可以超过三分之一，因为下午学习工作的时间较长，需要更多的能量；而晚餐则建议少于三分之一，且吃到七分饱时就应该停止进食。

一日三餐规律性的饮食习惯是人类在长期的生活中所形成的，是维持人体生命健康的基本生理需要。而不良的饮食习惯，如不吃早餐，饥一顿饱一顿，三餐饮食不均

笔记栏

衡,或暴饮暴食等都是有损于健康的。

1. 损伤胃肠,诱发胃肠疾病。饮食不规律会打乱胃肠消化的生物钟,当不吃早餐或饥饿时,胃酸等消化液分泌后得不到食物中和,侵蚀胃黏膜,加上幽门螺杆菌的感染,可引起急慢性胃炎、胃与十二指肠溃疡等疾病。而暴饮暴食可引起急性胃扩张,严重损害胃肠功能。

2. 造成营养失衡。由于饮食不规律或不均衡,不能给身体提供足够的能量和营养,久而久之会导致皮肤干燥、贫血及细胞衰老等营养缺乏症状。有专家调查指出,饮食不规律的人骨骼密度远远低于饮食规律的人。

3. 其他危害。在三餐定时情况下,人体内会自然产生胃结肠反射现象,可使二便规律,有利身体内代谢产物的排出;如饮食不规律,不吃早餐,可造成胃结肠反射作用失调,产生便秘等症状,身体排毒不畅,容易引起皮肤疾病,如痤疮等。

注意饮食规律,科学饮食规律即定时、定量进食,这才是健康的生活方式。结合学习到的解剖学知识,同学们可通过查阅资料,找到急性胃肠炎、胆囊炎、便秘等常见胃肠道疾病与不规律饮食之间的密切关系,通过健康宣讲,让周边的同学和家人更加注重规律饮食和饮食健康,通过养成好的饮食习惯,为自己和家人朋友的健康保驾护航。

第三节　消化腺

一、肝

肝(liver)是人体内最大的腺体,是机体新陈代谢最活跃的器官,参与蛋白质、脂类、糖类和维生素等类物质的合成、转化与分解代谢;非营养性物质(激素、药物、毒物)等的生物转化作用;分泌胆汁及吞噬防御功能。胚胎期,肝为造血器官之一。

我国成年人肝的重量,男性1 154 ~ 1 447 g,女性为1 029 ~ 1 379 g,相当于体重的1/40 ~ 1/50;胎儿和新生儿肝的体积相对较大,重量可达体重的1/16 ~ 1/20。国人成人肝的长(左右径)、宽(上下径)、厚(前后径)约为258 mm×152 mm×58 mm。

(一)肝的形态

肝外观呈楔形,右端圆而钝厚,左端扁薄,可分为膈(上)面、脏(下)面,前、后、左、右四缘。前缘为膈面与脏面前部相交的缘,此缘锐薄,有2个切迹,左侧者为肝圆韧带切迹,右侧者为胆囊切迹;后缘钝圆,朝向脊柱,有与脊柱相对的凹陷;肝左叶的左缘,较锐薄,左后端肝实质逐步消失,移行为纤维索;右缘为肝右叶的右下缘,钝圆,其最低点在腋中线处约平第10肋处。

肝上面隆凸,与膈穹隆一致并相邻接。借膈与右侧胸膜腔及肺组织毗邻,所以肝上部的囊肿和脓肿向上侵蚀,与膈粘连并经此溃破,可破入右侧胸膜腔,引起右胸膜腔炎症和积脓;若是侵入了肺组织,则其内容物可进至支气管腔内并咳出(图5-17)。

肝下面朝向后下方,与腹腔器官相邻,故称脏面。此面由于邻近器官的挤压,而呈现凹凸不平的"压迹"。肝下面最突出的结构是该面中部有一不规则的"H"形沟,其中部的横沟介于方叶和尾叶之间称为**肝门**(porta hepatis),肝门是肝固有动脉左、右支,肝门静脉左、右支,肝左、右管,淋巴管和肝的神经丛出入之处。主要结构的排列关系为肝管在前,肝固有动脉居中，肝门静脉在后。横沟左、右端各有一矢状位的纵沟，左侧者为左纵沟，右侧者为右纵沟。左侧纵沟窄而较深，其前部有**肝圆韧带**（ligamentum teres hepatis），后部容纳**静脉韧带**（venous ligament）。肝圆韧带由胎儿时期脐静脉闭锁而成，静脉韧带为胎儿时期静脉导管的遗迹。右纵沟宽而浅，其前半部为一浅窝，称**胆囊窝**（fossa for gallbladder），容纳胆囊；后半部较为宽阔，有下腔静脉经过，故名**腔静脉沟**（sulcus for vena cava）。腔静脉沟上段处有左、中、右3条肝静脉和若干条肝小静脉经此出肝注入下腔静脉，称第二肝门。腔静脉沟下段，下腔静脉接受来自尾状叶的小静脉及右半肝脏面的静脉，统称为肝短静脉；肝短静脉出肝处称第三肝门。肝的脏面借"H"形沟分为四叶，左纵沟左侧为左叶，右纵沟右侧为右叶，左、右纵沟之间，肝门前方部分为方叶，肝门后方部分为尾状叶。

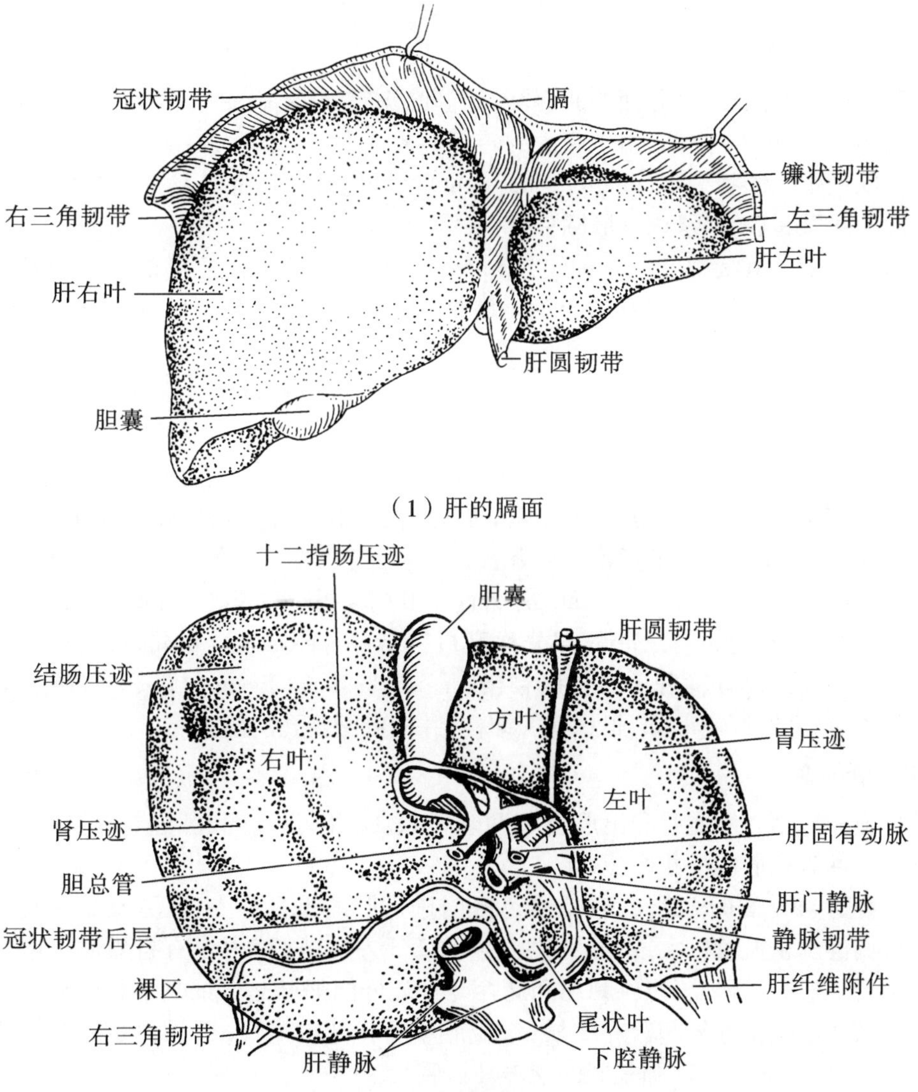

（1）肝的膈面

（2）肝的脏面

图5-17　肝的形态

(二)肝的位置和毗邻

肝大部分位于右季肋区和腹上区,小部分位于左季肋区,为肋弓所掩盖,仅在腹上区左右肋弓间露出小部分,并直接接触腹前壁。肝的位置,可随呼吸时膈的运动、内脏活动及体位的改变而有移动。

肝的体表投影:肝上界与膈穹隆一致,肝下界与肝前缘一致。

右界与上界起自右腋中线肋弓最低点(第10肋),沿胸侧壁上行至第7肋连于上界,经右锁骨中线与第5肋交点至剑胸结合,再连至左锁骨中线第5肋间隙交点稍内侧。下界起自右肋弓最低点,沿右肋弓下缘向左上,至第8、9肋软骨结合处离开右肋弓,斜行至左侧第7、8肋软骨结合处,连上界左端。在成人腹上区,肝下缘可在剑突下3~5 cm范围内触及,但在右肋弓下一般不能触及。新生儿与幼儿的肝下缘位置较低,可在右肋弓下触及。

(三)肝的韧带

肝除膈面后部的裸区,脏面的胆囊窝,腔静脉沟等处外,表面大部分有腹膜包绕。肝的腹膜与邻近器官和膈之间,由于腹膜的转折形成许多双层的腹膜结构,称肝的韧带。

1. 镰状韧带　**镰状韧带**(falciform ligament)自肝连至膈和脐以上的腹前壁,呈矢状位的双层腹膜皱襞,其游离缘内含肝圆韧带。

2. 冠状韧带　**冠状韧带**(coronary ligament)为膈与肝后上面之间的腹膜返折,分前、后两叶。前叶呈额状位,连于肝的上面与膈之间,又称肝膈韧带。后叶由肝的后缘折向后上方附着于右肾及肾上腺前面,又称肝肾韧带。

肝冠状韧带前后两叶之间为无腹膜覆盖的裸区,裸区是肝表面的最薄弱部,肝脓肿常向这一表面发展,经此溃破。

3. 三角韧带　**三角韧带**(triangular ligament)在肝的上面左、右两端,冠状韧带前、后叶合并形成三角韧带。左三角韧带在肝左缘处,位于肝左叶的后部至膈下面;右三角韧带在肝右缘处,位于肝右叶的后部至膈下面。

4. 小网膜　**小网膜**(lesser omentum)为连于肝门与胃小弯、十二指肠起始段之间的双层腹膜,其中肝门与胃小弯之间的部分称**肝胃韧带**(hepatogastric ligament);肝门与十二指肠起始段之间的部分称**肝十二指肠韧带**(hepatoduodenal ligament),其右缘游离,其内主要含肝固有动脉、肝门静脉、胆总管等结构,并构成网膜孔的前壁。

(四)肝的血管

肝的血管包括入肝血管和出肝血管两套体系:①肝门静脉和肝固有动脉体系;②肝静脉体系。两者在肝内呈相嵌配布。

肝门静脉与肝固有动脉左、右支通过肝门进入肝内反复分支,其分支最后均注入肝血窦。肝门静脉供血量较大,占肝总供血量的2/3左右,血液内含有自胃肠道吸收的大量营养物质,输送至肝加工以供利用和储存,所以,肝门静脉是肝的功能性血管。肝固有动脉的血液含有丰富的氧和营养物质,供应肝本身代谢的需要,其供血量占肝总供血量的1/3左右,所以肝固有动脉是肝的营养性血管。

肝静脉为出肝血管。肝血窦内的血液经过物质交换后,汇入肝小叶内的中央静脉,再汇入小叶下静脉,反复汇集,最后汇成左、中、右3条肝静脉,注入下腔静脉。此外,在肝门处,肝门静脉、肝动脉和肝管周围由肝纤维膜的结缔组织包绕构成**血管周围纤维囊(即Glisson囊)**,纤维囊随上述三者在肝内的各级分支分布,共同组成**Glisson系统**,为肝脏外科分段的基础。还有若干肝小静脉直接注入下腔静脉。

笔记栏

器官移植，挽救生命

器官移植—肝移植

抗疫一线民警捐肝救治母亲。2020年4月初，一直忙碌在基层抗疫一线的上海民警李晨辰度过了人生31年来最难忘的春天。李晨辰的母亲因为急性药物性肝损伤导致昏迷，急需肝移植手术。在完成匹配后，李晨辰毫不犹豫地决定捐肝救母。手术已经顺利完成，李晨辰却仍然没有告诉母亲是自己捐出了大半个肝脏。在他看来，“儿子救母亲是本能反应，一切都是值得的”。当代“乌鸦反哺”的故事，让我们看到了人性的光辉和伟大，也让我们重新认识了“肝移植”这个手术。

肝脏移植是指采用外科手术的方法切除病肝，把一个有生命活力的健康肝脏植入体内挽救濒危患者生命，俗称“换肝”。肝移植是治疗终末期肝病的唯一有效手段，手术效果良好，术后可恢复正常工作学习生活。总的来说经保守治疗无效的患者均应考虑进行肝脏移植。

1977年严律南教授在上海施行了中国第一例肝移植手术。严律南教授，四川大学华西医院普外科主任，教授，博士生导师，“中国医师奖”获得者，“华西终身教授”，享受国务院政府特殊津贴，被誉为“肝移植领域的时代先锋”。严教授提到：“在肝移植中，最需要感谢的，是那些捐肝者。”在我国器官移植初期，肝移植的供肝来源少且单一。2006年以后，活体肝移植增多，主要是亲属间的肝移植。2015年以后，公民逝世后自愿捐献器官逐渐成为主流。虽然自愿捐献器官的人越来越多，但肝源仍然有缺口，中国器官捐献移植工作仍需进一步推广。肝源紧缺事关重大，如何分配好有限的肝脏资源？2010年，原卫生部制定了《中国人体器官分配与共享基本原则和肝脏与肾脏移植的核心政策》，并组织研发了人体器官分配与共享系统（COTRS）。为了保障人体器官分配与共享的公平性，该系统将实行自动化器官匹配，以患者病情的紧急程度和供受体器官匹配的程度等指标对患者进行排序，通过技术手段排除和监控人为因素的干扰。

肝移植在临床中技术方法已经很成熟，但供体来源困难依然是阻碍肝移植在临床中开展的主要矛盾，所以提倡器官移植，对于挽救生命有着非常重要的意义。提高全民对器官捐献的认识，提升自愿捐献率，心中有爱，常怀感恩，也是我们医务工作者需要努力的一个方向。

二、肝外胆道系统

肝外胆道主要由肝左、右管及肝总管、胆囊管、胆囊、胆总管组成。

胆道系统是指将肝分泌的胆汁输送至十二指肠的管道系统，一般可分为肝内及肝外两部分。

（一）肝左、右管和肝总管

左、右半肝内的毛细胆管逐步汇合，分别合成肝左、右管，在肝门附近，两管合成**肝总管**（common hepatic duct）。成人肝总管长2～4 cm，管径约0.5 cm，儿童长1.1～2.5 cm。

肝总管管壁的结构可分为黏膜、肌层和结缔组织层。肝总管管壁平滑肌的收缩可以保证当胆总管内压力增高时胆汁不向肝内胆道反流（图5-18）。

笔记栏

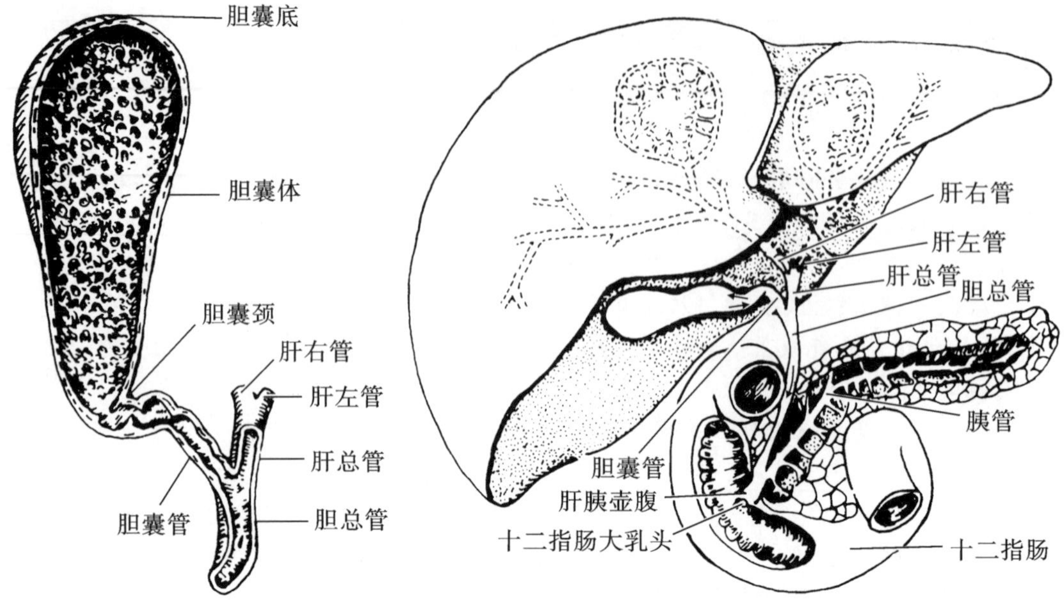

图 5-18 胆囊和输胆管道

(二)胆囊、胆囊管和胆总管

1. 胆囊 **胆囊**(gallbladder)位于肝右叶下面的胆囊窝内,上面借结缔组织与肝相连,下面由腹膜被覆。胆囊呈梨形,长 8 ~ 12 cm,宽 3 ~ 5 cm,壁厚 1.86 mm,容量 40 ~ 60 mL。胆囊有储存、浓缩胆汁以及调节胆道压力的作用。活体胆囊由于储存胆汁而染成绿色。胆囊一般可分为底、体、颈三部分。胆囊底为胆囊膨大圆钝的盲端,常在肝前缘胆囊切迹处露出,整个底部皆有腹膜覆盖。当胆囊充盈时或人体仰卧位时,底可凸出到肝下缘以下 1 ~ 3 cm,与腹前壁内面接触。胆囊底的体表投影为右锁骨中线与右肋弓交点附近,当胆囊发炎时,此处可有压痛。胆囊底是胆囊穿孔的好发部位。胆囊体与底无明显分界,紧贴肝脏,下面紧邻横结肠,内下方与十二指肠上部及降部上端相毗邻,故胆囊炎时常可使胆囊与上述结构粘连。胆囊颈较细、在肝门右侧附近由胆囊体延续而成,常以直角向左下弯转续于胆囊管。

胆囊管(cystic duct)长 3 cm 左右,直径 0.2 ~ 0.3 cm,胆囊管与其左侧的肝总管汇合成胆总管。胆囊管黏膜皱襞呈螺旋状突入管腔,形成**螺旋襞**(spiral fold),即 Heister **瓣**。该瓣可以控制胆汁的进出。胆结石也常因螺旋瓣的阻碍而被嵌顿在胆囊管。

胆囊三角(Calot **三角**)指由胆囊管、肝总管和肝脏下面构成的三角。起于肝固有动脉右支的胆囊动脉,约 62% 位于此三角区,故胆囊手术常在此三角内寻找胆囊动脉。

2. 胆总管 **胆总管**(common bile duct)由肝总管与胆囊管汇合而成。胆总管 4 ~ 8 cm,直径 0.3 ~ 0.6 cm,有一定舒张功能。在肝十二指肠韧带内,胆总管位于肝固有动脉的右侧,肝门静脉的右前方,经十二指肠上部后方下降,至胰头与十二指肠降部之间(或经胰头后方的沟内)进入十二指肠降部的左后壁。胆总管在斜穿十二指肠壁内时,与胰管汇合,形成略膨大的**肝胰壶腹**(hepatopancreatic ampulla),又称 Vater **壶腹**,开口于十二指肠大乳头顶端。

胆总管与胰管的终末部及肝胰壶腹均被**肝胰壶腹括约肌**(sphincter of the hepatopancreatic)又称 Oddi **括约肌**围绕,通常分为 3 个部分。①胆总管括约肌:为一环状肌，位于胆总管末端，恒定，为肝胰壶腹括约肌中最发达部分，其收缩可使胆总管下端关闭，使胆汁不能流入十二指肠腔。②胰管括约肌：位于胰管末端，肌纤维少且不完整。③壶腹括约肌：围绕肝胰壶腹周围，此括约肌有舒张功能，以调节胆汁和胰液的排出；且由于该部括约肌延伸到十二指肠大乳头，故收缩时，可防止十二指肠内容物返流入胆总管与胰管内。

平常肝胰壶腹括约肌保持收缩状态，由肝分泌的胆汁经肝左、右管，肝总管，胆囊管进入胆囊储存。进食后，由于食物和消化液的刺激，在神经体液因素的作用下，引起胆囊收缩和肝胰壶腹括约肌舒张，胆囊中储存的浓缩胆汁经胆囊管、胆总管排入十二指肠。

三、胰

胰(pancreas)是人体内仅次于肝的第二大腺体。胰由外分泌部和内分泌部两部分组成，分别分泌胰液和胰岛素。胰液每日分泌量约 1 200 mL，含多种消化酶类，在食物消化过程中起着重要作用。胰岛素为内分泌激素，主要调节血糖浓度。

(一)胰的形态和位置

胰质地柔软，活体呈灰红色，长 17～19.5 cm，宽 1.5～5.0 cm，厚 0.5～2.0 cm，重 80～100 g。腺体呈长棱柱状，位置较深，横跨第 1～2 腰椎体的前方，为网膜囊后壁的腹膜所覆盖，属腹膜后位器官。

(二)胰的分部

胰自右向左分为互相连续的 3 部分：胰头、胰体、胰尾。胰头与体移行处称胰颈。

1. **胰头**　胰头为胰右端膨大部分，位于第 2 腰椎右侧，被十二指肠降部和横部包绕。胰头后下部向左后下方呈钩状突起，称钩突，位于肠系膜上血管后方。胰头后面的重要结构为：胰头右后方与十二指肠降部间有胆总管下行；胰头与胰体交界处后方，肠系膜上静脉与脾静脉汇合成肝门静脉，然后右上行于胰头后面；胰头后面有下腔静脉上行。所以，胰头肿瘤时，可压迫十二指肠、胆总管，影响胆汁排出，产生阻塞性黄疸；也可能压迫下腔静脉、肝门静脉影响血液回流，导致下肢水肿及腹水。

2. **胰体**　胰体为胰中份大部，位于第 1 腰椎平面。前面隔网膜囊邻胃后壁，所以，胃后壁的溃疡可与胰体粘连，并侵入胰腺实质；后面由右向左横过下腔静脉、腹主动脉、左肾与左肾上腺前方。

3. **胰尾**　胰尾为胰左端窄细部分，指向脾门，位于脾肾韧带两层腹膜之间。在脾切除术中结扎脾门血管时，须注意不要损伤胰尾。

(三)胰管

胰管为胰液的主要排泄管。在胰腺实质内从左向右走行，横贯胰的全长，沿途收纳许多小叶间导管，到达胰头右缘时，与胆总管末端汇合成**肝胰壶腹**，又称**法特壶腹**(Vater **壶腹**)后，共同开口于十二指肠大乳头。

副胰管出现率为 76%。短而细，位于胰头上部内。主要引流胰头的上部，开口于十二指肠小乳头。该乳头位于十二指肠纵襞、大乳头前上方 2 cm 处，副胰管与胰管之间有吻合管。

笔记栏

爱我中华，科技振国

邓稼先先生因受核辐射影响罹患直肠癌去世

本章节我们学习了消化系统，消化系统有一种疾病叫直肠癌。今天我们讲的不是直肠癌，而是曾身患此病的邓稼先先生。两弹元勋邓稼先院士（1924 年 6 月 25 日—1986 年 7 月 29 日）是著名的核物理学家，中国核武器研制工作的开拓者和奠基者。邓先生于 1941 年考入西南联合大学物理系，1948 年至 1950 年在美国普渡大学留学，仅 2 年就获得物理学博士学位。在读书求学期间，深受爱国救亡运动的影响。1950 年 10 月，邓先生谢绝了老师和同校好友的挽留，放弃了优越的工作条件和生活环境，偕同二百多位专家学者一起回来建设刚成立的中华人民共和国。许身国威壮河山。1958 年秋，因国防工作的保密性和危险性，邓稼先对妻子只说自己“要调动工作”，不能再照顾家和孩子，通信也困难不方便联系。从此邓稼先的名字便消失了，他的身影只出现在严格警卫的深院和大漠戈壁，这一别竟是 28 年。而邓先生的妻子并未因此心生埋怨，而是积极投身祖国建设，为祖国的医学发展做出了重要贡献，她就是北京医科大学人体解剖学的博士生导师许鹿希教授。1979 年，在一次试验中，邓先生因受核辐射影响罹患直肠癌，英病早逝，年仅 62 岁。邓稼先是中国核武器研制与发展的主要组织者、领导者，他成功地设计了中国原子弹和氢弹，迈出了中国独立研究核武器的第一步，把中国国防自卫武器引领到了世界先进水平。邓稼先和许鹿希是爱我祖国、振兴中华的榜样，他们为中华之崛起而奋斗了一生。如今，同学们都能感受到祖国的强大，而国家富强离不开强大的国防硬实力，更离不开这些爱国科学家的无私奉献。无论何种职业，无论何时何地，同学们都要牢记自己是中国人，为民族骄傲，有文化自信，永葆独立奋斗精神，认真工作，为祖国和世界人民做出贡献。

（常　成，曹　靖）

第四节　消化系统实践

一、实践项目

参观郑州大学基础医学院文化墙（沈琼教授事迹）。

二、实践方案

从第一学期开始，利用周末组织大学一年级的医学生以小班为单位，轮流参观基础医学院文化墙——砂岩浮雕。由医学院团委宣讲团学生进行宣讲。包括：①饮水思源，薪火相传；②时空斗转，见证发展；③辗转办学，九载八迁；④抗美援朝，救死扶伤；⑤响应号召，独立建院；⑥根植中原，服务社会；⑦迁校郑州，快速崛起；⑧肿瘤防治，硕果累累；⑨医术精湛，享誉海外；⑩不忘初心，砥砺前行。共 10 个板块。

三、活动目的

1. 了解郑州大学医学发展的光辉历程，坚持“立德育人”的根本宗旨，植根中原大地办学，服务河南经济和社会发展，推动医学事业的进步 。

2. 学习老一代“河医人”扎根基层，为人民健康无私奉献的精神，对医学事业孜孜不倦的追求和锐意创新的工作态度。

3. 不忘初心，牢记使命。鼓舞学生以沈琼教授、张效房教授为榜样，树立远大的人生目标，为人类的医学事业而刻苦学习，在“双一流”大学建设的新时代再创医学发展的辉煌。

四、实践报道或学生总结

参观郑州大学基础医学院砂岩浮雕墙实践总结

（常　成）

第六章

呼吸系统

学习目标

1. 知识目标

（1）掌握呼吸系统的组成部分：鼻、喉、气管、支气管，肺的位置、形态、结构及主要生理功能。

（2）掌握胸腔、胸膜和胸膜腔的概念，胸膜的分部。

（3）掌握纵隔的概念和分部。

（4）了解呼吸系统解剖学知识在临床上的重要应用以及相关临床常见疾病的防治常识。

2. 能力目标

（1）知识内化：结合标本或模具讲解鼻腔、喉、气管和肺的各个结构。

（2）理论联系临床：将环甲膜、气管和肺的解剖学知识运用于临床实际和生活实际，解决实际问题。

（3）知识拓展：查阅资料，进一步了解严重急性呼吸综合征（sever acute respiratory syndrome，SARS）和新型冠状病毒肺炎（Novel Coronavirus Pneumonia, NCP）的相关知识。

3. 思政目标

（1）学习急救，守护健康：将解剖学知识应用于临床急救中，挽救生命，守护健康。

（2）学以致用，守护生命：健康，于民是立身之本，于国是立国之基。激发学生的学习热情，立志学有所成，为我国人民的健康事业贡献自己的力量！

（3）关注肺癌，重在预防：医务工作者有责任、有义务向周围的人宣传健康的生活方式，护卫人民的大健康。

（4）众志成城，防控疫情：不忘初心，不畏危险，勇于站在对抗疾病的第一线，成为新时代最可爱的人！

（5）社会实践：通过海姆立克急救培训，让学生认识到生命的伟大和脆弱，同时也认识到医学知识强大的力量，激发学生奋发图强！

课前导学

鼻出血最容易发生在鼻腔什么部位？当喉部异物引起窒息，怎样才能迅速解决？你知道临床上常用的气管切开术吗？在日常生活中，哪些不良的生活习惯可以促使肺癌的发生，什么检查可以早期发现肺癌？你对呼吸系统疾病SARS和新型冠状病毒肺炎的了解有多少呢？带着这些问题我们一起来学习呼吸系统。

呼吸系统(respiratory system)由呼吸道和肺两部分组成(图6-1),其主要功能是进行气体交换,即吸入氧、呼出二氧化碳。此外,还具有嗅觉和发音及内分泌的功能。

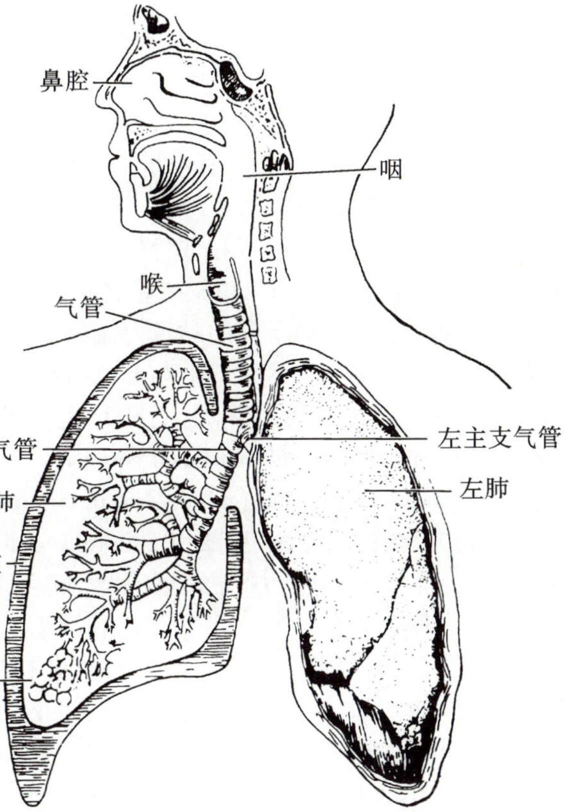

图6-1　呼吸系统全貌

第一节　呼吸道

呼吸道包括鼻、咽、喉、气管和各级支气管。通常把鼻、咽和喉称为上呼吸道,把气管和各级支气管称为下呼吸道。

一、鼻

鼻(nose)分外鼻、鼻腔和鼻旁窦3部分,是呼吸道的起始,也是嗅觉器官,并辅助发音。

(一)外鼻

外鼻(external nose)以鼻骨和鼻软骨作支架,被覆皮肤和少量结缔组织,内衬黏膜。软骨部表面的皮肤较厚,富含皮脂腺、汗腺和毛囊,是鼻疖、痤疮和酒渣鼻的好发部位。外鼻由鼻根、鼻背和鼻尖组成。鼻根是位于两眼之间的部分,其向下延续成鼻背,末端突出部分称鼻尖,鼻尖两侧向外下隆起的部分称鼻翼,当呼吸困难时,可见鼻翼扇动。从鼻翼向外下方到口角有一浅沟,称鼻唇沟。当面肌瘫痪时,患侧鼻唇沟会变浅或消失。

笔记栏

(二)鼻腔

鼻腔(nasal cavity)由鼻骨、鼻软骨内面被覆黏膜和皮肤构成。鼻腔向前经鼻孔通外界,向后经鼻后孔通鼻咽部。鼻腔被鼻中隔分为左、右两部分,每侧鼻腔以**鼻阈**(limen nasi)为界,分为前部的鼻前庭和后部的固有鼻腔。**鼻前庭**(nasal vestibule)是鼻翼内面较宽的部分,被覆皮肤,生有鼻毛,能够过滤和净化空气。并富有皮脂腺和汗腺,易患疖肿。由于该处缺乏皮下组织,皮肤与软骨膜直接相连,因此发生疖肿时,疼痛较剧烈。**固有鼻腔**(proper nasal cavity)是鼻腔的主要部分,一般所指的鼻腔是指固有鼻腔。其前界为鼻阈,后界为鼻后孔。每侧鼻腔有顶、底、内、外4壁。

鼻腔顶自前向后由鼻骨、额骨、筛骨筛板和蝶骨体构成。鼻腔底即口腔的顶,由硬腭构成。鼻腔内侧壁即**鼻中隔**(nasal septum),由筛骨垂直板、犁骨及鼻中隔软骨构成,被覆黏膜。鼻中隔一般偏向一侧。鼻中隔前下部的黏膜内血管丰富且表浅,是鼻出血的好发部位。约90%的鼻出血发生于此区,称为易出血区(Little 区或 Kiesselbach 区)。

鼻腔外侧壁,自上而下有3个鼻甲(图6-2),分别称**上鼻甲**(superior nasal concha)、**中鼻甲**(middle nasal concha)和**下鼻甲**(inferior nasal concha)。3个鼻甲的下方称鼻道,分别称**上鼻道**(superior nasal meatus)、**中鼻道**(middle nasal meatus)和**下鼻道**(inferior nasal meatus)。在上鼻甲后上方多数人有**最上鼻甲**(supreme nasal concha)和**最上鼻道**(supreme nasal meatus)。上鼻甲后上方与蝶骨体之间的凹陷部分称**蝶筛隐窝**(sphenoethmoidal recess),是蝶窦的开口部位。上鼻道有筛窦后群的开口。将中鼻甲切除,在中鼻道的外侧壁上可见2个隆起,前下方弧形隆起称**钩突**(uncinate process),后上方的圆形隆起为**筛泡**(ethmoidal bulla)。在中鼻道中部可见凹向上的弧形裂隙称**半月裂孔**(semilunar hiatus),裂孔的前下和外上扩大呈漏斗状,称**筛漏斗**(ethmoidal infundibulum)。中鼻道为额窦、上颌窦、筛窦前群及中群的开口处。下鼻甲是位置最靠前、最大的鼻甲,其肿胀或肥厚时可引起通气不畅。在下鼻道的前部有鼻泪管的开口,下鼻道外侧壁前端近下鼻甲附着处是上颌窦穿刺的最佳进针位置。

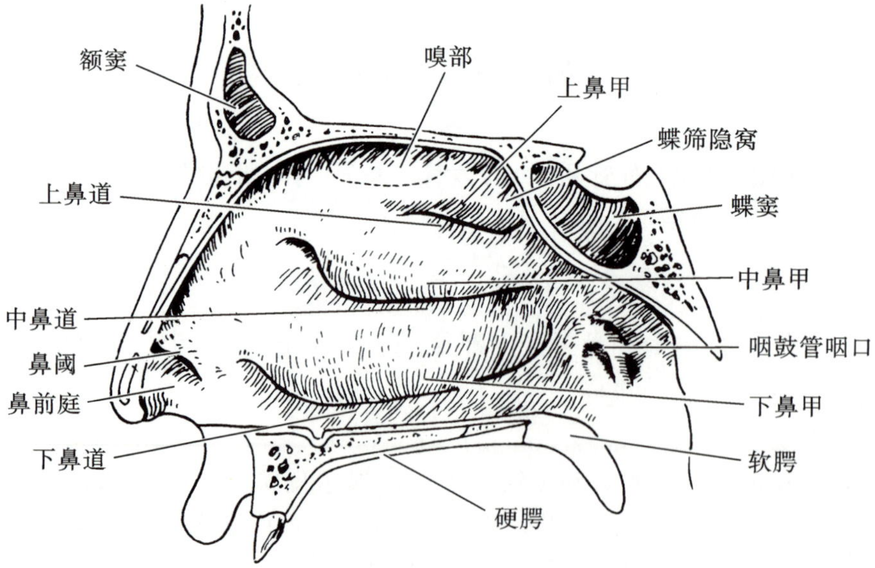

图6-2 鼻腔外侧壁(右侧)

笔记栏

鼻黏膜分为**呼吸区**(respiratory region)与**嗅区**(olfactory region)。嗅区位于上鼻甲内侧面,与上鼻甲相对应的鼻中隔部分的鼻黏膜,可感受嗅觉刺激。除嗅区以外鼻腔黏膜,占鼻黏膜的大部分为呼吸区,与各鼻旁窦的黏膜相延续,富含黏液腺和纤毛。呼吸区的黏膜对吸入的空气有温暖、湿润和净化作用。黏膜内有丰富的静脉丛,易受刺激而充血导致鼻塞。

(三)鼻旁窦

鼻旁窦(paranasal sinuses)是位于鼻腔周围含气颅骨中的空腔,共4对,分别称上颌窦、额窦、蝶窦和筛窦。鼻旁窦壁内衬以黏膜,与鼻腔内的黏膜相延续。有温暖、湿润空气和产生共鸣的作用(图6-3)。

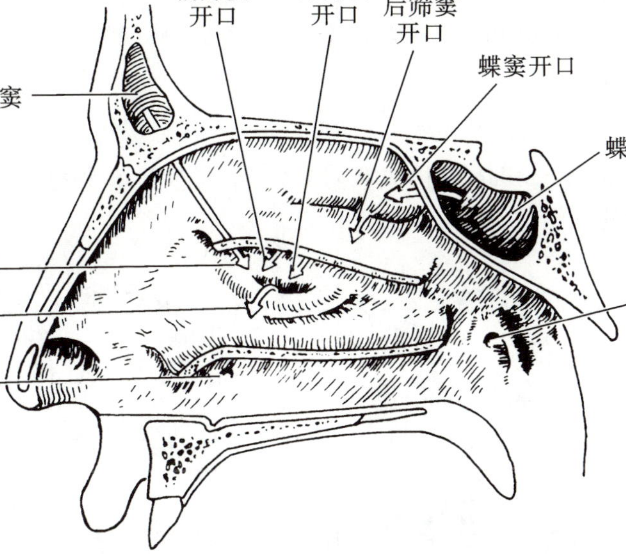

图6-3　鼻腔外侧壁(右侧鼻甲切除后)

1. 额窦　**额窦**(frontal sinus)位于额骨眉弓的深面。左右各一,呈三棱锥体形。额窦前壁是额骨外板,较厚,含有骨髓,故额窦发炎易导致骨髓炎。后壁为额骨内板,骨质较薄,与颅前窝相邻,有导静脉与硬脑膜静脉相连,额窦炎可引发颅内感染。额窦底部是眼眶的顶和筛窦前群的顶壁,骨质很薄,额窦囊肿可破坏此处进入眶内,窦口向后下开口于中鼻道的筛漏斗(图6-3)。

2. 筛窦　**筛窦**(ethmoid sinus)是位于筛骨迷路内的含气小房,每侧有3~18个。介于鼻腔与眼眶之间,分为前筛窦、中筛窦和后筛窦3组。外侧壁是眶内侧壁,非常薄,筛窦的病变和外伤可破坏此壁进入眼眶。内侧界为上鼻甲、中鼻甲的附着处。前、中筛窦开口于中鼻道的筛漏斗,后筛窦开口于上鼻道(图6-3)。

3. 蝶窦　**蝶窦**(sphenoidal sinus)位于蝶骨体内,左右各一,蝶窦的外侧壁毗邻颅中窝、颈内动脉、海绵窦和视神经管,有时此壁菲薄或缺如,蝶窦手术时易损伤有关结构。其前壁上部有蝶窦口,开口于鼻腔蝶筛隐窝(图6-3)。

4. 上颌窦　**上颌窦**(maxillary sinus)位于上颌骨体内,是鼻旁窦中最大的一对,该窦呈锥体形,可以分为一底、一尖及前、后、上、下、内5个壁。基底由鼻腔外侧壁构成,尖延伸至上颌骨的颧突。前壁即上颌骨体前面的尖牙窝,骨质较薄,且向窦腔凹陷,上颌窦手术常经此处凿入窦腔。后外侧壁较厚与翼腭窝和颞下窝相邻。该壁邻近翼内肌,上颌窦肿瘤可破坏此壁,累及翼内肌,导致张口受限。内侧壁是鼻腔外侧壁的下部,邻近中鼻道和下鼻道,此壁后上方有上颌窦口,开口于中鼻道半月裂孔的后部(图 6-3),因开口部位高于窦底,不易引流,容易发生上颌窦炎和导致窦内积脓。上壁为眶底,较薄弱,故窦内的占位性病变破坏此壁侵入眶内可出现眼部症状,如手术时不慎损伤此壁,可引起眶内感染。下壁为上颌骨的牙槽突,邻近上颌第一、二磨牙牙根,此处骨质菲薄,牙根感染极易侵入窦内,引起牙源性上颌窦炎。

二、喉

喉(larynx)位于颈部正中,上接喉咽,下续气管,是呼吸的通道和发音的器官。成年人喉位于 3 ~6 颈椎前方,颈前部中份,上界是会厌上缘,下界为环状软骨下缘与气管相通,喉前面被皮肤、颈筋膜和舌骨下肌群覆盖,后方邻咽,两侧与颈部的血管、神经及甲状腺侧叶等结构相邻。

(一)喉软骨

喉软骨(laryngeal cartilages)构成喉的支架,主要包括单个的甲状软骨、会厌软骨、环状软骨和成对的杓状软骨(图 6-4)。

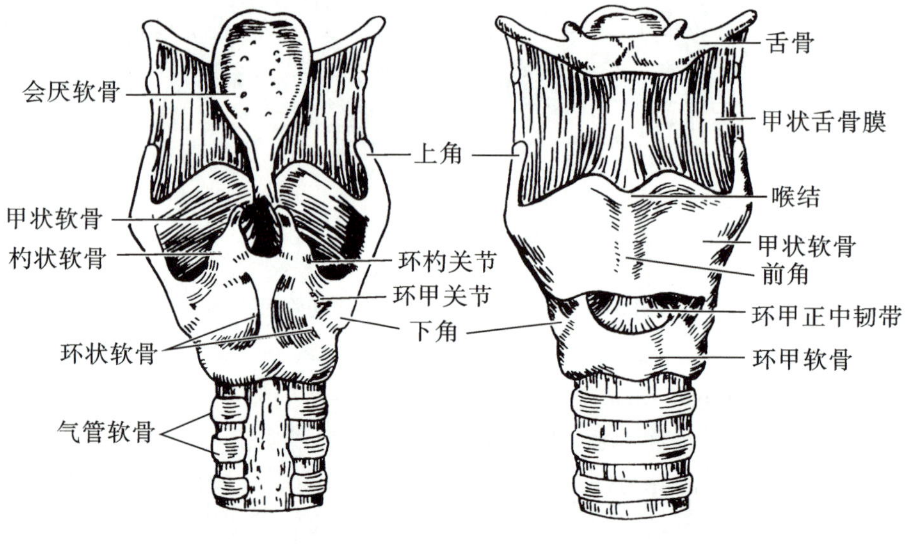

图 6-4 喉的软骨及连结

1. 甲状软骨 **甲状软骨**(thyroid cartilage)由左、右 2 块四边形的软骨板在前正中愈合而成,构成喉的前壁和侧壁。前方融合处称甲状软骨前角,其上端向前突出,称**喉结**(laryngeal prominence)。喉结上方呈"V"形的切迹称**上切迹**(superior thyroid notch),是颈部中线的标志。左、右软骨板的后缘均有向上、下发出的突起,称**上角**(superior cornu)和**下角**(inferior cornu)。上角长,借韧带与舌骨大角相连,下角短,其内侧面有关节面,与环状软骨构成环甲关节。

2. 环状软骨 **环状软骨**(cricoid cartilage)位于甲状软骨下方,是喉软骨中唯一呈环形的软骨,下接第 1 气管软骨。环状软骨的前部低窄,称**环状软骨弓**(arch of cricoid

cartilage)，平对第 6 颈椎，是颈部的重要标志。后部高而阔称**环状软骨板**(lamina of cricoid cartilage)，参与构成喉腔后壁，板的上缘外侧有一对长圆形的关节面与杓状软骨底构成环杓关节。环状软骨弓与板交界处的外面，两侧各有一圆形关节面与甲状软骨下角的关节面相关节构成环甲关节。

3. 会厌软骨　**会厌软骨**(epiglottic cartilage)位于喉的上部、舌根后方，其表面覆盖黏膜，构成**会厌**(epiglottic)。上宽下窄，稍卷曲，形似叶片，由弹性纤维软骨构成。吞咽时，喉上升，会厌盖住喉口，防止食物进入喉腔。会厌软骨上缘游离呈弧形，下端缩窄称**会厌软骨柄**(stem of epiglottic cartilage)，借韧带连于甲状软骨前角的内面。

4. 杓状软骨　**杓状软骨**(arytenoid cartilage)成对，位于环状软骨板上方，分为一尖、一底、两突和 3 个面。尖朝上，有杓会厌肌、杓斜肌附着。底朝下，与环状软骨板上缘的关节面形成环杓关节。杓状软骨底部有 2 个突起，向前方的突起有声韧带附着，称**声带突**(vocal process)；向外侧的突起称**肌突**(muscular process)，有环杓后肌、环杓侧肌和杓横肌附着。

(二)喉的连结

喉的连结包括喉软骨之间以及喉与舌骨、气管之间的连结。

1. 弹性圆锥　**弹性圆锥**(conus elasticus)附着于甲状软骨前角后面与环状软骨上缘和杓状软骨声带突之间(图 6-5)，由弹性纤维构成。弹性圆锥上缘游离增厚，附于甲状软骨前角后面与杓状软骨声带突之间，称**声韧带**(vocal ligament)。位于甲状软骨下缘与环状软骨弓上缘之间的部分较厚，称**环甲正中韧带**(median cricothyroid ligament)，其位置表浅，无重要的血管、神经，终生不钙化。当急性喉阻塞时，可在此处切开或穿刺，建立暂时的通气道。

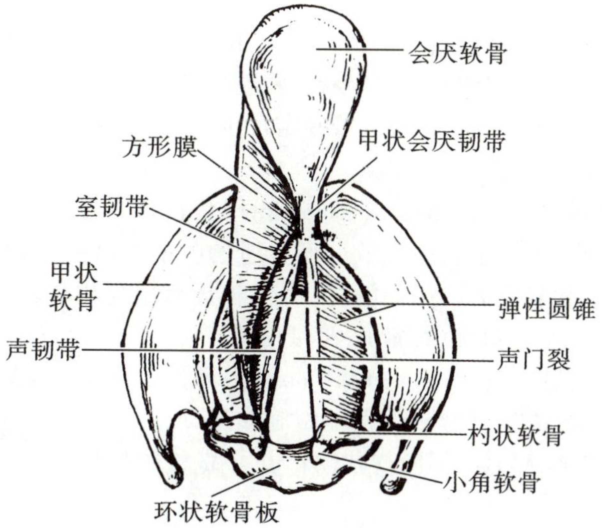

图 6-5　弹性圆锥

笔记栏

学习急救，守护健康

果冻为何能夺取娃娃生命？

2005年3月15日上午9点30分，来自台湾的陈俊超夫妇像平常一样下楼，他们的目的地是仅有两千米之隔的另一个小区，临走前，夫妇俩特意嘱咐保姆照看好只有1岁零7个月的女儿陈若宁。10 min之后，独自在家玩耍的陈若宁闹着要吃果冻，于是保姆打开了一个喂给她吃。小若宁接着要吃第2个，在她吃第2个果冻时突然噎住，呼吸困难。突如其来的意外让保姆变得十分紧张，慌乱中她想到了医院，于是她抱起小若宁冲出房间，从14层坐电梯下楼，跑到附近的街道上拦了一辆出租车赶往最近的医院——解放军八五医院，从被果冻卡住喉咙到医院只用了不到10 min的时间，而此时的陈若宁心跳和呼吸都已经十分微弱，死亡正一步步向她逼来。经过4 d的抢救，小若宁最终还是没有能够战胜死神，导致她死亡的罪魁祸首，正是那块卡在喉咙里的果冻！她窒息的时间超过了6 min这一极限，当脑失去血液和氧供应4～6 min以上，脑组织将发生不可逆的损伤。如果在卡住的当时，可采用“海姆立克法”急救或行“环甲膜穿刺”迅速建立新的气道或立刻解除窒息，从而解除生命危险，为送往医院争取时间，避免悲剧的发生。

掌握扎实的医学知识，用科学的急救方法去处理突发情况，挽救生命，这是医务工作者的职责，同时还需向全民普及、宣传医学急救知识，共同守护生命安全！

2. 方形膜 **方形膜**(quadrangular membrane)连于甲状软骨前角后面、杓状软骨前缘与会厌软骨侧缘之间，为斜方形的弹性纤维膜，其下缘游离增厚，称**前庭韧带**(vestibular ligament)，构成前庭襞的支架。

3. 甲状舌骨膜 **甲状舌骨膜**(thyrohyoid membrane)由弹性纤维组织构成，连于甲状软骨上缘与舌骨之间，其中部增厚形成**甲状舌骨正中韧带**(median thyrohyoid ligament)。

4. 环状软骨气管韧带 **环状软骨气管韧带**(cricotracheal ligament)是连于环状软骨下缘与第1气管软骨环之间的结缔组织膜。

5. 环甲关节 **环甲关节**(cricothyroid joint)由甲状软骨下角与环状软骨板侧面的关节面构成，左、右两侧的关节属于联动关节。环甲肌的收缩和舒张可使甲状软骨在环甲关节的冠状轴上做前倾和复位运动。前倾时，甲状软骨前角与杓状软骨之间的距离增大，声带紧张；复位时，两者之间的距离缩小，声带松弛。

6. 环杓关节 **环杓关节**(cricoarytenoid joint)由环状软骨板上缘的关节面与杓状软骨底构成。杓状软骨在此关节上可沿垂直轴做旋转运动，声带突向内旋转缩小声门裂、声带突向外侧移动开大声门裂。另外，杓状软骨也可做侧方滑动。

(三)喉肌

喉肌(laryngeal muscles)包括喉内肌和喉外肌。喉内肌附于喉软骨间，喉外肌附着于喉和邻近结构。喉外肌的作用是使喉上升或下降，协助吞咽以及固定喉。喉内肌除杓横肌是单块的，其他均成对，主要作用是通过开大或缩小声门裂，紧张或松弛声带，缩小喉口以控制发音的强度和调节音调(图6-6，图6-7)。

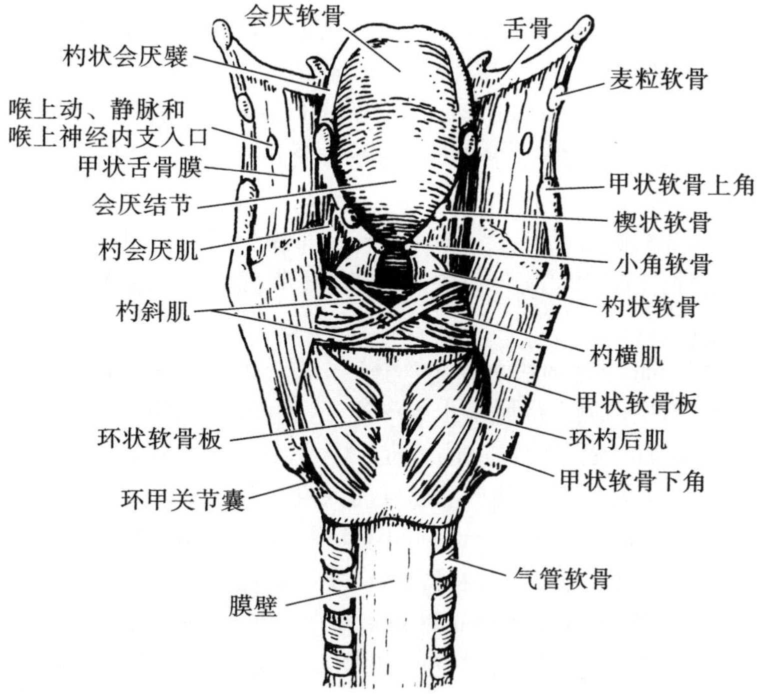

图6-6　喉内肌(后面)

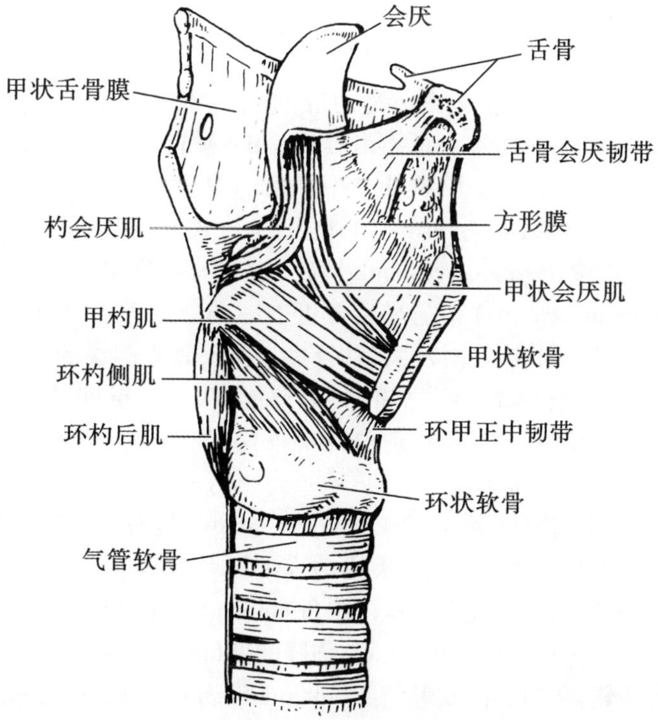

图6-7　喉内肌(侧面)

笔记栏

1. 环甲肌 **环甲肌**(cricothyroid muscle)起自环状软骨弓的前外侧面，肌束呈扇形斜向后上方，止于甲状软骨下缘和下角。收缩时，可使甲状软骨前倾，增加甲状软骨与杓状软骨的距离，紧张声带。

2. 环杓后肌 **环杓后肌**(posterior cricoarytenoid muscle)起自环状软骨板的后面，肌束斜向外上方，止于杓状软骨肌突。收缩时，使环杓关节旋转，肌突转向后下，声带突外展，声门裂开大，紧张声带。

3. 环杓侧肌 **环杓侧肌**(lateral cricoarytenoid muscle)起自环状软骨弓的上缘和外侧面，肌束斜向后上方，止于杓状软骨肌突。收缩时，牵引肌突向前下方移动，使声带突转向内侧，声门裂缩小。

4. 甲杓肌 **甲杓肌**(thyroarytenoid muscle)起自甲状软骨前角的内面，止于杓状软骨外侧面和声带突。其中内侧下部肌束止于声带突，位于前声襞内、声韧带的外侧，称**声带肌**(vocal muscle)，收缩时牵引杓状软骨向前方移动，使声带松弛；外侧部肌束止于杓状软骨外侧面，称甲杓外肌，收缩时可使杓状软骨向内侧旋转，缩小声门裂。

5. 杓横肌 **杓横肌**(transverse arytenoid muscle)位于喉的后方，肌束横行，附着于两侧杓状软骨后面，收缩时，可使两侧杓状软骨向中线靠近，使声门变窄，并缩小喉口。

6. 杓斜肌 **杓斜肌**(oblique arytenoid muscle)位于杓横肌后面，起自一侧杓状软骨肌突，肌束斜向上止于对侧杓状软骨尖。左右两侧肌纤维在中线处左右交叉。两侧杓斜肌共同收缩时，可缩小喉口。

(四)喉腔

喉腔是由喉软骨、韧带、纤维膜、喉肌及喉黏膜围成的管腔。向上起自喉口与喉咽部相通，向下通气管。喉腔黏膜向上延续为会厌黏膜、向前移行至舌根，向后与向下与咽和气管黏膜相连续。喉腔侧壁有上、下 2 对突入腔内的黏膜皱襞。上方的 1 对称**前庭襞**(vestibular fold)，活体呈粉红色，内含前庭韧带，连于甲状软骨前角中部后面至杓状软骨声带突上方的前内侧缘。下方的 1 对称**声襞**(vocal fold)，活体颜色较白，较前庭襞凸向喉腔，内含声韧带和声带肌，连于甲状软骨中部后面连至杓状软骨的声带突。前庭襞和声襞将喉腔分为喉前庭、喉中间腔和声门下腔 3 部分(图 6-8)。

1. 喉前庭 **喉前庭**(laryngeal vestibule)位于喉口至前庭襞之间的部分，呈上宽下窄的漏斗形。**喉口**(aditus laryngis)是前高后低近似三角形的开口，朝向后上方，由会厌上缘、杓会厌襞和杓间切迹围成。连接杓状软骨尖与会厌软骨侧缘的黏膜皱襞称**杓会厌襞**(plica aryepiglottica)，是喉黏膜与咽黏膜的移行处。两前庭襞间的裂隙称**前庭裂**(rima vestibuli)。会厌软骨柄附着于喉前庭前壁的中下份，附着处上方有呈结节状的隆起，称**会厌结节**(tubercle of epiglottis)。

2. 喉中间腔 **喉中间腔**(intermedial cavity of larynx)是前庭襞和声襞之间的部分，容积最小，喉腔内前庭襞和声襞之间向外突出的隐窝称**喉室**(ventricle of larynx)。位于两侧声襞及杓状软骨基底部之间的裂隙称**声门裂**(rima glottidis)，是喉腔最狭窄的部位。声门裂分为前、后两部，前部位于两侧声带之间，称**膜间部**(intermembranous part)，是喉癌的好发部位；后部在杓状软骨之间，称**软骨间部**(intercartilaginous part)，又叫呼吸部，是喉结核的好发部位。**声带**(vocal cord)由声襞以及由其覆盖的声韧带和声带肌三者组成。

3. 声门下腔 **声门下腔**(infraglottic cavity)是喉腔自声襞至环状软骨下缘之间的部分，上窄下宽。此区黏膜下组织疏松，炎症时易发生水肿。婴幼儿喉腔较窄小，喉水肿容易引起喉阻塞，导致呼吸困难。

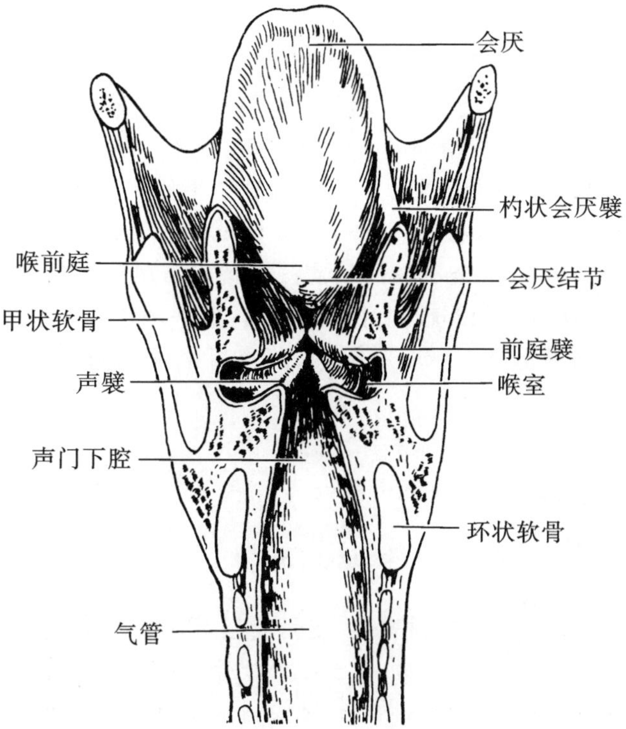

图 6-8　喉腔冠状断面

三、气管与支气管

气管与支气管由"C"形透明软骨、平滑肌、结缔组织构成,内覆黏膜。它们是空气的通道,并具有调节空气温度和湿度,防御和清除异物的作用(图 6-9)。

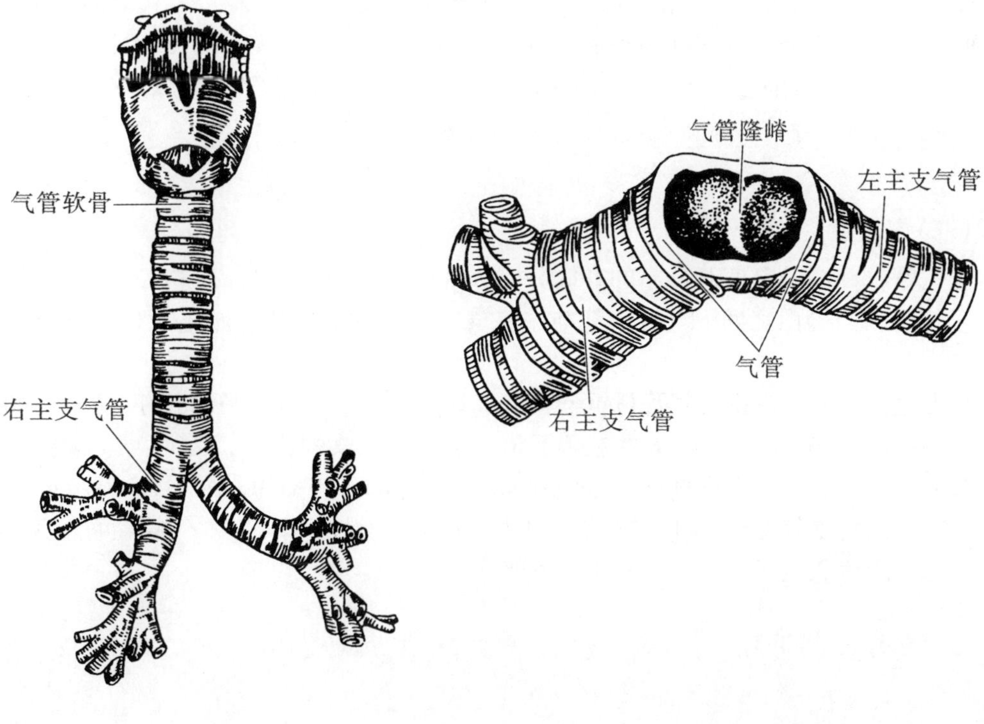

图 6-9　气管和支气管

笔记栏

(一)气管

气管(trachea)位于喉与气管杈之间,食管的前方。主要由气管软骨、平滑肌及结缔组织构成。气管软骨为缺口向后的"C"形透明软骨,为14~17个。气管的后壁由平滑肌和弹性纤维所封闭,称膜壁。各相邻的气管软骨间,均有弹性纤维形成的环状韧带。上平第6颈椎下缘,起自环状软骨下缘,下行至胸骨角平面平对第4胸椎体下缘处,分为左、右主支气管。分叉处称**气管杈**(bifurcation of trachea),气管杈内面有一向上突出的半月形纵嵴称**气管隆嵴**(carina of trachea),是支气管镜检查的定位标志。根据气管的行程与位置,可分为颈部和胸部。颈部较短且位置表浅,上平环状软骨下缘。胸部较长,自颈静脉切迹平面续于气管颈部。位于上纵隔内,前方有胸腺、左头臂静脉、主动脉弓,后方紧贴食管。

学以致用,守护生命

气管切开术

气管切开术是指在气管颈段前壁做一切口,插入气管套管,建立新呼吸道的急救手术。气管切开术常在第2~3或第3~5气管软骨环进行。一般不低于第5气管环,否则易损伤颈根部血管和胸膜顶。行气管切开时,切口必须在颈部安全三角区内进行(上为环状软骨,两侧为胸锁乳突肌前缘、尖向颈静脉切迹)。气管前方由浅入深依次为皮肤、浅筋膜、颈筋膜浅层、胸骨上间隙及颈静脉弓、舌骨下肌群及气管前筋膜,第2~4气管软骨前方有甲状腺峡,峡的下方有甲状腺下静脉等血管。手术过程中应向上推开甲状腺峡,暴露气管。手术中要始终沿气管前正中线进行手术,以免损伤颈部大血管。切开气管时,不可切入过深,防止损伤食管。气管切开术用于解除各种原因引起的呼吸困难,比如喉部异物阻塞、下呼吸道分泌物增多、神经系统损伤引起的呼吸功能异常等,在临床上应用非常广泛。

准确掌握气管的位置以及毗邻结构,为临床"气管切开术"的学习打下坚实的基础。用我们所学守护人民生命健康。

(二)支气管

支气管(bronchi)是气管分出的各级分支。其第一级分支为左、右主支气管。主支气管位于气管杈与肺门之间。气管中线与主支气管下缘间的夹角称**嵴下角**(subcarinal angle)。

1. 左主支气管　**左主支气管**(left principal bronchus)细而长,平均长4.72 cm,外径男性1.40 cm,女性1.30 cm。男性左嵴下角平均36.4°,女性为39.3°。

2. 右主支气管　**右主支气管**(right principal bronchus)粗而短,平均长2.04 cm,外径1.2~1.5 cm,行走较陡直,男性右嵴下角平均21.96°,女性为24.7°。气管隆嵴常偏向左侧。故临床上气管内异物多坠入右主支气管。

第二节　肺

肺(lung)由肺实质和肺间质组成。肺内支气管和肺泡为肺实质，肺内结缔组织、血管、淋巴管和神经为肺间质。

一、位置和形态

肺位于胸腔内，膈的上方、纵隔的两侧。由于受肝向上膨隆和心脏位置偏左的影响，右肺较宽短，左肺较狭长。正常肺呈淡红色，随着年龄增长，吸入空气中的尘埃沉积增多，肺的颜色逐渐变为暗红或深灰色，吸烟者或生活在烟尘污染严重环境中的人，肺呈棕黑色。男性肺的质量平均为1 000～1 300 g，女性平均为800～1 000 g。

肺形似半圆锥形，包括一尖一底，二面三缘(图6-10)。肺尖圆钝，紧贴胸膜顶，向上经胸廓上口突至颈根部，在锁骨中线内侧1/3突向上方2～3 cm。肺尖的前内侧面有锁骨下动脉压迫形成的锁骨下动脉沟。肺底与膈相贴，又称**膈面**(diaphragmatic surface)，由于膈的压迫，凹向上。**肋面**(costal surface)隆凸，与胸廓前、后、外侧壁相邻。内侧面(medial surface)与纵隔相贴，又称纵隔面，此面中部偏后有一长椭圆形凹陷，称**肺门**(hilum of lung)，是支气管、肺动脉、肺静脉、支气管动脉、支气管静脉、淋巴管和神经等进出肺之处。进出肺的结构被结缔组织包绕，称**肺根**(root of lung)。肺根内主要结构的排列从前向后为上肺静脉、肺动脉、主支气管。从上而下，右肺根为上叶支气管、肺动脉、右主支气管、下肺静脉，左肺根为肺动脉、左主支气管、下肺静脉。肺的前缘薄锐，凸向前方，左肺前缘下部有向外侧的凹陷，称**左肺心切迹**(cardiac notch of left lung)，切迹下方向内下的突起称**左肺小舌**(lingula of left lung)。肺的后缘钝圆，位于脊柱两侧的肺沟内。肺的下缘也较薄锐，伸入肋膈隐窝内，下缘的位置随呼吸运动出现明显变化。

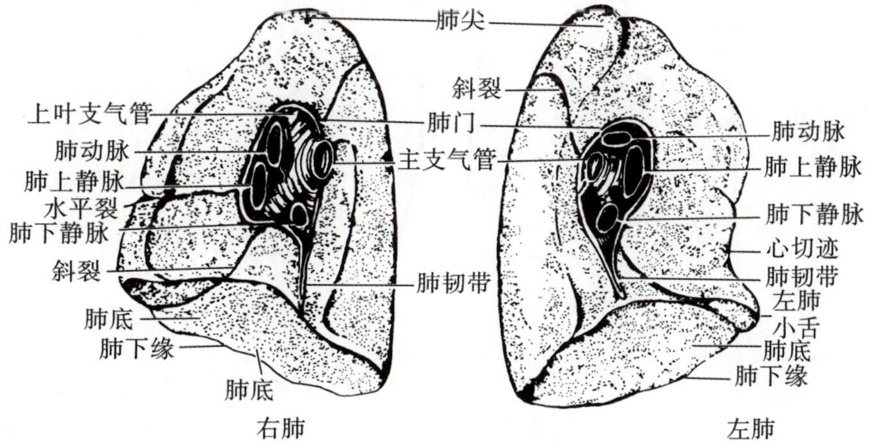

图6-10　肺纵隔面

叶间裂将左肺分为两叶，右肺分为三叶。左肺被由后上斜向前下的**斜裂**(oblique fissure)分为上、下两叶。右肺被斜裂和**水平裂**(horizontal fissure)分为上、中、下三叶。肺表面有被毗邻器官压迫而形成的沟，右肺门上方有奇静脉沟，后方有食管压迹；左肺门上方有主动脉弓，后方有胸主动脉；两肺门的下方有心压迹。

笔记栏

二、肺内支气管和支气管肺段

左、右主支气管在肺门处分出肺叶支气管进入肺叶，称为肺叶支气管。左肺有上叶和下叶支气管；右肺有上叶、中叶、下叶支气管。各肺叶支气管再分出数支次级支气管，称肺段支气管。全部各级支气管反复分支，形状如树，称为**支气管树**（bronchial tree）。每一肺段支气管及其所属的肺组织，称**支气管肺段**（bronchopulmonary segments），简称肺段。各肺段呈圆锥形，尖向肺门，底向肺表面。相邻的肺段之间隔以薄层结缔组织。由于肺段在形态上、功能上有相对独立性，临床常以肺段为单位进行手术切除。通常左、右肺各分为10个肺段，由于左肺上叶的尖段和后段支气管以及下叶内侧底段和前底段支气管常由一个共干的段支气管发出，因此左肺也可分为8个肺段（图6-11）。

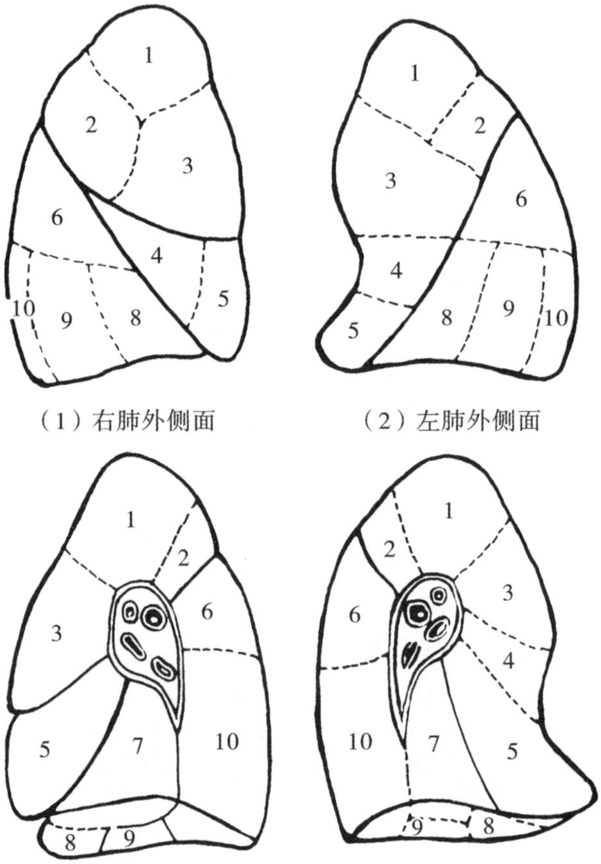

（1）右肺外侧面　（2）左肺外侧面

（3）右肺纵隔面　（4）左肺纵隔面

图6-11　肺段

关注肺癌，重在预防

肺癌的防治

目前，世界上肺癌的发病率、死亡率均居世界癌症中的第1位，也是我国人群中最常见的恶性肿瘤（癌症）之一。2019年1月，国家癌症中心发布了全国癌症统计数据：恶性肿瘤已经成为严重威胁中国人群健康的主要公共卫生问题之一，根据最新的统计数据显示，恶性肿瘤死亡占居民全部死因的23.91%，且近十几年来恶性肿瘤的发病死亡均呈持续上升态势。在我国男性癌症发病率中，肺癌发病率居首位，每年发病约78.1万例。中国近30年肺癌发病率上升了465%，且多数患者确诊时已属晚期，失去了手术根治的机会，防控形势十分严峻。

在日常生活中，有哪些与肺癌确切相关的因素呢？吸烟和二手烟：香烟烟雾产生的尼古丁及其代谢物可通过促进细胞增殖、血管生成、浸润，上皮细胞间质样转化及促肿瘤生长相关的自分泌循环来促进肿瘤的生长；暴露于二手烟者患肺癌的危险是未暴露者的1.31倍；有慢性肺部疾病、哮喘或慢性阻塞性肺疾病史的非吸烟者比没有这些病史的人患非小细胞肺癌的危险性高；PM2.5中含有致癌物多环芳烃，它在气道的暴露可以诱导人体内脂质的代谢，从而加快肺癌的进展；家庭用煤、建筑材料和室内装修材料释放出的气体氡与肺癌发病有关；有肿瘤家族史发生肺癌的危险性是没有肿瘤家族史的2.47倍；二氧化硅、石棉、无机砷、棉尘等职业暴露使肺癌发病的危险性升高；油炸和烟熏这两种食品的摄入均为肺癌发生的独立危险因素；工作强度大、睡眠质量差、性格急躁、缺乏解压途径是肺癌发病的独立危险因素。肺癌的发生是多因素共同作用造成，其病因构成十分复杂。对肺癌发生的确切病因仍需结合基因组学、代谢组学、分子流行病学等学科作进一步的研究，为肺癌的防治工作提供科学依据。

肺癌对人民健康的危害严重，对于日常可控的因素我们要积极防控，比如要主动戒烟、避免二手烟、雾霾天气佩戴口罩、劳逸结合、保持乐观心态等，从个人做起，预防肺癌的发生。

第三节　胸膜与纵隔

一、胸腔、胸膜与胸膜腔

1. 胸腔　**胸腔**（thoracic cavity）由胸壁和膈围成，借膈与腹腔分隔。上界是胸廓上口，与颈根部通连，下界是膈。胸腔中部为纵隔，两侧分别容纳左、右肺。

2. 胸膜　**胸膜**（pleura）是衬覆于胸壁内面和肺表面的浆膜，可分为脏、壁两层。**壁胸膜**（parietal pleura）被覆于胸壁内面、膈上面和纵隔侧面。**脏胸膜**（visceral pleura）贴于肺的表面，伸入肺叶间裂内与肺实质紧密结合不易分离。脏胸膜与壁胸膜在肺根处互相移行，在肺根下方相互移行的两层胸膜重叠形成三角形皱襞，称**肺韧带**（pulmonary ligament）。

3. 胸膜腔　**胸膜腔**（pleural cavity）是脏胸膜与壁胸膜围成的一个封闭的腔隙，左右各一，互不相通，呈负压。正常情况下，腔内含有少量浆液，可减少呼吸时脏、壁胸膜间的

笔记栏

摩擦。由于胸膜腔内的负压和液体的吸附作用,使脏、壁胸膜贴附在一起,因此,胸膜腔实际上是 2 个潜在的腔隙(图 6-12)。

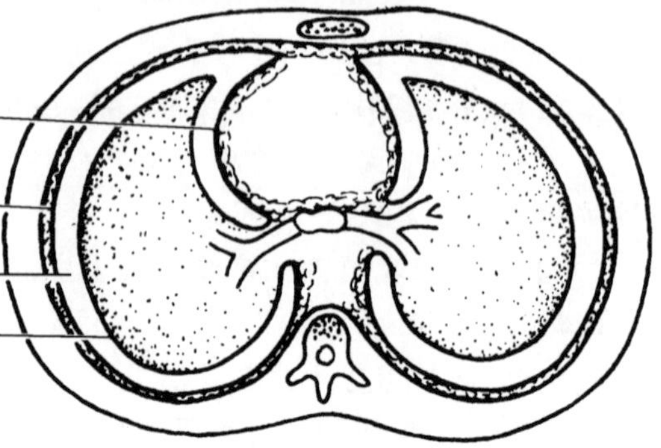

(1)水平切面

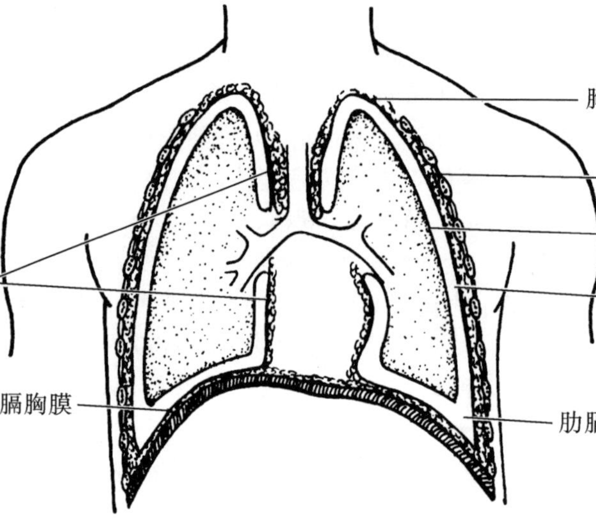

(2)冠状切面

图 6-12　胸膜和胸膜腔

二、壁胸膜的分部与胸膜隐窝

(一)壁胸膜

壁胸膜按其所在的部位可分为 4 部分。

1. 肋胸膜　**肋胸膜**(costal pleura)覆盖于肋骨和肋间肌、胸骨、胸横肌、胸内筋膜等结构的内面,此部与胸内筋膜易剥离,前缘于胸骨内面,后缘达脊柱两侧,下缘与膈胸膜移行,上方移行为胸膜顶。

2. 膈胸膜　**膈胸膜**(diaphragmatic pleura)覆盖于膈上面,与膈连结紧密,不易剥离。

3. 纵隔胸膜　**纵隔胸膜**(mediastinal pleura)衬于纵隔侧面,包绕肺根移行为脏胸膜。纵隔胸膜向上与胸膜顶移行,向下与膈胸膜相连,前后缘延续为胸膜顶。

4. 胸膜顶　**胸膜顶**(cupula of pleura)是肋胸膜与纵隔胸膜向上的延续,位于胸廓上口平面以上,伸向颈根部,覆盖于肺尖上方,呈穹隆状。胸膜顶突出于胸廓上口,高出锁骨内侧 1/3 段上方 2 ~ 3 cm,锁骨上臂丛麻醉时,注意不要刺破胸膜顶造成气胸。

（二）胸膜隐窝

壁胸膜相互移行转折之处的胸膜腔，即使在深吸气时肺下缘也不能伸入其内，胸膜腔的这部分称**胸膜隐窝**（pleural recesses）。重要的胸膜隐窝如下。

1. 肋膈隐窝　**肋膈隐窝**（costodiaphragmatic recess）为肋胸膜与膈胸膜转折处，每侧呈半环形，是直立位时胸膜腔的最低部位，此隐窝深度一般可达两个肋间隙。胸膜腔积液首先聚积于此。

2. 肋纵隔隐窝　**肋纵隔隐窝**（costomediastinal recess）是肋胸膜与纵隔胸膜转折处，由于左肺前缘有心切迹存在，故左侧肋纵隔隐窝较大。

三、肺与胸膜的体表投影

（一）肺的体表投影

两肺的前界起自肺尖，经胸锁关节后方斜向下内，到达第 2 胸肋关节处，两肺前缘靠近，并垂直下降，右侧达第 6 胸肋关节处移行于下界。但左肺前界在第 4 胸肋关节处转向外，并沿第 4 肋软骨下缘延至胸骨旁线，再弯向下内至第 6 肋软骨中点移行为下界。肺的下界在锁骨中线处与第 6 肋相交，在腋中线处与第 8 肋相交，在肩胛线处与第 10 肋相交，在近后正中线平第 10 胸椎棘突高度。

（二）胸膜的体表投影

两侧胸膜前界的体表投影均起自胸膜顶，斜向下内方，约在第 2 胸肋关节水平，左右靠拢，并沿正中线稍左垂直下行。右侧在第 6 胸肋关节处右转，与胸膜下界移行，左侧在第 4 胸肋关节处，弯向下外，沿胸骨侧缘外侧 2.0～2.5 cm 处下行，至第 6 肋软骨后方移行于胸膜下界。在第 2 胸肋关节水平以上，两侧胸膜前界之间，在胸骨柄后方形成一个三角形无胸膜覆盖的区域，称**胸腺区**（thymic region）。儿童的较宽，胸腺位于其中；成人的较窄，内有胸腺的遗迹和结缔组织。在第 4 胸肋关节平面以下，两侧胸膜返折线之间的区域，称**心包区**（pericardial region），位于胸骨体下部左半和左第 4～5 肋软骨后方。

胸膜下界的体表投影：右侧起自第 6 胸肋关节后方，左侧起自第 6 肋软骨后方，两侧均行向下外方，在锁骨中线与第 8 肋相交，在腋中线与第 10 肋相交并转向后内侧，在肩胛线与第 11 肋相交，接近后正中线处，平第 12 胸椎棘突高度（图 6-13）。

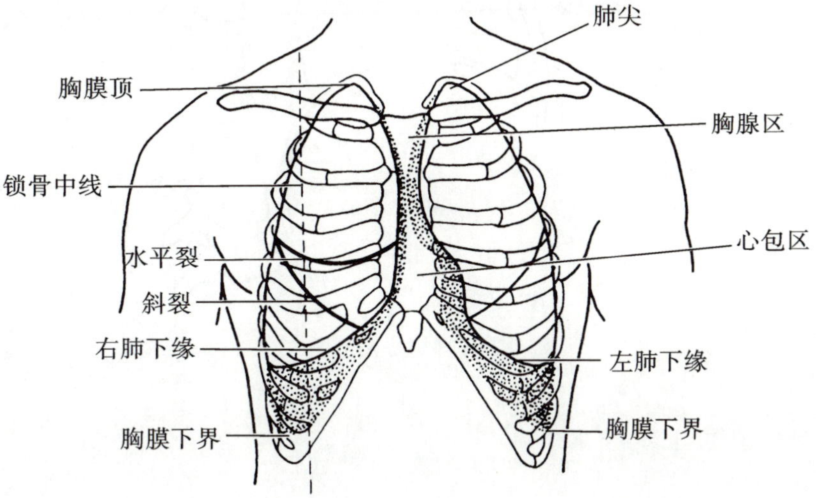

（1）前面

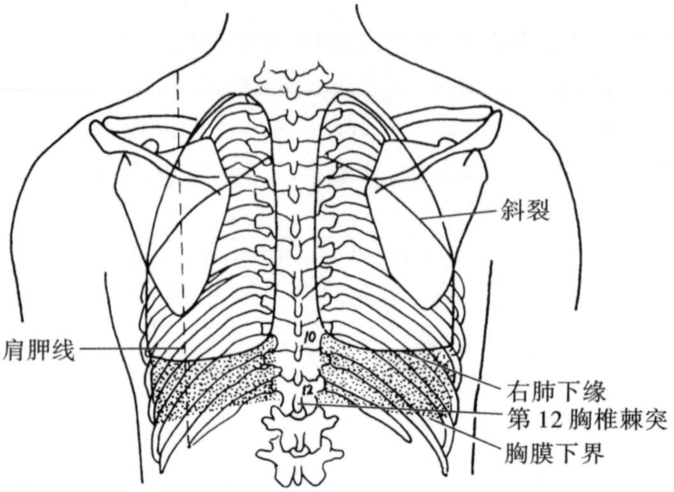

（2）背面

图 6-13　肺与胸膜的体表投影（前面观和后面观）

四、纵隔

纵隔是两侧纵隔胸膜之间所有器官、结构和结缔组织的总称。其前界为胸骨，后界为脊柱胸段，两侧是纵隔胸膜，上达胸廓上口，下至膈。纵隔呈矢状位，稍偏左侧。通常将纵隔以胸骨角平面（平对第 4 胸椎椎体下缘）分为上纵隔和下纵隔（图 6-14）。

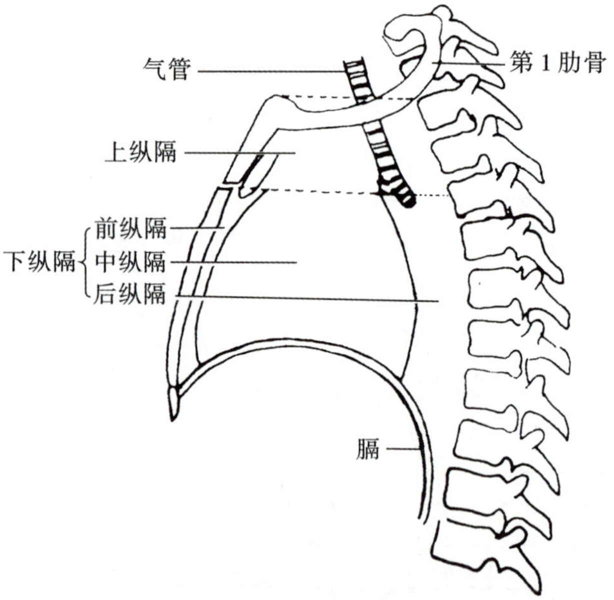

图 6-14　纵隔分区

笔记栏

(一)上纵隔

上纵隔(superior mediastinum)内主要的内容为胸腺(成人为胸腺遗迹),左、右头臂静脉及上腔静脉,主动脉弓及其分支,膈神经,迷走神经,左喉返神经,食管,气管,胸导管及淋巴结等。

(二)下纵隔

下纵隔(inferior mediastinum)以心包为界,分为前、中、后纵隔。

1. 前纵隔　**前纵隔**(anterior mediastinum)位于胸骨与心包前壁之间,内有胸腺或胸腺的遗迹、部分纵隔前淋巴结和疏松结缔组织。是胸腺瘤的好发部位。

2. 中纵隔　**中纵隔**(middle mediastinum)位于前、后纵隔之间,内含心包、心和出入心的大血管根部、奇静脉弓、膈神经、心包膈血管及淋巴结等。是心包囊肿的好发部位。

3. 后纵隔　**后纵隔**(posterior mediastinum)位于心包后壁与脊柱之间,内含气管杈、主支气管、食管、胸主动脉、胸导管、奇静脉、半奇静脉、副半奇静脉、迷走神经、胸交感干和淋巴结等。

众志成城,防控疫情

战"疫",我们一往无前!

2020年的春节,对于中国人来说是个特殊的春节。没有熙熙攘攘的街道,也没有锣鼓喧天的庙会,没有走亲访友的热闹,也没有大街小巷的欢笑……但我们中国人拥有一场精神盛宴,它包含着团结一致,它包含着众志成城,它包含着战胜新型冠状病毒的决心!

几千年来,治理桀骜不驯的大江大河,迎战数不胜数的自然灾害,抵御寇急祸重的外来侵略……中华民族成长的道路上,充满各种可以预见和难以预见的风险挑战。但总有不惧风雨的勇气、不畏艰险的力量,汇聚成推动中华民族不断发展壮大的历史潮流!17年前,SARS突如其来。在这场"遭遇战"中,中国社会经受了巨大的考验,所有人用充满了期待和依赖的目光关注着医生,关注着医院,关注着整个医疗卫生系统。面对前所未有的巨大挑战,广大医护人员像战士一样迎着危险挺身而出,医疗卫生系统如同战时一样全体动员紧急应战……在与SARS抗争的几个月里,医护人员付出了巨大的努力和牺牲,同时,医疗卫生系统也收获了宝贵的经验和教训。

2020年初,一场新冠肺炎疫情突袭大江南北!它暴发于人流规模最大的春节假期,成为新中国成立以来在我国发生的传播速度最快、感染范围最广、防控难度最大的一次重大突发公共卫生事件。中华民族又一次面临严峻考验。"生命重于泰山。疫情就是命令,防控就是责任。"在以习近平同志为核心的党中央坚强领导下,举国上下同时间赛跑、与病魔较量!从耄耋院士到"90后""00后",医无私,兵无畏,民齐心,党员干部冲锋在前,社区工作者奋战一线。湖北人民识大体顾大局,亿万人民手相牵心相连!一场力度空前的疫情防控阻击战全面打响,14亿中国人民在共克时艰中勇毅前行!

钟南山院士在面对2003年的非典型肺炎疫情时,始终坚持实事求是的科学态度,敢于质疑与临床表现存在差异的结论,并将疫情的真实情况公之于众。从那时起,全国人民都记住了这么一张刚毅的面孔。在抗击"非典"时,他不顾生命危险救治

笔记栏

危重患者,奔赴疫区指导医疗救治工作,倡导与国际卫生组织合作,主持制定我国“非典”等急性传染病诊治指南,为战胜“非典”疫情做出重要贡献。抗击非典那年钟南山67岁。2020年1月18日晚,腊月二十四,钟南山赶到了人山人海的广州高铁站。正当春运,去武汉的高铁票早已卖光,事情紧急,颇费周折他才挤上了G1102次车,在餐车找了一个座位。这一天,武汉不明原因肺炎患者增加到了59例。这种原因不明的病例出现在新闻中,给这个漫长的暖冬带来一丝隐忧与不安。4个多小时后,84岁的他在深夜时分抵达武汉。这一次,武汉的患者发热、乏力,部分出现干咳,痰很少,少数有流鼻涕、鼻塞、胃肠道症状,个别有心肌、消化道、神经系统问题。这与非典既相似又不一样。他判断,两者相比,尽管有很多同源性,但应是平行的完全不同的两种病毒。这种新型病毒到底有多危险,会怎么变异,他并不了解,这正是他忧虑的地方。面对新闻媒体,他郑重公布:“现在可以说,肯定的,有人传人现象。”此言一出,惊醒了全国人民,人们匆忙的脚步停了下来,庚子大年,烟花爆竹沉默不响了,大江南北一片寂静,大家众志成城,抗击疫情!

党中央及各级领导统一部署,医务人员不顾个人安危,驰援湖北各地区,他们成为新时代最美、最勇敢的逆行者!日夜奋战,舍生忘死,不负重托,不辱使命,同时间赛跑,与病魔较量,发挥了火线上的中流砥柱作用!经过全国人民2个多月的共同努力,我国取得了抗疫的阶段性胜利!

举世瞩目的二十国集团领导人应对新冠肺炎特别峰会在2020年3月26日举行。习近平同志出席视频峰会并发表重要讲话,分享中国疫情防控的经验和成果,提出有效开展国际联防联控的中国方案,为坚决打好新冠肺炎疫情防控全球阻击战注入了强大信心与力量!重大传染性疾病是人类的共同敌人。当前,新冠肺炎疫情在全球加速蔓延,时至2020年8月6日确诊病例超过1 800万例,波及190多个国家和地区,给全球公共卫生安全带来巨大挑战。这次疫情再次表明:人类是一个休戚与共的命运共同体,面对这一全球性挑战,唯有齐心协力、团结应对,才能取得胜利!

(刘　锦)

第四节　呼吸系统实践

一、实践项目

海姆立克急救法培训。

二、实践方案

1. 准备:邀请红十字会急救培训专家对全体教师进行专业海姆立克急救培训。

2. 主题活动:采用以小班为单位。第一步,由教师结合呼吸系统的结构特点,讲解气道异物发生的原因和部位。海姆立克急救法的工作原理。第二步,教师现场示教海姆立克急救法。第三步,学生现场实操,熟练掌握海姆立克急救法。第四步,要求学生加强假期社区宣教,普及医学常识和急救方法。

笔记栏

三、实践目的

1. 巩固咽、喉的解剖学结构，掌握海姆立克急救法。
2. 学以致用，激发学生学习医学的热情，树立医务工作者的职业使命感。
3. 向民众科普海姆立克急救法，肩负起科普医学的社会责任。

四、实践报道或学生总结

"海姆立克急救法"实践活动的学生总结

（刘　锦）

第七章

泌尿系统

学习目标

1. 知识目标

(1)掌握肾的形态、位置、肾的被膜和内部结构。

(2)掌握输尿管的分部、各部的位置和3个狭窄部的位置。

(3)掌握膀胱的形态分部、位置、毗邻,膀胱三角的位置及黏膜特点。

(4)掌握女性尿道的形态特点和开口部位。

(5)了解肾段血管、肾段的概念。

(6)了解泌尿系统解剖学知识在临床上的重要应用以及相关常见疾病的防治常识。

2. 能力目标

(1)知识内化:结合标本或模型示教肾、输尿管、膀胱和尿道的各个结构。

(2)理论联系临床:将肾、输尿管、膀胱和女性尿道等解剖学知识运用于临床实际和生活实际,解决实际问题。

(3)知识拓展能力:学会自主查阅资料,了解本章相关的科研进展。

3. 思政目标

(1)掌握机制,科学预防:医者匠心,以精湛技术为己业,要实现"健康中国",于医务工作者而言,首要之务是脚踏实地做好本职工作,学以致用,守护健康。

(2)关爱女性,关注健康:医者仁心,以仁爱关怀为己任。有责任、有义务向周围女性宣传健康的生活方式,护卫女性泌尿系统的健康。

(3)生命延续,大爱人间:器官移植是器官终末期患者的希望,需要全社会动员才能实现。医者有责任向全社会宣传有关器官捐献、器官移植的科学知识。

(4)社会实践:开展有关肾移植的讲座,使医学生深入了解器官捐献和器官移植的意义。

课前导学

你知道肾结石、输尿管结石吗?这类泌尿系统结石应该怎么防治?为什么女性容易有泌尿系统上行性感染?如果出现两侧肾衰竭,该如何治疗?带着这些问题,我们一起来学习泌尿系统。

泌尿系统(urinary system)由肾、输尿管、膀胱和尿道4部分组成。它是人体代谢产物排出的主要途径,其功能是排出机体新陈代谢中产生的废物和多余的水,保持机体内环境的平衡和稳定,保证新陈代谢的正常进行。肾生成尿液,输尿管输送尿液至膀胱,膀胱储存尿液，尿道将尿液排出体外（图7-1）。

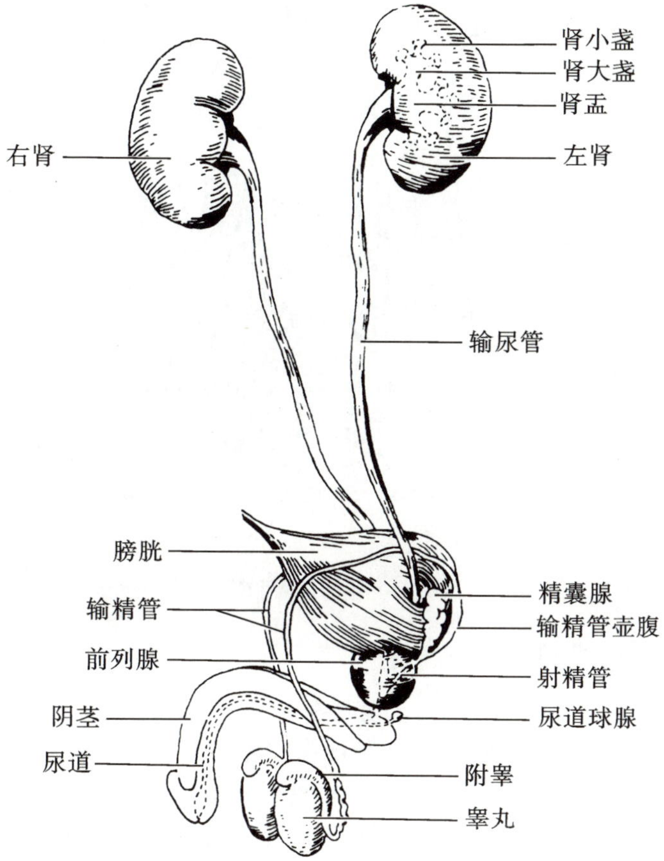

图7-1　男性泌尿生殖系统概观

第一节　肾

一、肾的形态

肾（kidney）为实质性器官，左、右各一，形似蚕豆。新鲜肾呈红褐色，表面光滑。肾的前面较凸，后面较平，紧贴腹后壁，上端宽而薄，下端窄而厚。肾分内、外侧两缘，前、后两面及上、下两端。肾长约9.9 cm（8～14 cm）、宽5.9 cm（5～7 cm）、厚4 cm（3～5 cm），重量134～148 g。内侧缘中部凹陷称肾门（renal hilum），为肾的血管、神经、淋巴管及**肾盂**（renal pelvis）出入的门户。出入肾门诸结构被结缔组织所包裹称肾蒂。因下腔静脉位于人体正中垂直轴右侧，更靠近右肾，故右肾蒂较左肾蒂短。肾蒂内各主要结构的排列关系，自前向后顺序为肾静脉、肾动脉和肾盂；自上向下顺序为肾动脉、肾静脉和肾盂。由肾门伸入肾实质的凹陷称肾窦（renal sinus），为肾血管、肾小盏、肾大盏、肾盂和脂肪等所充填。肾窦是肾门的延续，肾门是肾窦的开口（图7-2）。

笔记栏

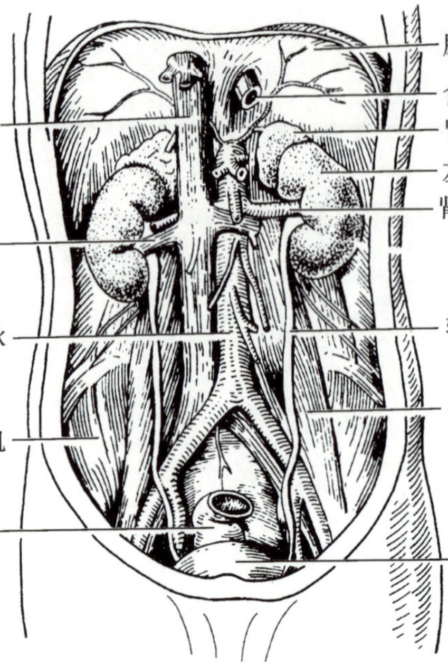

图 7-2　肾的位置和毗邻

二、肾的位置与毗邻

肾位于脊柱两侧，腹膜后间隙内，为腹膜外位器官（图 7-2）。左肾在第 11 胸椎椎体下缘与第 2～3 腰椎椎间盘之间，前面的内侧由上至下与胃、胰腺、空肠相邻，外侧与脾、结肠左曲相邻。右肾在第 12 胸椎椎体上缘与第 3 腰椎椎体上缘之间，前面上部靠近肝右叶，下部邻结肠右曲，内侧缘附近为十二指肠降部。两肾后面上部均与膈相邻。下部自内侧向外侧分别与腰大肌、腰方肌及腹横肌相毗邻。左、右两侧的第 12 肋分别斜过左肾后面中部和右肾后面上部。两肾上端相距较近，距正中线平均为 3.8 cm，下端相距较远，距正中线平均为 7.2 cm。肾门约在第 1 腰椎椎体平面，第 9 肋软骨前端高度，在正中线外侧约 5 cm。肾门的体表投影点位于腰背部竖脊肌外侧缘与第 12 肋的夹角处，称**肾区**（renal region）。肾病患者触压或叩击该处可引起疼痛（图 7-3）。**肾上腺**（suprarenal gland）位于两肾的上方，二者虽共为肾筋膜包绕，但其间被疏松的结缔组织分隔。故肾上腺位于肾纤维膜之外，肾下垂时，肾上腺可不随肾下降。

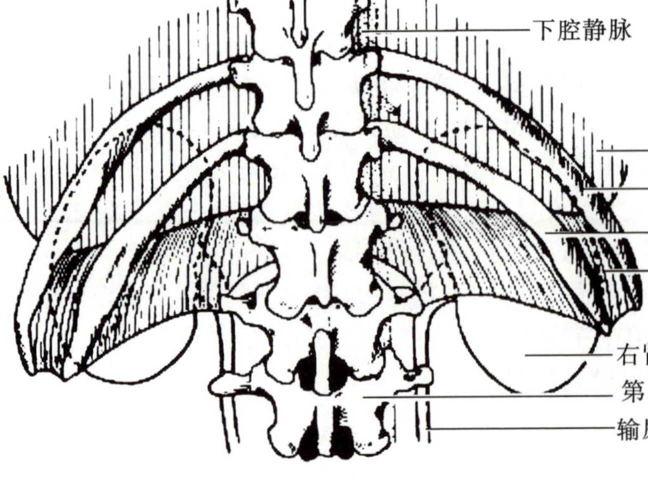

图 7-3　肾的体表投影

笔记栏

三、肾的被膜

肾皮质表面包被着平滑肌纤维和结缔组织构成的肌织膜,与肾实质紧密粘连,难以分离,进入肾窦,被覆于肾乳头以外的窦壁上。除肌织膜外,肾外被膜通常可分为3层,由内向外依次为纤维囊、脂肪囊和肾筋膜(图7-4)。

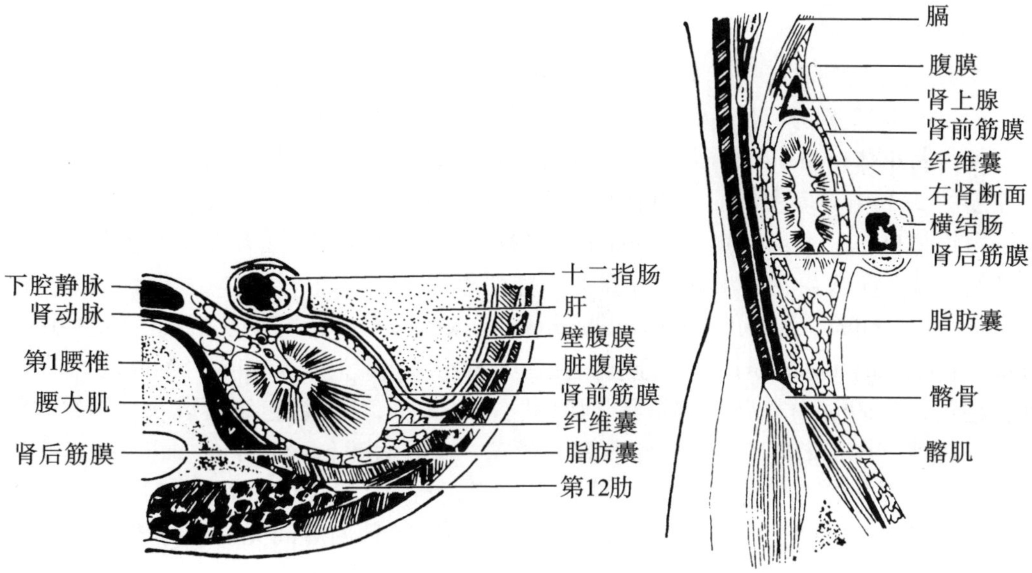

(1)横断面(平第1腰椎,上面观) (2)纵断面(经右肾,右肾上腺,侧面观)

图7-4 肾的被膜

(一)纤维囊

纤维囊(fibrous capsule)包裹于肾实质表面,薄而坚韧的结缔组织膜,由致密结缔组织和弹性纤维构成。肾破裂或部分切除时需缝合此膜。在肾门处,纤维膜分两层,外层贴于肌织膜外面,内层包被肾窦内的结构表面。纤维囊与肌织膜连结疏松,正常状态下易于剥离,如剥离困难多为病理变化引起。

(二)脂肪囊

脂肪囊(fatty renal capsule)又称肾床,位于纤维囊外周、紧密包裹肾脏的脂肪层,并通过肾门与肾窦内的脂肪组织相延续。临床上的肾囊封闭,就是将药液注入肾脂肪囊内。脂肪囊对肾起弹性垫样的保护作用。

(三)肾筋膜

肾筋膜(renal fascia)被覆在脂肪囊的外周,分前后两层包被肾上腺和肾的周围,由它发出的一些结缔组织小梁穿过脂肪囊与纤维囊相连,具有固定肾的功能。位于肾前、后面的肾筋膜分别称为**肾前筋膜**(prerenal fascia)和**肾后筋膜**(retrorenal fascia),二者在肾上腺的上方和肾外侧缘处均互相愈着,在肾的下方则互相分离,并分别与腹膜外组织和髂筋膜相移行,其间有输尿管通过。肾后筋膜向内侧经肾血管和输尿管的后方,与腰大肌及其筋膜汇合并向内侧附着于椎体筋膜。在肾的内侧,肾前筋膜包被肾血管的表面,并与腹主动脉和下腔静脉表面的结缔组织及对侧的肾前筋膜相移行。肾周间隙位于肾前、后筋膜之间,内有肾、肾上腺、脂肪及营养肾周脂肪的肾包膜血管。肾间隙内不同平

笔记栏

面脂肪含量的多少不同，肾门水平脂肪丰富，而在肾下极背侧脂肪含量少。肾脏炎症感染多局限在肾周间隙内，有时也可沿肾筋膜面扩散。肾周间隙积液时，可推挤肾脏向前内上移位，积液向下可流至盆腔，还可扩散至对侧肾周间隙。由于肾筋膜下方完全开放，当腹壁肌力弱、肾周脂肪少、肾的固定结构不健全时，可产生**肾下垂**(nephroptosis)或游走肾。肾积脓或肾周围炎症时，脓液可沿肾筋膜向下蔓延，到达髂窝或腹股沟部。

四、肾的结构

在肾的冠状切面上，肾实质可分为表层的**肾皮质**(renal cortex)和深层的**肾髓质**(renal medulla)2 部分(图 7-5)。肾皮质厚 1.0～1.5 cm，新鲜时为红褐色，富含血管，切面可见由**肾小体**(renal corpuscles)组成的红色点状细小颗粒。肾髓质色淡红，约占肾实质厚度的 2/3，由很多密集的**肾小管**(renal tubulus)组成。肾髓质可见 15～20 个呈圆锥形的**肾锥体**(renal pyramid)。其底朝皮质、尖向肾窦、光泽致密且有许多颜色较深、放射状条纹。这些条纹由肾直小管和血管平行排列形成。2～3 个肾锥体尖端合并成一个**肾乳头**(renal papillae)，突入**肾小盏**(minor renal calices)，每个肾乳头顶端都有许多小孔称**乳头孔**(papillary foramina)，终尿经乳头孔流入肾小盏内。肾皮质伸入肾锥体之间的部分称**肾柱**(renal column)。肾小盏呈漏斗形，共有 7～8 个，其边缘包绕肾乳头，承接肾乳头排出的尿液。在肾窦内，2～3 个肾小盏汇合成一个**肾大盏**(major renal calices)，2～3 个肾大盏最终集合成一个前后扁平，呈漏斗状的**肾盂**(renal pelvis)。肾盂离开肾门后向下弯行，约在第 2 腰椎上缘水平，逐渐变细与输尿管相移行，两者间无明显分界。成人肾盂容积 3～10 mL，平均 7.5 mL。

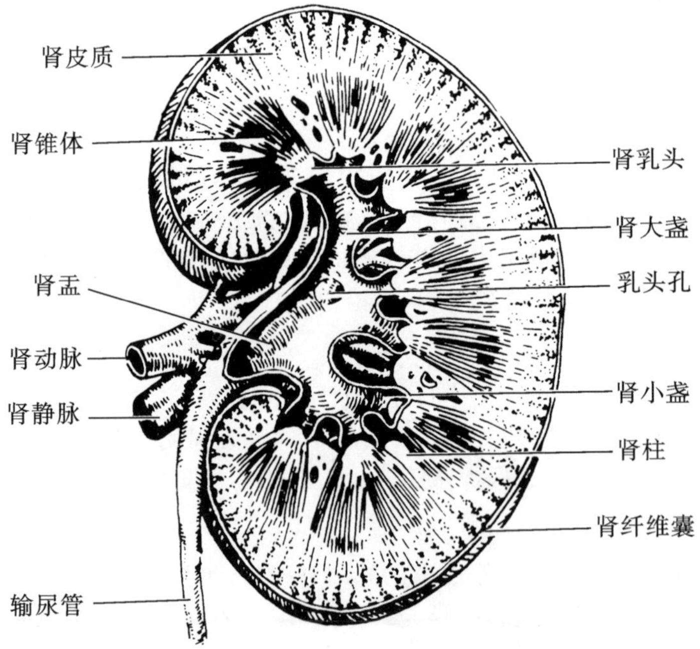

图 7-5　肾的结构(冠状切面)

五、肾的血管、淋巴管和肾段

肾动脉（renal artery）起自腹主动脉，左、右各 1 条，分别进入左、右肾。肾动脉在肾门处分为前、后 2 支。前支较粗，常分出上段动脉、上前段动脉、下前段动脉和下段动脉4 个二级分支，与后支一起进入肾实质内。肾动脉的 4 个二级分支和后支在肾内呈节段性分布，称**肾段动脉**（segmental artery）。每支肾段动脉分布到一定区域的肾实质，称为**肾段**（renal segment）。每个肾有 5 个肾段，即上段、上前段、下前段、下段和后段（图 7-6）。各肾段由其同名动脉供应，各肾段间被少血管的段间组织所分隔，称乏血管带。肾段动脉阻塞可导致肾段坏死。肾内静脉无一定节段性，相互间有较多吻合。肾静脉离肾后注入下腔静脉。

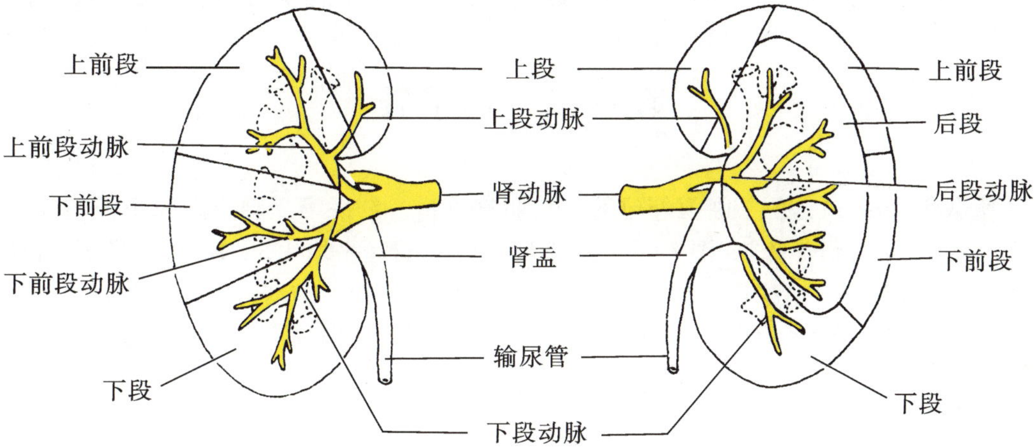

图 7-6　肾段动脉及肾段（右肾）

生命延续，大爱无疆

器官捐献—肾移植

2018 年 6 月 21 日上午，山东省青岛市 4 岁小女孩九月因脑干占位性病变医治无效离世，父母将其 5 个器官捐献出来，通过器官移植手术，让 5 个家庭燃起重生的希望！

作为 20 世纪医学领域最伟大的成就之一，器官移植拯救了数以万计器官终末期功能衰竭患者的生命。由于器官移植技术、移植免疫基础研究及各种免疫抑制剂的发展，器官移植已成为临床治疗器官功能衰竭的有效治疗手段。心、肺、肾、肝、胰腺和小肠在内的实体器官移植，被认为是终末期器官衰竭的首选治疗方案，全世界每年有超过 70 000 个器官被移植，一个供体可为多个受者提供多个器官。

目前，终末期肾病的发病率在全球范围内呈不断增长的趋势，治疗的主要方式有血液透析、腹膜透析和肾移植。而前 2 种透析方式虽然有效，但是长期昂贵的透析费用会给患者及其家庭带来沉重的经济负担和生活质量的下降。肾移植在患者的长期存活率及对患者健康的恢复能力上优于长期血液透析。肾移植术已成为治疗终末期

笔记栏

肾病的根本性方法，不仅能够延长患者生命，而且可以显著改善患者生活质量。

但是，由于很多人对器官捐献没有科学的理解，使得供体器官的来源不足，许多需要肾移植的患者不能及时进行移植手术。器官捐献是高尚人格的体现，是一种对自身、对社会乃至对自然的一种科学的态度和价值观。通过器官的捐献可以使自己生命的光辉照亮他人的生命，当自己的器官在他人的身体里正常工作时，生命在某种意义上也获得了重生！2010 年，我国启动了公民逝世后自愿器官捐献(donation after citizens death，DCD)活动。截至 2019 年 7 月 21 日，在中国人体器官捐献管理中心登记志愿捐献器官的人数已超过 142 万人，已累计完成公民器官捐献约 2.5 万例，捐献器官已突破 7 万个！

我们坚信，随着人们对器官捐献意义的认识，会有越来越多的人加入到器官捐献的队伍中！为那些在黑暗中苦苦等待供体的患者带来生命之光！

第二节 输尿管

输尿管(ureter)是位于腹膜外位的细长肌性管道。约平第 2 腰椎上缘平面，它起自肾盂末端，下端开口于膀胱(图 7-2)。长 20～30 cm，管径平均 0.5～1.0 cm，最窄处口径只有 0.2～0.3 cm。输尿管壁有较厚的平滑肌层，可作节律性蠕动，推动尿液不断流入膀胱。结石阻塞可导致输尿管腔过度扩张，进而产生痉挛性收缩而导致剧烈疼痛。

一、输尿管的分部

输尿管通常可分为 3 段：输尿管腹部、输尿管盆部和输尿管壁内部。

1. 输尿管腹部　**输尿管腹部**(abdominal part of ureter)起自肾盂下端，沿腰大肌前面下行至其中点附近，与睾丸血管(男性)或卵巢血管(女性)交叉，走行于血管后方，达小骨盆入口处。在此，左侧输尿管越过左髂总动脉末端前方；右侧输尿管则越过右髂外动脉起始部的前方，进入盆腔后移行为输尿管盆部。

2. 输尿管盆部　**输尿管盆部**(pelvic part of ureter)自小骨盆入口处，经盆腔侧壁、髂内血管、腰骶干和骶髂关节前方下行，跨过闭孔神经血管束，达坐骨棘水平，转向前内方至膀胱底外上角处。男性输尿管走向前、内、下方，经直肠前外侧壁与膀胱后壁之间下行，在输精管后外方与之交叉，从膀胱底外上角向内下穿入膀胱壁。两侧输尿管达膀胱后壁处相距约 5 cm。女性输尿管经子宫颈外侧约 2.5 cm 处，经子宫动脉后下方绕过，行向下内至膀胱底穿入膀胱壁内。

3. 输尿管壁内部　**输尿管壁内部**(intramural part of ureter)是在膀胱底外上角处，输尿管向内下斜穿膀胱壁，长约 1.5 cm 的输尿管部分。当膀胱充盈时，膀胱内压的升高可使壁内部的管腔闭合，从而阻止尿液由膀胱向输尿管反流。同时由于输尿管的蠕动，尿液仍可不断地流入膀胱。在膀胱空虚时，膀胱三角区的两输尿管口间距约 2.5 cm。

二、输尿管的狭窄

输尿管全程有 3 处狭窄。①**上狭窄**(superior stricture)位于肾盂输尿管移行处。②**中狭窄**(middle stricture)位于小骨盆上口，输尿管跨越髂血管处。③**下狭窄**(inferior stricture)位于输尿管的壁内部。狭窄处输尿管直径只有 0.2～0.3 cm，是尿路结石阻塞和嵌顿的常见部位。

掌握机制，科学预防

泌尿系统结石

泌尿系统结石是泌尿科最常见的疾病，在我国的发病率有逐年上升趋势。泌尿系统结石可发生在肾、输尿管、膀胱和尿道，病情严重者可导致肾功能损害甚至尿毒症。

泌尿系结石的发病机制是一个复杂的多步骤过程。结石是一种由晶体和基质组成的凝结物，所以从泌尿结石形成的热力学角度上来说，就是其能量来源处于过度饱和的状态，这个状态就是当身体功能无法到达平衡时，身体就会自发的形成结石。从泌尿结石形成的动力学角度上来说，泌尿结晶的形成就是一个成核、生长、聚集以及固相转化的过程，在这个过程中，晶体的聚集比生长更有意义，因为晶体的生长是一个漫长的过程，但聚集可以在短时间内较快地形成团块而固定在肾小管中，最终形成结石。肾结石是晶体物质（如钙、草酸、尿酸、胱氨酸等）在肾脏的异常聚积所致，为泌尿系统的常见病、多发病。输尿管结石主要来源于患者的肾，包括肾结石或者体外震波后结石碎块降落所致，患者的临床症状表现为绞痛和尿痛。综上所述，结石的形成并不是短时间集成的，所以对于内在因素，外在因素的影响都应该被重视。据大量的流行病学资料分析表明，泌尿结石的产生与人口学因素、饮食习惯、行为方式、社会经济地位，生活环境以及遗传学等多因素有关，同时与自身的代谢泌尿系统局部感染的环境和饮食结构也有着密切的关系。目前治疗结石的手段仍以保守排石、体外冲击波碎石术，经皮肾镜、输尿管硬镜及软镜取石为主。

根据结石成分分析结果，对于含钙结石应限制钠盐，减少或禁食草酸食物；对于尿酸结石要限制动物性蛋白及高嘌呤食物摄入，碱化尿液。预防结石需要注意每日饮水量保持在2 000 mL左右，适当运动有利于预防和排出结石。上医治未病，作为医学生学好专业知识，为以后帮助身边人及患者在疾病发生之前有效预防打好基础，也是为社会做贡献的一种方式。

第三节　膀胱

膀胱（urinary bladder）是储存尿液的肌性囊状器官，其形态、大小、位置和壁的厚度随年龄、性别、个体差异和尿液充盈程度而异。通常正常成年人的膀胱容量平均为350～500 mL，超过500 mL时，因膀胱壁张力过大而产生疼痛。膀胱的最大容量为800 mL，新生儿膀胱容量约为成人的1/10，女性膀胱容积略小于男性，老年人因膀胱肌张力低而容量增大。

一、形态

膀胱空虚时呈三棱锥体形，分尖、体、底和颈4部（图7-7）。**膀胱尖**（apex of bladder）顶端尖细，朝向前上方，由此沿腹前壁至脐之间有一皱襞为脐正中韧带。膀胱的后面朝向后下方，呈三角形，称**膀胱底**（fundus of bladder）。膀胱尖与底之间为**膀胱体**（body of

笔记栏

bladder)。膀胱的最下部变细称**膀胱颈**(neck of bladder),颈的下端有一开口称尿道内口,通向尿道。膀胱颈与男性的前列腺底和女性的盆膈相毗邻。

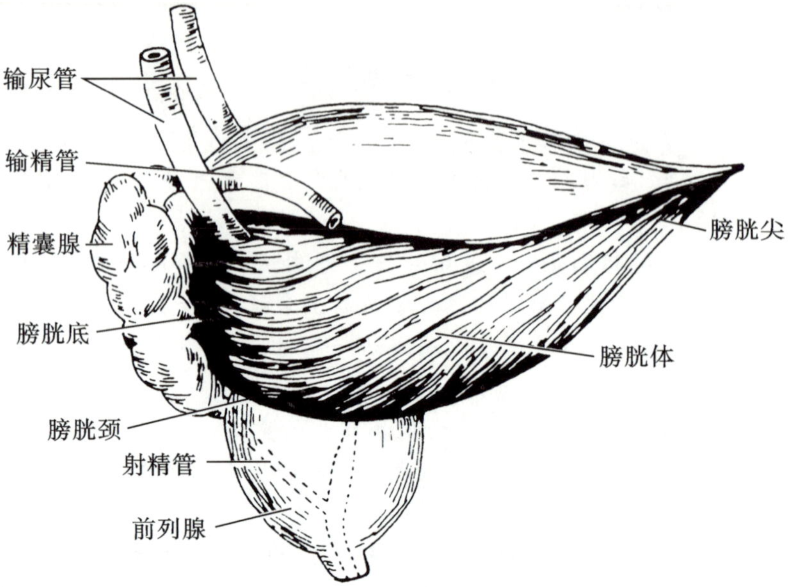

图 7-7 膀胱侧面观

二、内部结构

膀胱内面被覆黏膜,当膀胱壁收缩时,黏膜由于肌层收缩而聚集成皱襞称**膀胱襞**(vesical plica)。在膀胱底内面,有一个呈三角形的区域,位于左、右输尿管口和尿道内口之间(图 7-8),此处膀胱黏膜与肌层紧密连接,缺少黏膜下层组织,故无论膀胱扩张或收缩,始终保持平滑,称**膀胱三角**(trigone of bladder)。膀胱三角是肿瘤、结核和炎症的好发部位。2 个输尿管口之间的黏膜形成一横行皱襞称**输尿管间襞**(interureteric fold),膀胱镜下所见为一苍白带,是临床寻找输尿管口的标志。在男性膀胱三角前下部,尿道内口的后方黏膜,受前列腺中叶推挤形成纵嵴状隆起称**膀胱垂**(vesical uvula)。

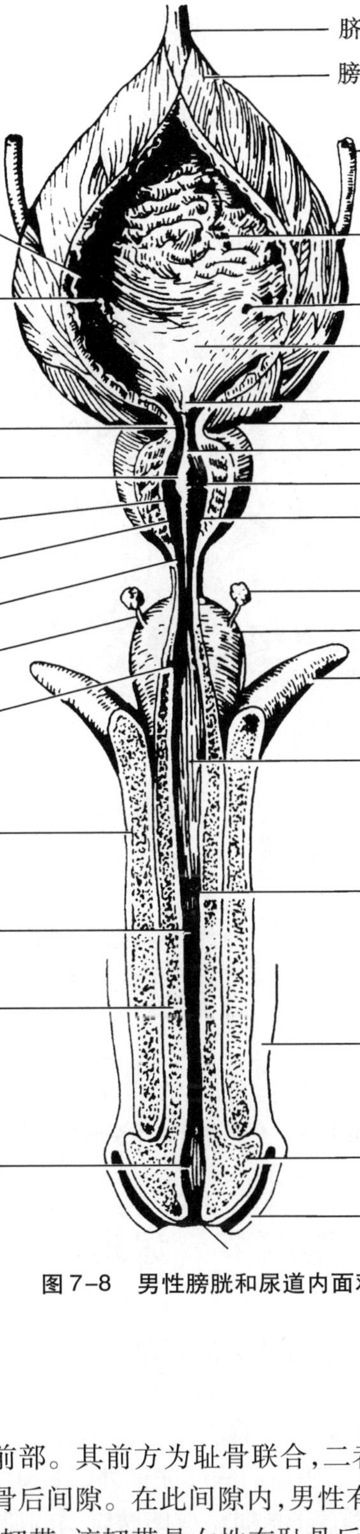

图 7-8　男性膀胱和尿道内面观

三、位置与毗邻

成人膀胱位于盆腔的前部。其前方为耻骨联合，二者之间称**膀胱前间隙**(prevesical space)(Retzius **间隙**)或耻骨后间隙。在此间隙内，男性有**耻骨前列腺韧带**(puboprostatic ligament)；女性有耻骨膀胱韧带，该韧带是女性在耻骨后面和盆筋膜腱弓前部与膀胱颈之间相连的 2 条结缔组织索。另外此间隙中还有丰富的结缔组织与静脉丛。男性膀胱的后方与精囊、输精管壶腹和直肠相毗邻；女性膀胱的后方与子宫和阴道相毗邻(图 7-9)。男性两侧输精管壶腹之间的区域称输精管壶腹三角，借结缔组织连接直肠壶

笔记栏

腹,称直肠膀胱筋膜。膀胱空虚时全部位于盆腔内,充盈时膀胱腹膜返折线可上移至耻骨联合上方,此时,可在耻骨联合上方施行穿刺术,不会伤及腹膜和污染腹膜腔。

新生儿膀胱呈梭形,因盆腔尚未发育完全,故膀胱位置高于成年人,尿道内口在耻骨联合上缘水平。随着年龄增长,约在青春期达到成人位置。

老年人的膀胱位置较低。耻骨前列腺韧带和耻骨膀胱韧带以及脐正中襞与脐外侧襞等结构将膀胱固定于**盆腔**(pelvic cavity)。这些结构的发育不良是**膀胱脱垂**(cystoptosis)与女性**尿失禁**(urinary incontinence)的重要原因。

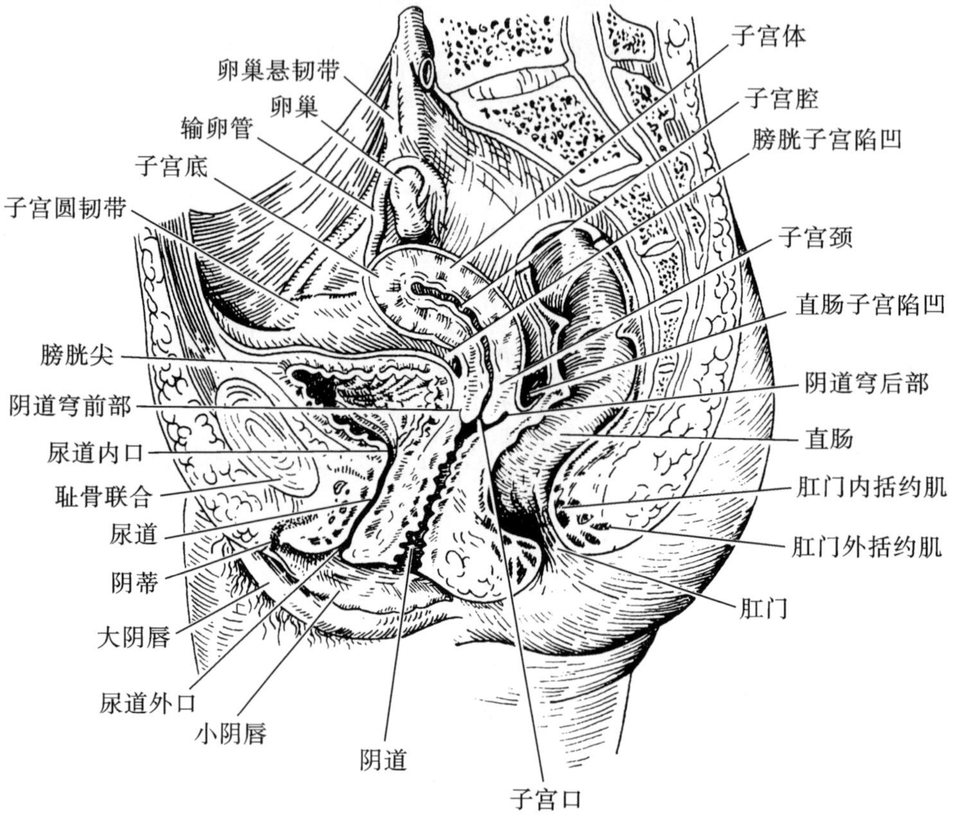

图 7-9　女性骨盆正中矢状面

第四节　尿道

男性尿道除有排尿功能外,兼有排精功能,其详细内容见男性生殖系统。

女性尿道(female urethra)平均长 3 ~5 cm,直径约 0.6 cm,较男性尿道短、宽且较直,仅有排尿功能。尿道内口约平耻骨联合后面中央或上部,女性低于男性。其走行在阴道前方,向前下穿过尿生殖膈,开口于阴道前庭的**尿道外口**(external urethral orifice)。**尿道内口**(internal urethral orifice)周围被平滑肌组成的膀胱括约肌所环绕。穿过尿生殖膈处则被由横纹肌形成的尿道阴道括约肌所环绕。尿道外口位于阴道口的前方、阴蒂的后方 2.0 ~2.5 cm 处,被尿道阴道括约肌所环绕。在尿道下端有**尿道旁腺**(skeins gland),其导管开口于尿道周围,发生感染时可形成囊肿,并可压迫尿道,导致尿路不畅和阻塞(图 7-10)。

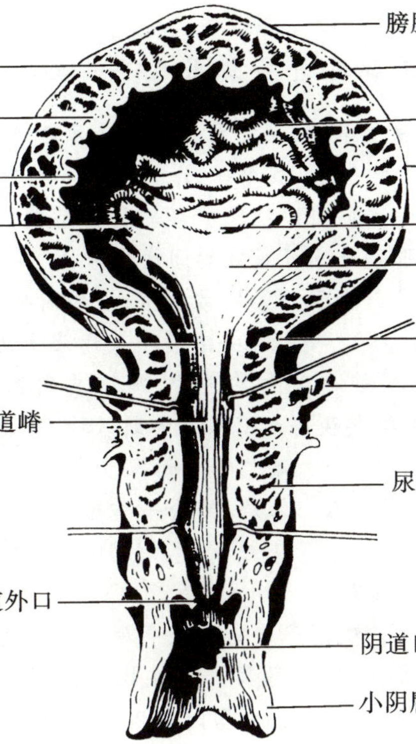

图 7-10　女性尿道

关爱女性，关注健康

女性尿路感染

女性无论是在人体结构还是在生理功能上，都与男性有所不同，这导致了某些疾病好发于女性。女性尿道的结构与男性就有很大的不同，女性尿道相对男性呈现短、宽、直的特点，所以女性易发生尿路的逆行性感染。每年有大量的门诊患者因尿路感染就诊，据报道，50% ~70% 的女性一生中至少患 1 次尿路感染。尿路感染指致病菌侵袭肾脏、输尿管、膀胱和尿道等泌尿系统部位而引起的感染性疾病。分为单纯性和复杂性两类。单纯性尿路感染的人群主要为绝经前女性、非妊娠妇女及具有正常尿路结构及功能的患者。根据定位诊断即可分为单纯性膀胱炎和单纯性肾盂肾炎。老年人、妊娠期女性及存在尿路解剖、功能异常的患者所发生的尿路感染，为复杂性尿路感染。尿路感染威胁到女性身体健康，给女性的工作、生活带来很多痛苦。

如何预防尿路感染呢？要做到多饮水、勤排尿，这样有助于患者稀释尿液、冲洗尿道，降低致病微生物浓度，尤其是对于尿路感染的患者，大量水分的摄入和排出是缓解该病症状的关键，同时还应注意不要憋尿，避免细菌在尿路中繁殖。饮食清淡，宜多食水果蔬菜，患者忌辛辣、油腻食物及烟酒浓茶。坚持多饮水注意外阴部位的卫生清洁，养成定时清洗、勤换内裤等习惯。一旦发生尿路感染，应及时前往医院就医，进行系统治疗。

笔记栏

投身医学，报效祖国

新中国泌尿外科奠基人——吴阶平

“敬佑生命、救死扶伤、甘于奉献、大爱无疆”，这是习近平总书记对我国医务人员的肯定，也是殷切希望与要求。短短16个字，道出了医学的内涵：

医学是科学与人文相统一的一门学科，严谨的科学态度，精湛的医学技术和温暖的人文关怀，从来都是医疗服务中不可或缺的组成部分！

吴阶平同志1917年1月出生于江苏省常州市，少年时代在天津读书求学。1933年进入北京协和医学院学习，1942年以优异成绩毕业于北平协和医学院，获医学博士学位。1947年，吴阶平赴美国芝加哥大学进修，师从前列腺癌内分泌治疗创始人、1966年度诺贝尔生理学或医学奖获得者C·哈金斯教授，从此走上了泌尿外科之路。吴阶平缜密的思维、熟练的手术技巧、流利的外语深受导师的赏识，相处仅一年，哈金斯就诚恳地希望他能留在美国从医。但是，吴阶平婉言谢绝了导师的邀请，坚持回到祖国，为祖国服务。回国不久，迎来了新中国建立！1949年，吴阶平在北京大学医学院任外科副教授，开始建立泌尿外科。

在临床工作中，他非常注意观察患者的症状表现和病情变化，工作精益求精。新中国成立初期，结核患者较多，一侧肾结核患者在切除病侧肾之后，可以靠另一侧正常肾存活，而如果患者双侧肾都患结核，在当时的医疗条件下是被公认为绝症。吴阶平临床工作实践中，对所谓“双侧肾结核”的诊断产生怀疑。他从1953年开始进行深入地研究，采用肾穿刺的方法，从患者肾中取得尿液，进行结核分枝杆菌检查和肾盂造影，并对诊断为“双侧肾结核”晚期患者的尸体进行检查。根据大量资料和临床实例，他发现在诊断双侧肾结核的患者中，约有15%实际是可以治疗的一侧肾结核、对侧肾积水，提出了“肾结核对侧肾积水”这一新概念。在临床工作中把双肾结核与肾结核对侧肾积水区别开来，并制订了切实可行的诊断和治疗方案。他这一创建是泌尿外科学一项突破性进展，使全国数以千计的患者生命得到挽救。

早期男性输精管结扎手术有时达不到避孕的效果，究其原因可能是在手术时其远端残留精子所致。吴阶平在1956—1957年间采取了改进措施，即在手术切断输精管尚未结扎之前，向远段精道（即输精管、精囊、后尿道）注入杀灭精子的药物（如醋酸苯汞溶液）。此法简便可行，在全国推广使用，对计划生育工作作出重大贡献。以上2项科研成果均获得1978年全国科学大会奖。

1960年吴阶平遇到一例临床诊断为“嗜铬细胞瘤”的病例，而手术病理结果表明，患者并无肿瘤，只发现髓质增生。他查遍内分泌学专著，文中或否认有这种疾病存在，或根本忽略这一情况。在文献资料复习中他查到4篇报告，其中提到6例与他所见的类似。他认为此症虽属罕见，但不容忽视。从1960—1976年的16年中，他收集到17个病例。当时的化验条件不够完善，而且多数病例是“文革”期间收集的，但明确证实了这种疾病存在，确定“肾上腺髓质增生”为一个独立疾病，卫生部授予他科技成果甲等奖。1979年美国《泌尿外科年鉴》选入了该报告，给予很高评价。

以前医学界认为“当患者一侧肾脏切除，只要留存的另一侧肾正常，肾切除对患者日后的劳动能力和寿命就不会有什么影响”。吴阶平通过长期临床实践，认为实际情况并不是如此简单。他观察到多数做过肾切除手术的人，劳动能力和寿命确实不受影响，但也有少数人不然。关键在于留存肾是否有充分的代偿性生长能力，并且与肾切除时的年龄密切相关。20 世纪 80 年代初他指导全国泌尿科专业第一个博士研究生开始进行这项科研。他们用年轻和年老的大白鼠，在切除一侧肾后，观察两者的留存肾代偿性生长的差别。所谓“代偿性生长”是依靠肾切除后血清中出现的“促肾生长因子”对肾细胞的影响而实现的。在实验过程中，分别培养年轻和年老的大白鼠的肾细胞，同时收集两者在肾切除后的血清。实验方法是分别用两种血清与两种肾细胞进行交错组合式培养（即 A-a，A-b，B-a，B-b）。观察年轻、年老的肾细胞对相同术后血清的反应；不同术后血清对年轻和年老的肾细胞的反应。通过反复多次实验，证实了年轻和年老的肾细胞对同样血清都有反应，但前者反应强得多；年轻和年老动物在肾切除后，血清中都有促肾生长因子，但年老动物术后血清的促进作用较弱；如果用年轻动物术后血清与年老动物的肾细胞一起培养，就可以得到较好的代偿性生长。进一步采用人体肾细胞和肾切除后的血清按年龄进行交错组合式培养，获得同样结论。这项基础性研究对临床工作具有重要的指导意义。

“一切为了患者，为了患者一切，为了一切患者！”是我国伟大的医学家吴阶平院士献身医学、追求真理的一生写照。正是一切从患者出发，发展了祖国的医学、教育事业，为推进中国特色社会主义事业、实现中华民族伟大复兴做出了重要贡献！

（刘　锦）

第五节　泌尿系统实践

一、实践项目

器官捐献讲座——肾移植。

二、实践方案

1. 在教师的指导下，学生查阅有关器官捐献和肾移植的资料，就器官捐献、肾移植的现状和社会需求制作 PPT，准备讲稿。

2. 主题活动：学生代表进行讲座，教师进行补充，学生提问并讨论。

3. 将本次讲座内容和总结在公众号推送。

三、实践目的

1. 通过肾移植讲座巩固学生对肾的解剖结构和毗邻的学习。

2. 通过此次活动让学生深刻了解器官移植的社会意义，让学生对器官移植有科学地认识。

3. 通过在公众号上的推送，科普器官移植的知识，呼吁社会科学地认识器官移植和遗体捐献，树立正确的世界观。

笔记栏

四、实践报道或学生总结

“肾移植”讲座实践活动学生总结

（刘　锦）

第八章

男性生殖系统

学习目标

1. 知识目标

(1)掌握男性生殖系统的组成,各部分器官的形态、结构及主要生理功能。

(2)掌握精子产生和排出体外的具体过程。

(3)了解男性生殖器官的相关临床常见疾病及防治常识。

2. 能力目标

(1)知识内化:结合标本讲述男性生殖系统的组成,器官的形态、结构特点。

(2)知识拓展:查阅资料了解有关男性生殖系统的新科研进展。

3. 思政目标

(1)科学精神、人文精神:通过精子相关的科学研究,体现医者仁心,科研工作者致力于研究人类生活和社会进步的科学精神。

(2)职业素养、人文关怀:男性生殖系统的治疗方法包括医疗技术和人文关怀两方面,医德医术相结合。通过学习男性尿道的解剖学结构,掌握结构特点,明晰临床疾病和一些常规的诊疗操作,加强医患沟通,达到医人医心的境界。

课前导学

小时候,大家经常思考一个问题:我从哪里来?长大后渐渐明白生命的诞生源于两性生殖细胞结合而形成的受精卵。卵子,是人体中最大的细胞(直径150 μm),精子进入女性阴道经子宫,快速游向输卵管,去寻找卵子,两者相遇形成受精卵,从而孕育出新的生命。那么精子是如何产生、成熟及如何被排出体外与卵子结合的呢?这就是本章节需要学习的男性生殖系统。

生殖系统(reproductive system)具有繁衍后代、形成并保持第二性征的功能,分为男性生殖系统和女性生殖系统。两者均由内生殖器和外生殖器组成。内生殖器包括产生生殖细胞的生殖腺及输送生殖细胞的生殖管道。生殖腺是主要性器官,其功能是生成生殖细胞、分泌性激素以维持第二性征。外生殖器主要为两性的交媾器官。两者的区别见表8-1。

表 8-1　内、外生殖器的区别

	内生殖器			外生殖器
	生殖腺	生殖管道	附属腺体	
男性	睾丸	附睾、输精管、射精管、男性尿道	精囊、尿道球腺、前列腺	阴囊、阴茎
女性	卵巢	输卵管、子宫、阴道	前庭大腺	女阴

男性生殖系统(male reproductive system)包括内生殖器和外生殖器两部分(图 8-1)。内生殖器包括生殖腺(睾丸)、输精管道(附睾、输精管、射精管、男性尿道)和附属腺(前列腺、精囊、尿道球腺)3 部分。睾丸生成精子并分泌雄性激素。精子先储存于附睾,当射精时再经输精管、射精管和尿道排出体外。前列腺、精囊和尿道球腺的分泌液参与组成精液,供给精子营养和增加精子的活性。外生殖器包括阴囊和阴茎,前者容纳睾丸和附睾,后者是男性交媾器官。

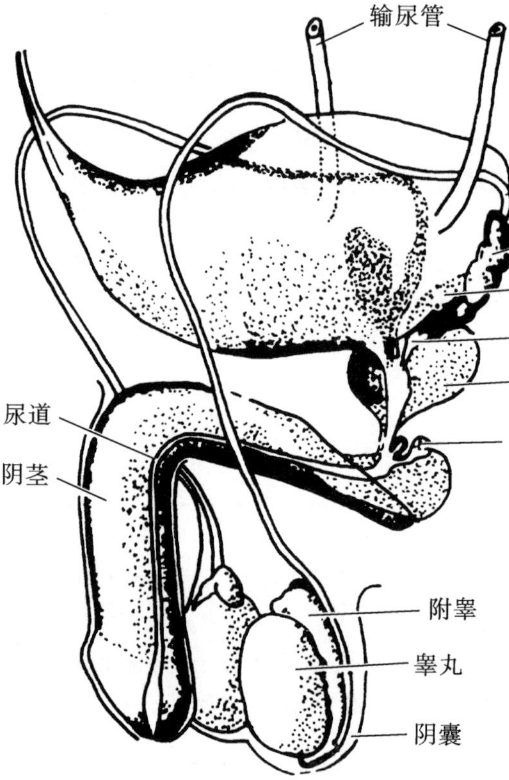

图 8-1　男性生殖系统

第一节　生殖腺

睾丸(testis)位于阴囊内,呈卵圆形,左右各一,成人两睾丸质量为 20～30 g。睾丸的功能是生成精子,分泌男性激素以维持男性第二性征(图 8-2)。分前后缘、上下端和内外侧面。前缘游离,后缘有血管、神经和淋巴管出入,并与附睾相连。上端被附睾头遮盖,下端游离。外侧面较隆凸,贴阴囊壁,内侧面较平坦,依阴囊中隔。

睾丸表面包有一层纤维膜称为白膜。白膜从后缘增厚突入睾丸内形成睾丸纵隔。

纵隔发出许多放射状的睾丸小隔呈扇形伸入睾丸实质，将睾丸分成 100～200 个锥体形的睾丸小叶(图 8-2，图 8-3)。每个小叶内含 2～4 条盘曲的精曲小管，其上皮能产生精子。精曲小管之间的结缔组织内含间质细胞可以分泌男性激素。每个睾丸小叶内的精曲小管汇合成精直小管，精直小管进入睾丸纵隔后互相吻合成睾丸网。从睾丸网发出 12～15 条睾丸输出小管，出睾丸后缘上部进入附睾头。

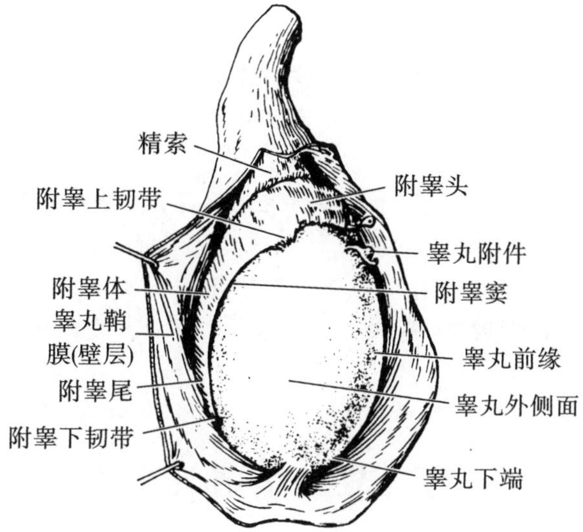

图 8-2　睾丸和附睾

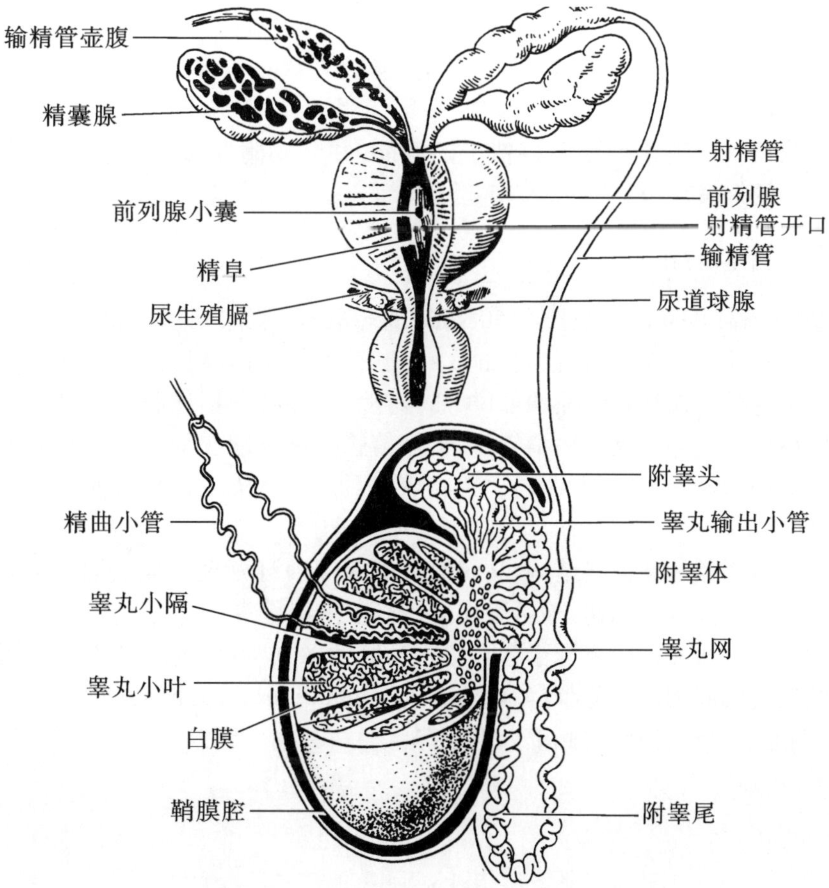

图 8-3　睾丸和附睾的结构及排精途径

疾病常识，生殖健康

隐　睾

在男性胚胎发育时期，睾丸属于腹腔内器官，胚胎早期睾丸位于肾下极处，随着睾丸引带的缩短，出生时自然下降到阴囊内，若出生时睾丸未能正常下降到阴囊，称为隐睾，未下降的睾丸常见停留的部位是腹股沟管和腹腔。其中以单侧隐睾较为常见。

睾丸是男性的生殖腺，产生精子需要特定的温度，以35℃为最佳。腹腔内或腹股沟处的温度为37℃，不利于睾丸内的生精细胞产生精子，影响男性的生育能力；另一方面未下降到阴囊内的睾丸也有可能在高温的环境下发生恶变。因此，隐睾应早发现、早治疗，如果错失治疗时机，不仅仅会使患者生育能力受到影响，甚至会危及患者的生命。

第二节　生殖管道

一、附睾

附睾（epididymis）呈新月形，紧贴睾丸的上端和后缘（图8-2）。由睾丸输出小管和盘曲的附睾管组成。上端膨大称附睾头，中部为附睾体，下端为附睾尾。附睾尾向后上弯曲移行为输精管。附睾具有储存精子的功能，并分泌附睾液，促进精子进一步成熟。附睾是结核病的好发部位。

二、输精管和射精管

输精管（ductus deferens）全长约50 cm。管壁较厚，肌层发达而管腔细小，活体触摸时呈坚实的圆索状。根据其行程，可分为4部：睾丸部、精索部、腹股沟管部和盆部。精索部为男性绝育手术输精管结扎的部位，疝修补术时注意勿损伤腹股沟管部。在膀胱底后面两侧输精管靠近并扩大成输精管壶腹，输精管壶腹末端变细与精囊腺的排泄管汇合成**射精管**（ejaculatory duct）（图8-4）。射精管长约2 cm，从后方穿前列腺并开口于其内的尿道前列腺部。

精索为一对柔软的圆索状结构，从腹股沟管深（腹）环延至睾丸上端。精索内主要有输精管、睾丸动脉、蔓状静脉丛、输精管血管、神经、淋巴管等。

睾丸和附睾的血液供应来源于起自腹主动脉的睾丸动脉，通过精索降至阴囊。二者的静脉缠绕在动脉周围形成**蔓状静脉丛**（pampiniform plexus），经精索进入盆腔汇合为睾丸静脉，左侧汇入左肾静脉，右侧汇入下腔静脉。

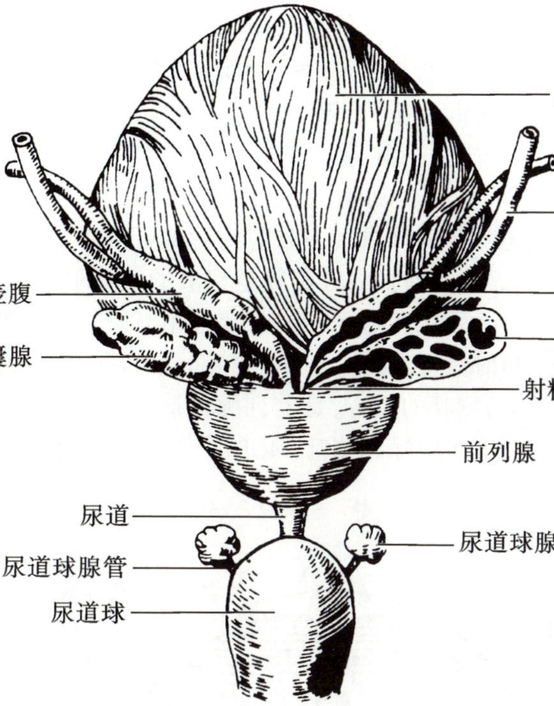

图 8-4　前列腺、精囊腺及尿道球腺后面观

疾病常识，生殖健康

精索静脉曲张

精索静脉曲张是指精索内蔓状静脉丛的异常扩张、伸长和过曲。因解剖学因素和发育不良所致的精索静脉曲张称为原发性精索静脉曲张，常由精索静脉瓣关闭不全引起；腹腔内或腹膜后肿瘤、肾积水或异位血管压迫上行的精索静脉所致者，称之为继发性精索静脉曲张。

精索静脉曲张在普通男性人群中发病率为 10 % ~15 %，在不育男性中发病率约为 25 %，其中 40% 以上患者为双侧同时患病。单侧精索静脉曲张时，需要排除肾脏或腹部其他原因。例如左侧蔓状静脉丛的静脉汇入左肾静脉，所以左肾或肾静脉的病变可导致左侧精索静脉曲张。精索静脉曲张可影响生育，这也是导致男性不育的主要原因之一。

第三节　附属腺

附属腺包括前列腺（prostate）、**尿道球腺**（bulbourethral gland）和**精囊**（seminal vesicle）（图 8-4）。

笔记栏

一、前列腺

前列腺(prostate)质地坚实,形似板栗,为不成对的实质性器官(图 8-5)。其表面的筋膜鞘称前列腺囊,囊与前列腺之间有前列腺静脉丛。上端宽大称前列腺底,与膀胱颈相邻;下端尖细称前列腺尖,位于尿生殖膈上。底与尖之间为前列腺体,其后面平坦,中间有一纵行浅沟称**前列腺沟**(sulcus of prostate),活体指诊可触及此沟,前列腺肥大时,此沟会变浅或消失。尿道从底至尖贯穿前列腺,一对射精管从近底的后缘穿入并与前列腺排泄管共同开口于尿道前列腺部。前列腺的分泌物是精液的主要组成部分。

前列腺分为 5 叶:前叶、中叶、后叶和两侧叶。前叶较小,位于尿道前方和左、右侧叶之间。中叶呈楔形,位于尿道和射精管之间。左、右侧叶分别位于尿道、中叶和前叶的两侧(图 8-5)。后叶位于中叶和两侧叶的后方,是前列腺肿瘤的易发部位。前列腺结缔组织增生引起的前列腺肥大,常发生在中叶和侧叶,压迫尿道,造成排尿困难甚至尿潴留。

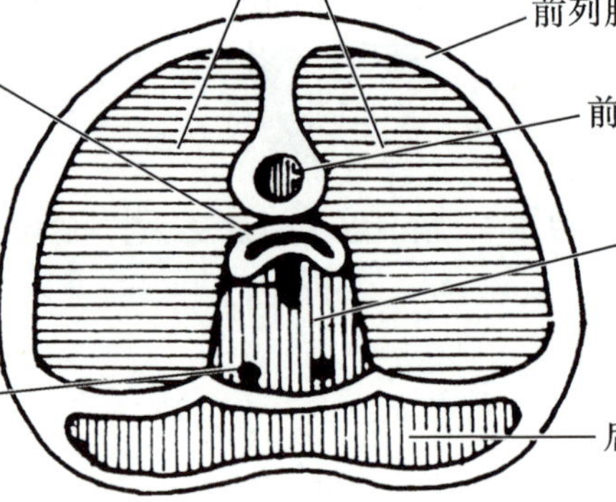

图 8-5 前列腺(横断面)

二、精囊和尿道球腺

精囊即精囊腺,位于膀胱底的后方,输精管壶腹的下外侧,左右各一,其排泄管道与输精管壶腹末端汇合成射精管。尿道球腺为一对豌豆样的球形小腺体,位于会阴深横肌内。其排泄管开口于尿道球部(图 8-4)。

精液包括精子和输精管道与各附属腺(特别是前列腺和精囊)的分泌液,呈乳白色,弱碱性,内含精子,并且适于精子的生存和活动。正常成年男子一次射精 2 ~5 mL,含精子 3 亿 ~5 亿个,精浆体积达 95 %。如果精液量少于 1 mL 或精子密度低于 40×10^6/mL,可导致不育。

科普常识、生活习惯

前列腺炎、前列腺增生和前列腺癌

前列腺疾病主要有：炎症、增生（肥大）和肿瘤。前列腺炎是青壮年男性的常见病，占泌尿外科成年男性患者的25%～30%。男性50岁以后常有不同程度的前列腺增生，因病程发展缓慢，早期症状常不明显，易被忽视。但随着年龄的增加，几乎不可避免出现症状的进行性加重，对男性正常生活造成难以言状的痛苦。而前列腺癌的早发现、早治疗则更为重要，因而，每一位男性在不同的年龄阶段都应该关心前列腺，呵护前列腺。

前列腺炎

前列腺炎是由于前列腺受到病原体感染或某些非感染因素刺激而发生的急性或慢性炎症，常继发于膀胱和尿道感染。患者通常有反复发作的尿路刺激症状（尿频、尿急和尿痛），可分为急性前列腺炎和慢性前列腺炎。急性细菌性前列腺炎常突然发病，临床表现为寒战、发热，会阴部和耻骨上疼痛，以及尿频、尿急、尿痛等尿道刺激征。慢性前列腺炎表现为骨盆和会阴区疼痛，以及尿频、尿急、尿痛和夜尿增多等排尿异常。慢性前列腺炎常迁延不愈，患者生活质量下降，并常伴随性功能障碍、焦虑、抑郁、失眠、记忆下降等症状。

前列腺增生

前列腺增生为前列腺的一种良性病变。老年男子常见，60岁以上发病率超过50%，其发生的2个条件是年龄的增加和有功能的睾丸。症状表现为尿频、尿急、尿失禁、夜尿增多、尿踌躇、排尿困难、尿不尽感、尿滴沥等。

前列腺癌

前列腺癌的发生与年龄、种族、遗传、饮食和环境都有关系。前列腺癌的患者主要是老年男性，高峰年龄为75～79岁，小于60岁发病率较低。遗传是前列腺癌发展的重要危险因素，外源性因素会影响前列腺癌的临床进程，如高动物脂肪饮食、维生素E摄入不足等。前列腺癌早期并无症状，肿瘤阻塞尿道或侵犯膀胱颈时，会发生尿频、尿急、排尿困难等下尿路症状，严重者出现急性尿潴留、血尿、尿失禁等。随着疾病进展，会出现肿瘤转移和压迫症状，例如发生骨转移，会引起骨痛或病理性骨折、截瘫等而危及生命。前列腺特异性抗原（prostatic specific antigen，PSA）是一种正常前列腺组织和肿瘤前列腺组织均表达的糖蛋白，肿瘤前列腺上皮细胞由于正常分泌功能下降，其分泌PSA的水平降低，但由于癌组织的基底膜和正常导管结构破坏，导致PSA直接“泄漏”至血液，因此检测血PSA水平可协助前列腺癌的早期诊断和评估。目前公认的前列腺癌诊断依据是前列腺穿刺，由组织病理检查确诊。

笔记栏

改变生活习惯，保护男性健康

1. 避免受寒、受潮和过度劳累。预防感冒。
2. 忌烟酒，注意饮食。忌辛辣、煎炸食物和高脂饮食。
3. 多饮水，多排尿。保持大便通畅。
4. 生活作息要规律，劳逸结合，不宜久坐。
5. 节制过度手淫，规律性生活。
6. 穿宽松内裤。

第四节　外生殖器

外生殖器包括**阴囊**(scrotum)和**阴茎**(penis)(图8-6)。

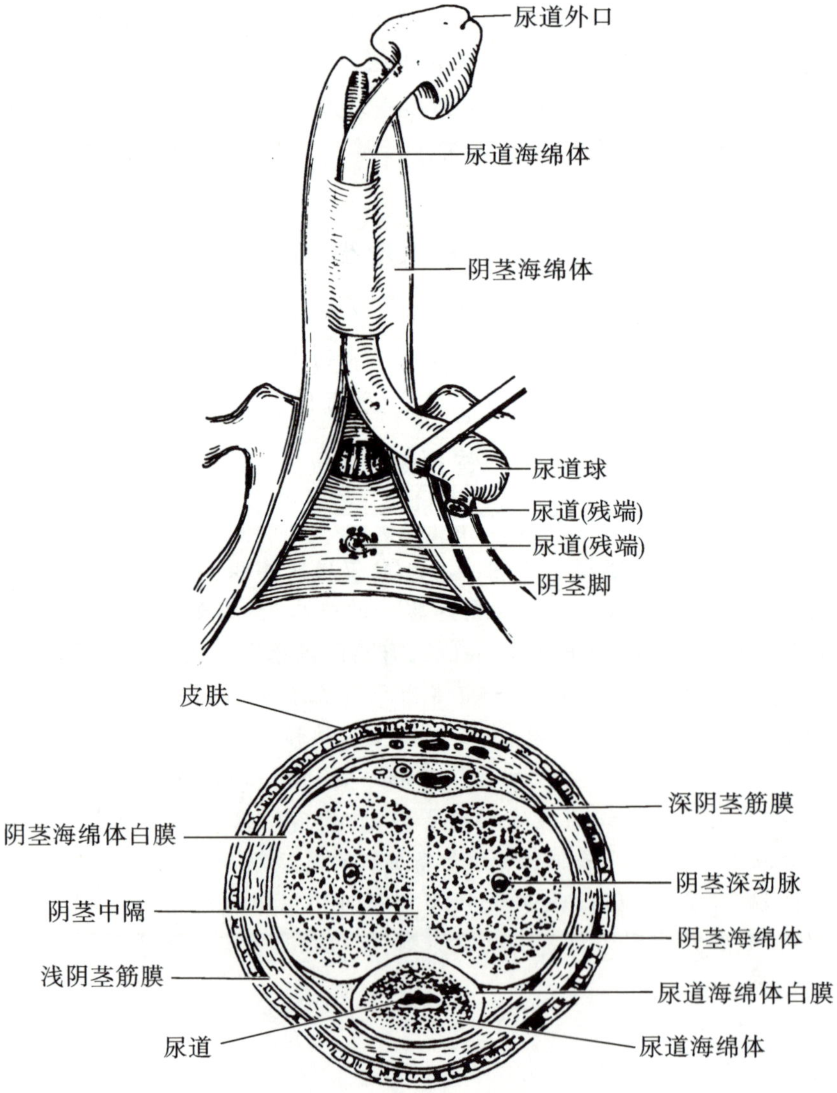

图8-6　阴茎的构成及其横断面

一、阴囊

阴囊为位于阴茎后下方的囊袋状器官，由皮肤和肉膜组成。皮肤薄而柔软，颜色较深，成人生有少量阴毛。肉膜为阴囊的浅筋膜，缺乏脂肪，内有弹性纤维和平滑肌纤维，可随外界温度的变化而舒缩，以调节阴囊内的温度，有利于精子的发育。阴囊正中线上有一条纵行的阴囊缝，其深面的肉膜向深部发出阴囊中隔，将阴囊分为左、右两腔，分别容纳左、右睾丸和附睾等。

二、阴茎

阴茎为男性的性交器官，可分为头、体、根 3 部分（图 8-6）。其后端为阴茎根，藏于皮肤深面，附于耻骨下支、坐骨支和尿生殖膈，为固定部。中部为阴茎体，呈圆柱状，悬垂于耻骨联合前下方，为可动部。阴茎前端膨大称阴茎头，其尖端有较狭窄的尿道外口。头后较细的部分称阴茎颈。

阴茎由两条阴茎海绵体和一条尿道海绵体构成，外面包以较薄的筋膜和皮肤。**阴茎海绵体**（cavernous body of penis）为两端较细的圆柱体，位于阴茎背侧。**尿道海绵体**（cavernous body of urethra）位于两阴茎海绵体的腹侧，尿道贯穿其全长，前端膨大为阴茎头，后端膨大形成的尿道球附于尿生殖膈下面。

每条海绵体的表面均包有一层厚而致密的纤维膜，称海绵体白膜。海绵体由许多小梁和与血管相通的腔隙组成，当腔隙充血时，阴茎即可勃起。3 个海绵体的外面共同包有深、浅筋膜和皮肤。阴茎的皮肤薄而柔软，富有伸展性，皮下无脂肪组织。皮肤自阴茎颈游离向前延伸，形成包绕阴茎头的双层环形皮肤皱襞，称阴茎包皮。包皮与尿道外口下端的皮肤皱襞称**包皮系带**（frenulum of prepuce）。

疾病常识，生殖健康

包　茎

幼儿的包皮较长，包着整个阴茎头，包皮随年龄增长逐渐向后退缩，包皮口逐渐扩大，阴茎头显露于外。如果包皮能向上翻转露出阴茎头称为包皮过长，如果包皮外口狭小，包皮不能翻转露出全部阴茎头则称为包茎。包皮、阴茎头表面脱落的细胞、分泌的黏液以及细菌、尿液等共同形成包皮下白膜样物质，称为包皮垢。包茎的患者，由于包皮无法翻开清洗，有大量包皮垢堆积，包皮垢可以引起包皮龟头炎，并且可能增加阴茎癌的发病率。较早行包皮环切术，可能对预防阴茎癌和降低 HIV 感染有一定作用。

第五节　男性尿道

男性尿道（male urethra）起自膀胱的尿道内口，终于阴茎头的尿道外口，全长 16～22 cm，管径 5～7 mm，兼有排尿和排精功能（图 8-7）。尿道全程分为 3 部。①**前列腺部**（prostatic part）：为尿道贯穿前列腺部分。此部后壁有一纵行隆起称为**尿道嵴**（urethral crest），嵴中部隆起为**精阜**（seminal colliculus）。此部两侧各有一射精管开口。②**膜部**

笔记栏

(membranous part):为尿道穿经尿生殖膈的部分,是3部中最短的一段,其周围有尿道膜部括约肌环绕,此肌属于横纹肌,有主观控制排尿的作用。临床上将尿道前列腺部和膜部合称为后尿道。③**海绵体部**(cavernous part):为尿道穿经尿道海绵体的部分,是3部中最长的一段。临床上称为前尿道。尿道球内的尿道最宽,称尿道球部,尿道球腺开口于此。在近阴茎头处,尿道管腔扩大成尿道舟状窝。

男性尿道全程有3个狭窄、3个膨大和2个弯曲。3个狭窄:尿道内口、尿道膜部和尿道外口,外口最窄。尿道结石较易嵌顿在这些狭窄部位。3个膨大:尿道前列腺部、尿道球部和尿道舟状窝。2个弯曲:耻骨下弯凸向后下方,位于耻骨联合下方2 cm处,为一恒定的弯曲;耻骨前弯凸向前上方,位于耻骨联合的前下方,若将阴茎上提,此弯即可变直。临床上行膀胱镜检查或导尿时应注意这些解剖特点。

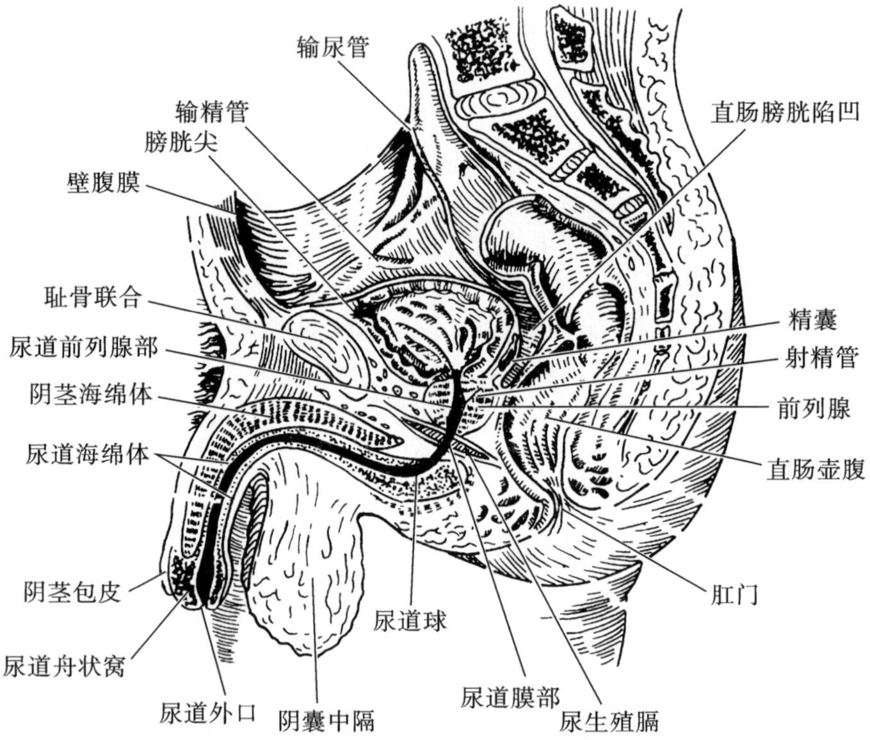

图8-7 阴茎、膀胱和男性尿道(男性盆腔正中矢状切面)

精湛技术，人文关怀

男性导尿的人文关怀

导尿是一项基础的临床操作技能。用导尿管由尿道口插入男性尿道至膀胱，引流出尿液。因尿道口非常敏感，男性尿道较长，又是隐私部位。因此导尿时，医护人员应该充分考虑患者的心理需求，做到操作准确无误，以免带给患者不必要的身心痛苦，医护人员应怀揣爱心与耐心，而不是将导尿只当做简单的一项冷冰冰的操作。操作前应核对患者信息，给患者解释操作过程，帮助患者做好准备，缓解患者的紧张情绪。注意保护患者隐私（请无关人员离开，关闭门窗，注意遮盖隐私部位）。仔细检查相关用品是否齐全，导尿管包装是否完整，全程严格无菌操作。

由于尿道结构（男性尿道全程有3个狭窄、3个膨大和2个弯曲）的不同、男性前列腺增生等情况的出现，男性导尿往往比女性导尿更难操作，更易造成尿道的损伤或导尿的失败。因此男性开始导尿时一只手用无菌纱布将阴茎提起，使之与腹壁成60°角以改变耻骨前弯使导尿管插入顺畅，导尿过程中要注意尿道内口、膜部和尿道外口3个狭窄，外口最窄，用血管钳夹持导尿管前端，对准尿道外口轻轻插入20～22 cm，动作一定要轻、柔、稳、慢，切勿用力过重，以免损伤尿道黏膜。见尿液流出后再插入2～3 cm（保证气囊进入膀胱）。操作完成后，帮助患者穿好衣服，嘱咐后续事项，做好相关记录。

附：双腔导尿管的一般结构为两端三口两腔一气囊，前端插入尿道通向膀胱，后端有2个开口为操作端。三口分别是位于操作端的注水口、出液口和前端的引流口。其中引流口经其中一管腔通向出液口，注水口连通另一个管腔，末端为一个气囊，在距导尿管前端2 cm处，起固定作用。

成长烦恼，心理健康

生长发育的青涩——遗精

青春期通常指从儿童生长发育至成人的过渡时期，是从第二性征出现和生长突然加快开始，到体格发育完善和性成熟的这段时间。在此期间，人的形态、生理、心理变化很大，是值得备受关注的时期。男性青春期时，随着睾丸发育，附睾、精囊、前列腺迅速发育，输精管增长，管腔逐渐增粗，第二性征逐渐出现：阴茎增长、增粗，肩部变宽，胸部丰满，阴毛、腋毛生长，喉结突出，声调变低。前列腺发育后便可发生遗精，首次遗精多发生在15岁左右，一般精液内无精子。《黄帝内经·素问》之上古天真论讲述了人的生长发育规律，在男性生殖发育方面写道："丈夫八岁，肾气实，发长齿更。二八，肾气盛，天癸至，精气溢泻，阴阳和，故能有子。"因此青少年遗精是男性性成熟的表现，遗精是指男性在没有性生活或者性自慰的情况下出现的射精，是男性性器官发育成熟的标志，特别是睾丸发育成熟的标志。未婚性发育成熟的男性或者已婚很久没有性生活的男性，都可以出现遗精，是正常的生理现象。

笔记栏

治学严谨，淡泊名利

“试管婴儿之父”和“口服避孕药之父”——张明觉

他，医者仁心，一生致力于研究人类生活和社会进步的大课题。

他，思路宽阔，发现的“精子获能”现象解开了精卵受精之谜，被人尊称为“试管婴儿之父”。

他，治学严谨，成就斐然却淡泊名利，从未申请过一项专利，却主导了口服避孕药的研制，有“口服避孕药之父”的美誉。

他，虽身在异邦，却心系中华，以回国讲学、为家乡捐款等诸多种方式报效祖国。

他，就是美籍华人生殖生物学家、育种学家和甾体避孕药的创始人之一——张明觉。

成果卓著的背后是治学的坚守与严谨

回顾张明觉一生辉煌的医学成就，可以发现兴趣是他的启蒙导师。聪颖勤奋的张明觉在上中学时就对生物学表现出浓厚的兴趣，通过自己不懈的努力考取清华大学心理学专业之后，又向闻亦传教授学习组织解剖技术。在剑桥大学深造时，他专门研究动物育种，运用独创的方法进行精子取样和冷冻保存，协助剑桥大学附属农场首次通过人工授精获得健壮的小牛。由此揭开了张明觉钻研精子获能的序幕。

首创“精子获能”理论，成功体外受精。1945 年，到美国乌斯特实验研究所工作的张明觉，开始从事哺乳动物体外受精的研究。哺乳动物都是以体内受精的方式繁殖后代的，现在要找到方法以实现体外受精，可以说是一项具有极大挑战性的课题，而在张明觉之前，也有许多科学家研究过这个课题，但均以失败告终。成功并非朝夕之事，为了攻克这个难关，他一直在用兔卵做体外受精实验，上百种方法的试验，无数次失败的苦涩都没有令他气馁，他在失败中总结经验，时刻反思。有一天在查阅文献资料时，一个大胆的推测在他脑海里浮现：绝大多数哺乳动物受精的过程，是精子在输卵管里等候卵子，而非人们认为的卵子等候精子。旧观念突破后，他很快推理出精子一定是在雌性生殖管道内经过特定的生理、生化的变化才能成功的和卵子结合。接着他又设计了一系列巧妙的实验以验证这个假设，终于发现精子要在雌性生殖管道内历经 6 h 的生理生化变化，才能获得与卵子结合的能力，这就是“精子获能”理论。这一理论的发现，不仅揭开了精卵结合的神秘面纱，而且对人工授精提供了里程碑式的指导。1951 年发现“精子获能”的生理现象，为哺乳类卵子体外受精成功奠定了理论基础。1959 年首先报道兔卵的体外受精获得成功，从此结束了生殖生物学界几十年来对哺乳类卵子体外受精能否成功的争论。

他是“试管婴儿之父”，他还是“口服避孕药之父”。20 世纪 50 年代，战后的人口出现爆炸式增长，提倡节育、降低出生率成了当务之急。张明觉深感生理学家责任之重大，开始研发新型避孕药。他把甾类化合物作为重点实验对象。通过不断改变给药方式和剂量，观察药物对兔子的排卵抑制效应，结果发现在口服一定剂量的甾类化合物后，兔子的排卵明显受到抑制，由此诞生了第一代女用口服甾体避孕药。

一个有根、有情怀的科学家

无论张明觉在学术上取得了多大的成就，他始终不忘自己是个中国人。为了推动国内生理学的发展、培养国内人才，他多次回国讲学，全无保留地把自己的研究经验和最新科研进展介绍给国内学者；将国内的科研人员邀请到自己的工作室工作；向国内研究所捐赠自己珍藏的期刊资料；为国内多所大学捐款，资助故乡岚县，为地震灾区捐款。越是伟大的人，他的人生就越纯挚。

（陈雪梅）

第六节　男性生殖系统实践

一、实践项目

"关爱生命健康，防治艾滋病"医学生宣讲团。

二、实践方案

1. 报名　动员医学生报名参加"关爱生命健康，防治艾滋病"医学生志愿者宣讲团。

2. 准备　邀请传染病科医生、流行病学专家进行防艾知识的普及和指导，到传染病医院与医生、患者交流，获取一手资料和实例。学生们查阅艾滋病相关资料，了解疾病的发生发展和现况，完善知识结构，制作宣讲 PPT，整理宣讲讲稿，试讲。

3. 活动

（1）在学校各专业大学一年级学生中举行以大班课为形式的宣教和艾滋病相关知识的线上问答。

（2）中学生性教育和预防艾滋病的宣传。

（3）医院和社区的健康宣讲活动。

（4）建立微信公众号，推送团队活动讯息宣传防艾知识、临床病例。

三、实践目的

组建"关爱生命健康，防治艾滋病"医学生宣讲团。希望学生们利用所学医学知识在学校和社会科普艾滋病的发展现状、防治方法，正确认识艾滋病，消除对艾滋病的恐惧。锻炼学生的团队合作能力，语言表达能力，社会交往能力，培养医学生的社会责任感、历史使命感，树立大健康的医学理念，培养医学生的人文关怀和志愿精神，随着防艾宣传的进一步扩大，影响和教育更多的大学生，使每一位学生成为火种去影响和教育更多的人，为全民防艾宣传做出医学生的贡献。

完善医学人文教育体系，在传授医学知识的同时不断加强学生的医学人文素养，培养出社会需要的有能力、有责任、有担当的现代医学人才。

四、实践报道或学生总结

"知艾防艾，郑在医行"实践活动总结

（李　鸣）

第九章

女性生殖系统

学习目标

1. 知识目标

(1)掌握女性生殖系统的组成部分,各部分包括器官的形态、结构及主要生理功能。

(2)掌握精子与卵子结合的基本方式与具体过程。

(3)了解女性生殖器官的相关临床常见疾病防治常识。

(4)了解试管婴儿、子宫移植技术及相关临床疾病的科研进展。

2. 能力目标

(1)知识内化:培养学生知识的表达、讲解能力,能够结合标本讲述女性生殖系统的组成,各器官形态结构特点。

(2)知识整合:培养学生各学科知识相互衔接、融会贯通的能力,结合组织胚胎学总结受精过程和胚胎发育过程。

(3)知识拓展:逐步培养学生查阅资料,关注新科研进展的能力。

3. 思政目标

(1)人文精神、文化自信:通过生命价值教育,理解母亲孕育生命的伟大与辛苦,引领学生尊重母亲,关爱女性。

(2)科学精神、职业素养:通过理解生命的孕育过程,认识生命的珍贵,尊重生命,不忘初心,践行救死扶伤的崇高医德。

(3)爱国情怀、社会责任:生殖健康是民族的健康,保护生殖健康,实现优生优育的基本国策。

(4)社会实践、服务人民:通过实践实现医学教育、思想教育、人文教育的高度融合,传播生殖科普知识,提高预防意识。

课前导学

神奇的生命起源于精子和卵子的结合,男性生殖系统的睾丸产生精子,经输精管道通过性交进入女性阴道,到达输卵管。从卵巢产生的卵子成熟后排至腹膜腔,再经输卵管腹腔口进入输卵管,在输卵管壶腹部受精后受精卵分裂并移向子宫腔,植入子宫内膜发育为成熟的胎儿,经阴道娩出体外。这个过程既神秘,又充满坎坷,甚至可能会危及生命,了解本章节的知识后,我们可以提醒每一位女性要关注生殖健康,关爱个体生命。

女性生殖系统(female reproductive system)包括内生殖器和外生殖器,内生殖器包括**生殖腺**(**卵巢** ovary),**生殖管道**(**输卵管** oviduct、**子宫** utrus 和**阴道** vagina),以及**附属腺**(**前庭大腺** greater vestibular gland)(图 9-1)。外生殖器为女阴。卵巢产生的卵子成熟后排至腹膜腔,再经输卵管腹腔口进入输卵管,在输卵管壶腹部受精,受精卵分裂并移向子宫腔,植入子宫内膜发育为成熟的胎儿,经阴道分娩新生儿,一个新的生命诞生。

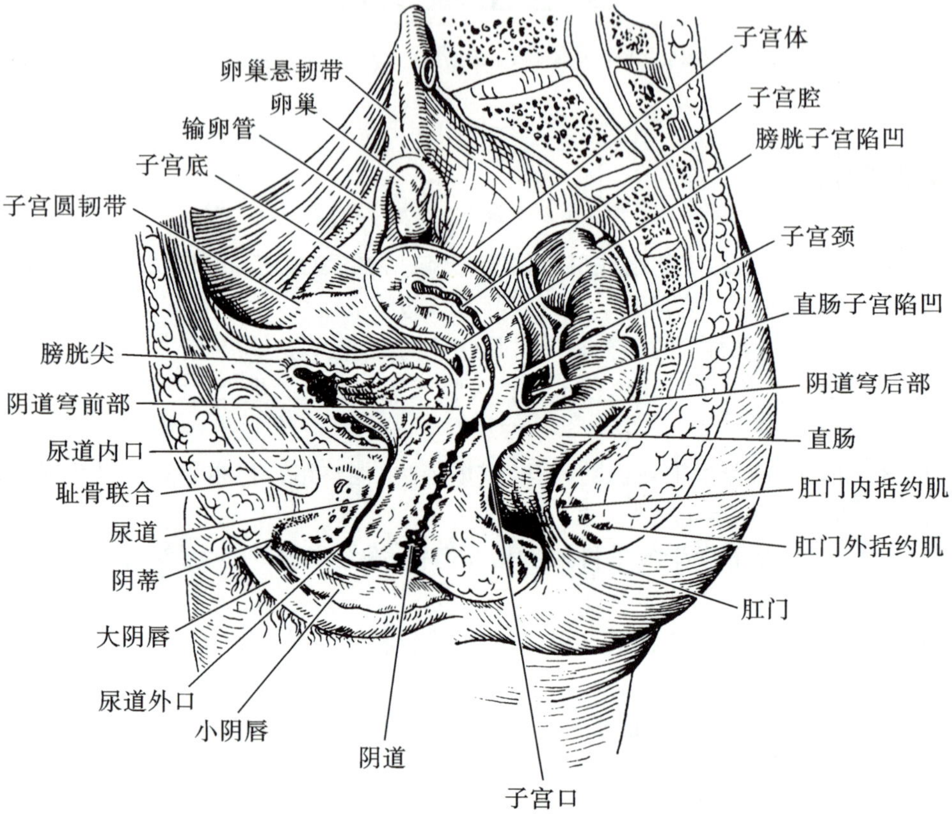

图 9-1　女性盆部正中矢状切面观

第一节　生殖腺

卵巢位于盆腔内,贴靠于小骨盆侧壁的卵巢窝(图 9-1),髂内、外动脉之间的夹角处就是卵巢窝。卵巢在盆腔内的位置主要靠韧带维持。卵巢悬韧带为腹膜形成的皱襞,起自小骨盆侧缘,向内下至卵巢的上端,打开腹膜皱襞,可见包绕的卵巢动脉和静脉。因此,卵巢悬韧带是寻找卵巢动、静脉的标志。子宫位于盆腔中间,呈倒置梨形,两侧为输卵管和卵巢,从卵巢下端至输卵管与子宫结合处的后下方有一条绳索状的结构,为卵巢固有韧带,又称卵巢子宫索(图 9-2)。这 2 条韧带共同把卵巢固定在骨盆侧壁的卵巢窝内。

笔记栏

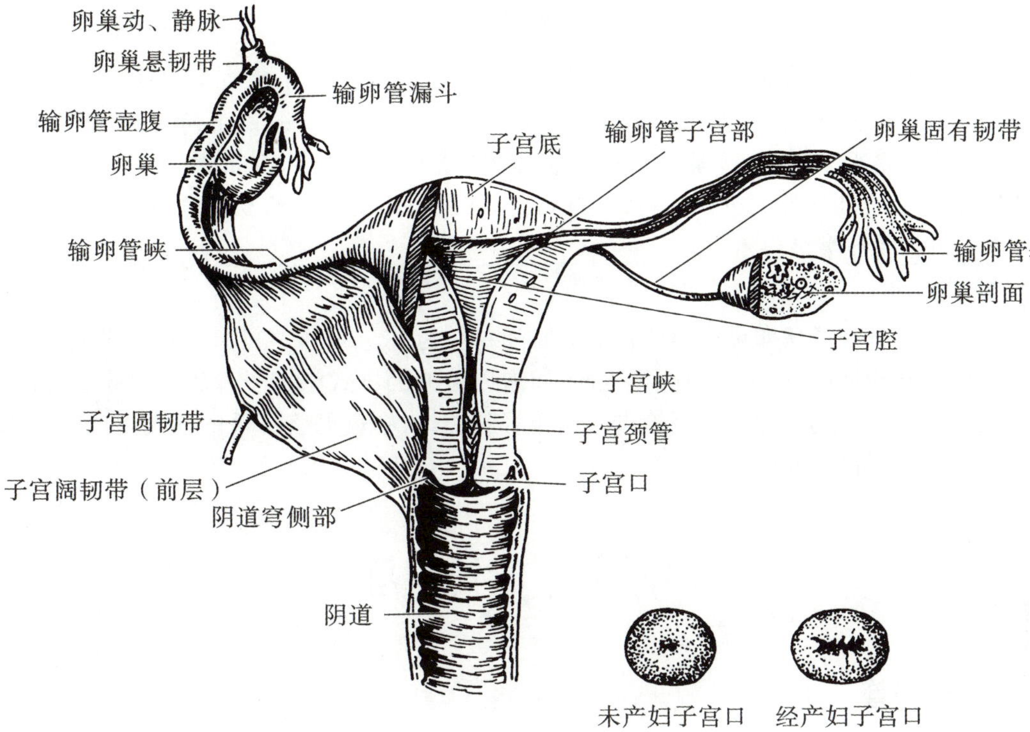

图 9-2　女性内生殖器

卵巢的形态为扁卵圆形，活体为灰红色，成年育龄期妇女的卵巢大小为 4 cm×3 cm×1 cm，重 5～6 g，35 岁以后体积开始缩小，50 岁左右随月经停止而逐渐萎缩。卵巢的主要功能为产生卵细胞，分泌性激素（包括雌激素、孕激素和少量的雄激素，这些激素影响着女性特征和月经周期）。女性进入青春期后，卵巢产生的雌激素可以刺激青春期女子外生殖器、阴道、输卵管和子宫的生长和发育，刺激女性第二性征的出现。在雌激素作用的基础上，孕激素促进乳腺发育，并为怀孕后分泌乳汁准备条件。

人类有两个卵巢，每月双侧卵巢交替排卵，人的一生大约排 400 个卵，育龄期女性每个卵巢中的原始卵泡数目约 7 万个，每个月有多个卵泡发育，只有一个优势卵泡发育成熟。月经规律的女性排卵期一般在下次月经前 14 d，以月经周期减 14 即得排卵期。

学以致用，联系临床

多囊卵巢综合征

多囊卵巢综合征是由于卵巢分泌激素功能紊乱，卵巢不能正常排卵造成的。B 超结果提示卵巢呈多囊样改变；患者月经稀发（正常情况下 28 d 为一个月经周期，而此类患者的月经周期可能延长或至更久）；除此之外，由于卵巢分泌雄激素增多，还会出现多毛、面部痤疮、肥胖等并发症。多囊卵巢综合征常发生在育龄期妇女。

笔记栏

卵巢囊肿

卵巢囊肿是指卵巢内有囊性的肿物形成，属于卵巢组织异常增生，和遗传、内分泌异常及不良生活方式等有关，通常是一个或多个直径在 2 cm 以上的囊肿，它在各个年龄均可发生，20～50 岁最为常见。不同于多囊卵巢综合征，卵巢囊肿一般不会有月经改变，但会出现腹内包块，一般无触痛，但可能会影响女性的生育能力，有较小的概率会恶化成卵巢癌。

正常情况下卵子从卵巢排出后存活的时间一般为 12～24 h。当卵子发育成熟后，成熟的卵子离开卵泡库，逐渐移向卵巢表面，卵泡以破溃的方式将卵子释放至腹膜腔，针尖大小的卵子被游走的输卵管伞抓拾进入输卵管腹腔口，在输卵管纤毛的摆动下向壶腹部移行，在这里等待精子的到来。

第二节　生殖管道

一、输卵管

输卵管是输送卵子的肌性管道，长 10～14 cm，连于子宫底两侧，左右各一，有 2 个开口，一个是和腹膜腔相通的输卵管腹腔口，另一个是和子宫腔相通的输卵管子宫口，因此女性的腹膜腔借输卵管腹腔口，经输卵管、子宫、阴道与外界相通，容易发生逆行性感染。

输卵管从外侧向内侧分为 4 部。①**输卵管漏斗**（infundibulum of uterine tube）：为输卵管外侧端呈漏斗形膨大的部分，其边缘有许多细长的指状突起称**输卵管伞**（fimbriae of uterine tube），临床常以此作为辨认输卵管的标志，其中一条最长的突起直接贴于卵巢表面，称**卵巢伞**（ovarian fimbria）。漏斗中央有开口于腹膜腔的输卵管腹腔口，排卵后由于卵巢分泌孕激素的作用，输卵管伞端广泛分散，大量纤毛摆动，抓拾卵子进入输卵管。由于输卵管平滑肌的收缩和纤毛的摆动，卵子被运送至壶腹部。②**输卵管壶腹**（ampulla of uterine tube）：是前者向外侧延伸且较膨大而弯曲的一段，约占输卵管全长的 2/3，长 5～8 cm，管径 6～8 mm，粗而弯曲，血管丰富，为卵子正常的受精部位。在这里如果遇到了精子，发生受精作用，就形成了受精卵，开始新的生命之旅。受精卵边分裂，边向子宫方向移动，经过输卵管峡部。③**输卵管峡**（isthmus of uterine）：为近子宫较细的一段，长 2～3 cm，管径约 2 mm，峡部短直而狭窄，壁较厚，血管较少，是输卵管结扎术的常选部位，可以达到女性绝育的目的。④**输卵管子宫部**（uterine part）：为穿经子宫壁的一段，长 1 cm，管径约 1 mm，其内侧有输卵管子宫口通子宫腔。临床上将卵巢和输卵管统称为**子宫附件**（uterine appendages）。

职业素养，人文精神

输卵管妊娠

输卵管妊娠指的是由于输卵管的病变造成受精后的胚胎不能够正常到达子宫腔，在输卵管就开始发育。在某医院的下午一点钟，一对年轻的夫妇来看急诊，女孩躺在担架上面色苍白，当医生问到是否有停经史时，丈夫说："有。"体检发现患者四肢冰冷，血压 60/30 mmHg，心率 120 次/min，医生高度怀疑宫外孕，立即行阴道后穹隆穿刺术，抽出 5 mL 暗红色不凝血，立即进行急诊手术，术中发现在输卵管壶腹部与狭部交界处充血肿大，并且有一破口，从破口处找到一个白色的小胚胎，这就是临床上典型的输卵管妊娠导致的输卵管破裂大出血。

输卵管妊娠占异位妊娠95%左右，其中壶腹部妊娠最多见，约占78%。其次为峡部、伞部。输卵管妊娠破裂造成的大出血多见于6周左右输卵管峡部妊娠。输卵管肌层血管丰富，短期内可发生大量腹腔内出血，出血可使患者出现休克甚至危及生命，是早孕期孕产妇死亡率第一位的疾病。右侧的阑尾紧邻卵巢和输卵管，由于疼痛的部位都在右下腹，因此右侧输卵管破裂常被误诊为急性阑尾炎。医学生在将来的行医过程中一旦遇到有停经史、突发一侧下腹撕裂样疼痛和阴道出血等症状的患者，一定要提高警惕，做好鉴别诊断，进行快速正确的诊断和治疗。敬畏生命，敬畏职责。

科学精神，社会责任

试管婴儿

双侧输卵管彻底阻塞不通，精子无法通过输卵管到达壶腹部与卵子"见面"是临床上常见不孕不育的主要原因之一，这种情况占女性不孕的35%。以前人类对这种疾病束手无策，直到 20 世纪 70 年代，英国有一对布朗夫妇首次成功通过试管婴儿解决这一问题。布朗夫人患有严重的双侧输卵管不通，结婚 9 年无法怀孕，于是他们请求致力于人类胚胎体外受精研究的科学家罗伯特·爱德华兹教授为他们施行前所未有的"试管婴儿"治疗。2010 年，爱德华兹教授因为试管婴儿技术和为全世界超过10%的不孕不育夫妇所做出的突出贡献而获得诺贝尔生理学或医学奖。

1978 年 7 月 25 日全球首名试管婴儿路易斯·布朗诞生，25 年后路易斯长大成人，并且喜结良缘。1988 年，中国首例试管婴儿郑萌珠在北医三院顺利出生。她大学毕业后重返北医三院并成为生殖中心的一名工作人员。1999 年的 6 月 22 日，郑州大学第一附属医院迎来了河南省首例试管婴儿的诞生，目前全世界一共有 100 多万名试管婴儿出生。爱德华兹教授及医务工作者们不断求索，不断创新的精神值得我们学习，下一个诺贝尔奖获得者，可能就在我们中间。

二、子宫

成年未孕的子宫呈倒置的梨形，分为底、体、颈三部分，在子宫的冠状切面（图 9-3）上，将两侧输卵管子宫口做一连线，连线以上的部分，宽而圆凸称为子宫底。下端较窄呈圆柱状的部分称为子宫颈。子宫底与子宫颈之间即为子宫体。

笔记栏

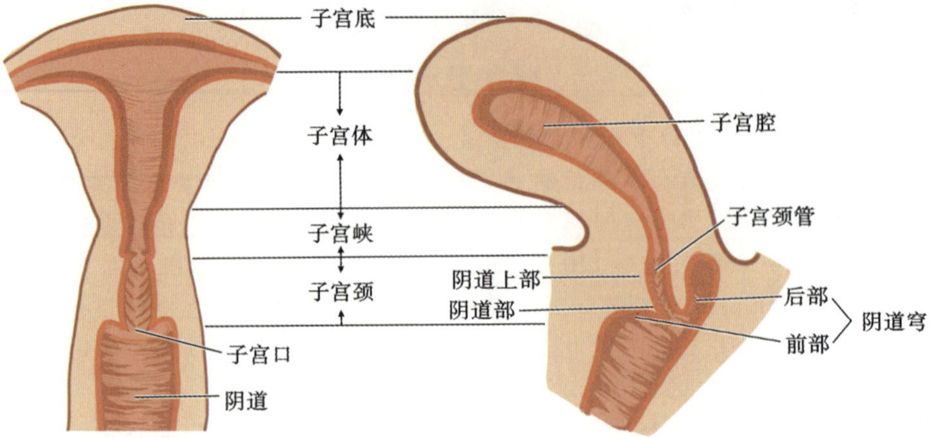

图 9-3　子宫的分部

(一)子宫颈

子宫颈(cervix)主要由结缔组织组成,富含腺体,可以分泌碱性黏液。宫颈黏液的分泌量和黏稠度受性激素周期性变化的影响,也存在周期性变化。例如,排卵期间,宫颈黏液稀薄,含水量增多,黏稠度最小,可呈拉丝状改变。显微镜下观察宫颈黏液涂片,可见排列整齐的棕榈叶状的小分支,临床上称"羊齿状结晶"。这标志着已有排卵,为迎接精子能顺利通过宫颈管进入宫腔,做好充分的准备。而排卵后宫颈黏液的分泌量减少,黏稠度增加,因此育龄期妇女可以根据宫颈黏液的性状确定排卵期,增加受孕的概率。

学以致用,联系临床

宫颈癌

子宫颈为肿瘤的好发部位,2014 年的最新统计资料显示我国宫颈癌发病率已高居世界第 2 位且发病年轻化趋势明显,由平均发病年龄 54 岁提前到 45 岁。提到宫颈癌,大家首先想到的是谁?音乐影视奇才梅艳芳因为病情的延误而香消玉殒,让世人为之惋惜。而戏曲大师常香玉 1958 年早期发现宫颈癌,及时治疗,直至 2004 年享年 81 岁才离开人世。宫颈癌诊断治疗的关键在于"早":早发现,早诊断,早治疗。定期普查是早期发现宫颈癌的有力措施。常规的普查方法是宫颈刮片细胞学检查:妇科医生用木制刮板从宫颈开口处收集脱落的细胞,然后将这些细胞涂抹在玻片上制作涂片,最后在显微镜下观察细胞形态有无异常。这种方法能将几乎 90% 的宫颈癌前病变检查出来。临床资料显示:子宫颈癌如在早期得以诊治,5 年存活率可以达到 90% 以上。在显微镜下发现的早期癌症,治愈率高达将近 100%。因此,建议广大妇女定期做妇科检查,及早发现疾病,及时治疗。

(二)子宫峡

子宫峡(ishmus of uterus)子宫体和子宫颈阴道上部之间较为狭细的部分称为子宫峡,非妊娠期时子宫峡长约 1 cm,妊娠后子宫峡逐渐伸展变长形成子宫下段,妊娠末期可延长至 7~11 cm,峡壁逐渐变薄,产科常在此进行剖宫产,取出胎儿。

子宫位于盆腔内，前方为膀胱，后方为直肠，下方通阴道，两侧连接输卵管和卵巢，因此输卵管和卵巢又称为子宫附件，临床上指的附件炎就是输卵管炎和卵巢炎。子宫表面被覆腹膜，膀胱上面的腹膜向后转折覆盖在子宫的前面，形成膀胱子宫陷凹，该陷凹较浅，凹底约在子宫峡的前面，因此妊娠末期子宫峡延展为子宫下段时，子宫下段不被腹膜包裹，而在腹膜腔外，所以临床上在此处进行剖宫产手术时可以不进入腹膜腔，减少腹膜感染的机会。子宫后面的腹膜从子宫体向下覆盖在宫颈和阴道后穹窿，再反折覆盖在直肠的前面，形成一个较深的陷凹——直肠子宫陷凹（图 9-4），又称**道格拉斯腔**（Douglas pouch）。它是女性直立位时腹膜腔的最低点，积液、积血容易积存在这里。阴道的上端包绕子宫颈阴道部，形成的环形凹陷称为阴道穹，其中阴道后穹窿最深，并且和 **Douglas 腔**仅隔一层阴道壁和覆盖其上的腹膜。输卵管宫外孕破裂大出血时，积血存在于直肠子宫陷凹，可用注射器通过阴道和阴道后穹窿穿刺到达子宫直肠陷凹，穿刺抽到不凝血证明有脏器破裂。

当膀胱空虚，人体直立时，子宫正常的位置姿势是趴伏在膀胱上呈前倾前屈位。前倾指的是整个子宫向前倾斜，子宫的长轴和阴道的长轴形成一个向前开放的钝角稍大于 90°，前屈指的是子宫体的长轴和子宫颈的长轴形成大约 170° 的钝角。子宫的位置异常是女性不孕的原因之一，如果过度前倾或后倾或呈后屈位，都会影响受孕。子宫正常的位置和姿势主要靠阴道盆底组织和 4 对韧带共同维持。子宫阔韧带位于子宫两侧，呈冠状位，由子宫前面及后面的腹膜自子宫侧缘向两侧延伸至盆腔侧壁的双层腹膜构成，因此子宫阔韧带把子宫固定在盆腔的中央，防止子宫向两侧倾倒。在女性盆腔正中矢状切面图中（图 9-1），从前向后依次为膀胱、子宫和直肠，两侧是输卵管和卵巢。子宫圆韧带起自子宫和输卵管交界处子宫角的下方，向前下方经过腹股沟管出浅环终止于阴阜的皮下，子宫圆韧带好似一条绳索向前下方牵拉子宫，维持子宫的前倾位。子宫主韧带位于阔韧带的基部，围绕着子宫颈向两侧延至盆壁，由结缔组织和平滑肌组成，比较坚韧，从下方承托了整个子宫，使子宫不至于向下脱垂。子宫骶韧带也由结缔组织和平滑肌组成，从子宫颈后面的上外侧向后，绕过直肠的两侧，终止于第 2、3 骶骨前方的筋膜。此韧带向后上方牵拉子宫颈，维持子宫的前倾前屈位。

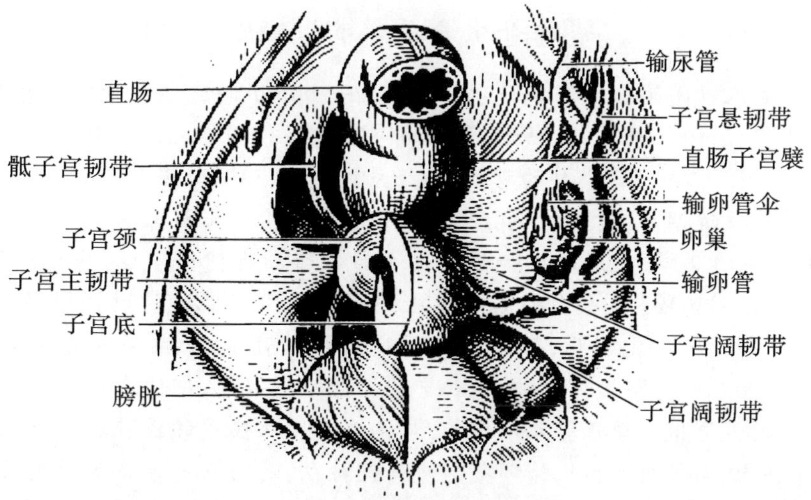

图 9-4　子宫的固定装置

笔记栏

子宫正常位置姿势是保证受孕的前提，而子宫壁的正常结构则影响胚胎的顺利着床和正常发育。平滑肌层是育龄期妇女良性肿瘤子宫肌瘤的好发部位，如果肌瘤向外生长，成为浆膜下肌瘤；如果在肌层内生长，成为肌壁间肌瘤；推顶内膜向宫腔生长，称为内膜下肌瘤，均可以影响胚胎的着床，造成不孕。

学以致用，贵在预防

月经与子宫内膜

子宫内膜分为表层的功能层和深层的基底层，功能层在雌、孕激素的交替作用下周期性的脱落，每月 1 次，就是女性的月经。子宫内膜同时也是胚胎着床和发育的土壤，反复的人工流产和刮宫术会损伤到子宫内膜的基底层，土壤遭到破坏，受精卵无法着床，这时就连试管婴儿技术也无能为力了。因此育龄期女性一定要避免反复流产，保护好子宫内膜。

（三）子宫腔

子宫腔（cavity of uterus）位于子宫体内，呈倒置的三角形，底的两端为输卵管子宫口，尖端向下通子宫颈管，子宫颈管位于子宫颈内，呈梭形，上通子宫腔，下借子宫口和阴道相通。未产妇的子宫口呈圆形，经产妇的则为横裂状。

三、阴道

阴道是连接子宫和外生殖器的肌性管道，是月经排出的通道，子宫内膜周期性的脱落经阴道排出体外，是女性的性交器官和胎儿娩出的通道。

关爱生命，孕期保健

神奇生命的孕育过程

已经来到人世间的你是否会好奇自己作为一个小小的胚胎在母体子宫里的情形呢？怀胎十月，胚胎在子宫内经历了漫长的孕育过程。怀孕大概不到 50 d 的时候胎心发育，胎儿有了心跳。3 个月的时候，神经系统发育，胎头可占身长的一半。胚胎发育前 3 个月是关键期，慎用药物，有些药物可通过胎盘进入胎儿体内，用药不当可引起先天畸形、发育迟缓、死胎等。如果在这个时期孕妇有任何不适，应到正规医院就诊，切勿随意滥用药物。5 个月时妈妈已经明显感觉到胎儿的运动，6 个月时听力开始发育，如果想让宝宝更聪明，可以听些舒缓的胎教音乐，让宝宝欣赏美妙的音乐。怀孕 8 个月，胎儿的骨骼发育变硬，肺和胃肠功能接近成熟，即便在本月份早产，也可以通过完善的保育措施挽救婴儿。但是，母体才是胎儿生存的最佳环境，最新的研究表明，在 35～39 周之间是胎儿脑部发育的关键时期，美国围产学界重新定义，将出生于 39～41 周之间的新生儿认定为真正意义上的足月儿，因此，应尽量避免早产的发生。怀孕 40 周，胎头已经入盆，固定在骨盆中，胎儿身长 50～51 cm，体重 2 900～3 400 g，内脏、肌肉、神经等充分发育，已完全具备生活在母体之外的条件。

这时候母体也做好了充分的准备,分泌前列腺素软化宫颈、分泌催产素引起子宫平滑肌的收缩。当宫颈口扩展到 10 cm 时,子宫颈就完全打开了,孕妇会感觉到要向下用力,随着每一次宫缩,宝宝都会向下移动一点,头部的 3 块软骨会有一定程度的重叠,以便通过狭窄的产道,宝宝的头顶逐渐从阴道口露出来,当他头部最宽的部分露出来时,孕妇再用力几次,宝宝的脸、肩膀和身体就全都露出来了,最后胎盘与子宫剥离并娩出。当宝宝完成第 1 次呼吸,神奇的分娩过程完成,一个新的生命终于来到了人世间。这就是生命的孕育过程。

四、女阴

女阴(vulva)是女性外生殖器官,位于会阴区(图 9-5)。耻骨联合前方的隆起为阴阜,至性成熟期后生有阴毛。外阴的两侧有大、小阴唇,大阴唇为外阴两侧、靠近两股内侧的一对纵长隆起的皮肤皱襞,皮下为脂肪组织、弹性纤维及静脉丛,受伤后易成血肿。小阴唇为一对黏膜皱襞,位于大阴唇的内侧,表面湿润,黏膜下有丰富的神经分布,故感觉敏锐。位于两侧小阴唇之间的裂隙**阴道前庭**(vaginal vestibule),前部有较小的尿道外口,后部有较大的阴道口,两侧有前庭大腺导管的开口。

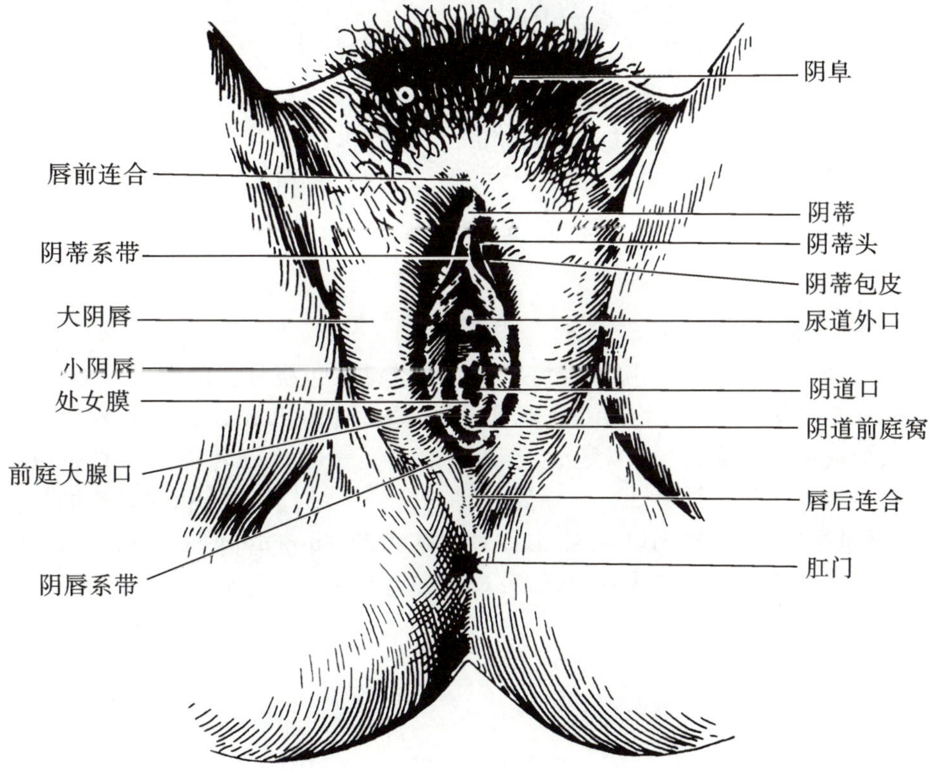

图 9-5 女性外阴

五、乳房

乳房(mamma)为人类与哺乳动物特有的腺体结构。男性乳房不发达,位置通常恒定在 4~5 肋水平。女性乳房青春期后受激素调节而开始发育,妊娠和哺乳期有分泌活动,分娩后分泌乳汁,初乳为淡黄奶油色的液汁,富含蛋白、免疫因子及影响婴儿肠胃功能的

笔记栏

生长因子等物质。

（一）位置和形态

成年女性乳房位于胸大肌和胸筋膜的表面，乳头约平第4肋间隙或第5肋。乳房呈半球形，紧张而富有弹性（图9-6）。其中央的乳头顶端有许多输乳管的开口，乳头周围色素较深而形成**乳晕**（areola of breast）。乳晕表面有许多内含乳晕腺的小隆起，能分泌脂性物滑润乳头。乳头和乳晕的皮肤较薄，易受损伤而感染。

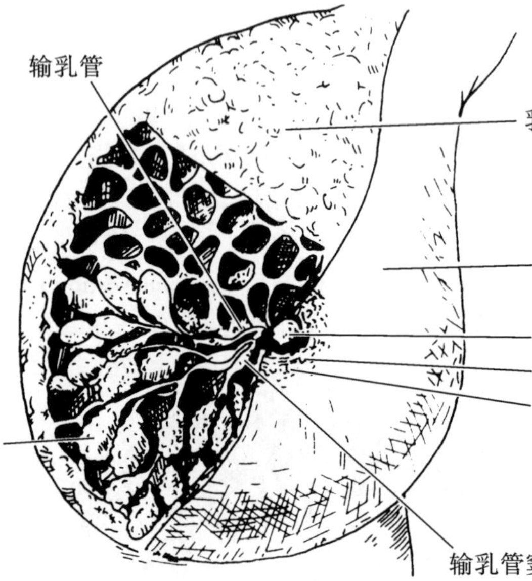

图9-6　女性乳房（前面观）

（二）结构

乳房由皮肤、皮下脂肪、乳腺和纤维组织构成。纤维包绕乳房并嵌入深面，将乳腺分隔成15～20个乳腺叶。每叶均有一排泄管称为**输乳管**（lactiferous ducts），输乳管在近乳头处膨大，形成输乳管窦，其末端变细，开口于乳头。输乳管以乳头为中心呈放射状排列，故行乳房脓肿切开术时切口应与输乳管平行，以减少对乳腺叶和输乳管的损伤。乳腺周围的纤维组织发出许多小的纤维束称**乳房悬韧带**（suspensory ligament of breast），或Cooper **韧带**（图9-7），连于皮肤或胸筋膜，对乳房起支持和固定作用。

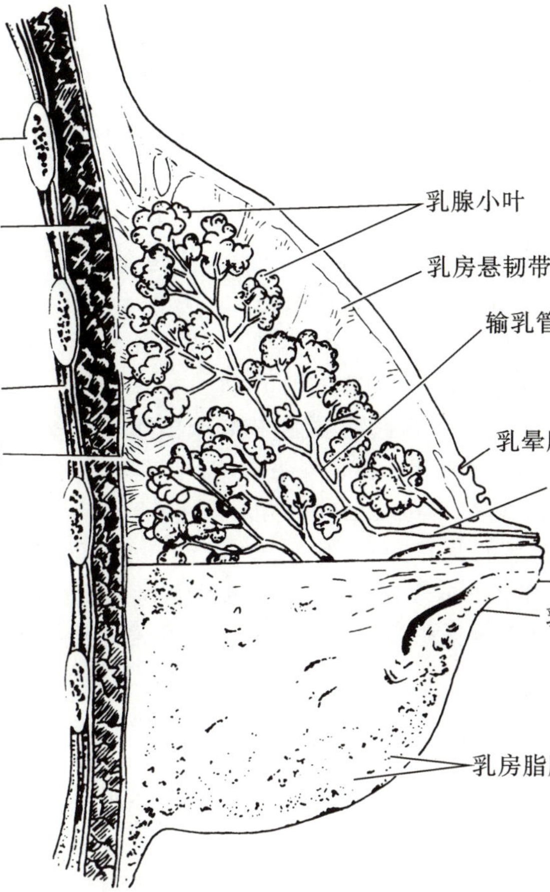

图 9-7　成年女性乳房矢状断面

学以致用，联系临床

乳腺癌

乳腺癌(breast cancer)是乳腺上皮细胞在多种致癌因子的作用下发生增殖失控的恶性肿瘤。其发病率占全球女性癌症的 24.2 %，位居女性恶性肿瘤首位，男性乳腺癌患病率大约 1.5 %。

女性患者临床表现为乳房肿块、乳头溢液、腋窝淋巴结肿大等症状，当乳腺癌侵及乳房悬韧带时，韧带缩短，牵拉皮肤产生凹陷，称“酒窝征”，受乳腺癌影响的淋巴回流障碍可致乳头偏移，出现真皮水肿，皮肤变厚且伴有微孔，致使乳房皮肤外观呈橘皮样变。乳腺癌并非女性的“专利”，男性乳腺癌常浸润胸深筋膜、胸大肌和腋淋巴尖群，往往广泛转移后才被发现，预后较差。目前乳腺癌治疗采用的是以手术切除肿瘤为主，辅助化学治疗、内分泌治疗、放射治疗、靶向治疗的综合治疗策略。

乳腺癌预防：建立良好生活方式和饮食习惯，坚持体育锻炼，保持积极心态；不乱用外源性雌激素，孕后提倡母乳喂养；定期体检，普及、规范乳腺癌筛查，做到早发现，早诊断，早治疗。

笔记栏

科学精神，职业素养

“万婴之母”林巧稚

她，一生未嫁，无儿无女，却成功地将5万多个新生命带到人间，被尊称为“万婴之母”。

她，医者仁心，用自己的一生诠释着“健康所系，性命相托”。

她，成功施治中国首例新生儿溶血症手术，大大降低了中国婴儿、产妇的死亡率，被评为100位新中国成立以来感动中国人物。

她，就是我国现代妇产科学的奠基人，北京协和医院第一位中国籍妇产科主任，首届中国科学院唯一的女院士——林巧稚。

求医路漫漫，初心永相随

林巧稚5岁的时候，她的母亲因宫颈癌病故，母亲去世前痛苦的一幕深深地烙印在林巧稚的心中，无法释怀，“学医，当个医学家”的种子在那时被深深埋下。

20岁的她踏上学医的征程，和女伴余琼英赴上海赶考，报考的是北京协和医学院。考试中，余琼英因中暑而晕倒，林巧稚果断中断考试，仅用十来分钟便迅速处理好了这起突发事件，代价便是错过了这场对她来说非常重要的考试。然而，结果却出人意料，林巧稚被破格录取了！除了被林巧稚医者仁心、沉着冷静的舍己精神所感动外，一口流利的英语，沉着有序地处理突发事件的品质，也是让主考官破格录取的原因。

怀揣着“不为良相，便为良医”的信仰，凭着苦学和聪颖，林巧稚以优异的成绩成为北京协和医学院第一位毕业留院的中国女医生，开始了她54年的行医生涯。林巧稚无怨无悔地选择奉献出自己的时间和精力，造福更多的妇女，让50 000多个小生命平安地降临人间。

医技练达，医德服人

多年前的一个圣诞前夜，协和医院的一位中国妇女突然大出血，性命垂危。当时医生都出去庆祝节日了，刚留院的林巧稚，还只是名住院助理医生，按照规定不能独自上手术台。然而在前途和生命之间，她毫不犹豫地选择了后者，胆大心细的她独自在手术室里成功地将那对母子从死神手里夺了回来。1932年，林巧稚到英国伦敦医学院和曼彻斯特医学院进修深造，之后到奥地利首都维也纳进行医学考察。1939年，她又远赴美国芝加哥医学院当研究生。当时国内动荡不安，且妇产科事业的发展也停滞不前，有不少人劝林巧稚留在海外。但她却毅然地踏上了回国的归途，她说：“我是一个中国人，一个中国的大夫，我不能离开灾难深重的祖国，不能离开需要救治的中国患者。科学可以无国界，科学家却不能没有祖国！”

林巧稚的一生不仅仅因为她高超练达的医技而为人称道，她心系患者，医者仁心的崇高医德也影响一代又一代的年轻医生。

“只要我一息尚存，我存在的场所便是病房，存在的价值就是医治患者。”这是林巧稚的墓志铭，也是她一生的写照。谨以此勉励医学生们，或许不一定人人都能像林巧稚那样在自己的职业生涯里做出里程碑式的贡献，但我们可以沉下心来，孜孜以求地专注自己的工作，为自己、为他人，为国家创造出更多的价值。

（陈雪梅）

第三节　女性生殖系统实践

一、实践项目

“生殖健康”科普、科学作品征集活动。

二、实践方案

1. 征集时间：自发布之日起至2019年12月11日。

2. 征集对象：2018级、2019级全体学生。

3. 本次征文分为两类：科普类与科学类。

（1）科普类：生殖健康与每一个人都息息相关，科普类征文效果主要服务大众。科普类作品内容形式不限，如漫画、诗歌、生殖健康宣传视频、性教育等皆可。作品要做到简单易懂，做到非医学类人员能够清晰明了。

（2）科学类：可以从自己感兴趣的一些点，比如子宫、卵巢、试管婴儿等。查阅资料进而延伸的子宫的疾病，或者是卵巢的疾病等，对它的一个总结。可以广泛查资料，写成一个小的综述。

此次征文主要培养同学查阅文献的技能，并同时培养大家对论文写作格式的学习。

4. 内容要求　科学类论文要求：

（1）投稿同学对投稿作品有第一著作权，禁止抄袭。

（2）科学类论文格式必须严格按照论文格式，若格式错误则视作弃权。

（3）科学类论文可以找指导老师对作品进行指导，并且可以同学合作完成（作者可有数人）。作品版权归活动主办方所有，主办方有权对征集作品公开发表、结集出版、播出推送、展览展示等。

5. 奖励

（1）将组织专家进行评选，选出一、二、三等奖若干名，并发放证书。

（2）作品十分优秀者则会向报纸投稿，进行报纸连载，并向医学类杂志投稿。

三、实践目的

紧紧围绕生殖健康这一主题主线，广泛动员广大同学，以微视频、图片、漫画、论文等为载体，从不同视角、不同侧面，生动展现有关生殖健康的科普及科学知识，从而达到科普大众知识、提高同学对于科学性论文模板的掌握及希望同学们能够从中真真正正的学到知识。

四、实践报道或学生总结

“生殖健康”科普、科学作品征集活动获奖感言

（陈雪梅）

第十章

腹　膜

学习目标

1. 知识目标

(1)掌握腹膜的构成,腹膜与脏器的关系。

(2)掌握腹膜形成的结构,如大网膜、系膜、陷凹等,并熟悉其临床意义。

(3)了解腹膜透析,大网膜等相关临床科研进展。

2. 能力目标

(1)知识内化:能够结合标本讲述腹膜的结构及其与脏器的关系。

(2)知识拓展:查阅资料了解相关科研进展。

3. 思政目标

科学精神、职业素养:探索临床需要,结合腹膜结构,创新治疗途径,以精湛的技术深刻诠释“医者仁心”。

课前导学

腹膜可以用于肾功能衰竭的透析,又被称为“腹腔卫士”,这是一种怎样神奇的膜?这节课,我们通过学习腹膜与腹腔脏器的位置关系,腹膜形成的主要结构揭开腹膜的神秘面纱。

腹膜(peritoneum)是覆盖于腹、盆壁内表面及腹、盆腔脏器表面的一层菲薄而光滑的浆膜,分为脏、壁两层,由间皮和少量的结缔组织构成(图 10－1)。**壁腹膜**(parietal peritoneum)为衬于腹、盆壁内面的腹膜;**脏腹膜**(visceral peritoneum)贴附于腹、盆腔脏器的表面。壁腹膜和脏腹膜相互延续、移行,共同形成一个不规则的潜在性腔隙,称**腹膜腔**(peritoneal cavity)。男性腹膜腔完全密闭,女性腹膜腔则借输卵管腹腔口,经输卵管、子宫、阴道与外界相通。因此,女性腹膜腔的感染概率高于男性。腹膜具有分泌、吸收、保护、支持、防御、修复等功能。

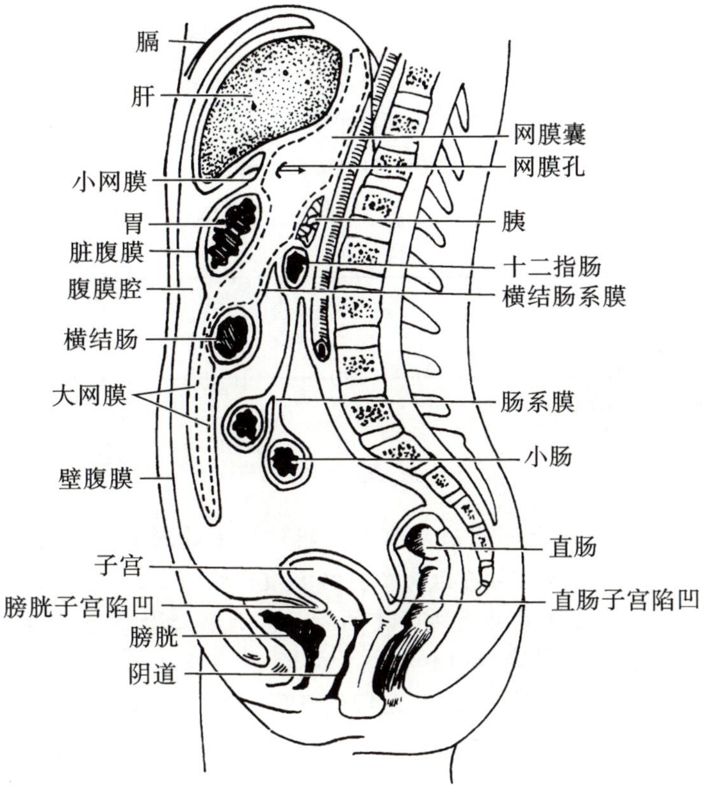

图 10-1　腹膜腔矢状切面(女性)

第一节　腹膜与脏器的关系

对于腹、盆腔脏器,可视其被腹膜覆盖的范围大小而将其分为3类(图10-2)。表面几乎完全被腹膜覆盖的器官称腹膜内位器官。表面大部分被腹膜覆盖的器官称腹膜间位器官。仅一面被腹膜覆盖的器官称腹膜外位器官(表10-1)。

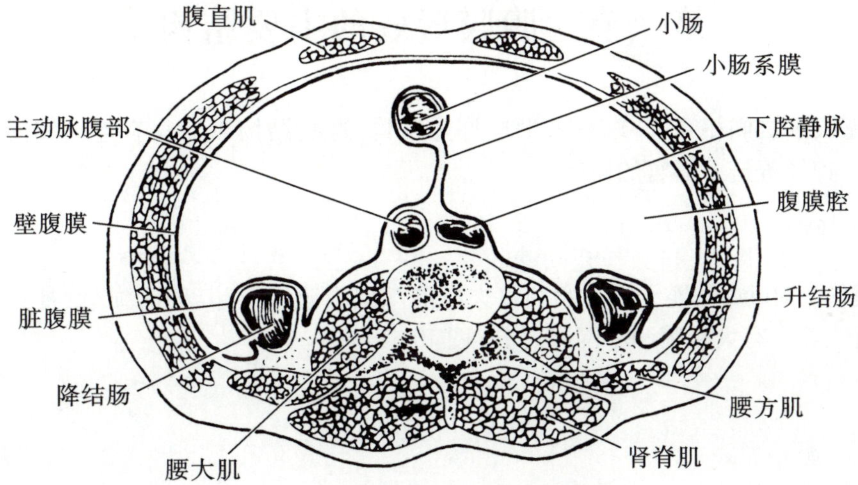

图 10-2　腹膜与脏器的关系

笔记栏

表 10-1 腹膜与脏器的关系

器官分类	器官举例
腹膜内位器官	胃、十二指肠上部、空肠、回肠、盲肠、阑尾、横结肠、乙状结肠、脾、卵巢和输卵管
腹膜间位器官	肝、胆囊、升结肠、降结肠、子宫、充盈的膀胱和直肠上段
腹膜外位器官	肾、肾上腺、输尿管、空虚的膀胱，十二指肠降部、下部和升部，直肠中、下段及胰

学以致用，联系临床

腹膜透析

腹膜透析(简称腹透)是利用患者自身腹膜作为半透膜的一种透析方式，通过向腹腔内灌注透析液，进行血液与透析液之间的溶质交换，既可以清除血液内的代谢废物和过多的液体，也能为机体补充所必需的物质。腹膜透析主要用于急性肾损伤和慢性肾衰竭的患者。其目的是肾脏代替或支持治疗，优势在于无须特殊设备、对血流动力学影响小、对残肾功能影响较小、无须抗凝等。但若患者存在腹膜广泛粘连、腹壁病变影响置管、严重腹膜缺损者，则不应选择腹透治疗。

腹膜透析治疗的时候，需利用腹膜透析管将透析液灌入腹腔，由于膀胱(子宫)直肠窝为腹腔最低处，且大网膜较少，不易被包绕，它便成为腹膜透析管末端的最佳位置。腹膜透析治疗过程中患者有可能会出现相关并发症，如腹膜透析管功能不良(腹膜透析管移位、腹膜透析管堵塞等)、腹膜透析相关感染(腹膜透析相关性腹膜炎、出口处感染和隧道感染等)，其中腹膜的感染是腹膜透析最常见的并发症，成为技术失败和患者死亡的主要原因之一。保证严格的无菌操作，避免感染，是确保患者治疗效果的关键因素，因此医护人员一定要加强无菌意识，护佑患者安全。卫生安全无小事，责任使命肩上扛。

第二节　腹膜形成的主要结构

脏、壁腹膜之间相互移行返折，形成许多结构，这些结构对器官有连接和固定作用，也是血管、神经等进入器官的途径。

一、网膜

网膜(omentum)是连于胃小弯和胃大弯的双层腹膜皱襞，其间有血管、神经、淋巴管和结缔组织等。有大网膜和小网膜之分(图 10-3)。

笔记栏

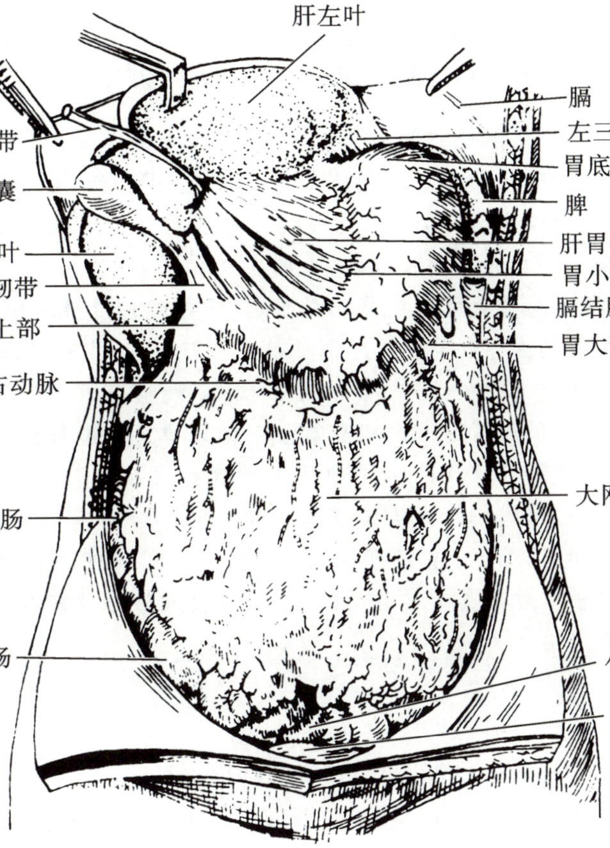

图 10-3 网膜

(一)大网膜

大网膜(greater omentum)形如围裙的 4 层腹膜结构。前两层由胃前后壁两层腹膜组成,从胃大弯向下延续至脐以下平面,后两层向后折返向上至横结肠,并叠合成横结肠系膜贴于腹后壁。连于胃大弯和横结肠之间的大网膜前两层则形成**胃结肠韧带**(gastrocolic ligament),有腹腔卫士之称。当腹膜腔炎症时,它可包围病灶以防炎症扩散。但小儿的大网膜较短(一般在脐平面以上),不易发挥上述作用而易患弥漫性腹膜炎。

(二)小网膜

小网膜(lesser omentum)是由肝门至胃小弯和十二指肠上部的双层腹膜结构。

(三)网膜囊

网膜囊(omental bursa)是小网膜和胃后方的扁窄间隙,属于腹膜腔的一部分(又称小腹膜腔),腹膜腔的其余部分则通称为大腹膜腔,两者间借网膜孔相通。

笔记栏

学以致用，联系临床

腹腔卫士——大网膜

连接胃大弯至横结肠的这段腹膜称为大网膜。大网膜内含有血管、脂肪和巨噬细胞，后者有重要的防御功能。大网膜的长度因人而异，活体上大网膜的下垂部分常可移动位置，当腹膜腔内有炎症时，大网膜可包围病灶以防止炎症扩散蔓延，腹腔卫士之称由此而来。小儿的大网膜较短，一般在脐水平以上，因此当阑尾炎或其他下腹部炎症时，病灶区不易被大网膜包裹而局限化，常导致弥漫性腹膜炎。

因大网膜重要的生理功能，临床上往往具有以下应用：利用肝圆韧带内走行T管联合带蒂大网膜包绕T管的方法，早期拔除T管，能够有效减少胆瘘发生，从而减少了住院时间和费用；采用带蒂大网膜覆盖主动脉裂口或人造移植物，能有效降低死亡率和提高治愈率；胰腺远端切除术中使用大网膜包裹胰腺残端可降低术后胰瘘的发生率；大网膜脂肪组织对胆管瘢痕狭窄及胆囊空肠吻合口有融合、封堵的作用，它填塞于直肠阴道之间可以治疗直肠阴道瘘，填塞于直肠膀胱之间治疗直肠膀胱瘘等。大网膜的腹腔卫士之称不负虚名，未来还有更多大网膜的临床研究将取得进展，为患者的治疗提供新思路。

二、系膜

将器官系连固定于腹、盆壁的双层腹膜结构称为系膜，其内含有出入该器官的血管、神经及淋巴管和淋巴结等（图10-4）。系膜又分为肠系膜、阑尾系膜、横结肠系膜、乙状结肠系膜等。

（一）肠系膜

肠系膜（mesentery）呈扇形，为将空、回肠连于腹后壁的双层腹膜结构。附着于腹后壁的部分称**肠系膜根**（root of mesentery），长约15 cm。系连空、回肠的肠系膜缘，却可长达5～7 m，其整体呈扇形且多皱褶，肠缘和肠系膜根长度的悬殊差距，这些结构特点均利于空、回肠的活动，促进消化和吸收。此外，肠系膜内还含有肠系膜上动、静脉及其分支、淋巴管、淋巴结、神经丛和脂肪等。

（二）阑尾系膜

阑尾系膜（mesoappendix）连于阑尾与肠系膜下端之间，阑尾动、静脉行于系膜游离缘内。

（三）横结肠系膜

横结肠系膜（transverse mesocolon）是将横结肠连于腹后壁的双层腹膜结构，系膜内含有中结肠动、静脉及其分支、淋巴管、淋巴结和神经丛等。通常以横结肠系膜为标志将腹膜腔划分为结肠上区和结肠下区。

（四）乙状结肠系膜

乙状结肠系膜（sigmoid mesocolon）是将乙状结肠系于左下腹的双层腹膜结构，系膜内含有乙状结肠血管、直肠上血管、淋巴管、淋巴结和神经丛等结构，因长度较长，故乙状结肠活动度较大，易发生肠扭转。

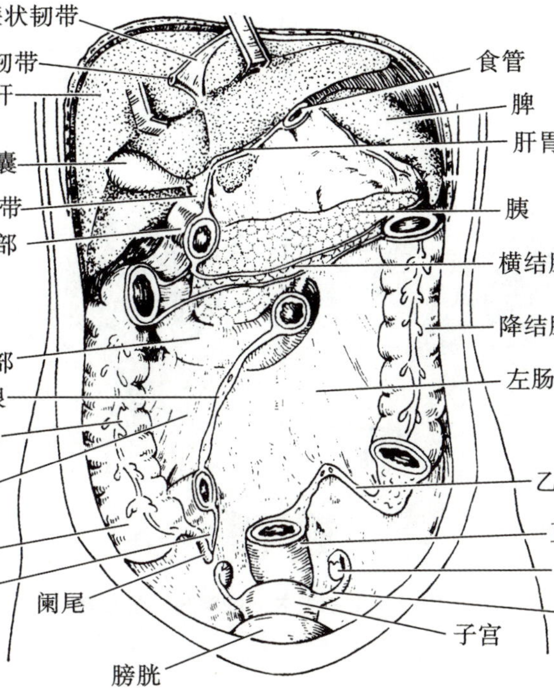

图 10-4 腹膜的系膜、韧带和陷窝

三、韧带

连接腹、盆壁与脏器之间或连接相邻脏器之间的腹膜结构，多数为双层，少数为单层，有固定脏器的作用。

四、腹膜襞、隐窝和陷凹

脏器之间或脏器与腹、盆壁之间的腹膜形成的隆起称腹膜襞。在腹膜襞之间或腹膜襞与腹、盆壁之间形成的凹陷称为腹膜隐窝，较大的隐窝称陷凹。

其中，腹前壁内面有 5 条位于脐下的腹膜襞。**脐正中襞**(median umbilical fold)为脐与膀胱尖之间的腹膜襞，内含脐尿管闭锁后形成的脐正中韧带。**脐内侧襞**(medial umbilical fold)左、右各一，分别位于脐正中襞的两侧，内含脐动脉闭锁后形成的脐内侧韧带。**脐外侧襞**(lateral umbilical fold) 又称腹壁动脉襞，左、右各一，分别位于左、右侧脐内侧襞的外侧，内含腹壁下动脉和静脉。在腹股沟韧带上方，上述 5 条腹膜襞之间形成3 对浅凹，由中线向外侧依次为膀胱上窝、腹股沟内侧窝和腹股沟外侧窝(图 10-5)。**肝肾隐窝**(hepatorenal recess)位于肝右叶与右肾之间，仰卧位时，是腹膜腔的最低部位。

男性有**直肠膀胱陷凹**(rectovesical pouch)，位于膀胱与子宫之间。女性有**膀胱子宫陷凹**(vesicouterine pouch)和较深的**直肠子宫陷凹**(rectouterine pouch)。前者位于膀胱与子宫之间，后者位于子宫与直肠之间，其又称 Douglas 腔，是站、坐体位时女性腹膜腔最低部位，腹膜腔内的炎性积液易聚积于此。临床上可于阴道后穹穿刺引流，对疾病进行诊治。

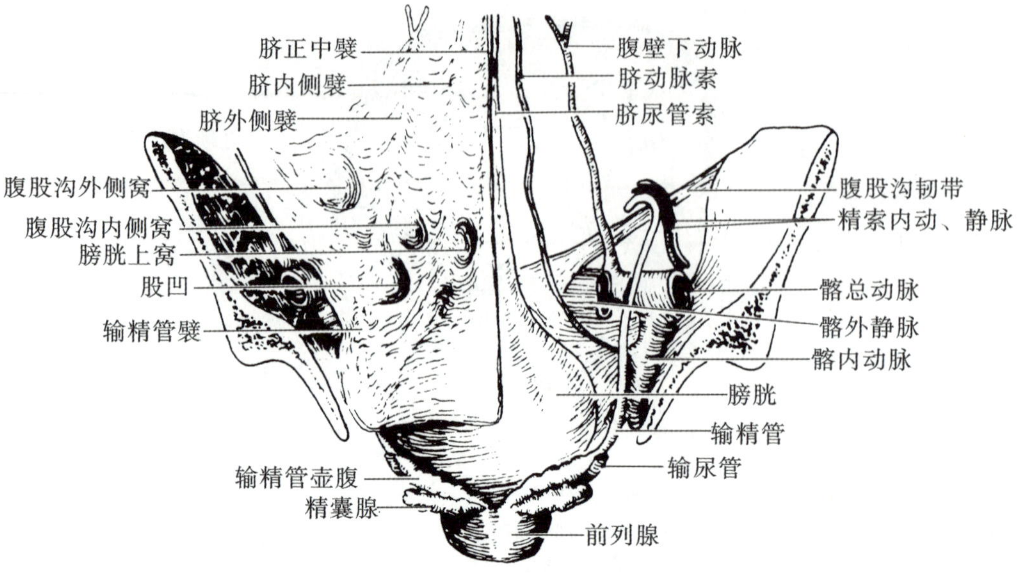

图 10-5　腹前壁内面的腹膜皱襞和窝

科学精神，职业素养

腹腔镜技术的“塔尖”人物——蔡秀军

你是否想过，医学也应该是一门艺术？

千百年来，美是人们不懈追求的主题。微创领域技术的出现给了医学界美的可能。而腹腔镜技术取代了过去许多开放性手术，腔内手术的方式几乎可以运用于所有外科手术，它“术后瘢痕小、患者恢复期短、痛苦少、费用少”的特点造福了广大年轻人及爱美人士。有着“中国腹腔镜技术第一人”美誉的蔡秀军则可以说是肝胆胰外科和微创外科等领域的“塔尖”人物。

细看蔡秀军的求学履历可以看出勇于创新的品格让蔡秀军毅然奔赴当时的“荒地”——微创外科，此后扎根于腹腔镜技术的探索：1981 年至 1993 年，就读浙江医科大学医学系并攻读博士学位；1994 年至 1995 年，到美国西弗吉尼亚大学医学中心，进修肿瘤外科与创伤；1999 年，任浙江大学医学院附属邵逸夫医院院长。腹腔镜下肝脏手术曾在国际上被公认为最难的手术，一度是无人开垦的“荒地”。而腹腔镜技术所具备的创伤小、痛苦少、恢复快的特点则给了勇于挑战、追求创新的蔡秀军一个很大的诱惑。十余载，腹部外科、肝胆胰外科、微创外科、移植外科……蔡秀军带领团队不断创新技术：完成完全腹腔镜下肝脏切除术 640 余例，成功研制出国内外广泛使用的腹腔镜专用手术刀——腹腔镜多功能手术解剖器，利用人体天然瘢痕肚脐眼，完成国际首例单切口肝切除术……让腹腔镜技术成功广泛应用于临床，建立该技术完善系统的理论指导，成为外科手术的“半壁江山”。

蔡秀军不仅是一个追求完美、技术精熟的外科医生，更是一个心怀病患的好医生。满足患者的合理需求，倾听患者内心的声音是他从医的圭臬：以精湛的技术让金华女孩“何坚强”一家见证了奇迹。她被查出肝脏巨大肿瘤，仅一次手术就花费 30 余万元，手术后，肿瘤缩小到 16 cm×15 cm，然而患者仍全身无力，需继续治疗，但其家庭经济情况已无力支持后续治疗。患者想到杭州继续看病，把病治好，好好报答爸妈的心愿。见报后，蔡秀军教授帮这个懂事的女孩做了腹腔镜手术，术后她开心地说，“我终于能靠自己的双手赚钱啦！生活依然很美好，只要你天天 up！”曾有一位八十高龄、患上壶腹部肿瘤的云南老人，因不便乘车前往邵逸夫医院找蔡秀军就医，蔡秀军毫不犹豫，动身前往，仅用 3 h 为老人成功施行了手术；除此之外，蔡秀军也曾多次为了患者的突发状况放弃荣誉。蔡秀军的职业素养令人敬佩，用一言一行的关怀深刻诠释了何为“医者仁心”。

（陈雪梅）

第三节　腹膜实践

一、实践项目

“不忘初心，医路前行”医学知识抢答赛决赛。

二、实践方案

1. 在决赛之前，医学专业相关院系先进行内部的初赛和复赛，经过各个院系初赛和复赛的遴选后，最终将有 6 支队伍进入决赛。

2. 比赛设有个人必答、小组必答、抢答、风险题等比赛环节，比赛过程中，如果出现延时、违规及选手答错题则由观众回答，答对即获小礼品。

3. 决赛全程进行网络直播。

三、实践目的

1. 对医学知识的复习和加强。举办贴近学生、既有趣又有料的比赛，能够更好地营造学习氛围，激发学生们的学习热情，进一步提高学生的创新意识和创新能力，培育拔尖人才。

2. 能够促进医科组各院系之间的交流，培养学生们之间的团队合作意识，为培养一流的医学生起到积极的推动作用。

四、实践报道或学生总结

“不忘初心，医路前行”医学知识抢答赛决赛总结

（王君敏）

第三篇

脉管系统

脉管系统(angiology)是体内封闭的管道系统,由心血管系统和淋巴系统组成。心血管系统内流动着血液;淋巴系统内流动着淋巴,淋巴最后汇入静脉。脉管系统的主要功能是物质运输,即将消化系统吸收的营养物质和肺吸收的氧运送到全身器官的组织和细胞,同时又将组织与细胞的代谢产物(二氧化碳、尿酸、尿素、肌酐等)和多余的水运送到肺、肾、皮肤等器官排出体外,从而保证机体新陈代谢的正常进行。机体的内分泌器官与散在的内分泌细胞所分泌的激素及生物活性物质也通过脉管系统运送到靶器官,以实现体液调节。淋巴系统内的淋巴结等淋巴器官和组织能产生淋巴细胞与抗体,参与机体的免疫功能,构成机体免疫防御体系。脉管系统还具有重要的内分泌功能,产生和分泌多种生物活性物质,参与机体多项功能的调节。

第十一章

心血管系统

学习目标

1. 知识目标

(1)掌握心的位置、外形、各腔的形态结构,心的构造,冠状动脉的分支分布,冠状窦的位置及其主要属支,心传导系的组成、位置和功能,以及心包的构成,心包横窦和心包斜窦的位置及临床意义。

(2)掌握动脉主干及其主要分支的起止和分布,颈动脉窦和颈动脉小球的位置与功能。

(3)掌握上、下腔静脉系和肝门静脉系的组成、主要属支及收纳范围。

(4)了解心常见缺损部位,心的淋巴回流和神经支配。

(5)了解静脉的结构和特点,静脉血回流的因素,几种特殊静脉(硬脑膜窦、板障静脉等)的特点。

2. 能力目标

(1)知识内化:结合标本讲述心的外形、各腔重要结构和心的血管;升主动脉、主动脉弓、胸主动脉和腹主动脉及其主要分支的起止和分布;上、下腔静脉系和肝门静脉系的组成、主要属支及收纳范围。

(2)理论和实践相结合:能够在活体准确触摸到头、颈、四肢的动脉(颞浅、面、颈总、锁骨下、肱、股动脉和足背动脉)搏动点,掌握动脉压迫止血方法。

(3)知识的广泛联系,灵活运用:结合消化系统和肌学内容,熟知经口服、肌内注射和静脉注射等方式用药后,药物到达病变部位所经过的路径。

3. 思政目标

(1)科学严谨,追求真理:培养科学的态度、严谨的作风和追求真理的探索精神。

(2)扎实学习,夯实基础:培养扎实学习的作风,为临床工作打下坚实基础。

(3)珍视生命,关爱患者:传递和科普医学常识、急救技能,将预防疾病、驱除病痛和挽救生命作为自己的终身责任。

(4)团结一致,合作共赢:培养集体主义精神和团结合作精神,在医疗实践中做到相互协调、合作共赢。

(5)家国情怀,民族复兴:让学生认识到国家好,民族好,家庭才能好,希望学生为国家富强,民族复兴努力奋斗。

(6)社会实践:通过心肺复苏术的学习和练习,让学生认识到生命的脆弱,提高对心肺复苏急救重要性的认识。

笔记栏

课前导学

在日常生活中，最常见的心脏病是冠心病，即冠状动脉粥样硬化性心脏病。为什么冠心病患者会出现心前区疼痛甚至危及生命？胚胎发育过程中，心的哪些结构出现异常会引发先天性心脏病呢？

为什么按摩颈部会有生命危险？面部大出血应该怎样快速止血呢？人中部位长疖子能用力挤压吗，为什么？下肢静脉曲张是什么原因造成的？肝硬化的患者为什么会呕血？带着这些问题，我们一起来学习心血管系统。

第一节　概　述

一、心血管系统的组成

心血管系统(cardiovascular system)包括心、动脉、毛细血管和静脉。

(一)心

心(heart)主要由心肌构成，是维持血液循环的动力器官。心分为左、右心房和左、右心室4个腔隙。同侧的心房和心室之间借房室口相通。心房接纳静脉，心室发出动脉。

(二)动脉

动脉(artery)是输送血液离心的管道，从心室开始在行程中不断分支，越分越细，最后移行为毛细血管。

(三)毛细血管

毛细血管(capillary)是连接动、静脉末梢间的微细管道，管径6~8 μm。毛细血管数量多、管壁薄、通透性大，彼此吻合呈网状，其管腔内血流速度缓慢，是血液与组织液进行物质交换的场所。除软骨、晶状体、角膜、被覆上皮、牙釉质与毛发外，毛细血管遍布全身各处。

(四)静脉

静脉(vein)是输送血液回心的血管。小静脉由毛细血管汇合而成，在向心回流过程中，不断接受属支，逐渐汇合成中静脉和大静脉，最后注入心房。

二、血液循环途径

血液由心室射出，经动脉、毛细血管、静脉再返回心房，这种周而复始的循环流动过程称血液循环(图11-1)。根据其循环途径不同分为相互连续的体循环和肺循环。

(一)体循环

体循环(systemic circulation)血液由左心室射出，经主动脉和其各级分支到达全身各部的毛细血管，与组织、细胞进行物质交换后，再经各级静脉，最后通过上、下腔静脉和冠状窦汇入右心房，这一循环途径称体循环。其特点是路程长、流经范围广，因而又称大循环。其主要功能是输送氧和营养物质营养全身各部器官、组织和细胞，并将其代谢废物经过静脉运回心。

笔记栏

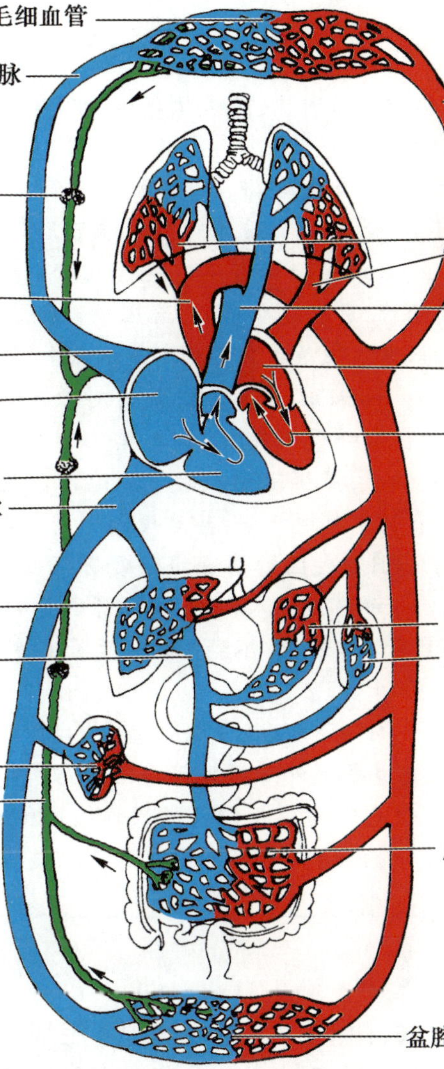

图 11-1　血液循环

（二）肺循环

肺循环（pulmonary circulation）血液由右心室射出，经肺动脉干和其各级分支到达肺泡周围的毛细血管，进行气体交换，再经肺静脉进入左心房，这一循环途径称肺循环。其特点是路程短，范围小，因而又称小循环。其主要功能是进行气体交换，使静脉血转变成富含氧的动脉血。

笔记栏

紧急救助，挽救生命

心肺复苏

患者，男，28 岁，在医院陪护父亲时，突然栽倒在地，意识丧失，心脏停搏，脉搏消失。医护人员立即对其进行胸外按压（每分钟 100～120 次，每次下压胸廓达到 5～6 cm），同时建立输液通道方便补液及给药。5 名医护人员对患者持续按压了 2 h 22 min，有效胸外按压超过 1.5 万次，直到使用体外人工膜肺（ECMO）为患者建立起独立的体外循环，患者的血压、心跳等指标直观地反馈在心电监护设备上，医护人员才停止心肺复苏。经过后续治疗，患者逐渐苏醒，虽然短暂的缺血缺氧造成了一定的脑损伤，患者丧失了 1 个月的记忆，但是珍贵的生命得以保全。

心肺复苏（cardiopulmonary resuscitation，CPR）是针对心跳、呼吸骤停所采取的抢救措施，目的是为了恢复患者自主呼吸和自主循环。当心脏停搏，血液循环便不能维持，尤其是对中枢神经的血液供应，若得不到及时有效地复苏抢救，4～6 min 后会造成患者脑和其他重要组织器官的不可逆损伤，甚至短期内因全身缺氧而死亡，因此心搏骤停后必须现场立即进行 CPR。我国心搏骤停的复苏成功率低于 1%，也就是说 100 例心搏骤停患者能抢救回来的不到 1 人，最主要的原因是心搏骤停绝大部分发生在院外，我国心肺复苏的普及率又非常低（不到 1%），欧美发达国家的普及率远远超过我国，德国高达 80%。

从 2020 年开始每年 6 月 1 日～7 日为“中国心肺复苏周”，将积极培养民众急救意识，培训更多“第一目击人”，提高院外心搏骤停存活率，改善我国心源性猝死率高的现状。作为医学生，我们不仅要准确掌握 CPR 的操作技术和流程，还要肩负起技能普及的重任，争分夺秒挽救生命，推动中国心血管健康事业发展，助力健康中国 2030 战略目标早日实现。

三、血管吻合

人体的血管吻合有多种形式（图 11-2）。除经动脉—毛细血管—静脉相连外，动脉与动脉、静脉与静脉，甚至动脉与静脉之间，均可借吻合支或交通支彼此连结，形成**血管吻合**（vascular anastomosis）。动脉间吻合常在人体经常活动或易受压的部位，如关节动脉网、脑底动脉环等。动脉间吻合的作用是缩短循环的路径、时间和调节局部血流量。静脉间吻合比动脉间吻合丰富，浅静脉之间常吻合为静脉网，深静脉常吻合为静脉丛，以保证在脏器壁受压或脏器扩大时血流通畅。动静脉吻合常在指尖、趾端、唇、鼻等处，小动脉和小静脉之间借吻合管直接连通，起到缩短循环途径，调节局部血流量和温度的作用。侧支吻合是指较大的血管主干在行程过程中发出与其平行的侧副管，与发自主干不同高度的返支彼此间的吻合，这种通过侧副支建立的循环途径称**侧支循环**（collateral circulation），其作用是在主干血管阻塞时建立侧支循环路径，以保证器官在病理状态下的血液供应。

体内少数器官内的动脉与相邻的动脉之间没有吻合，这种动脉称为终动脉。如视网膜中央动脉，若其发生阻塞，通常导致供血区的组织缺血甚至坏死。

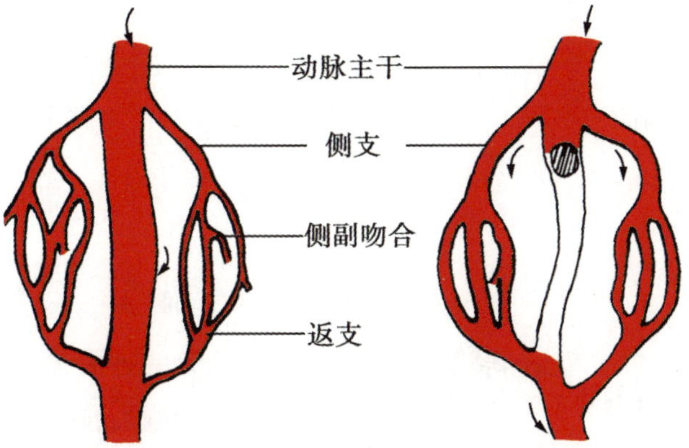

图 11-2　侧支循环

第二节　心

心是中空的肌性器官，是血液循环的“动力泵”。心的位置、形态和大小受性别、年龄、体位和体型等多种因素的影响。

一、位置、毗邻和外形

(一) 位置与毗邻

心位于胸腔的中纵隔内(图 11-3)，约 2/3 位于正中线的左侧，1/3 位于正中线的右侧。心的上方为出入心的大血管；下方为膈；前方平对胸骨体和第 2 ~ 6 肋软骨；后方平对第 5 ~ 8 胸椎；两侧与胸膜腔和肺相邻。

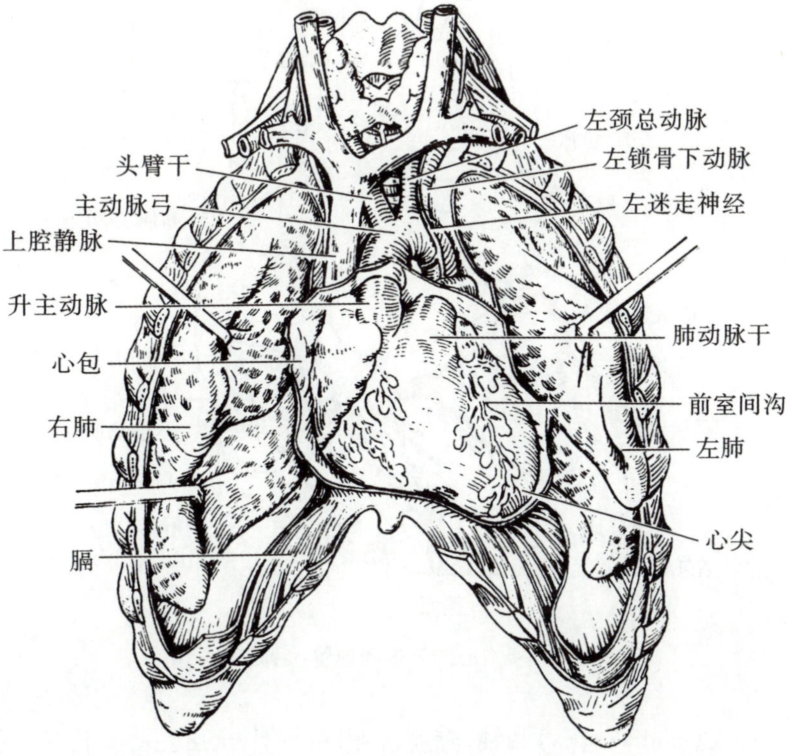

图 11-3　心的位置

笔记栏

(二)外形

心近似倒置的圆锥形,前后略扁(图 11-4,图 11-5)。心分为一尖(心尖)、一底(心底)、两面(胸肋面和膈面)、三缘(左缘、右缘和下缘)和 4 条沟(冠状沟、前室间沟、后室间沟和房间沟)。

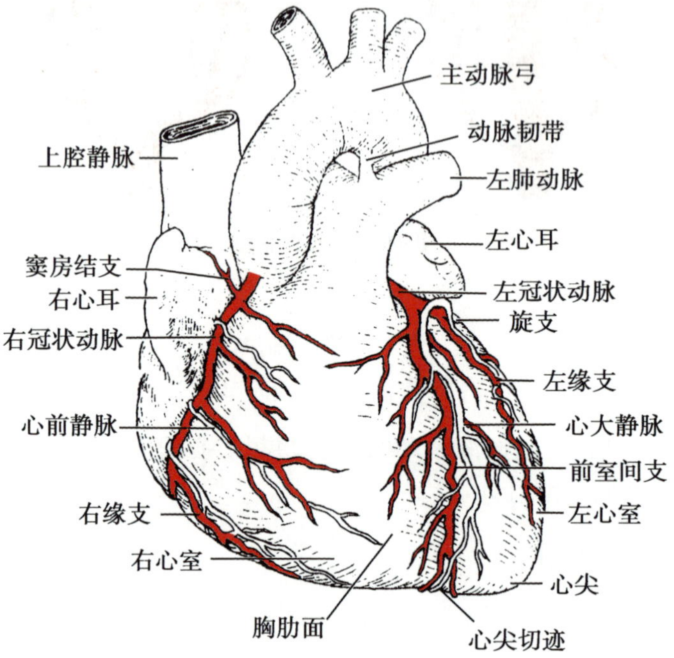

图 11-4 心的外形和血管(前面观)

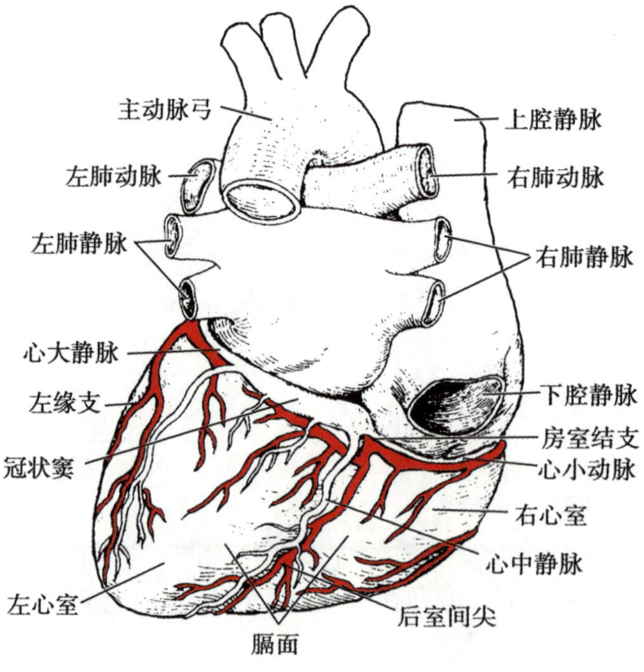

图 11-5 心的外形和血管(后面观)

1. 心尖 **心尖**(cardiac apex)圆钝、游离,朝向左前下方,由左心室构成。接近左胸前壁，可在左侧第5肋间隙锁骨中线内侧1～2 cm处扪及心尖搏动。

2. 心底 **心底**（cardiac base）朝向右后上方，大部分由左心房、小部分由右心房构成。

3. 心面 **胸肋面**（sternocostal surface）又称前面，朝向前上方，大部分由右心房和右心室构成，小部分由左心耳和左心室构成，该面大部分隔心包被胸膜和肺遮盖，小部分隔心包与胸骨体下部和左侧第4～6肋软骨邻近，故在左侧第4肋间隙胸骨左缘处进行心内注射，一般不会伤及胸膜和肺；**膈面**（diaphragmatic surface）又称下面，朝向后下方，接近水平位，大部分由左心室，小部分由右心室构成。

4. 心缘 **左缘**（left border）斜向左下，圆钝，绝大部分由左心室构成，仅上方小部分由左心耳参与；**右缘**（right border）垂直圆钝，由右心房构成；**下缘**（inferior border）薄而锐利，接近水平位，大部分由右心室、小部分由心尖构成。

5. 心表面的沟 **冠状沟**（coronary sulcus）又称房室沟，几乎呈冠状位，近似环形，其前方被肺动脉干所中断，为心房与心室在心表面的分界线；**前室间沟**（anterior interventricular groove）是心的胸肋面从冠状沟走向心尖的浅沟，是左、右心室在心前面的分界线；**后室间沟**（posterior interventricular groove）是心的膈面从冠状沟走向心尖的浅沟，是左、右心室在心下面的分界线。前、后室间沟在心尖右侧的汇合处稍凹陷，称**心尖切迹**（cardiac apical incisure）。**后房间沟**（posterior interatrial groove）是心底部右肺上、下静脉与右心房交界处的纵行浅沟，是左、右心房在心表面的分界线。房间沟、后室间沟与冠状沟相交汇的区域称**房室交点**（crux），是心表面的重要标志，其深面有神经、血管等重要的结构。冠状沟和前、后室间沟内有心的血管和脂肪组织。

二、心腔

（一）右心房

右心房（right atrium）位于心的右上部，腔大壁薄，以纵行于右心房表面的界沟为界分为前部的固有心房和后部的腔静脉窦（图11-6）。在心腔面与界沟相对应的纵行肌隆起称界嵴。

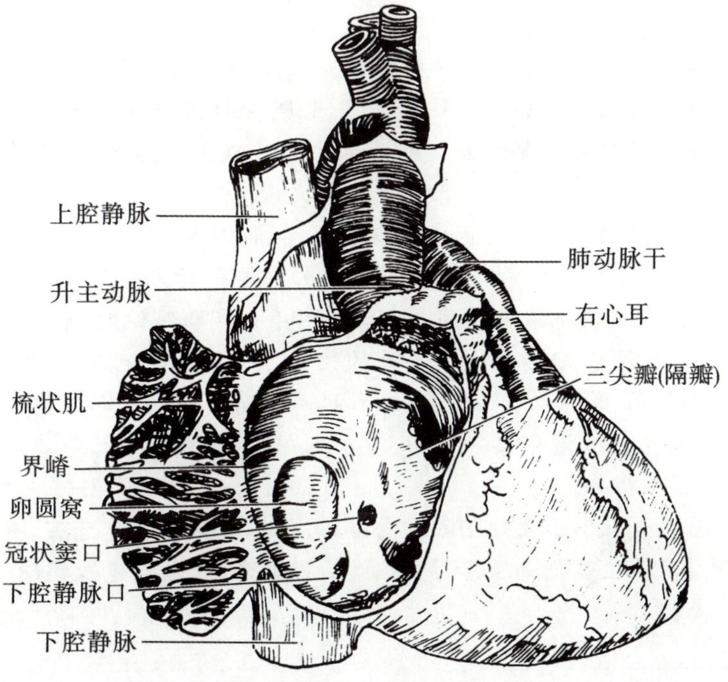

图11-6 右心房

笔记栏

1. 固有心房　构成右心房的前部，腔内面粗糙，自界嵴向前发出许多大致平行排列的肌隆起，称为梳状肌。固有心房向左前方突出的部分称**右心耳**(right auricle)，在此处梳状肌交织成网，似海绵状。右心耳处易形成血栓。

2. 腔静脉窦　位于右心房的后部，腔内面光滑，在腔静脉窦的上方有**上腔静脉口**(orifice of superior vena cava)，下方有**下腔静脉口**(orifice of inferior vena cava)，在下腔静脉口与右房室口之间有**冠状窦口**(orifice of coronary sinus)，下腔静脉口的左前方有**右房室口**(right atrioventricular orifice)。

下腔静脉口前方心内膜下可触摸到一个腱性结构称**托达罗腱**(Todaro tendon)，向前经房间隔附着于中心纤维体(右纤维三角)，向后与下腔静脉瓣相延续。托达罗腱是寻找**科赫三角**(Koch Triangle)的重要标志之一。科赫三角是冠状窦口前内缘、三尖瓣隔侧尖附着缘和托达罗腱围成的三角形区域。其前部心内膜深面为房室结，尖对着膜性室间隔的房室部。科赫三角在临床上是指示房室结位置的重要标志。

右心房的后内侧壁主要由房间隔形成，其中下部有一卵圆形的凹陷，称**卵圆窝**(fossa ovalis)，为胚胎时期卵圆孔闭合后的遗迹。此处是房间隔缺损的好发部位。

联系临床，医学科普

先天性心脏病之房间隔缺损

先天性心脏病是指胎儿期心脏和大血管的形成障碍或发育异常而引起的先天性畸形，简称先心病。其中房间隔缺损为临床上最常见的先天性心脏畸形。**房间隔缺损**(atrial septal defect，ASD)是在胚胎发育过程中原始房间隔出现异常，导致左、右心房之间遗留孔隙。ASD 可单独发生，也可与其他类型的心血管畸形并存。ASD 通常是因卵圆孔未闭所致。在胚胎发育过程中，房间隔先后发出 2 个隔，分别称为原发隔或第一隔和继发隔或第二隔。卵圆孔就是原发隔与继发隔未能粘连融合而留下的一小裂隙。新生儿出生时，伴随第一声啼哭，左心房压力升高，致使左侧的原发隔紧贴在右侧的继发隔上，发生功能性闭合，1 年内完成解剖上的闭合。3 岁以后的幼儿卵圆孔仍不闭合便引发 ASD。除较大缺损外，儿童期 ASD 患者多无症状，随年龄增长症状逐渐表现出来。其中最主要的表现就是劳力性呼吸困难，继之发生室上性心律失常而加重症状。

先心病的发病原因包括遗传因素和环境因素，而环境因素占主导地位。妊娠早期(5～8 周)是胎儿心血管发育的关键时期，孕妇在这一时期受到不良环境因素的影响，便容易导致胎儿发生先心病。因此，重视孕前及孕期保健对预防先心病非常重要，在日常生活中要注意：①养成健康合理的饮食习惯。②杜绝吸烟、饮酒，保持愉悦心情。③避免接触猫、狗等动物，必要时接种风疹疫苗。④避免与流感或发热性疾病患者接触，防止感染。⑤避免接触农药、有机溶剂、放射线等有毒有害物质。⑥用药治疗时，应遵从医生指导。

普及健康宣教是预防出生缺陷的重要措施，将先心病的严重危害、病因及预防措施等科学知识普及至生育期妇女和孕妇，加强主动防御，减少先心病的发生，提高全民健康水平。

(二)右心室

右心室(right ventricle)位于右心房的前下方,室壁厚3～5 mm。以室腔内一弓形肌性隆起,即**室上嵴**(supraventricular crest)为界,分为后下方流入道和前上方的流出道(图11-7)。

1. 右心室流入道　又称固有心腔或窦部,从右房室口延伸至右心室尖。其腔内面凹凸不平,有许多纵横交错的肌性隆起,称**肉柱**(trabeculae carneae)。基底部附着于室壁,尖端突入室腔的锥体形肌隆起,称**乳头肌**(papillary muscles)。右心室乳头肌分为前、后和隔侧3群,各乳头肌的尖端发出**腱索**(tendinous cord)呈放射状连于三尖瓣上。前乳头肌根部有一条横过室腔至室间隔下部的肌束,称**隔缘肉柱**(septomarginal trabecula),又称节制索,内有血管和心传导系的纤维。右心室流入道的入口为卵圆形的右房室口,其周围环绕有由致密结缔组织构成的三尖瓣环,其上附有3个三角形的瓣膜,称**三尖瓣**(tricuspid valve),又称为**右房室瓣**(right atrioventricular valve)。三尖瓣的游离缘借腱索连于乳头肌。在结构和功能上三尖瓣环、三尖瓣、腱索和乳头肌是一个整体,称**三尖瓣复合体**(tricuspid valve complex)。当右心室收缩时,三尖瓣环缩小,血流推动三尖瓣,关闭右房室口,同时乳头肌的收缩,牵拉腱索,使瓣膜不能翻向右心房,以防止血液反流到右心房。

2. 右心室流出道　又称动脉圆锥或漏斗部,其腔内光滑无肉柱,上端以肺动脉口通向肺动脉干,口周缘有3个彼此相连的半月形纤维环,称肺动脉瓣环,环上附有3片半月形的瓣膜,称**肺动脉瓣**(pulmonary valve)。瓣膜游离缘朝向肺动脉干。肺动脉瓣与肺动脉壁之间的袋状间隙称为肺动脉窦。当右心室收缩时,血液冲开肺动脉瓣流入肺动脉干;当右心室舒张时,肺动脉窦被倒流的血液充盈,3个瓣膜互相靠拢,关闭肺动脉口,防止肺动脉内的血液反流入右心室。

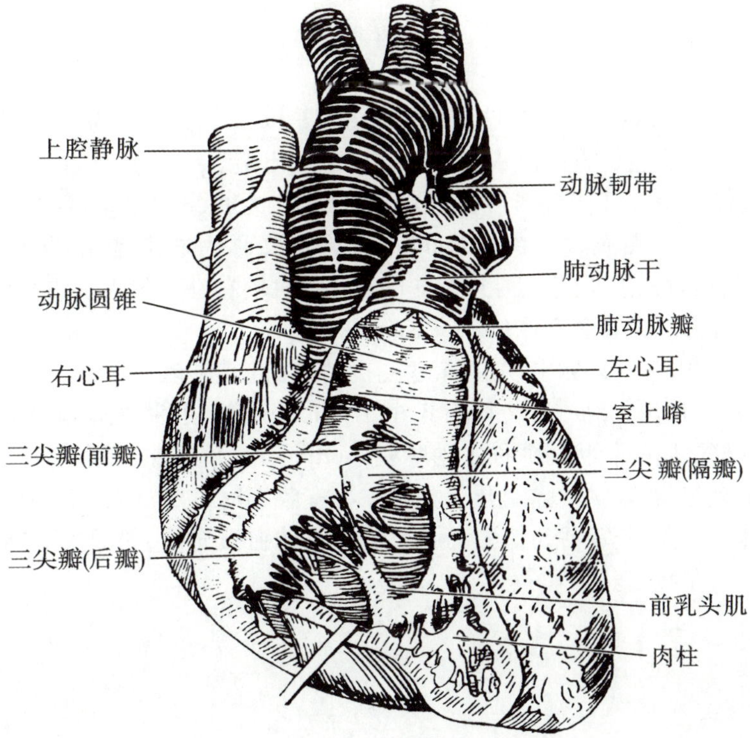

图11-7　右心室

笔记栏

（三）左心房

左心房（left atrium）位于右心房的左后方（图 11-8），根据胚胎发育来源分为右前方的左心耳和后部的左心房窦。**左心耳**（left auricle）较右心耳狭长且壁厚，腔壁有梳状肌而凹凸不平，此处易形成血栓。左心房窦腔内面光滑，其后壁两侧有左肺上、下静脉和右肺上、下静脉的开口。其前下方有**左房室口**（left atrioventricular orifice），通向左心室。

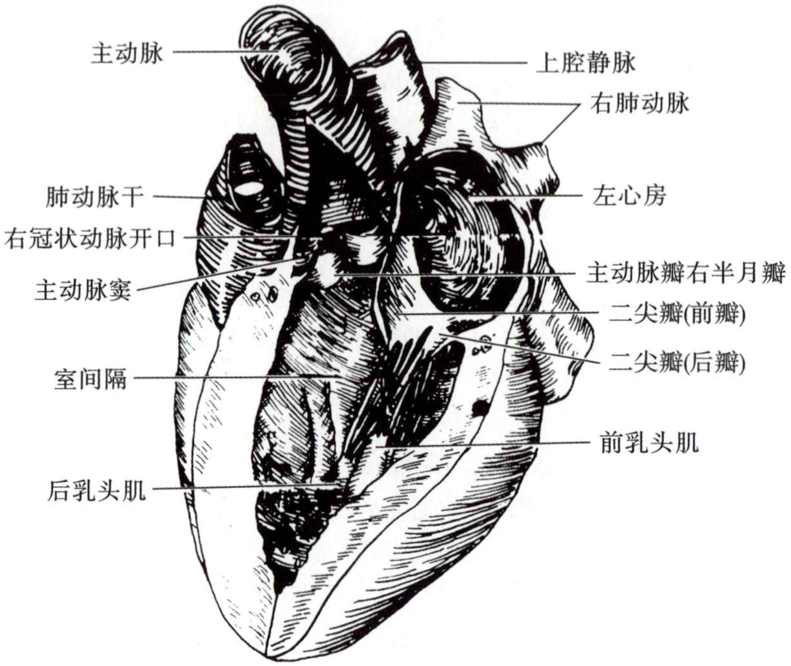

图 11-8　左心房和左心室

（四）左心室

左心室（left ventricle）位于右心室的左后方（图 11-8），其壁厚为右心室的 3 倍，以二尖瓣的前瓣为界分为左后方的流入道和右前方的流出道。

1. 左心室流入道　又称窦部，入口是呈卵圆形的左房室口，口周缘的二尖瓣环上附有 2 个近似三角形的瓣膜称**二尖瓣**（mitral valve），又称为**左房室瓣**（left atrioventricular valve）。二尖瓣借腱索连于乳头肌上。左心室乳头肌较右心室强大。二尖瓣环、二尖瓣、腱索和乳头肌合称**二尖瓣复合体**（mitral complex）。

2. 左心室流出道　又称主动脉前庭、主动脉圆锥或主动脉下窦，出口为**主动脉口**（aortic orifice），口周围的纤维环上附有 3 个半月形袋状瓣膜，称**主动脉瓣**（aortic valve）。瓣膜与主动脉壁之间的袋状间隙称**主动脉窦**（aortic sinus），有左、右和后窦，在左、右窦的动脉壁上分别有左、右冠状动脉的开口。当左心室收缩时，二尖瓣关闭，血液冲开主动脉瓣流入主动脉。当左心室舒张时，主动脉窦被倒流的血液充盈，关闭主动脉瓣，防止血液从主动脉反流入左心室。

学以致用，联系临床

梨形心和靴形心

梨形心常见于二尖瓣狭窄，又称二尖瓣型心。二尖瓣狭窄时，舒张期血液由左心房进入左心室受阻，血液潴留在左心房内，导致左心房压力和负荷异常增高，进而发生代偿性扩大与肥厚，左心房压力增加导致肺静脉压力也升高，进而导致肺动脉压力被动升高，右心室负荷增加，右心室肥厚扩大，最终的效应是主动脉弓缩小，肺动脉干突出，左心房增大，右心室增大，心脏呈梨形。

靴形心，常见于主动脉瓣关闭不全，又称主动脉型心。左心室舒张时，由于主动脉瓣关闭不全，主动脉内的血流反流至左心室，使左心室容量增加，负荷加重。早期左心室通过增加心肌收缩力来代偿，之后逐渐出现左心室的心肌肥厚，左心室明显增大，升主动脉扩张，心脏呈靴形。

通过 X 射线影像，能够看到典型的梨形心和靴形心。

三、心的构造

(一) 心纤维骨骼

心纤维骨骼(cardiac fibrous skeleton)又称心纤维性支架(图 11-9)，由致密结缔组织构成，包括二尖瓣环、三尖瓣环、主动脉瓣环和肺动脉瓣环及左、右纤维三角，是心瓣膜和心肌的附着处，在心肌运动中起支持和稳定作用。

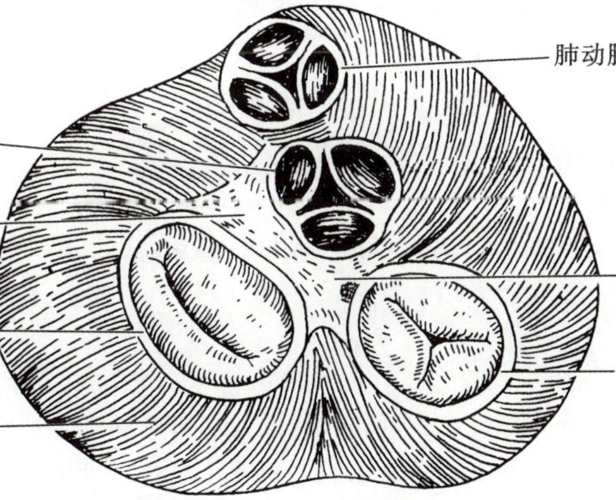

图 11-9　心的纤维骨骼

(二) 心壁

心壁由内向外分为心内膜、心肌和心外膜 3 层。**心内膜**(endocardium)是覆盖在心腔最内面的一层光滑的薄膜，与血管内膜相延续。心内膜在房室口和动脉口处突入心腔内折叠形成心瓣膜。**心肌**(myocardium)是构成心壁的主体，包括心房肌和心室肌两部分。心房肌较薄，心室肌较厚，心房肌和心室肌附着于心纤维支架，彼此不延续，故心房和心室可不同时收缩。**心外膜**(epicardium)被覆在心肌层外面，为浆膜性心包的脏层，含有血管、神经及少量的脂肪。

笔记栏

（三）房间隔和室间隔

1. 房间隔　**房间隔**（interatrial septum）较薄，位于左心房和右心房之间（图 11–10），由两层心内膜夹少量心房肌和结缔组织构成，卵圆窝处最薄。

2. 室间隔　**室间隔**（interventricular septum）较厚，分为肌部和膜部两部分（图 11–10）。肌部由心肌被覆心内膜构成，占据室间隔的前下大部分。膜部位于心房与心室交界处，此处缺乏心肌，是室间隔最薄的部分，为室间隔缺损的好发部位。

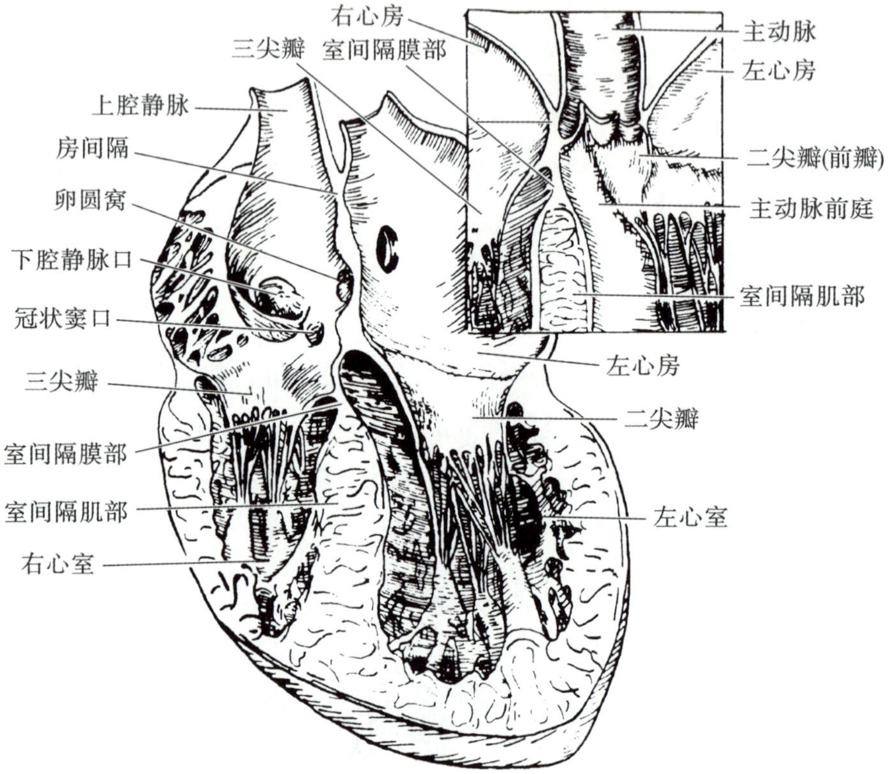

图 11–10　房间隔和室间隔

四、心的传导系

心传导系由特殊分化心肌组成，包括窦房结、结间束、房室结、房室束、左右束支和浦肯野纤维网（图 11–11）。其主要功能是产生和传导冲动，控制心的节律性搏动。

（一）窦房结

窦房结（sinuatrial node）多呈椭圆形或长梭形，位于上腔静脉与右心房之间的心外膜深面，是心的正常起搏点，其中央部通过窦房结动脉。

（二）结间束

结间束是 20 世纪 60 年代初，James 等提出的连接窦房结和房室结的传导束，包含前、中和后 3 条，但这些纤维束至今没有公认的显示方法。

（三）房室结

房室结（atrioventricular node）呈扁椭圆形，位于房间隔下部右侧，Koch 三角的尖端，冠状窦口前上方的心内膜深面。其功能是将来自窦房结的兴奋延搁后传至心室，使心房肌和心室肌按先后顺序分别收缩。

孕期教育，防患未然

先天性心脏病之室间隔缺损

室间隔缺损（ventricular septal defect，VSD）是临床上常见的先天性心脏畸形之一，可单独存在，也可与其他畸形并存。VSD位于膜部者最常见，肌部者较少。室间隔缺损必然导致心室水平的左向右分流，从而引起血流动力学的改变，包括肺循环血流量增多；左心室容量负荷增大；体循环血流量减少。由于肺循环血流量增加，肺动脉压力增高，早期肺血管阻力呈功能性增高。随着时间推移，肺血管会发生组织学改变，形成肺血管梗阻性病变，导致右心压力逐渐增加，并超过左心，进而转变为右向左分流，形成艾森曼格综合征。典型的VSD通过临床表现和超声心动图便可确诊。一般根据患者具体情况，选择介入治疗或手术治疗。

VSD是先天性疾病，虽然此病的病因尚未完全明确，但已知遗传因素及母体子宫环境因素与此病相关。作为医务工作者，要及时向怀孕妇女进行科普教育，要求母亲妊娠期间规律产检，不饮酒，不接触过量放射线，不接触化学品，不使用致畸药品等，防患于未然，同时早发现、早诊断、早治疗，成功根治后，大多数患儿能够正常生活。

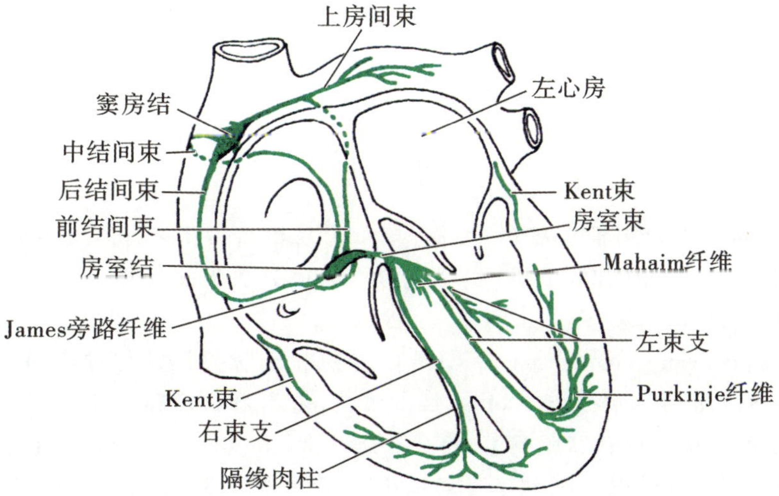

图11-11　心的传导系

（四）房室束

房室束（atrioventricular bundle）又称His束，起自房室结前端，穿右纤维三角向前下行至室间隔膜部的后下缘分为左、右束支。

（五）左、右束支

左束支（left bundle branch）呈扁带状，沿室间隔左侧心内膜深面走行，多在肌性室间隔上、中1/3交界处发出分支并交织成网，续于浦肯野纤维，分布于左室内面。

右束支（right bundle branch）呈细长圆索状，沿室间隔右侧心内膜深面向前下弯行，经隔缘肉柱至右心室，发出分支形成浦肯野纤维，分布于右室壁。

笔记栏

(六)浦肯野纤维网

浦肯野纤维(Purkinje fiber)左、右束支的分支在心内膜下交织成心内膜下浦肯野纤维网,继续分支进入心室壁内,构成心肌内浦肯野纤维网,与心室肌相连。

五、心的血管

心自身的血液循环称为冠状循环。心的血供来自左、右冠状动脉;回流的静脉血,大部分经冠状窦汇入右心房,小部分直接流入4个心腔。虽然心仅占体重的约0.5%,而总的冠脉血流量占心输出量的4%~5%,故冠状循环具有十分重要的地位。

(一)动脉

心的血液供应来自左、右冠状动脉(图11-4,图11-5)。

1. 左冠状动脉　**左冠状动脉**(life coronary artery)起于主动脉左窦,经肺动脉干与左心耳之间走向左前方,随即分为前室间支和旋支。

(1)前室间支:**前室间支**(anterior interventricular branch)又称前降支,是左冠状动脉主干的延续,沿前室间沟下行,绕心尖切迹至后室间沟与后室间支末梢吻合。前室间支及其分支分布于左室前壁、小部分右室前壁和室间隔前上2/3部。

(2)旋支:**旋支**(circumflex branch)沿冠状沟向左行,绕过心左缘至膈面。多在心左缘与后室间沟之间的中点附近分支终止。旋支及其分支分布于左心房和小部分左心室前壁、左心室侧壁和大部分左心室后壁。

关爱生命,医学科普

冠心病

2018中国心血管病报告显示:目前,心血管病死亡占城乡居民总死亡原因的首位。心血管病的疾病负担日渐加重,已成为重大的公共卫生问题。中国心血管病患病率处于持续上升阶段。

冠心病(coronary heart disease, CHD),即**冠状动脉粥样硬化性心脏病**(coronary atherosclerotic heart disease),又称缺血性心脏病,是指冠状动脉及其分支发生动脉粥样硬化而引起血管管腔狭窄或闭塞,导致心肌缺血、缺氧或坏死而引发的心脏病。换句话说,就是冠状动脉壁上沉积了一层像小米粥样的脂类,使动脉壁增厚变硬,弹性降低,管腔变窄,血管内皮受损,局部形成血栓,阻塞血管,导致血流中断,引起供血心肌缺血、缺氧或坏死。据统计,2017年我国冠心病患者男性占72.65%,患者的平均年龄为62.43岁,主要危险因素为高血压、高脂血症、吸烟和糖尿病。

冠状动脉粥样硬化形成缓慢,但是由于其早期没有明显症状容易被忽略,一旦梗阻导致心肌坏死,则发病突然,症状严重。患者多出现压榨性心前区疼痛、大汗、上肢麻木、有濒死感。急性期死亡率非常高,大约1/3的患者没有机会到达医院抢救。早发现、早治疗是挽救生命的关键环节。急性心梗发病后的120 min内是抢救患者改善预后的最佳时间,时间推迟越久挽救心肌的可能性越小,坏死心肌的面积越大。救治急性心梗是生与死的竞赛,这就要求患者或家属能在第一时间发现病症、采取救助。同学们作为医学生可以尝试向大众进行健康教育和科普宣传,让健康知识和技能融入人们生活,促进并引导人们建立健康文明的生活方式。

2. 右冠状动脉　**右冠状动脉**(right coronary artery)起于主动脉右窦,经过肺动脉干根部与右心耳之间,再沿冠状沟向右下方走行,绕过心右缘至膈面冠状沟内,沿途发出许多分支,有窦房结支、右房支、右缘支、房室结支等,通常在后室间沟与冠状沟相交处分为左室后支和右旋支。右冠状动脉主要分布于右心房、右心室、室间隔后下 1/3 部及左心室后壁一部分。此外,还分布于窦房结和房室结。

(二)静脉

心的静脉血绝大部分由冠状窦收集,汇入右心房,少部分直接注入右心房;极少部分通过小静脉流入左心房和左、右心室。**冠状窦**(coronary sinus)位于心膈面,左心房和左心室之间的冠状沟内,其右端借冠状窦口开口于右心房内。其主要属支如下。

1. 心大静脉　**心大静脉**(great cardiac vein)起于心尖,与前室间支伴行,斜向左上至冠状沟,绕心左缘至膈面,续为冠状窦。

2. 心中静脉　**心中静脉**(middle cardiac vein)起于心尖,与后室间支伴行注入冠状窦末端。

3. 心小静脉　**心小静脉**(small cardiac vein)与右冠状动脉伴行,向左注入冠状窦右端或心中静脉。

此外,**心前静脉**(anterior cardiac veins)有 1 ~4 条,起于右心室前壁,越过冠状沟直接开口于右心房。**心最小静脉**(smallest cardiac veins)为心壁内的小静脉,数量较多,以环形或裂隙状直接开口于各心腔。

六、心的神经

心的神经包括交感神经、副交感神经和感觉神经(见神经系统)。

七、心包

心包(pericardium)是包裹心及出入心的大血管根部的锥体型纤维浆膜囊,包括外层的纤维心包和内层的浆膜心包两部分(图 11-12)。**纤维心包**(fibrous pericardium)是包裹心的坚韧的结缔组织囊,厚且无伸展性。其上方与出入心的大血管外膜相移行,下方与膈的中心腱愈着。**浆膜心包**(serous pericardium)位于纤维心包的内面,分为壁层和脏层,壁层紧贴纤维心包的内面,脏层紧贴心肌的表面,即为心外膜。壁层和脏层在出入心的大血管根部相互移行,两层之间的潜在腔隙,称**心包腔**(pericardial cavity)。腔内含少量浆液,起润滑作用。在心包腔内,浆膜心包的壁层和脏层返折处的间隙,称**心包窦**(pericardial sinus),主要有:**心包横窦**(transverse pericardial sinus)为心包腔在主动脉、肺动脉后方与上腔静脉、左心房前壁前方的间隙。**心包斜窦**(oblique pericardial sinus),又称为 Haller 窦,位于左心房后壁、左、右肺静脉、下腔静脉与心包后壁之间的腔隙。**心包前下窦**(anterior inferior sinus of pericardium)位于心包腔的前下部,心包壁与膈之间的交角处,由心包前壁移行至下壁所形成。在人体直立位时,此窦位置最低,心包积液常先积聚于此,是心包穿刺比较安全的部位。从剑突与左侧第 7 肋软骨交角处进行穿刺,恰可进入此窦。

心包的功能:①作为一个屏障,防止邻近结构的感染波及心。②将心固定于正常位置,限制心过度扩张。③起润滑作用,减少心搏动时的摩擦。

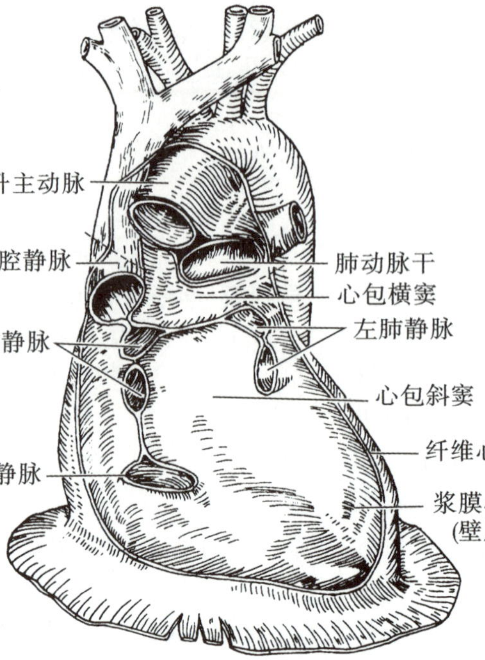

图 11-12　心包

八、心的体表投影

心外形的体表投影个体差异较大，通常采用4点连线法表示（图11-13）。①左上点：位于左侧第2肋软骨下缘，距胸骨左缘约1.2 cm处。②右上点：位于右侧第3肋软骨上缘，距胸骨右缘约1.0 cm处。③左下点：位于左侧第5肋间隙，距前正中线7～9 cm处。④右下点：位于右侧第7胸肋关节处。心上界为左、右上点之间的连线；心下界为左、右下点之间的连线；心的左界为左上、下点之间略向左凸的弧形连线；心的右界为右上、下点之间略向右凸的弧形连线。

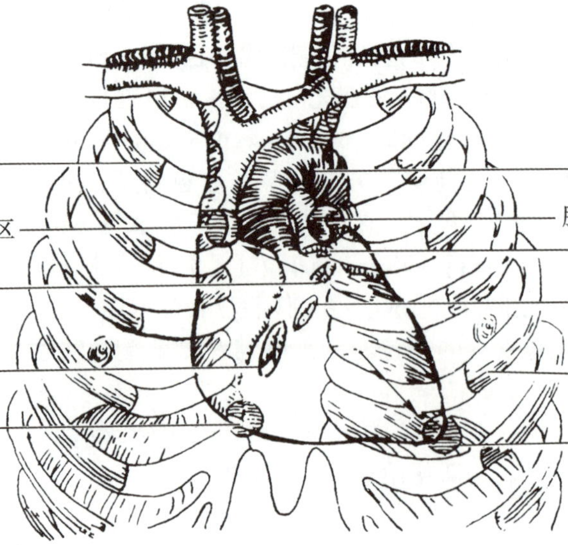

图 11-13　心的体表投影

敬畏生命，尊重科学

心脏移植

2007 年 4 月 CCTV《走近科学》栏目制作了名为“东北老汉心脏移植 6 年，性格突变判若两人”的节目。事情的缘由始于一次心脏移植手术。那是 2000 年 12 月 26 日，时年 60 岁的杨孟勇因患严重的心肌病在哈尔滨医科大学第二附属医院接受了心脏移植手术，供体心脏来自一名 20 多岁男性脑死亡患者。心脏配型非常合适，手术也非常成功，杨孟勇也幸运地成为当时我国年龄最大的换心人。换心后的杨孟勇身体状况大幅好转，然而他的性情、饮食习惯、行为举止也发生了翻天覆地的变化。从不爱运动变得热爱运动，从内敛安静变得蛮横粗暴，从爱吃鱼变得见鱼反胃，爱打扮、穿年轻人的服装等。这究竟是怎么回事呢？难道像传言一样杨孟勇换完心被捐心者附体了？难道心脏具有记忆功能？为了解开谜团，杨孟勇接受了神经学专家和心理学专家的测试，进行求证。结果是：运动功能测试，证明了杨孟勇运动能力的提高是因为被移植的心脏功能增强带来的直接结果。脑电波测试发现由于心肌功能改善导致大脑供血供氧充足，使杨孟勇表现为年轻人才有的脑神经亢奋状态，从而导致了脾气暴躁、易怒的性格变化。心理学测试显示杨孟勇非常容易受到心理暗示，他是一个易于联想并且善于把联想付诸行动的人，所以其某些行为的变化源于心理暗示。通过科学的求证证实了杨孟勇的各种变化源于心脏功能的增强，而不是供体心脏本身携带遗传信息和记忆。这个案例既有器官捐献所彰显的人间大爱让人敬佩，又提示我们面对未知，需要严谨而科学地求证。作为医学生要敬畏生命，尊重科学，用科学的态度、严谨的作风和敢于分析批判的探索精神去面对疾病。

第三节　动　脉

动脉是运送血液离心到全身各器官的血管。动脉干的分支离开主干进入器官前的部分称为器官外动脉，进入器官内的部分为器官内动脉。动脉分布有一定规律。①与人体结构相一致。人体左、右对称，动脉分支也对称。②每一大局部都有 1～2 条动脉干。③动脉常有静脉和神经伴行，形成血管神经束。④动脉多走行于身体的屈侧、深部或安全隐蔽处。⑤动脉常以最短距离到达其分布的器官。⑥动脉的形态多与器官的功能相适应。⑦动脉在躯干部分为壁支和脏支。⑧供应器官的动脉口径与器官的大小和功能有关。器官内动脉的分布形式与器官的构造密切相关。在有分叶状结构的实质性器官如肝、肾等，动脉由门进入其内，分支呈放射型分布；在中空或管状器官，其动脉呈横行、纵行或放射状分布。

一、肺循环的动脉

肺动脉干（pulmonary trunk）是肺循环的动脉主干，短而粗。起自右心室肺动脉口，在升主动脉的前方向左后上方斜行，至主动脉弓的下方，分为左肺动脉和右肺动脉。**左肺动脉**（left pulmonary artery）较短，横跨左主支气管前方至左肺门，分 2 支进入左肺上叶和

笔记栏

下叶。**右肺动脉**(right pulmonary artery)较长,经升主动脉和上腔静脉后方向右横行至右肺门处,分3支进入右肺上叶、中叶和下叶。在肺动脉干分叉处稍左侧,有一短的纤维结缔组织索连于主动脉弓的下缘,称为**动脉韧带**(arterial ligament),是胚胎时期的动脉导管在出生后闭锁的遗迹(图11-4)。

责任担当,执政为民

先天性心脏病之动脉导管未闭

动脉导管是胎儿时期肺动脉与主动脉间的正常血流通道。新生儿出生时,伴随第一声啼哭,肺膨胀、肺循环启动,动脉导管便不再被需要,因废用而闭合,形成动脉韧带。若出生后1年仍未闭锁,称**动脉导管未闭**(patent ductus arteriosus,PDA)。PDA是一种较常见的先天性心血管畸形,其临床表现主要取决于主动脉到肺动脉分流血量的多少和是否产生继发肺动脉高压及其严重程度。轻者可无明显症状,重者可发生心力衰竭。常见的症状有劳累后心悸、气急、乏力,患儿易患呼吸道感染和生长发育迟缓。

目前,我国先心病的发生率位居出生缺陷儿第一位。先心病除极少数幼儿能自愈外,大多数都需要进行手术治疗,给家庭和社会带来巨大经济负担。根据《中共中央国务院关于深化医药卫生体制改革的意见》,部分省份已经实施关于先心病治疗救助政策。河南省卫生厅、河南省民政厅、河南省财政厅印发了《河南省提高农村儿童重大疾病医疗保障水平工作实施方案》,从2011年起,河南省已开始有计划、分步骤地将儿童急性白血病和先天性心脏病重大疾病保障范围扩大到全省所有新农合统筹地区。其中先心病主要针对0~14周岁(含14周岁)儿童先天性房间隔缺损、先天性室间隔缺损、先天性动脉导管未闭和儿童先天性肺动脉瓣狭窄进行救治。我国政府的责任和担当,减轻了患者和家庭的医疗负担,执政为民,惠及百姓民生,推进健康中国建设。

二、体循环的动脉

主动脉(aorta)是体循环的动脉主干(图11-14)。主动脉自左心室发出后,按走行部位分为升主动脉、主动脉弓和降主动脉3部分。其中降主动脉以膈的主动脉裂孔为界分为胸主动脉和腹主动脉两部分。**升主动脉**(ascending aorta)为主动脉由左心室发出的起始段,在胸骨后方,其向右前上方斜行,在右侧第2胸肋关节的高度延续为主动脉弓。**主动脉弓**(aortic arch)弯向左后方,平第4胸椎体下缘水平移行为胸主动脉,其沿脊柱的左侧下行逐渐转至脊柱的前方,在第12胸椎高度穿膈的主动脉裂孔进入腹腔,移行为腹主动脉。腹主动脉沿脊柱的左前方下行,至第4腰椎体下缘处分为左髂总动脉和右髂总动脉。髂总动脉沿腰大肌内侧下行,在骶髂关节处分为髂内动脉和髂外动脉。

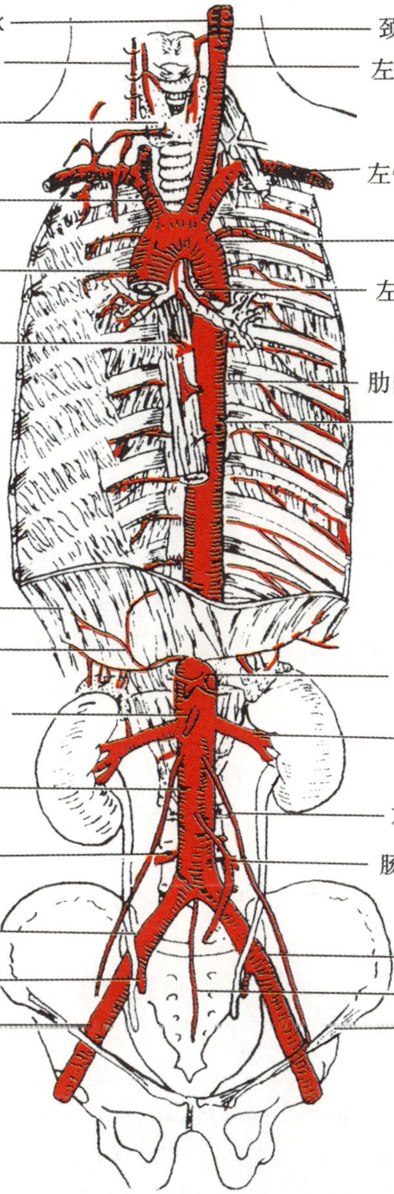

图 11-14　主动脉及其分支

升主动脉根部发出左、右冠状动脉。主动脉弓的凸侧自右向左依次发出头臂干、左颈总动脉和左锁骨下动脉 3 大分支。头臂干为一短干，向右上方斜行至右胸锁关节的后方，分为右颈总动脉和右锁骨下动脉。

（一）颈总动脉

颈总动脉（common carotid artery）为头颈部的动脉主干，左侧颈总动脉起于主动脉弓，右侧颈总动脉起于头臂干。在胸锁关节的后方，两侧颈总动脉沿着食管、气管和喉的外侧上行，平甲状软骨上缘高度分为颈内动脉和颈外动脉。

笔记栏

团结协作，共克难关

主动脉瘤

小苏，男，22 岁，内蒙古人，从小患有高血压。因出现声音嘶哑、胸闷等症状前往中国医科大学附属第一医院就医。检查确诊小苏胸主动脉和腹主动脉长出一个50 多厘米长的动脉瘤，最粗处直径可达 6 cm，是正常尺寸的 2 倍。这个动脉瘤像埋在体内的不定时炸弹，随时可能破裂，危及生命。要想解决这个“炸弹”，必须移除这段血管，置换人工血管，同时要将人工血管与主动脉相连的分支血管进行一一对接。主动脉是体循环的主干，切下此段主动脉，手术中需要停止心跳和血供，相当于在患者处于“死亡”状态下进行手术操作，因此手术在体外循环机的支持下进行。同时，为了保证脑细胞不受损害，术中小苏的头部置于冰袋围成的槽内，低温保护脑细胞。整个手术，医护人员分为 3 组，每组 6 位医生，4 位护士，2 位麻醉师，2 位体外循环灌注师，每组共计 14 人。在 42 位医护人员的通力合作下，历时 14 h，输血 16 000 mL（相当于全身换血 3 遍），缝合 1 000 多针，接好了 14 对血管。经过全身复温、电除颤心脏复跳。最终，这例被称为心外科“东北第一难”的手术成功完成。

手术的成功离不开精湛的手术操作技术，更离不开 42 位医护人员的团结协作。作为医学生需要了解到医疗工作的开展离不开集体主义精神，团结协作、凝心聚力，方能攻克难关。

颈总动脉末端和颈内动脉起始处的膨大部分称**颈动脉窦**（carotid sinus），其壁上有丰富的神经末梢为压力感受器。当血压升高时，颈动脉窦扩张刺激窦壁上的压力感受器，反射性地引起心跳变慢，血压下降。在颈总动脉分叉处的后方，有一扁椭圆形小体称**颈动脉小球**（carotid glomus），为化学感受器。当血液中二氧化碳浓度升高时，刺激颈动脉小球，反射性地促使呼吸加深、加快。

颈总动脉上段位置表浅，当头面部出血，压迫颞浅动脉和面动脉均效果不佳时，可在胸锁乳突肌的前缘，相当于喉的环状软骨平面，将颈总动脉向后压向第 6 颈椎的颈动脉结节上进行急救止血。

1. 颈外动脉　**颈外动脉**（external carotid artery）平甲状软骨上缘起自颈总动脉，初居颈内动脉前内侧，后经其前方转至外侧上行，穿腮腺至下颌颈处分为颞浅动脉和上颌动脉 2 个终末支。颈外动脉的主要分支如下（图 11-15）。

（1）甲状腺上动脉：**甲状腺上动脉**（superior thyroid artery）发自颈外动脉的起始处，向前下方走行，其分支分布于甲状腺上部和喉。

（2）舌动脉：**舌动脉**（lingual artery）约在平舌骨大角平面处发出，经舌骨舌肌的深面至舌，其分支分布于舌、舌下腺和腭扁桃体。

（3）面动脉：**面动脉**（facial artery）在舌骨大角上方约平下颌角高度，起自颈外动脉。向前经下颌下腺的深面，于咬肌止点前缘绕过下颌体下缘进入面部，沿口角及鼻翼的外侧迂曲上行至内眦，改名为内眦动脉。其分支布于下颌下腺、面部和腭扁桃体等。面动脉在咬肌止点前缘绕过下颌骨体下缘处，位置表浅可触及其搏动。当面部出血时，可在咬肌止点前缘将面动脉压在下颌骨上，进行压迫止血。

（4）颞浅动脉：**颞浅动脉**（superficial temporal artery）在外耳门前方上行，跨颧弓根部至颞部皮下，其分支分布于腮腺和颞部、顶部、额部软组织。在耳屏前方颧弓根部可触及颞浅动脉搏动，当头前外侧部出血时，可在耳屏前方将颞浅动脉压向颧弓根部进行止血。

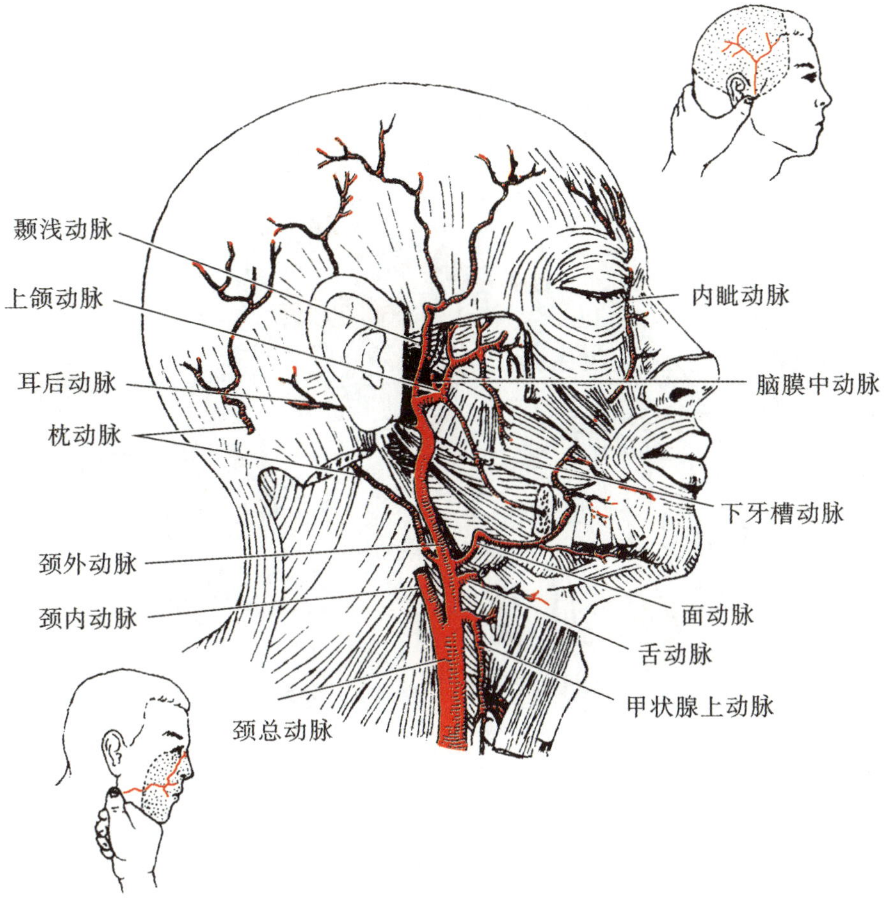

图 11-15　颈外动脉及其分支

（5）上颌动脉：**上颌动脉**（maxillary artery）经下颌颈深面入颞下窝，沿途发出分支分布于外耳道、鼓室、牙、牙龈、鼻腔、硬脑膜等处。其中一分支在下颌颈深面发出后，向上穿棘孔入颅中窝，分为前支和后支，紧贴颅骨内面走行，分布于硬脑膜和颅骨，此动脉称为**脑膜中动脉**（middle meningeal artery）。其前支在翼点内面走行，当翼点部位骨折时，易伤及该动脉，导致硬脑膜外血肿。

2. 颈内动脉　**颈内动脉**（internal carotid artery）自颈总动脉发出后，垂直上行至颅底，沿途无分支，穿颈动脉管入颅，分布于脑和视器（详见“中枢神经系统”）。

（二）锁骨下动脉

锁骨下动脉（subclavian artery）为上肢的动脉主干（图 11-16），左侧锁骨下动脉起自主动脉弓，右侧锁骨下动脉起于头臂干。锁骨下动脉从胸锁关节后方斜向外至颈根部，呈弓形经胸膜顶前方，穿斜角肌间隙，在第 1 肋外缘移行为腋动脉。锁骨下动脉主要有以下几个分支。①**椎动脉**（vertebral artery）：在前斜角肌内侧起自锁骨下动脉，向上穿颈 6～颈 1 椎体的横突孔，经枕骨大孔进入颅腔，左、右 2 条椎动脉汇合形成一条基底动脉，分布于脑和脊髓。②**胸廓内动脉**（internal thoracic artery）：在椎动脉起点的对侧发出下行入胸腔，沿第 1～6 肋软骨后面下降，分支分布于胸前壁、膈、心包和乳房等处，其终支为腹壁上动脉，穿膈进入腹直肌鞘内，与腹壁下动脉相吻合。③**甲状颈干**（thyrocervical trunk）：为一短干，迅即分为甲状腺下动脉、肩胛上动脉等，分布于甲状腺、咽、喉、气管和

笔记栏

食管等处。

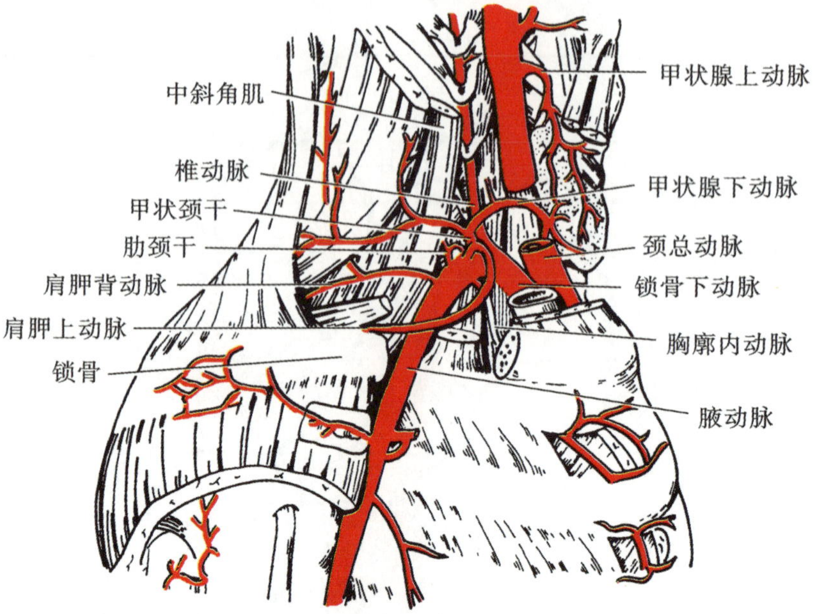

图 11-16 锁骨下动脉及其分支

1. 腋动脉 **腋动脉**(axillary artery)在第 1 肋外缘处接续于锁骨下动脉，行于腋窝深部，越过大圆肌下缘后移行为肱动脉。腋动脉发出胸肩峰动脉、胸外侧动脉、肩胛下动脉和旋肱前、后动脉等分支(图 11-17)，分布于肩部、胸前外侧部、背部和乳房等处。

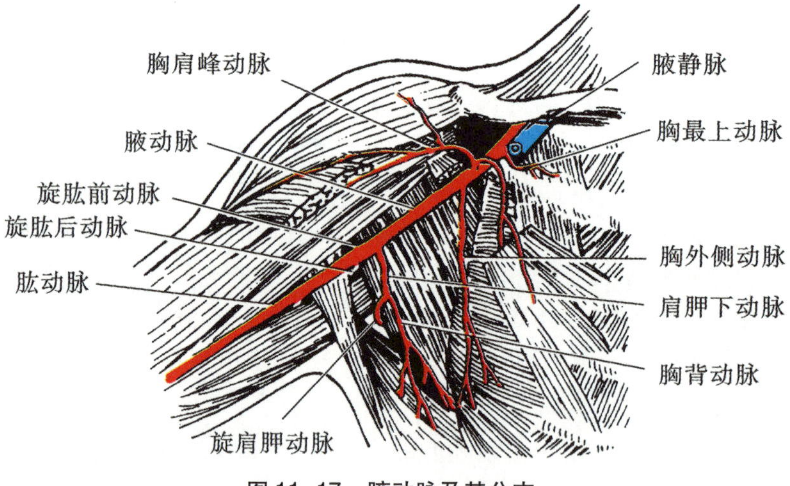

图 11-17 腋动脉及其分支

2. 肱动脉 **肱动脉**(brachial artery)沿肱二头肌内侧下行至肘窝，平桡骨颈高度分为桡动脉和尺动脉。肱动脉最主要分支是肱深动脉，伴桡神经沿桡神经沟下行，分布于肱骨和肱三头肌，末端分支参与肘关节网的形成(图 11-18)。肱动脉位置比较表浅，能触及其搏动，当前臂和手部出血时，可在臂中部将该动脉压向肱骨以暂时止血。

3. 桡动脉 **桡动脉**(radial artery)先经肱桡肌与旋前圆肌之间，继而在肱桡肌腱与桡侧腕屈肌腱之间下行，绕桡骨茎突远端转至手背，穿第 1 掌骨间隙到手掌，其末端与尺动

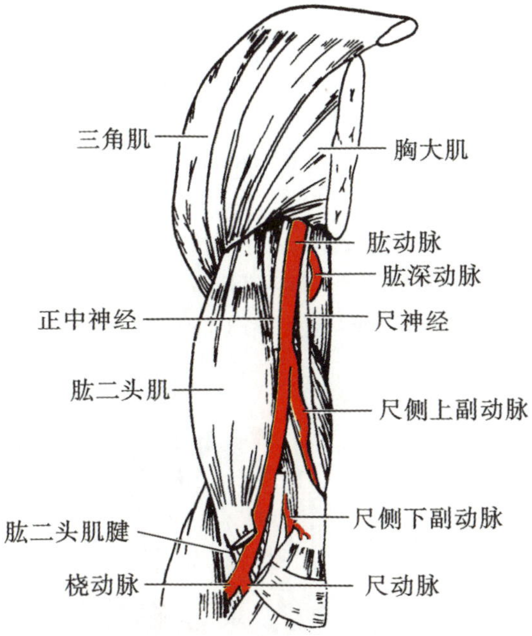

图 11-18 肱动脉及其分支

脉掌深支吻合成掌深弓(图 11-19)。桡动脉的主要分支有掌浅支和拇主要动脉,拇主要动脉分为 3 支分布于拇指掌面两侧和示指桡侧。桡动脉下段在桡骨下端前外侧仅被皮肤和筋膜遮盖,位置表浅,是临床触诊脉搏的常见部位。

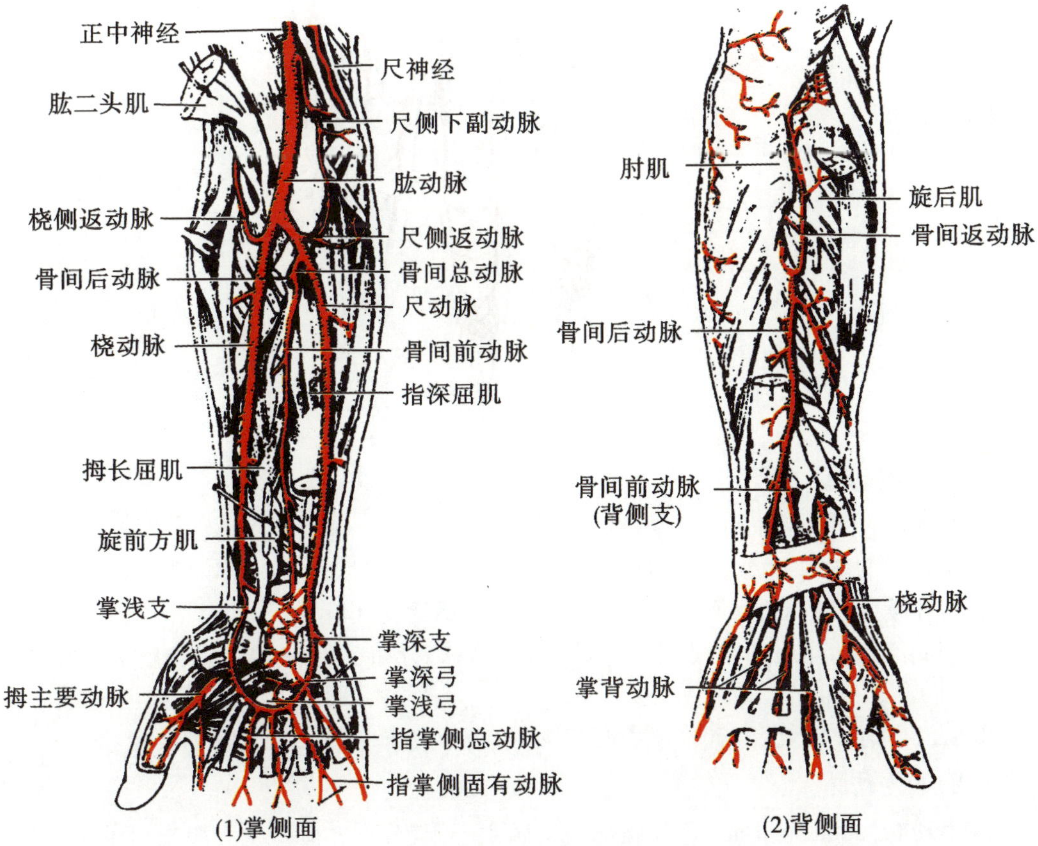

图 11-19 前臂的动脉

笔记栏

4. 尺动脉　**尺动脉**(ulnar artery)于指浅屈肌和尺侧腕屈肌之间下行,绕豌豆骨桡侧入手掌,其末端行于掌腱膜深面与桡动脉掌浅支吻合成掌浅弓(图 11-19)。尺动脉的主要分支有骨间总动脉和掌深支。当手出血时,可在桡腕关节上方的两侧同时压迫桡动脉和尺动脉进行止血。

5. 掌浅弓和掌深弓　**掌浅弓**(superficial palmar arch)位于掌腱膜深面,由尺动脉的末端和桡动脉的掌浅支吻合而成(图 11-20)。弓的凸侧发出 3 支指掌侧总动脉和小指尺掌侧动脉。前者行至掌指关节附近,每支又分为 2 支指掌侧固有动脉,分别布于第 2～5 指的相对缘;后者分布于小指尺侧缘。**掌深弓**(deep palmar arch)位于屈指肌腱深面,由桡动脉末端和尺动脉掌深支吻合而成(图 11-21)。掌深弓的凸侧发出 3 条掌心动脉,分别注入相应的指掌侧总动脉。

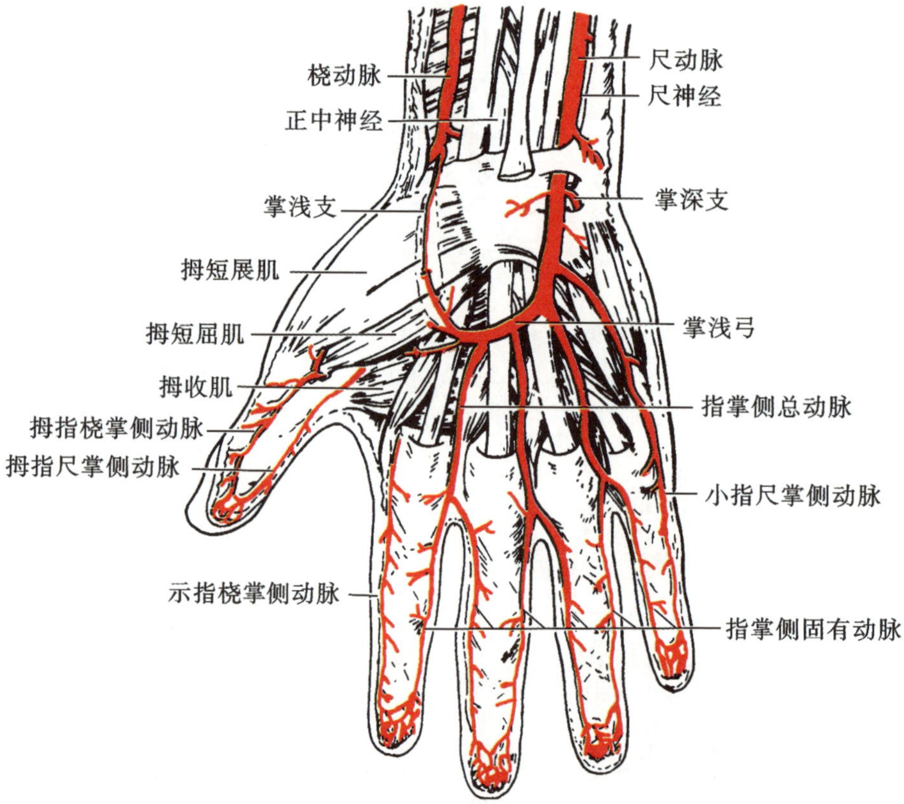

图 11-20　掌浅弓

(三)胸主动脉

胸主动脉(thoracic aorta)为胸部的动脉主干,平第 4 胸椎体的下缘处续接主动脉弓,沿脊柱与食管的左侧下行,逐渐转至脊柱的前方与食管的后方,在平第 12 胸椎处穿膈的主动脉裂孔续为腹主动脉(图 11-14)。其分支包括壁支和脏支。

1. 壁支　有肋间后动脉、肋下动脉和膈上动脉,分布于脊柱、背部、胸壁和腹壁上部等处。

2. 脏支　有食管支、支气管支和心包支,分布于食管、气管、支气管和心包。

(四)腹主动脉

腹主动脉(abdominal aorta)为腹部的动脉主干,其分支亦分壁支和脏支(图 11-22)。

笔记栏

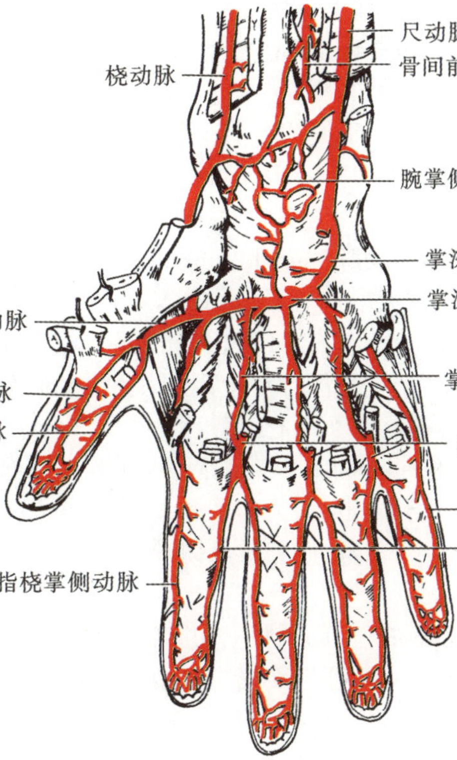

图 11-21　掌深弓

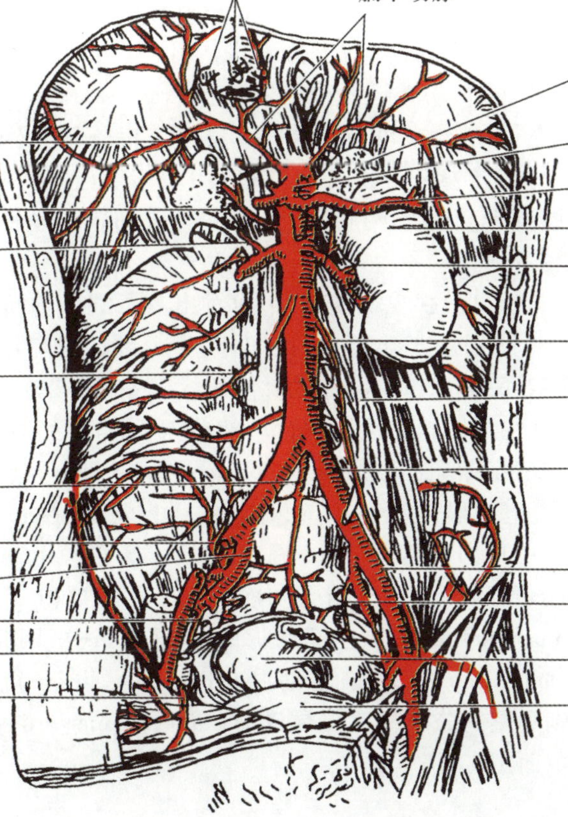

图 11-22　腹主动脉及其分支

1. 壁支　主要有 4 对腰动脉和 1 对膈下动脉。

(1)腰动脉:**腰动脉**(lumbar arteries)在肾动脉起点下方的不同高度起于腹主动脉后壁,分布于腹后壁、脊柱、脊髓等处。

(2)膈下动脉:除分布于膈下面,还发出肾上腺上动脉分布于肾上腺。

2. 脏支　分成对和不成对 2 种。

(1)成对的脏支:有 3 对,包括肾上腺中动脉、肾动脉、睾丸动脉或卵巢动脉。

1)肾上腺中动脉:**肾上腺中动脉**(middle suprarenal artery)平第 1 腰椎高度起自腹主动脉侧壁,分布于肾上腺。

2)肾动脉:**肾动脉**(renal artery)平第 1 ~ 2 腰椎椎间盘高度起自腹主动脉侧壁,横行向外到肾门附近分为前干和后干,经肾门入肾后分为肾段动脉分布于各肾段组织。肾动脉在入肾前发出肾上腺下动脉分布于肾上腺。

3)睾丸动脉:**睾丸动脉**(testicular artery)细而长,在肾动脉起始处稍下方起自腹主动脉前壁,沿腰大肌前面斜向外下方走行,入腹股沟管参与组成精索,分布于睾丸和附睾。在女性则称**卵巢动脉**(ovarian artery),经卵巢悬韧带下行入盆腔,分布于卵巢和输卵管壶腹部。

(2)不成对的脏支:包括腹腔干、肠系膜上动脉和肠系膜下动脉。

1)腹腔干:**腹腔干**(coeliac trunk)粗而短,在主动脉裂孔稍下方起自腹主动脉前壁,迅即分为胃左动脉、肝总动脉和脾动脉(图 11-23)。

胃左动脉(left gastric artery):行向左上方至胃贲门附近,在小网膜两层之间沿胃小弯向右行,其分支分布于食管腹段、贲门和胃小弯附近的胃壁。

肝总动脉(common hepatic artery):向右行至十二指肠上部的上缘,入肝十二指肠韧带内,分为肝固有动脉和胃十二指肠动脉。①**肝固有动脉**(proper hepatic artery)在肝十二指肠韧带内上行,至肝门分为左、右支分别进入肝左、右叶,右支在入肝右叶前发出胆囊动脉分布于胆囊。肝固有动脉还发出**胃右动脉**(right gastric artery),在小网膜内行至幽门上缘,沿胃小弯左行,与胃左动脉吻合。②**胃十二指肠动脉**(gastroduodenal artery)在十二指肠上部后方下降,分为胃网膜右动脉和胰十二指肠上动脉。前者沿胃大弯向左,沿途分出胃支和网膜支至胃和大网膜,其终末支与胃网膜左动脉吻合;后者有前、后两支,分布到胰头和十二指肠。

脾动脉(splenic artery)沿胰上缘左行,沿途发出多条细小的胰支至胰体和胰尾;发出 1 ~ 2 支胃后动脉,经胃膈韧带上行,分布于胃体后壁上部;在脾门附近,发出 3 ~ 5 条胃短动脉,经胃脾韧带至胃底;发出胃网膜左动脉沿胃大弯右行,沿途发出胃支和网膜支营养胃和大网膜,其终末支与胃网膜右动脉吻合。脾动脉至脾门后,分为数条脾支入脾。

2)肠系膜上动脉:**肠系膜上动脉**(superior mesenteric artery)在腹腔干起始处的稍下方,约平第 1 腰椎高度起自腹主动脉前壁,在胰的后方下行,越过十二指肠水平部前面,进入小肠系膜根部呈弓形向右髂窝走行(图 11-24)。肠系膜上动脉发分支分布于胰头、十二指肠、空肠、回肠、盲肠、阑尾、升结肠和横结肠。其主要分支有:**胰十二指肠下动脉**(inferior pancreaticoduodenal artery)、**空肠动脉**(jejunal artery)、**回肠动脉**(ileal artery)、**中结肠动脉**(middle colic artery)、**右结肠动脉**(right colic artery)、**回结肠动脉**(ileocolic artery)。其中分布到阑尾的分支称为**阑尾动脉**(appendicular artery),经回肠末端的后方进入阑尾系膜,分布于阑尾。

笔记栏

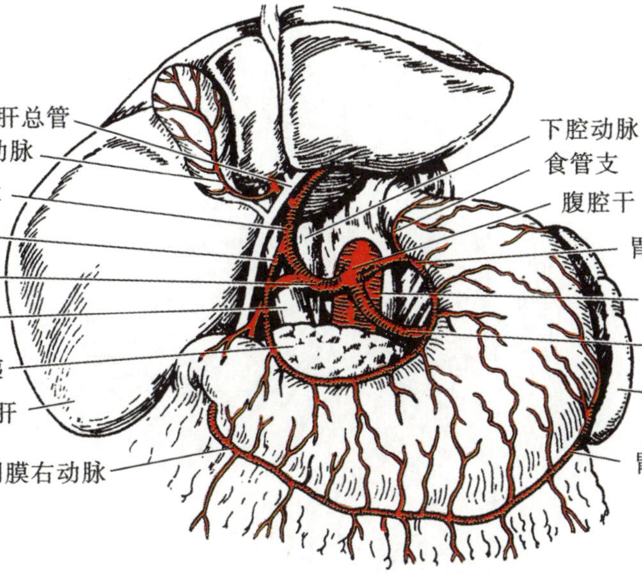

(1)胃前面

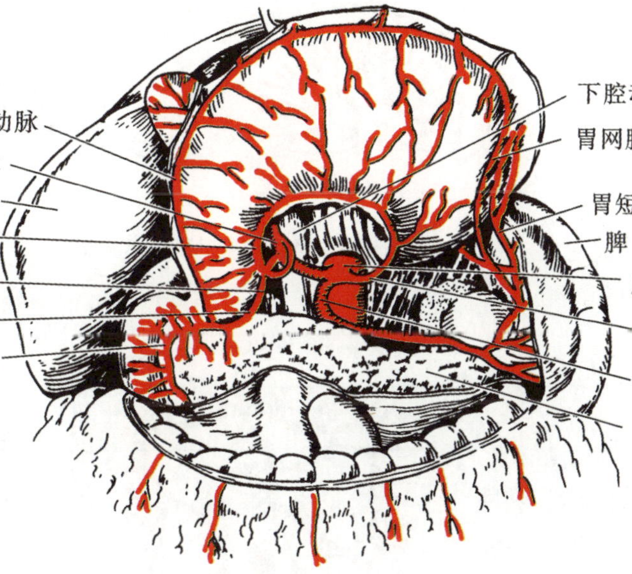

(2)胃后面

图 11-23　腹腔干及其分支

3）肠系膜下动脉：**肠系膜下动脉**（inferior mesenteric artery）约平第 3 腰椎高度起自腹主动脉的前壁，在腹后壁腹膜后面行向左下方（图 11-25）。肠系膜下动脉发分支分布于降结肠、乙状结肠和直肠上部等处。主要分支有：**左结肠动脉**（left colic artery）、**乙状结肠动脉**（sigmoid arteries）、**直肠上动脉**（superior rectal artery）。

笔记栏

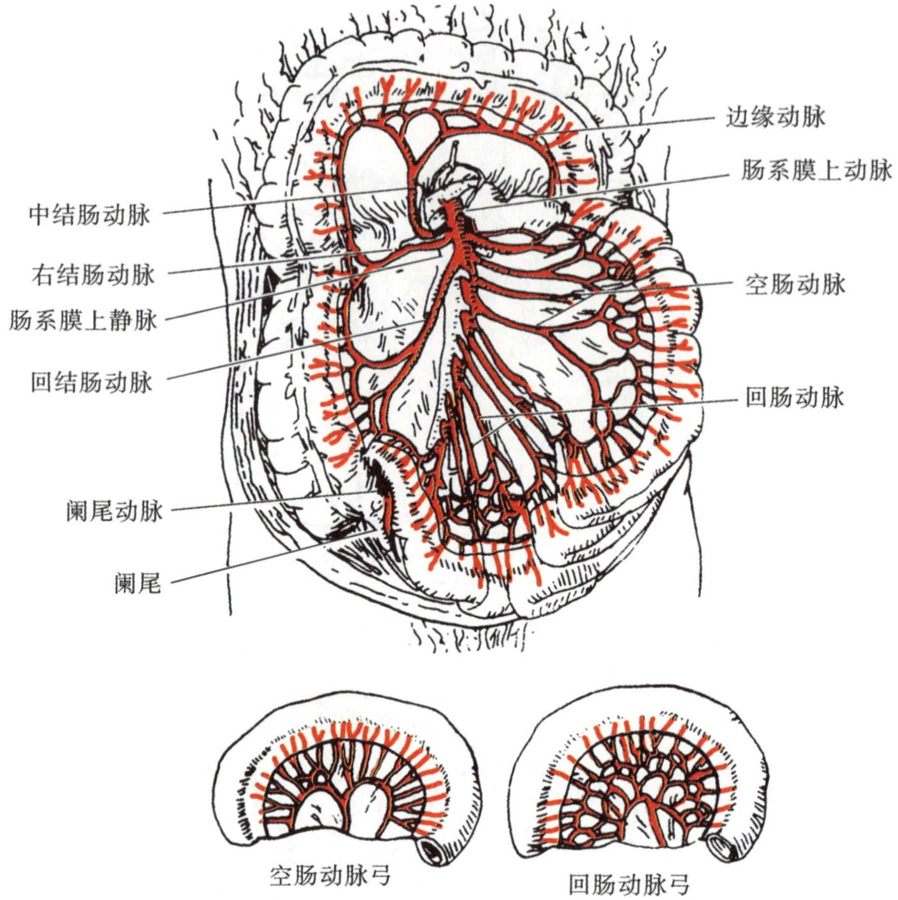

图 11-24　肠系膜上动脉及其分支

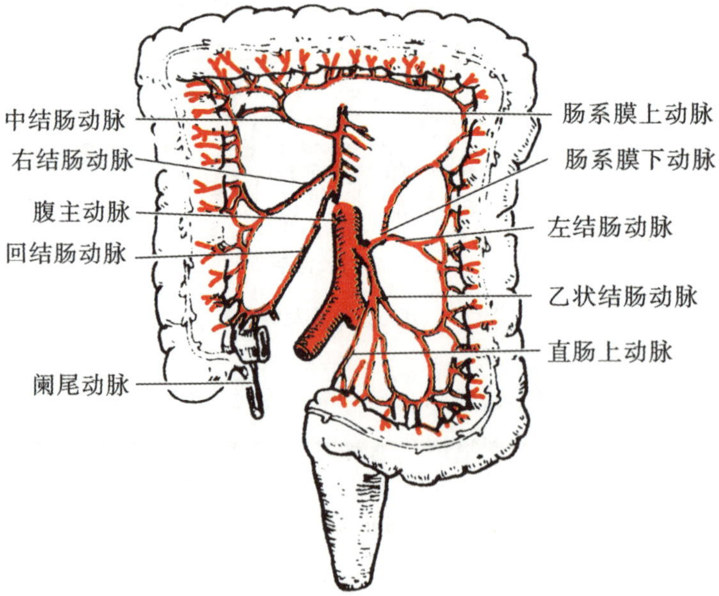

图 11-25　肠系膜下动脉及其分支

笔记栏

(五)髂内动脉

髂内动脉(internal iliac artery)为盆部的动脉主干,粗而短,沿盆腔侧壁下行,发出壁支和脏支(图 11-26)。

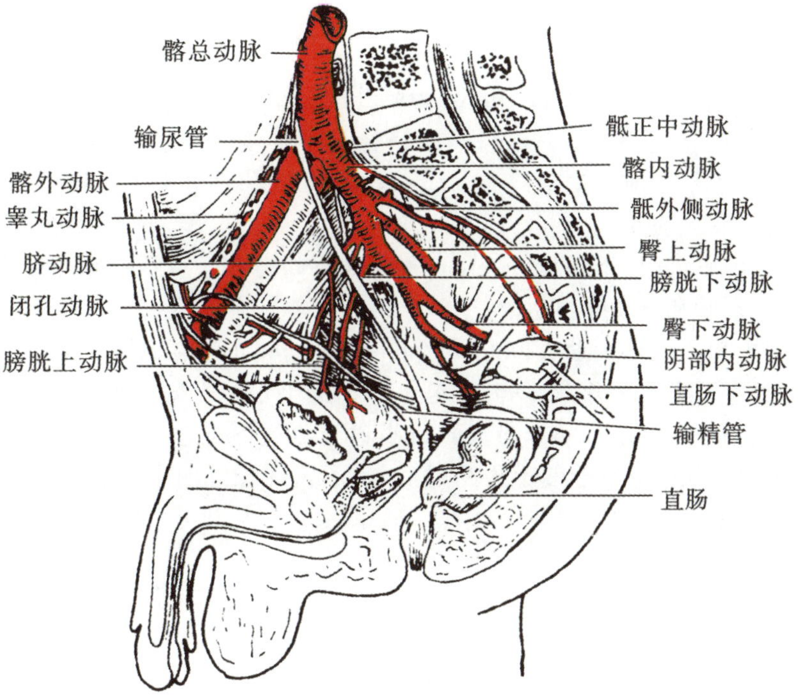

(1)男性(右侧)

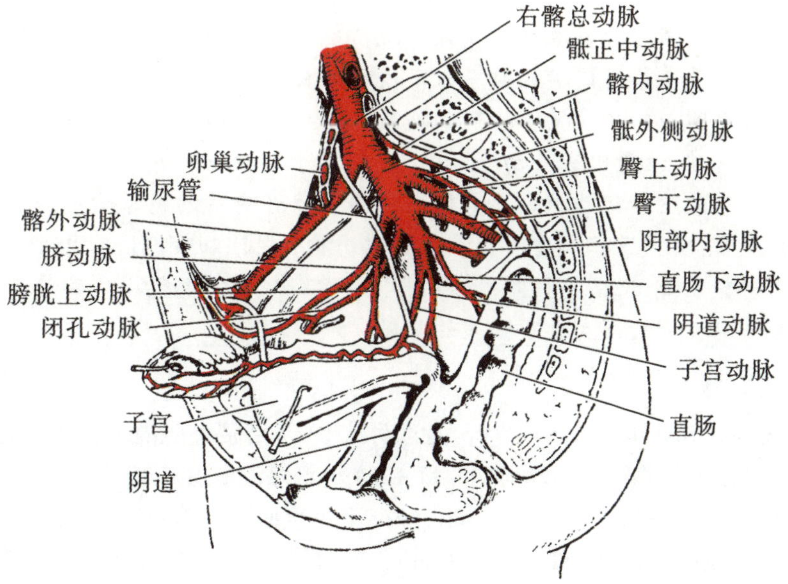

(2)女性(右侧)

图 11-26　盆腔的动脉(男性、女性)

1. 壁支

(1)闭孔动脉:**闭孔动脉**(obturator artery)沿盆腔侧壁行向前下,与闭孔神经伴行,穿

笔记栏

闭膜管至股内侧,分支分布于大腿内侧群肌和髋关节。

(2)臀上动脉:**臀上动脉**(superior gluteal artery)从梨状肌上孔穿出盆腔至臀部,主要分布于臀肌和髋关节。

(3)臀下动脉:**臀下动脉**(inferior gluteal artery)从梨状肌下孔穿出盆腔至臀部,主要分布于臀大肌和大腿后部。

2. 脏支

(1)脐动脉:**脐动脉**(umbilical artery)为胎儿时期的动脉干,出生后其远段闭锁形成脐内侧韧带,近段管腔未闭锁,发出2~3支膀胱上动脉,分布于膀胱的中、上部。

(2)膀胱下动脉:**膀胱下动脉**(inferior vesical artery)男性分布于膀胱底、精囊、前列腺和输尿管,女性分布于膀胱。

(3)直肠下动脉:**直肠下动脉**(inferior rectal artery)分布于直肠下部、前列腺或阴道等处,并与直肠上动脉和肛动脉相吻合。

(4)阴部内动脉:**阴部内动脉**(internal pudendal artery)自梨状肌下孔穿出盆腔,绕过坐骨棘,穿坐骨小孔进入坐骨直肠窝,分支分布于肛门周围、会阴部和外生殖器。

(5)子宫动脉:**子宫动脉**(uterine artery)沿盆腔侧壁下行进入子宫阔韧带内,在子宫颈外侧约2 cm处,从输尿管的前上方跨过后,沿子宫侧缘迂曲上行至子宫底,分支分布于子宫、输卵管、阴道和卵巢。

科学严谨,护卫健康

子宫全切术致输尿管损伤

患者,郭某,女,37岁,因下腹部隐痛,月经量多就医。经检查诊断为子宫肌瘤。遂行经腹子宫全切术治疗。术后第5天出现低热,阴道少许漏液,且尿量减少。经进一步检查和再次手术分离证实左输尿管下段被结扎。

由于子宫动脉与输尿管特殊的解剖关系,即子宫动脉在子宫颈外侧约2 cm处从输尿管前上方跨过,故行子宫全切除术时,在处理子宫动脉时易损伤输尿管。本案例是医生在手术中处理子宫动脉时没有彻底游离并推开畸形的输尿管所致。为减少输尿管损伤的发生,要求医护人员准确掌握解剖结构,规范细致地进行手术操作。掌握扎实的人体解剖学知识,培养科学严谨的学习和工作态度,规范操作和治疗流程都是为今后成为一名优秀的医生打下坚实的基础。

(六)髂外动脉

髂外动脉(external iliac artery)为下肢的动脉主干,沿腰大肌内侧缘下行,经腹股沟韧带中点深面至股前部,移行为股动脉(图11-14)。髂外动脉在腹股沟韧带上方的主要分支为腹壁下动脉,向内上方进入腹直肌鞘,分布于腹直肌并与腹壁上动脉吻合。

1. 股动脉　**股动脉**(femoral artery)在腹股沟韧带中点处的深面延续于髂外动脉,在股三角内,于股神经的内侧、股静脉的外侧下行通过收肌管,出收肌腱裂孔至腘窝移行为腘动脉(图11-27)。股动脉在腹股沟韧带稍下方位置表浅,活体上可触摸其搏动。当下肢出血时,可在此处将股动脉压向耻骨下支进行止血。股动脉的主要分支为**股深动脉**(deep femoral artery),行向后内下方,先后发出旋股外侧动脉、旋股内侧动脉和穿动脉(3或4条),分布于大腿肌、股骨和髋关节。

笔记栏

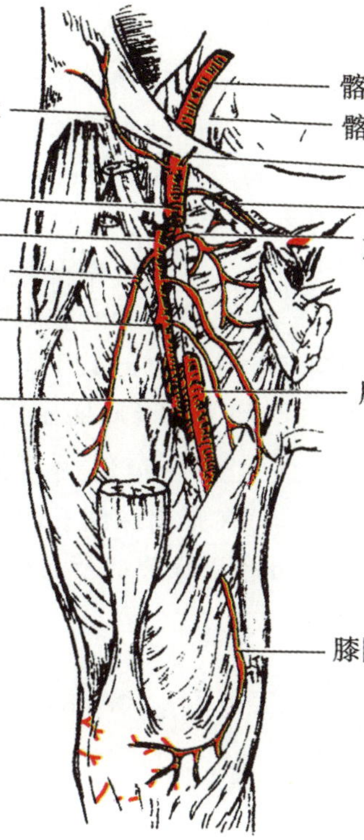

图 11-27　股动脉及其分支

关爱生命，医学科普

动脉出血

患者，张某，男，35 岁，与人发生纠纷，被对方用刀刺破左侧大腿股动脉，瞬间血流喷射出来。立即呼叫 120 急救，急救车火速到达现场，急救经验丰富的随车医生确诊患者左股动脉损伤，第一时刻用双手死死摁住被扎断的股动脉两端，从事发现场一直到手术室，从未松手，大大减少了出血量，为抢救生命赢得了时间、创造了良好的条件。经抢救，患者张某转危为安。

大动脉出血极其危险，短短数分钟患者便可因失血过多而死亡。尽管动脉多走行于身体的深部、屈侧等安全隐蔽处，但依然有一些动脉位置表浅，可在体表触摸其搏动，如颈总动脉、面动脉、肱动脉、桡动脉、股动脉、足背动脉等。这些浅表的动脉就像一把双刃剑。一方面，这些动脉可以应用于临床诊治，如肱动脉可用作测血压，桡动脉和股动脉可作动脉穿刺，足背动脉可做判断受伤下肢血运的重要依据等；另一方面，因位置浅表，便相对容易受伤，一旦受伤，因压力大，鲜血会喷射而出，止血抢救不及时、不正确，将会付出生命的代价。因此，准确掌握、及时进行动脉出血急救措施非常重要。

常见动脉出血压迫位置如下：

当面部出血时，在咬肌止点前缘压迫面动脉至下颌骨上，进行止血。

笔记栏

当头前外侧部出血时，在耳屏前方压迫颞浅动脉压至颧弓根部，进行止血。

当头面部出血时，压迫颞浅动脉和面动脉均效果不佳时，在胸锁乳突肌的前缘，环状软骨水平，向后压迫颈总动脉压至第6颈椎的颈动脉结节，进行止血。

当前臂和手部出血时，在臂中部压迫肱动脉至肱骨，进行止血。

当手部出血时，在桡腕关节上方的两侧同时压迫桡动脉和尺动脉，进行止血。

当下肢出血时，在腹股沟韧带中点稍下方，压迫股动脉至耻骨下支，进行止血。

当足部出血时，在踝关节前方，内、外踝连线中点处压迫足背动脉，进行止血。

指压止血是最迅速有效的止血办法，但为临时止血，止血后须尽快转换为包扎止血、止血带止血等方法。止血的同时要立即拨打120求助。

通过本节学习，同学们不仅自己要掌握动脉的止血部位、方法，也肩负着向普通民众科普急救医学常识的使命，为人们的健康和平安贡献力量。

2. 腘动脉　**腘动脉**(popliteal artery)在腘窝深部下行，至腘窝下角处分为胫前动脉和胫后动脉。在腘窝内发出数条分支，分布于膝关节及邻近肌(图11-28)。腘动脉在腘窝内与股骨下段接近，骨折时易受损伤。

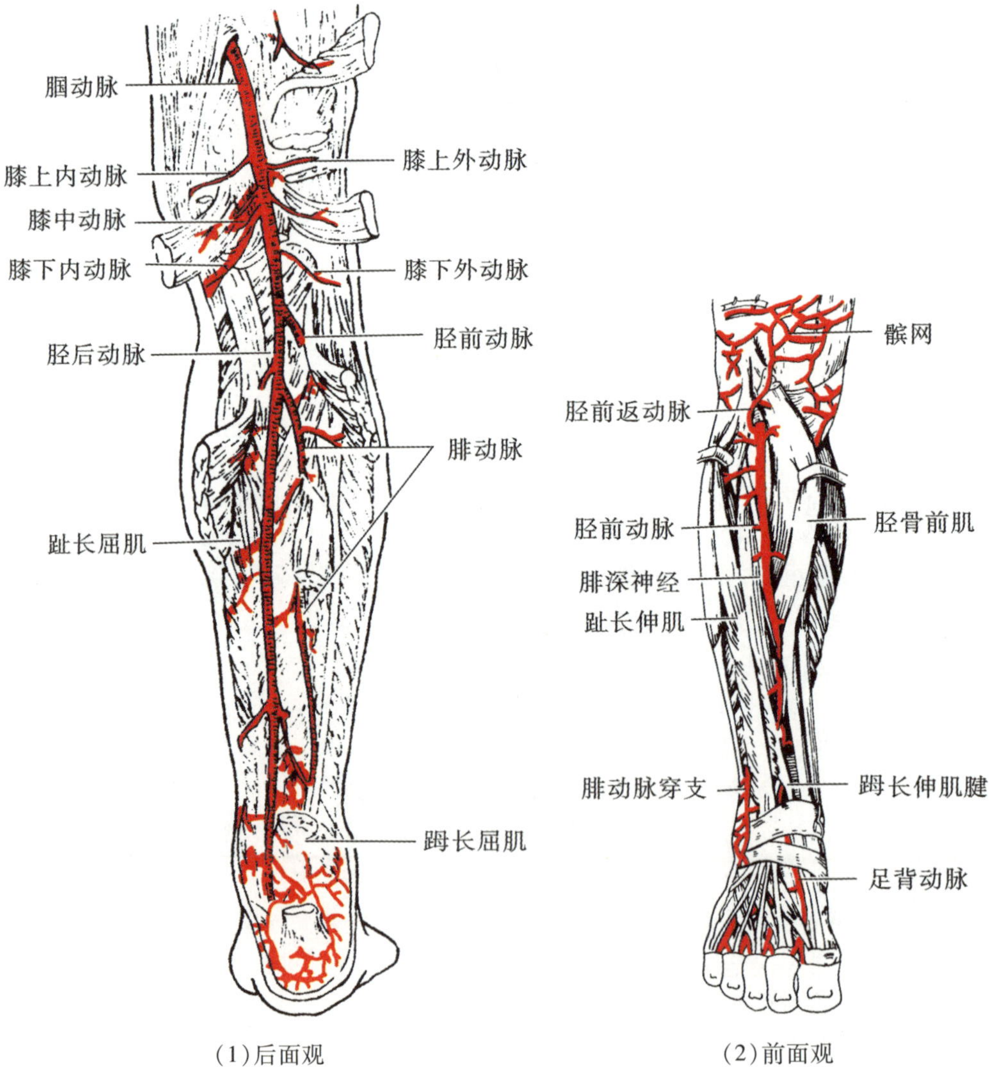

图11-28　小腿的动脉

3. 胫后动脉 **胫后动脉**(posterior tibial artery)在小腿后面浅、深层肌之间下行,经内踝后方转至足底,分为足底内侧动脉和足底外侧动脉2终末支。足底内侧动脉分布于足底内侧部,足底外侧动脉与足背动脉的足底深支吻合形成足底弓(图11-29)。胫后动脉的主要分支为腓动脉,分布于胫骨、腓骨及附近肌。

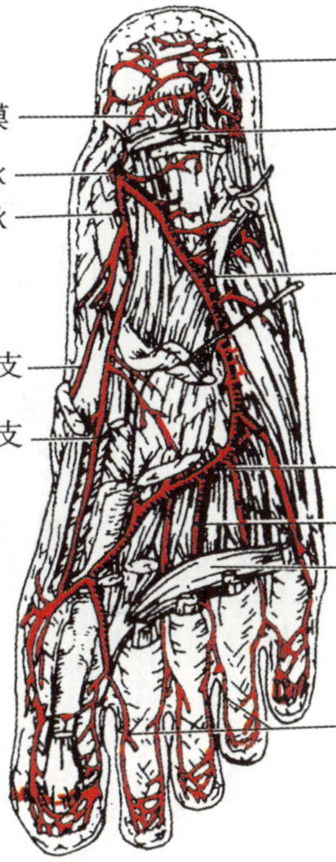

图11-29 足底的动脉

4. 胫前动脉 **胫前动脉**(anterior tibial artery)由腘动脉发出后,向前穿小腿骨间膜至小腿前面,走行于小腿前群肌之间,在踝关节的前方移行为足背动脉,沿途分支主要分布于小腿前群肌(图11-28)。

严谨细致,关怀患者

足背动脉

足背动脉在踝关节的前方,内、外踝连线中点处位置表浅,可触及其搏动,故足背动脉不仅在足部出血时可行压迫止血,还可在下肢受伤或病变时作为检查下肢血运是否正常的重要依据。

患者,男,42岁,因翻车砸伤左侧小腿,致左小腿胫腓骨粉碎性骨折。在某医院观察2 d后才诊断为骨-筋膜室综合征而做深筋膜减压,因减压过晚,错过最佳治疗时机,造成膝以下软组织全部坏死,行膝下截肢。倘若本案例中的医生能拥有强大的责任心,扎实的解剖学知识,在患者入院早期关爱患者、细心照顾、密切关注其足背动脉的搏动情况,准确判断,及时进行深筋膜减压,便不会导致截肢的严重后果。作为医护人员要做到尊重生命,关爱患者,时刻为患者着想,用扎实的知识、准确的判断和娴熟的治疗技术为患者的健康保驾护航,避免因疏忽酿成悲剧。

笔记栏

5. 足背动脉　**足背动脉**(dorsal artery of foot)为胫前动脉的直接延续,其分支分布于足背并参与足底动脉弓的形成(图 11-30)。足背动脉位置表浅,在踝关节的前方,内、外踝连线中点处可触及足背动脉的搏动。足部出血时,可在此处压迫足背动脉进行止血。

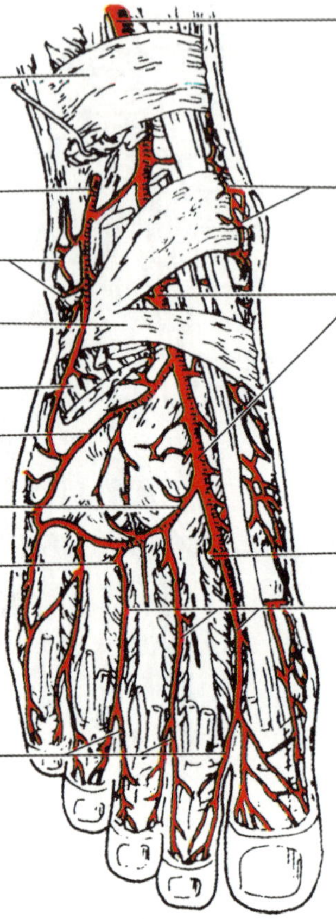

图 11-30　足背动脉及其分支

第四节　静　脉

静脉是运送血液回心的血管,与伴行的动脉相比较,在结构和配布上有如下特点。①静脉数目多,管腔大,管壁薄,弹性小。②静脉多有防止血液反流的**静脉瓣**(venous valve),尤其在受重力影响较大的四肢,静脉的瓣膜较多(图 11-31)。③体循环的静脉分为浅静脉和深静脉。浅静脉位于皮下浅筋膜内,故又称皮下静脉,无伴行动脉,最后注入深静脉。浅静脉位置表浅,是临床进行输液和采血的常用部位。深静脉位于深筋膜的深面,与动脉伴行,其行程、名称同伴行动脉,且收集范围与伴行动脉的分布范围基本一致。④静脉的吻合比较丰富。浅静脉、深静脉以及浅深静脉之间均有广泛的吻合,形成静脉网或静脉丛。⑤特殊结构的静脉:**硬脑膜窦**(sinus of dura mater)位于颅内,由硬脑膜构成,缺少平滑肌,无瓣膜,故外伤时出血难止;**板障静脉**(diploic vein)位于颅骨骨松质内,无瓣膜,借导静脉与头皮静脉和硬脑膜窦相交通。

全身的静脉分为肺循环的静脉与体循环的静脉。

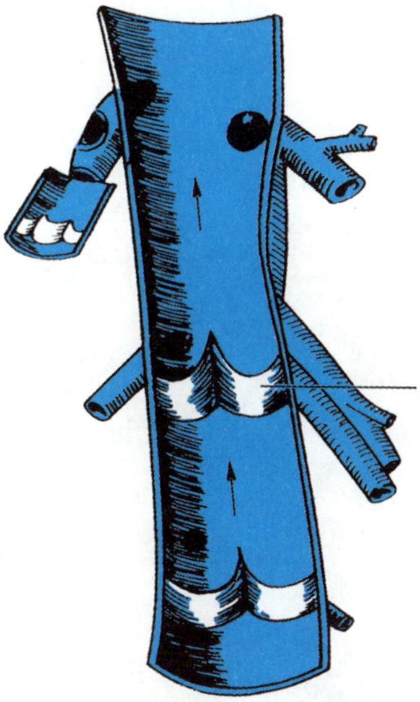

图 11-31　静脉瓣模式图

一、肺循环的静脉

肺静脉(pulmonary vein)左、右肺各 2 条，分别为左上、左下肺静脉和右上、右下肺静脉。肺静脉起自肺门，向内行注入左心房后部的两侧。肺静脉将含氧量高的动脉血运送至左心房。

二、体循环的静脉

体循环的静脉包括上腔静脉系、下腔静脉系和心静脉系(详见“心的血管”)。在下腔静脉系中收集腹腔内不成对脏器(不包括肝)静脉血的血管组成肝门静脉系。

(一)上腔静脉系

上腔静脉系由上腔静脉及其属支组成(图 11-32)，收集头部、颈部、上肢、胸部(心和肺除外)和腹前壁上部的静脉血。**上腔静脉**(superior vena cava)是一条粗大的静脉干，由左、右头臂静脉在右侧第 1 胸肋结合处的后方汇合而成，沿升主动脉的右侧垂直下降，于右侧第 3 胸肋关节下缘处注入右心房。上腔静脉在注入心房前有奇静脉汇入。**头臂静脉**(brachiocephalic vein)左、右各一，分别由同侧的颈内静脉和锁骨下静脉在胸锁关节的后方汇合而成，汇合处形成的夹角称**静脉角**(venous angle)，是淋巴导管注入部位。由于上腔静脉位于正中线的右侧，故左头臂静脉比右头臂静脉长，左头臂静脉跨过主动脉弓 3 大分支的前方汇入上腔静脉。

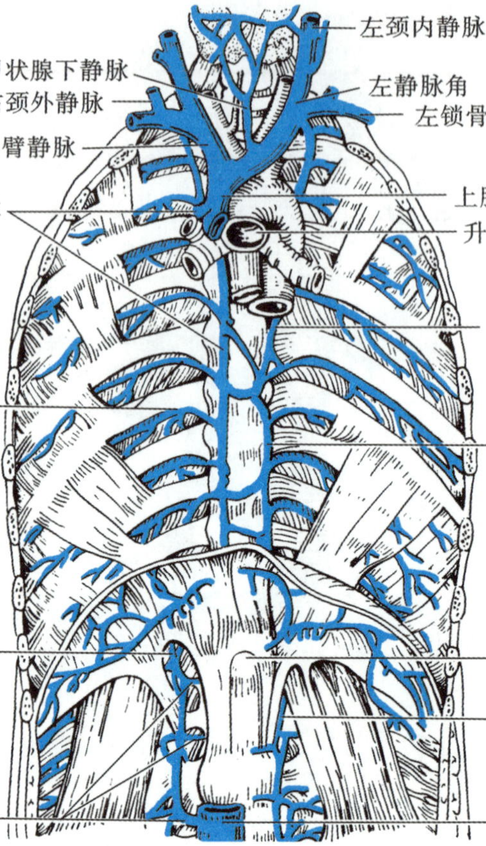

图 11-32　上腔静脉及其属支

1. 头颈部的静脉　头颈部最主要的静脉是颈内静脉、颈外静脉和锁骨下静脉(图 11-33)。

(1)颈内静脉:**颈内静脉**(internal jugular vein)上端在颈静脉孔处续于乙状窦,在颈动脉鞘内沿颈内动脉与颈总动脉的外侧下行至胸锁关节后方,与锁骨下静脉汇合成头臂静脉。颈内静脉的属支按其部位分为颅内支和颅外支。颅内支收纳脑、脑膜、视器等器官的静脉血(详见“中枢神经系统”);颅外支收纳剩余头颈部器官的静脉血,颅外属支主要有面静脉和下颌后静脉。

面静脉(facial vein):起自内眦静脉,伴面动脉下行,在下颌角下方接纳下颌后静脉前支,下行至舌骨大角高度注入颈内静脉。面静脉缺少静脉瓣,可通过内眦静脉和眼静脉与颅内海绵窦交通,或通过面深静脉、翼静脉丛和眼下静脉与颅内海绵窦交通,故面部的感染若处理不当,可经此途径导致颅内感染。因此,将鼻根至两侧口角的三角区称为“危险三角”。

下颌后静脉(retromandibular vein):由颞浅静脉和起自**翼静脉丛**(pterygoid venous plexus)的上颌静脉在腮腺内汇合而成。在腮腺下端该静脉分前、后两支,前支注入面静脉,后支与耳后静脉和枕静脉汇合成颈外静脉。下颌后静脉收集面侧区和颞区的静脉血。

(2)颈外静脉:**颈外静脉**(external jugular vein)是颈部最粗大的浅静脉。在下颌角处由下颌后静脉的后支与耳后静脉和枕静脉汇合而成,沿胸锁乳突肌表面下行至锁骨上方,穿深筋膜注入锁骨下静脉或静脉角。颈外静脉主要收集头皮和面部的静脉血。

笔记栏

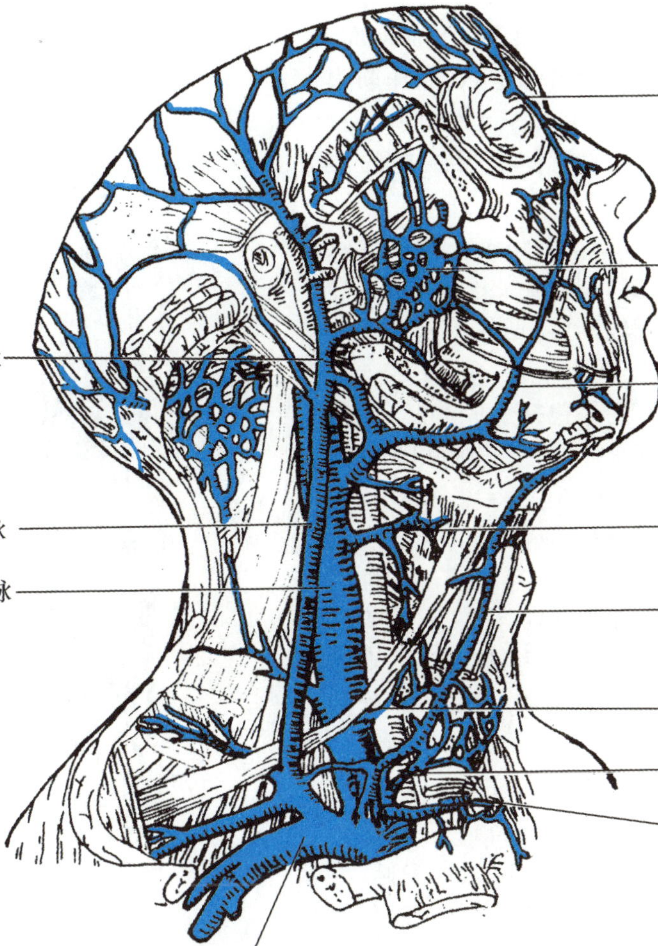

图 11-33　头颈部的静脉及其属支

(3) **锁骨下静脉**(subclavian vein):在第 1 肋外侧续于腋静脉,向内行至胸锁关节后方与颈内静脉汇合为头臂静脉。锁骨下静脉管腔大,且位置比较固定,故常作为深静脉穿刺置管的理想部位。

2. 上肢的静脉　分为深静脉和浅静脉。

(1) 上肢的深静脉:手部、前臂与臂部的深静脉与同名动脉伴行,均为两条,沿同名动脉两侧上行,最后汇合为**腋静脉**(axillary vein)。在腋窝以下,伴行的两条深静脉之间有较广泛的吻合支,且与浅静脉间也有丰富的吻合支。腋静脉在第 1 肋外侧续为锁骨下静脉。腋静脉收集上肢浅静脉和深静脉的血液。

(2) 上肢的浅静脉:位于浅筋膜内,不与动脉伴行。指背静脉沿指背两侧向近侧上行至掌指关节处,相邻手指的指背静脉汇合形成掌背静脉,上行至手背汇合而成不同类型的手背静脉网。前臂和臂部浅静脉主要有头静脉、贵要静脉和肘正中静脉(图 11-34)。

头静脉(cephalic vein):起自手背静脉网桡侧,沿前臂下部桡侧、前臂前面、肘部前面及肱二头肌外侧沟上行,经三角肌与胸大肌肌间沟,穿深筋膜注入腋静脉或锁骨下静脉。在肘窝处,头静脉通过肘正中静脉与贵要静脉相交通。头静脉收集手部和前臂桡侧浅层结构的静脉血。

笔记栏

贵要静脉(basilic vein):起自手背静脉网的尺侧,沿前臂尺侧上行至肘窝下方转向前面,沿肱二头肌内侧沟上行至臂部中点,穿深筋膜注入肱静脉,或伴肱静脉上行注入腋静脉。贵要静脉收集手部和前臂尺侧浅层结构的静脉血。

肘正中静脉(median cubital vein):变异较多,通常斜行在肘窝皮下,连接头静脉和贵要静脉。肘正中静脉位置较固定,是临床采血或注射的常选部位。

3. 胸部的静脉　主要包括上腔静脉、头臂静脉和奇静脉及其属支等。上腔静脉和头臂静脉前面已阐述,此处不再赘述。

(1)奇静脉:**奇静脉**(azygos vein)起自右腰升静脉,沿脊柱胸段的右侧上行至第4胸椎高度,弓形向前跨过右肺根上方,注入上腔静脉(图11-32)。奇静脉收集右肋间后静脉、食管静脉、支气管静脉、半奇静脉及副半奇静脉的血液。

(2)半奇静脉:**半奇静脉**(hemiazygos vein)起自左腰升静脉(图11-32),沿脊柱左侧上行至第8胸椎高度向右横跨脊柱注入奇静脉,半奇静脉收集左侧下部肋间后静脉、食管静脉及副半奇静脉的血液。

(3)副半奇静脉:**副半奇静脉**(accessory hemiazygos vein)沿胸椎体左侧下行,注入半奇静脉或向右横跨脊柱注入奇静脉,收集左侧上部肋间后静脉的血液(图11-32)。

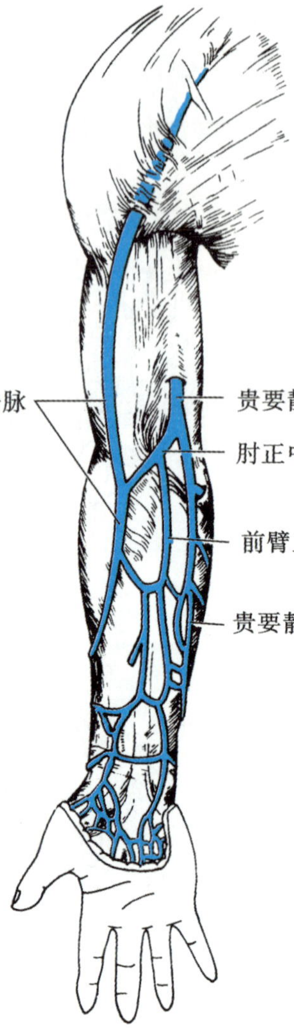

图11-34　上肢的浅静脉

(二)下腔静脉系

下腔静脉系由下腔静脉及其属支组成,收集腹部、盆部及下肢的静脉血(图11-35)。**下腔静脉**(inferior vena cava)是人体最粗大的静脉干,在第4或第5腰椎体右前方由左、右髂总静脉汇合而成,沿腹主动脉右侧,在脊柱右前方上行,经肝的腔静脉窝、膈的腔静脉孔入胸腔,注入右心房。

1. 下肢的静脉　有较多静脉瓣,分为深静脉和浅静脉,两者之间存在丰富交通。

(1)下肢的深静脉:位于深筋膜内,足和小腿的深静脉与同名动脉伴行,均为两条,胫前静脉与胫后静脉在腘窝处汇合成腘静脉。**腘静脉**(popliteal vein)上行穿收肌腱裂孔延续为股静脉。**股静脉**(femoral vein)与股动脉伴行至股三角,在股三角内股静脉在股动脉的内侧上行,至腹股沟韧带后方续为髂外静脉。股静脉在股三角内,位置恒定且可借股动脉进行定位,故临床常在此处做静脉穿刺插管。股静脉收集大隐静脉和与股动脉分支伴行静脉的血液。

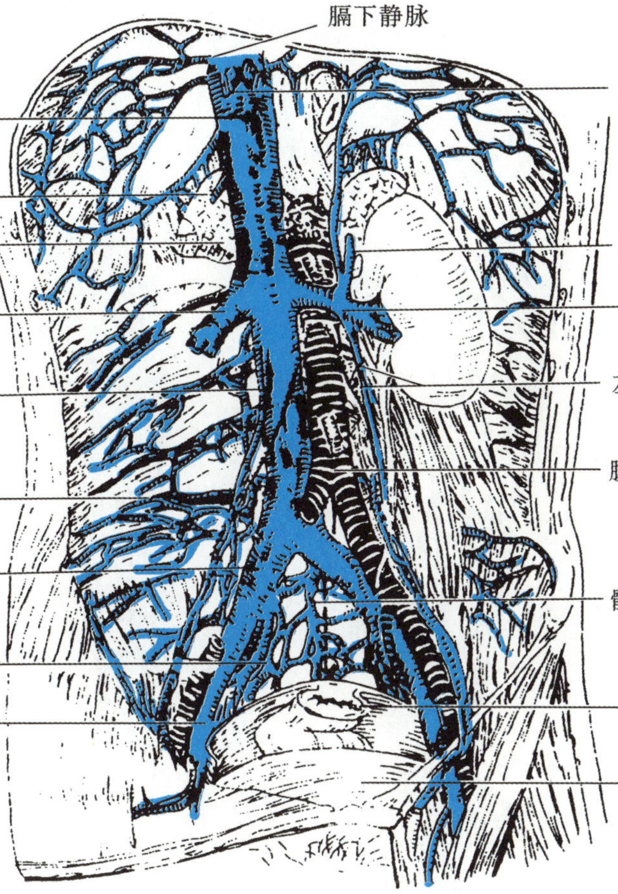

图 11-35　下腔静脉及其属支

(2)下肢浅静脉：位于浅筋膜内，不与动脉伴行，起于各趾皮下的趾背静脉，在足背跖骨远端汇合成足背静脉弓，其两侧沿足内、外侧缘上行，分别汇合成大隐静脉和小隐静脉。

大隐静脉(great saphenous vein)：为全身最长的浅静脉，起自足背静脉弓的内侧，经内踝前方沿小腿内侧伴隐神经上行，经膝关节内后方及大腿内侧面，至耻骨结节外下方 3～4 cm 处，穿阔筋膜的隐静脉裂孔注入股静脉(图 11-36)。大隐静脉在注入股静脉之前收纳股内侧浅静脉、股外侧浅静脉、阴部外静脉、腹壁浅静脉及旋髂浅静脉 5 条属支。大隐静脉收集足部、小腿和大腿内侧部及大腿前部浅层的静脉血。大隐静脉在内踝前方位置表浅且恒定，是静脉注射和输液的常用部位。此外，大隐静脉常作为替代血管应用于外周和冠状动脉手术中。大隐静脉也是静脉曲张的好发部位。

小隐静脉(small saphenous vein)：起自足背静脉弓的外侧(图 11-36)，经外踝后方沿小腿后面上行至腘窝处，穿深筋膜注入腘静脉。小隐静脉收集足外侧部及小腿后部浅层结构的静脉血。

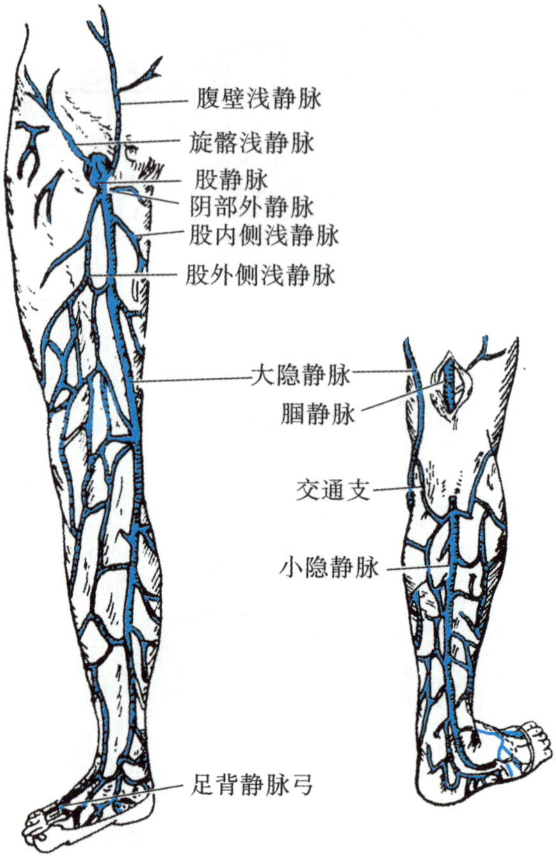

图 11-36　下肢的浅静脉及其属支

学以致用，联系临床

大隐静脉曲张

大隐静脉曲张是指因多种因素导致静脉管壁薄弱、管内压力过高、血液淤滞于静脉血管，从而在腿上呈现出高出皮肤表面的、弯弯曲曲如同蚯蚓状的静脉隆起。下肢静脉曲张最常见的原因是大隐静脉自身和下肢深静脉瓣膜的功能不全。大隐静脉和小隐静脉借穿静脉与深静脉交通。穿静脉的瓣膜朝向深静脉，可将浅静脉的血液引流入深静脉。当深静脉回流受阻，穿静脉瓣膜关闭，血液反流入大隐静脉，便会导致浅静脉曲张。长期站立工作、重体力劳动、妊娠、习惯性便秘等可引起腹压持续增高，影响下肢静脉回流，这是造成大隐静脉曲张的外在因素。所以在日常生活中，对于长期从事站立工作或重体力劳动人员建议穿弹力长筒袜，以增加浅静脉的压力，促进血液回流；孕妇要经常按摩腿部，促进血液循环；便秘患者注意调整饮食和养成良好的生活习惯，积极治疗便秘，减轻腹压。掌握解剖结构、明白发生机制，用解剖知识指导日常生活。

2. 盆部的静脉　盆部静脉包括髂内静脉和髂外静脉。

（1）髂内静脉：**髂内静脉**（internal iliac vein）为盆部的静脉主干，在坐骨大孔上方由盆部的静脉汇合而成，沿髂内动脉的后内侧上行至骶髂关节的前方，与髂外静脉汇合成髂总静脉（图 11-35）。其属支分为壁支和脏支，分别与同名动脉伴行。髂内静脉收集盆部、臀部及会阴部的静脉血。

壁支：包括臀上静脉、臀下静脉和闭孔静脉等，分别收集同名动脉分布区域的静脉血。

脏支：包括直肠下静脉、阴部内静脉、子宫静脉等，都起自各自相应的器官周围或壁内的静脉丛，如直肠静脉丛、膀胱静脉丛、子宫静脉丛、阴道静脉丛等，这些静脉丛有助于受压或扩张状态下的器官的静脉回流。

（2）髂外静脉：**髂外静脉**（external iliac vein）为股静脉的直接延续，至骶髂关节前方与髂内静脉汇合为髂总静脉（图 11-35）。腹壁下静脉为髂外静脉的主要属支，髂外静脉收集下肢浅静脉、深静脉及部分腹壁静脉的血液。

（3）髂总静脉：**髂总静脉**（common iliac vein）由髂内静脉和髂外静脉汇合而成。双侧的髂总静脉伴髂总动脉向内上斜行至第 5 腰椎体的右前方汇合成下腔静脉（图 11-35）。

3. 腹部的静脉　包括下腔静脉本干的属支与肝门静脉及其属支。下腔静脉本干的属支分为壁支和脏支，多数与同名动脉伴行（图 11-35）。

（1）壁支：主要为 4 对腰静脉和 1 对膈下静脉，各腰静脉之间的纵支连接成腰升静脉。左、右腰升静脉向上分别延续为半奇静脉和奇静脉，向下与同侧的髂腰静脉和髂总静脉相交通。

（2）脏支：主要包括睾丸（卵巢）静脉、肾静脉、肾上腺上静脉及肝静脉等。

睾丸静脉（testicular vein）：起自睾丸和附睾的小静脉，在精索内睾丸动脉的周围吻合成蔓状静脉丛，上行经腹股沟管入盆腔合成睾丸静脉。右侧睾丸静脉以锐角注入下腔静脉，左侧睾丸静脉以直角注入左肾静脉，血液经左肾静脉回流至下腔静脉，因此临床上左侧睾丸静脉易发生曲张。女性为**卵巢静脉**（ovarian vein），起自卵巢静脉丛，经卵巢悬韧带上行合成卵巢静脉，其回流途径与睾丸静脉相同。

肾静脉（renal vein）：起自肾门，经肾动脉前方向内注入下腔静脉。左肾静脉长于右肾静脉，并接受左睾丸静脉（左卵巢静脉）和左肾上腺静脉。

肾上腺静脉（suprarenal vein）：左侧肾上腺静脉注入左肾静脉，右侧肾上腺静脉直接注入下腔静脉。

肝静脉（hepatic vein）：由小叶下静脉汇合而成，有肝左静脉、肝中静脉、肝右静脉 3 支，在腔静脉沟处注入下腔静脉。肝静脉收集肝门静脉及肝固有动脉运送至肝内的血液。

（3）肝门静脉系：**肝门静脉系**（hepatic portal system）由肝门静脉及其属支组成，收集腹腔内不成对脏器（肝除外）的静脉血（图 11-37）。肝门静脉内的血液入肝后，经肝静脉回流至下腔静脉。其主要作用是将消化道吸收的物质运输至肝，在肝内进行合成、分解、解毒或储存，因此，称其为肝的功能性血管。肝门静脉系的结构特点与一般静脉不同，肝门静脉系的起始端和末端均为毛细血管，且无静脉瓣。

肝门静脉（hepatic portal vein）：长 6～8 cm，由肠系膜上静脉和脾静脉在胰头后方汇合而成，向右上方斜行进入肝十二指肠韧带，在胆总管和肝固有动脉后方上行至肝门，分为两支，分别入肝左叶和肝右叶。肝门静脉在肝内反复分支后注入肝血窦。肝血窦内含有来自肝门静脉和肝固有动脉的混合血液，其汇集为小叶间静脉与小叶下静脉，最终汇合为肝静脉注入下腔静脉。

笔记栏

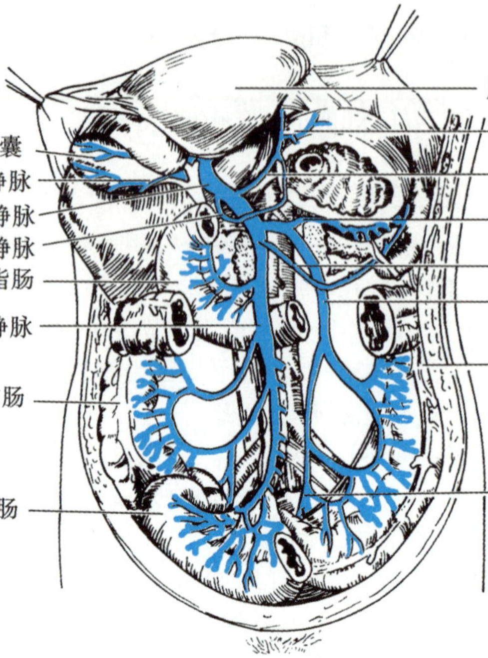

图 11-37　肝门静脉及其属支

肝门静脉的主要属支:包括**脾静脉**(splenic vein)、**肠系膜上静脉**(superior mesenteric vein)、**肠系膜下静脉**(inferior mesenteric vein)、**胃左静脉**(left gastric vein)、**胃右静脉**(right gastric vein)、**胆囊静脉**(cystic vein)和**附脐静脉**(paraumbilical vein),其属支多与同名动脉伴行,收集同名动脉分布区域的静脉血。通过各属支,肝门静脉收集腹腔内不成对脏器(肝除外)的静脉血。

肝门静脉系与上、下腔静脉系之间的吻合:肝门静脉系与上、下腔静脉系之间存在丰富的交通途径(图 11-38)。①通过食管静脉丛:肝门静脉系的胃左静脉与上腔静脉系的奇静脉之间的交通。②通过直肠静脉丛:肝门静脉系的直肠上静脉与下腔静脉系的直肠下静脉之间的交通。③通过脐周静脉网:肝门静脉系的附脐静脉与上腔静脉系的胸腹壁静脉和腹壁上静脉或与下腔静脉系的腹壁浅静脉和腹壁下静脉之间的交通。④通过椎内、外静脉丛:腹后壁前面的肝门静脉系的小静脉与上、下腔静脉系的肋间后静脉和腰静脉之间的交通。此外,肝门静脉系在肝裸区、胰、十二指肠、升结肠和降结肠等处的小静脉与上、下腔静脉系的膈下静脉、肋间后静脉、肾静脉和腰静脉等交通。

在生理状态下,肝门静脉与上、下腔静脉之间的交通支细小,血流量较少。在病理状态下(如肝硬化、肝肿瘤、肝门处淋巴结肿大和胰头肿瘤等),肝门静脉回流受阻导致肝门静脉高压,肝门静脉的血液可通过上述交通途径形成侧支循环,经上、下腔静脉系回流。随着血流量的增多,交通支变得弯曲粗大,出现食管静脉丛、直肠静脉丛和脐周静脉网曲张,曲张静脉如果破裂常引起大出血。如食管静脉丛和直肠静脉丛曲张破裂常引起呕血和便血。当肝门静脉系的侧支循环失代偿时,可引起收集静脉血范围的器官淤血,引起脾大和腹水等。

笔记栏

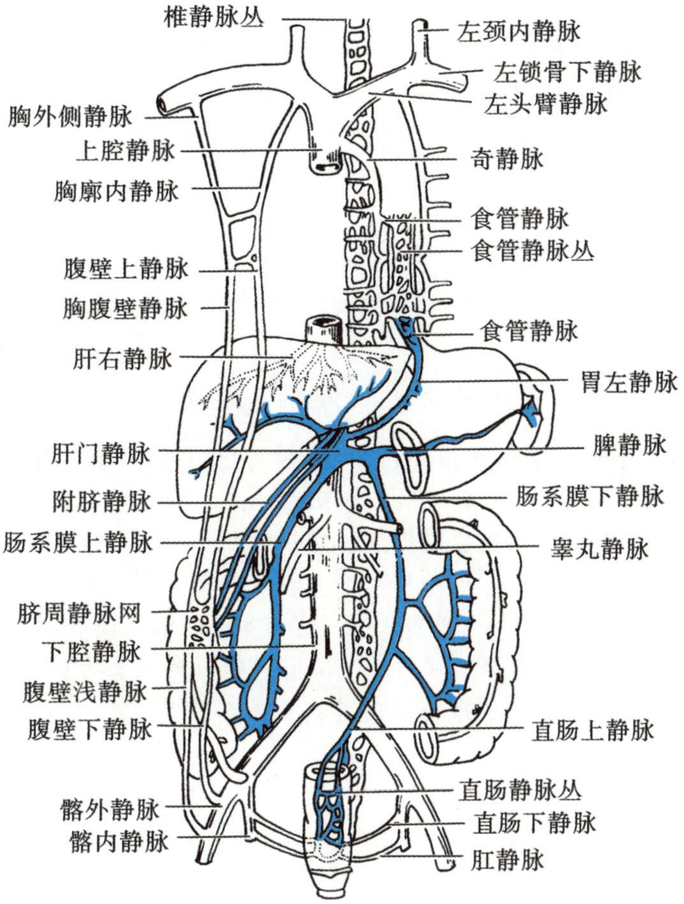

图 11-38 肝门静脉系与上、下腔静脉系之间的吻合模式图

接种疫苗，防治乙肝

肝硬化

患者，男，56 岁，乙肝病史 10 年，确诊肝硬化 1 年余。在进食晚餐后，出现恶心，呕出鲜血约 500 mL，急诊入院。入院后又呕鲜血约 400 mL。查体：脾脏下缘在肋下 3 cm，腹部膨隆，腹壁静脉扩张，呈蚯蚓状改变等。胃镜显示：食管中下段静脉中至重度曲张。B 超提示：肝硬化，门静脉高压，脾大，中等量腹水。住院后因再次大出血抢救无效死亡。

为什么肝硬化后会出现上述一系列的症状呢？通过学习肝门静脉系，大家便能找到答案，即肝硬化后，肝门静脉高压，血液回流受阻，侧支循环开放，血流量增多导致细小的交通支静脉曲张，所以患者腹壁静脉扩张和食管中下段静脉中至重度曲张。曲张的血管管壁非常薄，当腹压升高或进食粗糙食物时，很容易导致血管破裂，患者正是被晚餐中的食物划破了曲张静脉引发了大出血，入院后又出现 2 次大出血导致死亡。据统计有 15% ~50% 门脉高压患者因食管下端和胃底部静脉曲张破裂，发生呕血，导致休克甚至死亡。这是门脉高压患者死亡的常见原因之一。当侧支循环失代偿，便出现脾大和腹水等症状。

笔记栏

肝硬化是常见的肝脏疾病。在中国,病毒性肝炎是引起肝硬化的主要因素,尤其是慢性乙型、丙型肝炎,占我国肝硬化病因的40%～65%,而肝硬化患者中10%的患者在5年后会发展为肝癌,10年累计发生率可高达40%。这就是所谓的“乙肝三部曲”。目前,乙肝尚不能根治,因此,预防乙肝、丙肝尤为重要。

从2002年起,中国将为新生儿免费普种乙肝疫苗纳入国家免疫规划,国家通过实施预防接种为主、防治结合的综合防控策略,使病毒性肝炎的防控取得显著成果。

执着追求,献身医学

疯狂医生——沃纳·福斯曼

沃纳·福斯曼(Werner Forssmann)1904年8月29日出生于德国柏林。因受到做全科医生叔叔的教育和影响,福斯曼从小就立志行医。24岁的他通过国家考试,圆梦医学,在埃伯斯瓦尔德的一家医院里找到了第一份工作——见习外科医生。当时,随着医学的发展,外科医生已经可以对人体几乎任何器官开展手术治疗,但唯独心脏仍是无法逾越的禁区。“外科之父”西奥多·比尔罗特(Theodor Billroth)曾说:“在心脏上做手术,是对外科艺术的亵渎。任何一个试图进行心脏手术的人,都将落得身败名裂的下场。”不去触碰心脏已然成为当时外科秘而不宣的共识。这也阻碍了心脏疾病的诊断和治疗。

当福斯曼了解到法国著名的生理学家、现代实验生理学创始人克洛德·贝尔纳(Claude Bernard)曾直接将导管插入活着的动物心脏,而实验动物毫无异常之时,他深受启迪,认为导管插入人体的心脏亦可行,便决心一探究竟。为了获得导管、麻醉药和手术器械等,他使尽浑身解数说服了负责管理手术室器械的护士格尔达·迪岑(Gerda Ditzen)。格尔达受到福斯曼的探索、创新精神的感染和影响,不仅同意帮助他,并且愿意奉献自己,同意福斯曼在自己身上做试验。

1929年夏日的一天,福斯曼和格尔达悄悄溜进了空无一人的手术室。当所有材料准备就绪后,格尔达躺上了手术台。福斯曼告诉格尔达为了防止在术中乱动,需将其捆绑在手术台上。然而,趁着捆绑在手术台上的格尔达不注意的时候,福斯曼竟悄悄地背转身体,将局部麻醉药打入了自己的左臂。当麻药起效后,福斯曼用手术刀切开了左臂的肘正中静脉,将一根润滑过的无菌导尿管,缓慢地沿着静脉插入约30 cm,接着用无菌纱布盖好切口。他松开了格尔达,让她迅即联系X射线室。难过的格尔达无奈地服从安排,并搀扶着福斯曼来到了楼下的X射线室。

在X射线成像的指引下,福斯曼小心翼翼地将导管缓慢地探入自己的身体。随着导管越进越深,所有人都屏住了呼吸,当导管深入福斯曼体内约65 cm抵达右心房的那一刻,望着屏幕上的影像,所有人都激动不已。福斯曼更是觉得不可思议:导管进入静脉和心脏,竟没有发生他所预想的疼痛、晕厥等任何糟糕情况。福斯曼的疯狂举动一下子传遍了整个医院。他的顶头上司施耐德非常明白,这是一个颠覆医学界的试验。

福斯曼的试验并未停止,他心中仍有疑惑和设想。因此,他又做了9次“疯狂”的自体试验,几乎用尽了自己所有的浅静脉。他还将最初的造影剂——50%的碘化钠溶液注入导管,拍摄了右心影像片。

笔记栏

福斯曼整理并发表了题为《右心导管检查术》的论文，文中描述了心脏导管术及其在诊断和治疗上的应用。同年11月，他在柏林的学会上宣读了自己的论文。然而，这篇论文不仅没有得到同行的认可，反而被学术界称为“小丑表演”，招来的是对他的嗤之以鼻，更有甚者竟污蔑福斯曼剽窃。经调查，所有的指控并不成立，然而，心灰意冷的福斯曼最终放弃了自己在心脏学领域的研究，成为一名泌尿外科医生。当他的论文终于被大洋彼岸的美国研究者重视起来时，心脏导管术开始了它如火如荼的发展，福斯曼却逐渐被遗忘。直到1956年的10月，一封来自诺奖委员会的邮件让这位被遗忘在角落的“疯子医生”重新出现在了人们面前。这个被学术界遗忘了20多年的乡村医生，被称为“亵渎神灵”的疯子获得了诺贝尔生理学或医学奖。福斯曼终于重新回到了心脏病学领域，先后成为德国外科学会委员、美国胸科医师学会委员、瑞士心脏病学会委员等。他曾经进行自体实验的医院也改名为——沃纳·福斯曼医院。

福斯曼开创的心脏导管术为之后的心脏介入手术奠定了基础。随着医学发展，导管术已由心脏发展到体内其他器官，临床应用也进入到诊断和治疗的各个领域，成为一种创伤较少的检查和治疗手段。福斯曼是现代心脏病学开创者之一，他坚持梦想、奉献自己和勇敢无畏的精神让人敬佩和学习。他的故事也告诉我们，在追逐正确梦想的道路上难免会有困难、挫折甚至伤害，但只要坚持不懈，不改初衷，就能到达成功的彼岸。

（邵金平）

第五节　心血管系统实践

一、实践项目

心肺复苏术的学习与实践。

二、实践方案

1. 模具准备，准备5个心肺复苏模型。
2. 分组，以小班为单位进行分组，每班约30个学生，共分5组，每组6人。
3. 专业教师进行讲授和示教。
4. 每组组长在专业教师的监督下，逐一进行实际操作，合格后归队，带领组员进行训练。
5. 测评：所有组长作为评委，进行每位成员的操作考核。
6. 总结：书写参加实践活动的感想。

三、活动目的

1. 巩固和加深循环系统所学知识，做到学以致用。
2. 让学生认识到生命的脆弱，提高对心肺复苏急救重要性的认识。
3. 促进急救培训的社会普及，提高学生的社会责任感和作为医务工作者的历史使命感。

笔记栏

四、实践报道或学生总结

紧急救护培训报道

（邵金平）

第十二章

淋巴系统

学习目标

1. 知识目标

(1)掌握淋巴系统的组成。

(2)掌握淋巴干的名称、来源、收纳范围和注流关系。

(3)掌握右淋巴导管与胸导管的合成、注入部位和引流范围。

(4)掌握脾和胸腺的形态、位置和功能。

(5)了解乳腺、胃的淋巴引流。

(6)了解淋巴结的位置和相应引流范围。

2. 能力目标

(1)知识内化:结合标本讲述胸导管的起始部位、行程、注入部位和引流范围,讲述脾的形态和位置,结合多媒体课件讲述乳腺和胃的淋巴引流。

(2)知识的广泛联系,灵活运用:初步分析肿瘤转移与淋巴系统的密切关系。

3. 思政目标

(1)各取所长,协作共赢:培养合作精神,重视国内外、学科内外的交流与合作,为人类健康事业的发展和进步贡献力量。

(2)学好基础、运用临床:培养扎实学习的理念,为临床工作打下坚实基础。

(3)探索求真,科学精神:培养科学精神,实事求是、客观理性地看待问题,勇于批判、敢于创新,积极探索人类未知。

(4)社会实践:大体老师清明追思会,对遗体捐献者表达崇高的敬意,弘扬遗体捐献者的无私奉献精神;培养医学生对生命的敬畏之情、对医者仁心的深刻理解;培养医学人文精神,鞭策和激励医学生奋发努力。

课前导学

癌症的转移方式有哪些?为什么恶性肿瘤切除时要清扫相关淋巴结并做病理分析?通过本章的学习,同学们一定能找到答案。

淋巴系统(lymphatic system)由淋巴管道、淋巴组织和淋巴器官构成(图 12-1)。淋巴管道和淋巴结的淋巴窦内流有淋巴液,简称淋巴。小肠绒毛中的中央乳糜池至胸导管的淋巴管道内的淋巴因含乳糜微粒呈白色,其他部位的淋巴无色透明。当血液经动脉流到毛细血管动脉端时,一些成分经毛细血管壁渗出到组织间隙形成组织液。组织液与细胞进行物质交换后,大部分组织液通过毛细血管静脉端吸收入静脉,小部分水分和大分子物质进入毛细淋巴管形成淋巴。淋巴沿各级淋巴管道和淋巴结向心流动,最终在静脉

笔记栏

角处汇入静脉。因此，淋巴系统是心血管系统的辅助管道，协助静脉引流组织液。淋巴组织和淋巴器官还能产生淋巴细胞、过滤淋巴以及参与免疫应答。

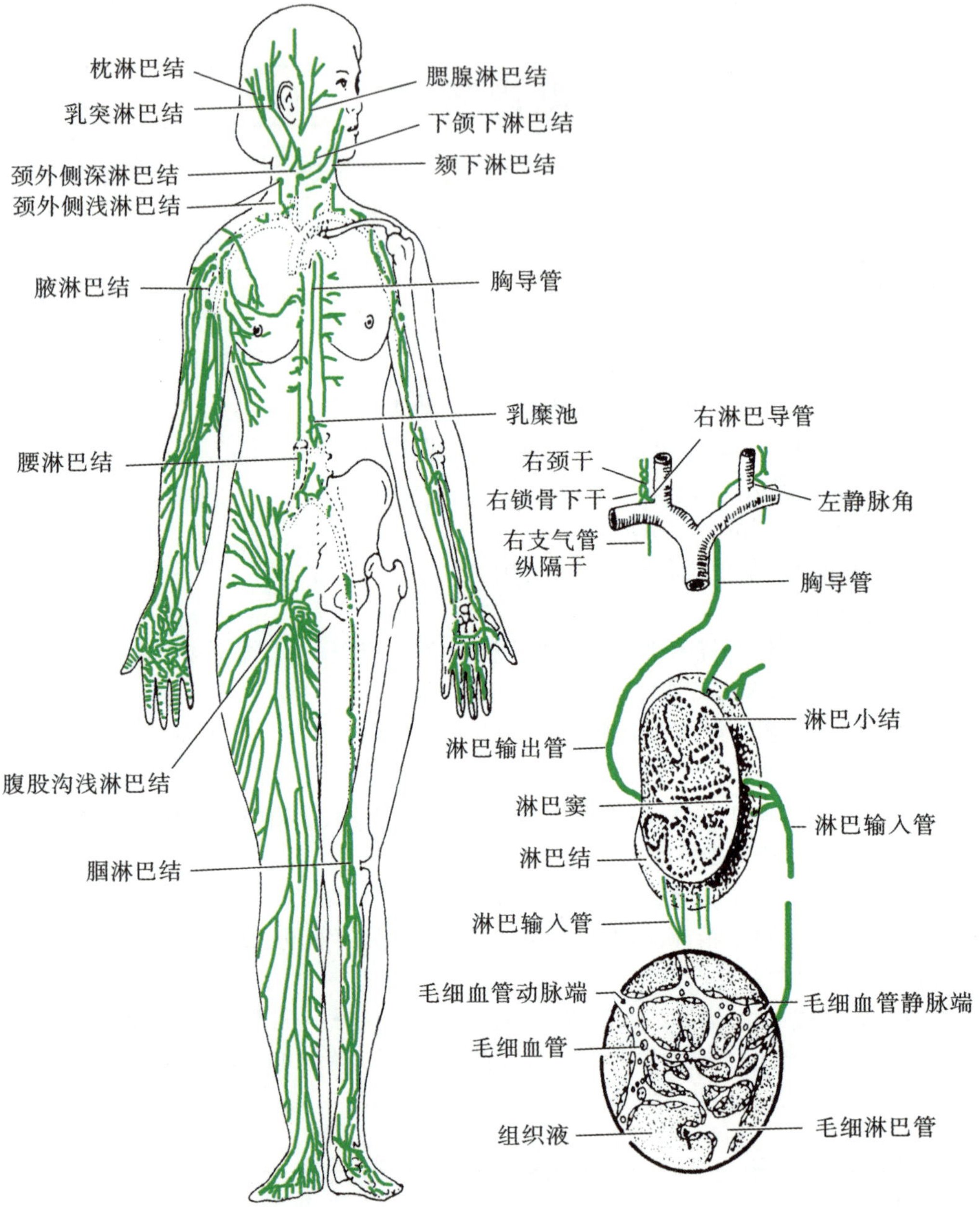

图 12-1　全身淋巴管和淋巴结

第一节　淋巴管道

淋巴管道由毛细淋巴管、淋巴管、淋巴干和淋巴导管组成(图 12-1)。

一、毛细淋巴管

毛细淋巴管(lymphatic capillary)以膨大的盲端起始,彼此吻合成毛细淋巴管网。毛细淋巴管管壁薄,仅由很薄的内皮细胞构成,内皮细胞之间间隙较大,且基膜不完整,因此,毛细淋巴管的通透性较大,一些不易透过毛细血管壁的大分子物质如蛋白质、细胞碎片、癌细胞和细菌等容易进入毛细淋巴管内。毛细淋巴管分布广泛,几乎遍布全身,只有上皮、角膜、晶状体、脑、脊髓和软骨等处没有毛细淋巴管。

二、淋巴管

淋巴管(lymphatic vessel)由毛细淋巴管汇合而成,管壁结构与小静脉相似,但管腔内瓣膜更多。由于相邻 2 对瓣膜之间的淋巴管段明显扩大,淋巴管外形上呈串珠状或藕节状。淋巴管在向心走行过程中,通常要穿过一个或多个淋巴结。淋巴管分为浅淋巴管和深淋巴管。位于浅筋膜内的为浅淋巴管,与浅静脉伴行;位于深筋膜深面的为深淋巴管,与血管神经伴行。浅淋巴管和深淋巴管之间存在丰富的交通吻合。

三、淋巴干

淋巴干(lymphatic trunk)由淋巴管注入淋巴结,由淋巴结发出的淋巴管在膈下和颈根部汇合形成,包括颈干、支气管纵隔干、锁骨下干、腰干各 2 条和 1 条肠干,共 9 条(图 12-2)。左、右颈干由头颈部的淋巴管汇合而成,引流头颈部淋巴;左、右锁骨下干由上肢和部分胸腹壁淋巴管汇合而成,引流上肢和部分胸壁淋巴;左、右支气管纵隔干由胸腔脏器和部分胸腹壁的淋巴管汇合而成,引流大部分胸部淋巴;左、右腰干由下肢、盆部、会阴、腹腔成对脏器和部分腹壁淋巴管汇合而成,引流下肢和盆部淋巴;肠干由腹腔内消化器官和脾被膜等处淋巴管汇合而成,引流腹腔内不成对脏器淋巴。

四、淋巴导管

淋巴导管(lymphatic duct)由淋巴干汇合形成,共 2 条,即胸导管和右淋巴导管(图 12-2,图 12-3)。

(一)胸导管

胸导管(thoracic duct)为全身最粗大的淋巴管,起自第 1 腰椎前方的乳糜池,向上穿膈的主动脉裂孔进入胸腔,沿脊柱右前方和胸主动脉与奇静脉之间上行,在第 5 胸椎高度经食管与脊柱之间向左侧斜行,随后沿脊柱左前方上行,经胸廓上口至颈根部,呈弓状向前下弯曲注入左静脉角。胸导管末端有一对瓣膜,可阻止静脉血反流入胸导管。乳糜池是胸导管起始部的膨大,由左、右腰干和肠干汇合而成。在胸导管注入左静脉角处接受左颈干、左锁骨下干和左支气管纵隔干。胸导管收集左侧上半身和全部下半身的淋巴,即全身 3/4 部位的淋巴。胸导管与肋间淋巴结、纵隔后淋巴结、气管支气管淋巴结和左锁骨上淋巴结之间存在广泛的淋巴侧支通路。肿瘤细胞可经胸导管转移至这些淋巴

笔记栏

结，引起淋巴结肿大。

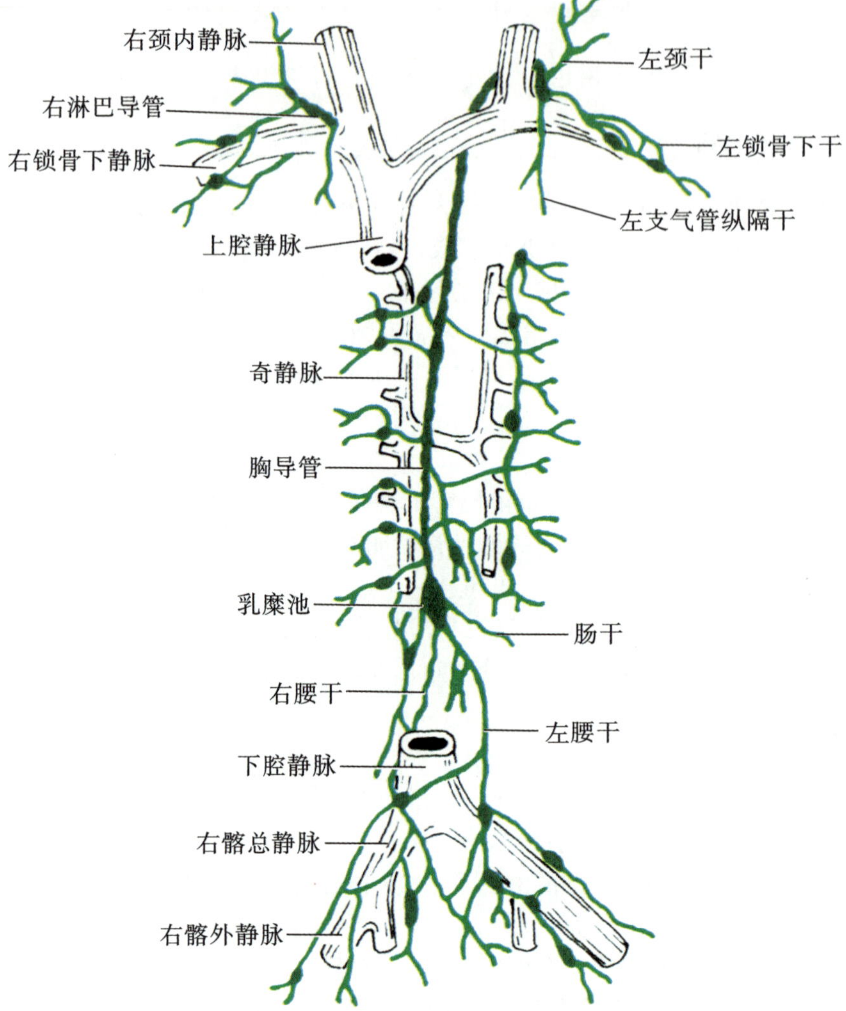

图 12-2　淋巴干和淋巴导管

（二）右淋巴导管

右淋巴导管（right lymphatic duct）是由右颈干、右锁骨下干和右支气管纵隔干在右颈根部汇合而成的长 1.0～1.5 cm 的短干，注入右静脉角（图 12-3）。右淋巴导管引流右上肢、右胸部和右头颈部的淋巴，即全身 1/4 部位的淋巴。右淋巴导管与胸导管之间相互交通。

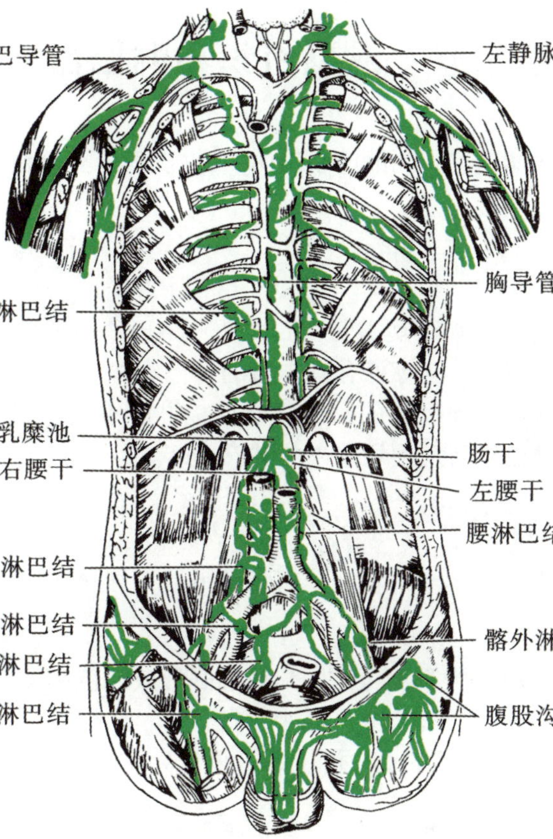

图 12-3　淋巴导管和腹盆部淋巴结

各取所长，协作共赢

淋巴丝虫病

淋巴丝虫病，又称象皮病，是由班氏、马来和帝汶丝虫等引起的一种广泛传播的寄生虫病。这些丝虫寄居于淋巴管内，急性期引起淋巴管和淋巴结炎症，慢性期则导致淋巴管和淋巴结阻塞，淋巴回流受阻，渗入组织和器官，刺激皮肤和皮下组织水肿增生，使皮肤增厚变粗糙，外观似大象皮肤，故名象皮病或象皮肿。该病通过吸血蚊虫叮咬传播给人和哺乳动物。

淋巴丝虫病是全球最古老的疾病之一，长久以来对人类造成巨大威胁，人类也从未停止寻找治疗良药。日本北里大学（Kitasato University）的退休教授大村智（Satoshi Ōmura）和美国德鲁大学（Drew University）的退休研究员爱尔兰人威廉·坎贝尔（William C. Campbell）发现了治疗丝虫感染的新药物阿维菌素，解决了影响世界数亿人的重大健康问题，因此二人共同获得了 2015 年诺贝尔生理学或医学奖。

阿维菌素的发现是一个完美的科研合作。大村智从链霉菌属中分离出菌株，坎贝尔与之合作，利用这些菌株发现了阿维菌素的生物活性并在接下来的工作中对其作为广谱驱虫剂的使用做出重要贡献，后来经结构改造研制出活性更高的伊维菌素，成为治疗淋巴丝虫病和盘尾丝虫病的特效药。科学无国界，希望同学们在未来的医学研究中开阔眼界，提升格局，重视国内外的交流与合作，拥有“人类命运共同体意识”，为人类健康事业的发展和进步贡献力量。但科学家有国界，因此，要维护国家和民族的利益，尊重他国的法律法规。

第二节 淋巴组织和淋巴器官

淋巴组织包括弥散淋巴组织和淋巴小结两类，淋巴器官包括淋巴结、脾、胸腺和扁桃体等。

一、淋巴组织

淋巴组织(lymphoid tissue)分为弥散淋巴组织和淋巴小结两类。除了淋巴器官外，消化、呼吸、泌尿和生殖管道及皮肤等处含有丰富的淋巴组织，起着防御屏障的作用。弥散淋巴组织主要位于消化道和呼吸道的黏膜固有层。淋巴小结包括小肠黏膜固有层内的孤立淋巴小结和集合淋巴小结及阑尾壁内的淋巴小结。

二、淋巴器官

淋巴器官(lymphoid organ)包括淋巴结、脾、胸腺和扁桃体等。

(一)淋巴结

淋巴结(lymph nodes)是大小不等的圆形或椭圆形灰红色小体。其一侧隆凸，有多条输入淋巴管进入；另一侧凹陷，凹陷中央处为淋巴结门，有1～2条输出淋巴管和神经血管出入(图12-4)。一个淋巴结的输出淋巴管可成为另一个淋巴结的输入淋巴管。

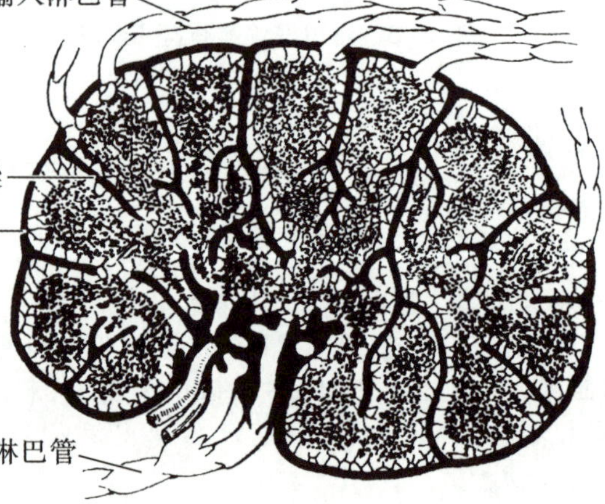

图12-4 淋巴结

全身有400～600个淋巴结，多成群分布，引流某个器官或区域的淋巴。淋巴结按位置分为浅淋巴结和深淋巴结，浅淋巴结位于浅筋膜内，部分可在体表摸到。深淋巴结位于深筋膜深面。淋巴结大多沿血管周围配布，常成群积聚在身体的凹窝或隐蔽部位，如四肢淋巴结大多位于关节的屈侧，体腔淋巴结大多沿血管干分布或位于脏器门的附近。淋巴结通常以其所在部位或附近血管进行命名。淋巴结的主要功能是滤过淋巴、产生淋巴细胞和参与机体免疫应答。淋巴结内的淋巴窦是淋巴管道的组成部分，因此淋巴结对于淋巴引流发挥着重要作用。

引流人体某一部位或器官淋巴的第一级淋巴结称为**局部淋巴结**(regional lymph node),临床通常称**哨位淋巴结**(sentinel lymph node)。当某区域或器官发生病变,细菌、病毒、寄生虫或癌细胞沿淋巴管进入局部淋巴结,淋巴结对这些异物进行阻截和清除,引发病理改变,导致淋巴结肿大。局部淋巴结的肿大常反映其引流区域发生病变。因此,掌握局部淋巴结的位置、收纳范围以及引流途径,对临床某些疾病的诊断和治疗具有重要意义。

甲状腺、食管和肝的部分淋巴管可不经过淋巴结,直接注入胸导管,这可引起肿瘤细胞更容易迅速向远处转移。

学好基础，应用临床

胃　癌

癌细胞可通过淋巴系统转移。当某器官发生癌变时,癌细胞可进入相应的局部淋巴结,淋巴结会阻截和清除这些肿瘤细胞。在此过程中,淋巴结会发生细胞增殖等病理变化,致淋巴结肿大。如果局部淋巴结未能阻杀癌细胞,癌细胞便可进一步沿淋巴管道向远处蔓延。以胃癌为例,胃癌在我国各种恶性肿瘤中发病率居高位。大部分患者胃癌早期没有明显症状,少数患者会有恶心、呕吐或出现与胃炎、胃溃疡等相似的症状,因此,早期胃癌不易诊断。中晚期胃癌患者最常见的症状是疼痛和体重减轻。胃癌可通过多种途径扩散转移,其中淋巴转移是最主要的转移途径。中晚期胃癌的淋巴转移率高达70%左右,早期胃癌亦有淋巴转移。根据与胃的距离远近将引流胃的区域淋巴结分为3站。胃癌细胞先由原发部位经过淋巴网转移至第一站胃旁淋巴结(局部淋巴结),接着癌细胞沿胃的血管周围淋巴管向心性转移至第二站淋巴结,继而向更远的第三站淋巴结转移。胃癌淋巴结转移通常是循序渐进,但也可发生跳跃式淋巴转移,即第一站并没有出现转移而直接转移至第二站。终末期胃癌可通过胸导管转移至左锁骨上淋巴结。正因为肿瘤细胞会随淋巴引流转移到各级淋巴结,所以在疾病诊治过程中,尤其是癌症,既要检查局部,又要关注可能发生的远隔转移,具备局部和整体相统一的医学思维方式。同时,同学们也要扎实掌握淋巴结的位置、引流范围和引流途径,为临床病变的诊断和治疗做好准备。

(二)脾

脾(spleen)是人体最大的淋巴器官(图12-5),位于左季肋区,膈与胃底之间,第9~11肋的深面,其长轴与第10肋相一致。脾由胃脾韧带、脾肾韧带、膈脾韧带和脾结肠韧带支持固定。正常情况下,在左肋弓下缘不能触及脾。脾呈扁椭圆形,其内充满血液,暗红色,质软而脆,受到暴力打击易破裂出血。脾分为脏、膈两面,前、后两端和上、下两缘。脏面为脾的内侧面,与胃底、左肾、左肾上腺和胰尾相邻。脏面凹陷,中央处有**脾门**(splenic hilum),是脾的血管、神经和淋巴管出入之处;膈面为脾的外侧面,光滑隆凸,与膈相对。前端较宽朝向前外方;后端钝圆朝向后内方。上缘锐利,朝向前上方,前部常有2~3个**脾切迹**(splenic notch),脾大时为触诊脾的标志;下缘圆钝,朝向后下方。脾具有造血、储血、清除衰老红细胞和免疫应答的功能。

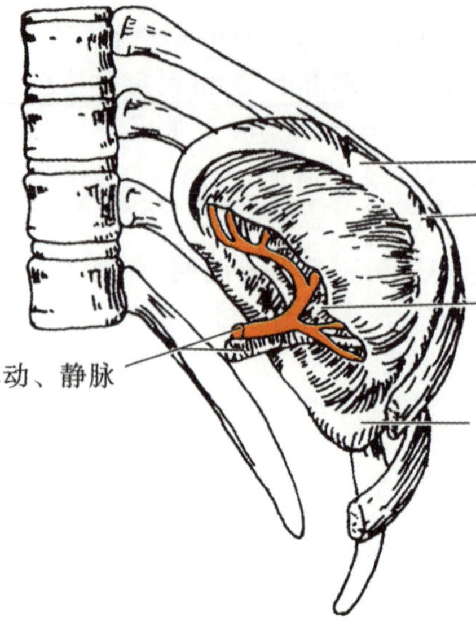

图 12-5　脾

（三）胸腺

胸腺（thymus）为中枢淋巴器官（图 12-6），位于胸骨柄的后方，上纵隔的前部。胸腺质地柔软，呈锥体状，可分为不对称的左、右两叶。胸腺的大小和结构随年龄发生明显改变。新生儿期胸腺相对较大，随年龄增长胸腺继续发育增大，青春期以后胸腺开始萎缩退化。成人胸腺绝大部分被脂肪组织代替。胸腺向周围淋巴器官（淋巴结、脾和扁桃体）和淋巴组织（淋巴小结）培育、选择和输送 T 淋巴细胞，另具内分泌功能（详见第二十一章内分泌系统）。

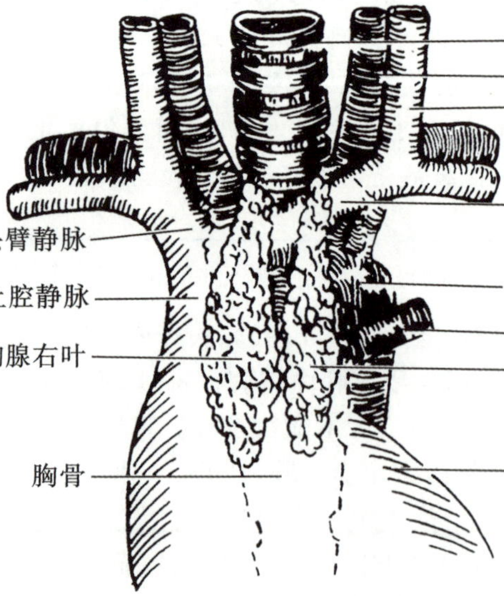

图 12-6　胸腺

第三节　淋巴结位置和引流范围

一、头部淋巴结

头部淋巴结主要位于头部与颈部交界处，由后向前依次为枕淋巴结、乳突淋巴结、腮腺淋巴结、下颌下淋巴结和颏下淋巴结，主要引流头面部浅层的淋巴，其输出管直接或间接注入颈外侧深淋巴结（图 12-7）。

下颌下淋巴结（submandibular lymph node）位于下颌下腺附近和下颌下腺实质内，收纳面部、口腔和腭扁桃体的淋巴。面部大部分淋巴管直接或间接注入下颌下淋巴结，故面部或口腔发生病变常引起该淋巴结肿大。

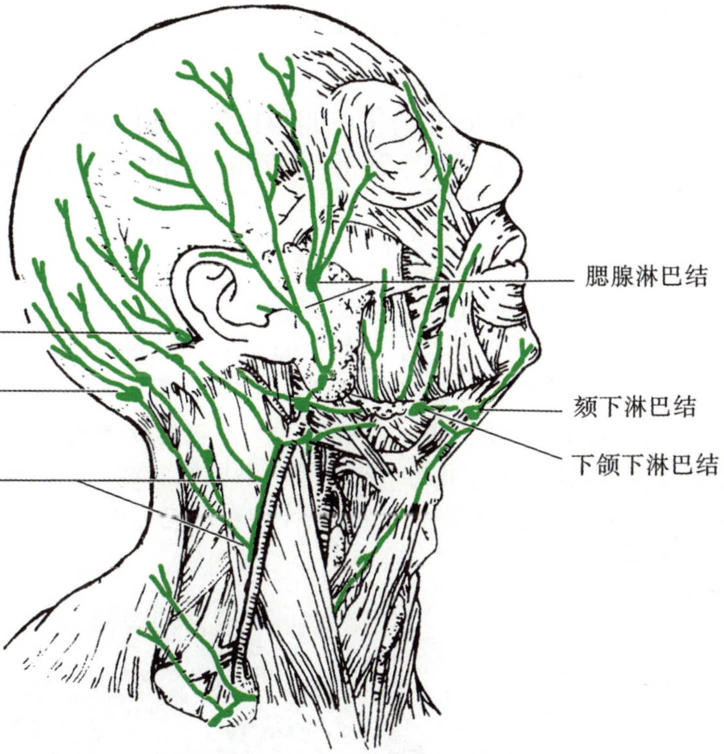

图 12-7　头颈部淋巴结和淋巴管

二、颈部淋巴结

颈部淋巴结主要包括颈前淋巴结和颈外侧淋巴结。颈外侧淋巴结可分为颈外侧浅淋巴结和颈外侧深淋巴结。

（一）颈外侧浅淋巴结

颈外侧浅淋巴结（superficial lateral cervical lymph node）在胸锁乳突肌的表面沿颈外静脉排列，收集头部与颈浅部的淋巴管，其输出管注入颈外侧深淋巴结（图 12-7）。

笔记栏

(二)颈外侧深淋巴结

颈外侧深淋巴结(deep lateral cervical lymph node)沿颈内静脉周围排列,直接或间接地收集头、颈部淋巴管,还直接接收舌、喉、甲状腺等器官的淋巴管,其输出管汇合成颈干。左颈干注入胸导管,右颈干注入右淋巴导管。颈干汇入淋巴导管处常缺乏瓣膜。

三、上肢淋巴结

上肢的浅淋巴管丰富,伴浅静脉走行于皮下组织内。手部尺侧半与前臂尺侧半的浅淋巴管沿贵要静脉上行,注入位于肱骨内上髁上方的肘淋巴结,其输出管注入腋淋巴结。手部桡侧半、前臂桡侧半以及臂部的浅淋巴管沿头静脉上行,注入腋淋巴结。上肢的深淋巴管与深部血管伴行,注入腋淋巴结。上肢主要的淋巴结如下。

(一)肘淋巴结

肘淋巴结(cubital lymph node)位于肘窝与肱骨内上髁上方,收纳手与前臂尺侧半的部分淋巴管,其输出淋巴管注入腋淋巴结。

(二)锁骨下淋巴结

锁骨下淋巴结(infraclavicular node)又称三角胸肌淋巴结,位于锁骨下,三角胸肌间沟内,沿头静脉排列,收纳沿头静脉上行的浅淋巴管,其输出淋巴管注入腋淋巴结,少数注入锁骨上淋巴结。

(三)腋淋巴结

腋淋巴结(axillary lymph node)位于腋窝内,围绕血管分布,收集上肢、乳房、胸壁等处的淋巴管。根据排列位置可分为外侧淋巴结(沿腋静脉远侧段排列)、胸肌淋巴结(在胸小肌下缘处沿胸外侧血管排列)、肩胛下淋巴结(沿肩胛下血管排列)、中央淋巴结(位于腋窝中央的疏松结缔组织中)和尖淋巴结(沿腋静脉近侧段排列)5 群(图 12-8)。其中,尖淋巴结收纳上述4 群淋巴结和锁骨下淋巴结的输出淋巴管,尖淋巴结的输出淋巴管合成锁骨下干,左侧注入胸导管,右侧注入右淋巴导管。乳腺癌患者的癌细胞常经淋巴管转移至腋淋巴结。

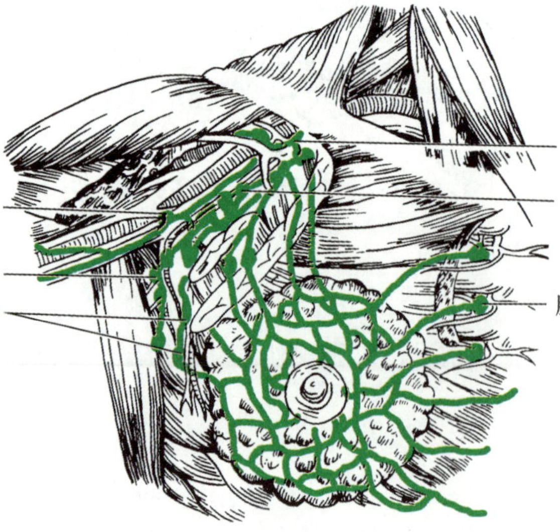

图 12-8 腋淋巴结和乳房淋巴管

笔记栏

四、胸部淋巴结

胸部淋巴结包括胸壁淋巴结和胸腔脏器淋巴结。

(一)胸壁淋巴结

胸壁大部分浅淋巴管注入腋淋巴结和颈外侧深淋巴结。胸壁的深淋巴管注入胸壁淋巴结。胸壁淋巴结包括**胸骨旁淋巴结**(parasternal lymph node)、**肋间淋巴结**(intercostal lymph node)和**膈上淋巴结**(superior phrenic lymph node)。主要收集胸壁及乳房内侧的淋巴。

(二)胸腔脏器淋巴结

胸腔脏器淋巴结(图 12-9)包括**纵隔前淋巴结**(anterior mediastinal lymph node)、**纵隔后淋巴结**(posterior mediastinal lymph node)、**肺淋巴结**(pulmonary lymph node)、**支气管肺淋巴结**(bronchopulmonary lymph node)、**气管支气管淋巴结**(tracheobronchial lymph node)和**气管旁淋巴结**(paratracheal lymph node)(图 12-9)。纵隔前、后淋巴结主要引流胸腺、心、心包、食管、膈和纵隔胸膜的淋巴。气管、支气管和肺的淋巴结主要引流肺、胸膜脏层、支气管、气管和食管的淋巴,并收纳纵隔后淋巴结的输出淋巴管。其中**支气管肺淋巴结**(bronchopulmonary hilar lymph nodes)位于肺门处,又称肺门淋巴结。其输出淋巴管注入气管周围的气管旁淋巴结。肺癌患者的癌细胞常经淋巴管转移至肺门淋巴结。

胸骨旁淋巴结、气管旁淋巴结和纵隔前淋巴结的输出淋巴管汇合成支气管纵隔干。左侧支气管纵隔干注入胸导管,右侧支气管纵隔干注入右淋巴导管。

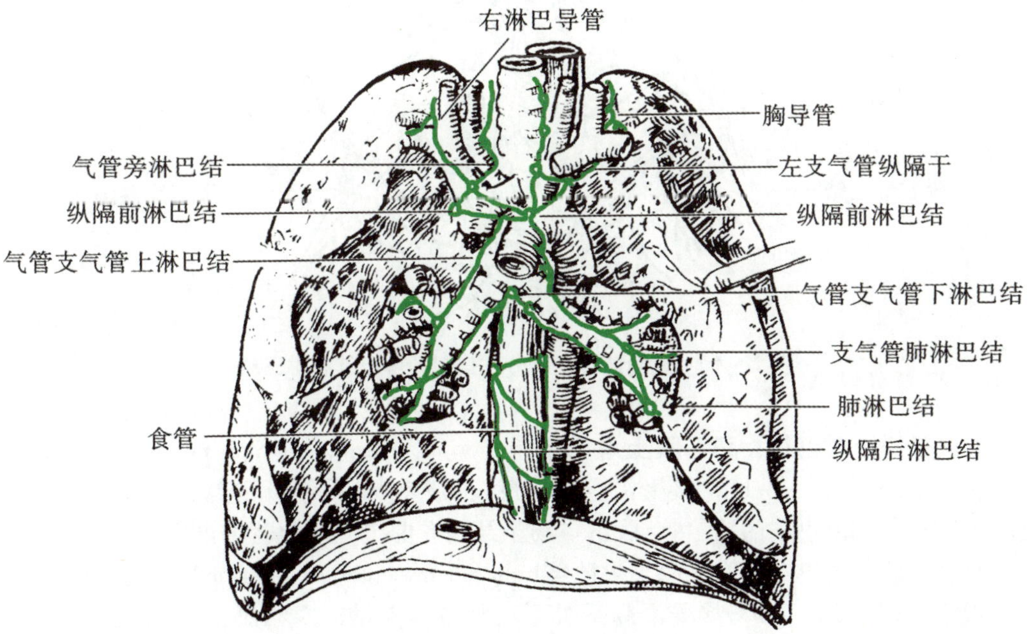

图 12-9　胸腔脏器淋巴结

五、腹部的淋巴结

腹部淋巴结位于腹后壁和腹腔脏器周围,沿腹腔血管排列,包括腹壁淋巴结和腹腔脏器淋巴结。

(一)腹壁淋巴结

腹壁脐平面以上,腹前外侧壁的浅淋巴管注入腋淋巴结,深淋巴管注入胸骨旁淋巴结。脐平面以下,腹壁的浅淋巴管注入腹股沟浅淋巴结,深淋巴管注入腰淋巴结、腹股沟深淋巴结和髂外淋巴结。**腰淋巴结**(lumbar lymph nodes)(图 12-3)在腹后壁沿腹主动脉和下腔静脉分布,收集腹后壁深层结构和腹腔内成对脏器的淋巴,并接收髂总淋巴结的输出淋巴管,其输出管汇合成左、右腰干,注入乳糜池。

(二)腹腔脏器淋巴结

腹腔成对脏器的淋巴管注入腰淋巴结。不成对脏器的淋巴管先注入各脏器附近的淋巴结,再注入腹腔淋巴结、肠系膜上淋巴结和肠系膜下淋巴结(图 12-11)。腹腔淋巴结、肠系膜上淋巴结和肠系膜下淋巴结的输出管汇合成肠干,注入乳糜池。由于进食后肠干中的淋巴液含有经肠道吸收的脂肪微粒,故呈乳糜状。

1. 腹腔淋巴结 **腹腔淋巴结**(celiac lymph node)位于腹腔干周围(图 12-10),接受沿腹腔干各分支排列的胃左、右淋巴结,胃网膜左、右淋巴结,幽门上、下淋巴结,肝淋巴结,胰淋巴结和脾淋巴结的输出管,收纳胆囊、胃、十二指肠、胰与脾等脏器的淋巴。

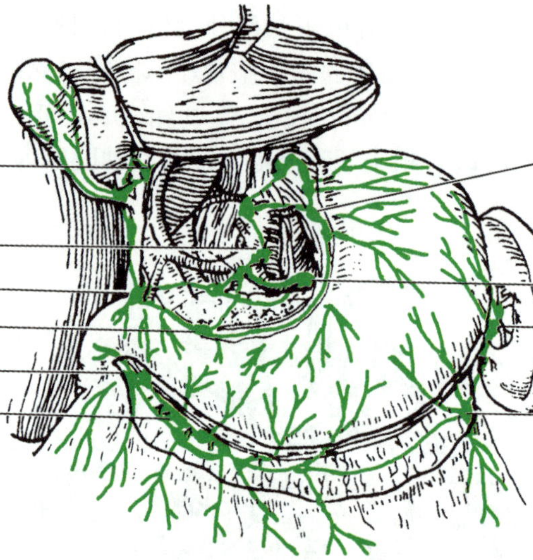

图 12-10 沿腹腔干及其分支排列的淋巴管和淋巴结

2. 肠系膜上淋巴结 **肠系膜上淋巴结**(superior mesenteric lymph nodes)位于肠系膜上动脉根部周围(图 12-11),接受沿空肠动脉、回肠动脉,回结肠动脉,右结肠动脉和中结肠动脉排列的淋巴结的输出管,收纳空肠至结肠左曲之间消化管的淋巴。

3. 肠系膜下淋巴结 **肠系膜下淋巴结**(inferior mesenteric lymph nodes)位于肠系膜下动脉根部周围(图 12-11),接受沿肠系膜下动脉各分支排列左结肠淋巴结、乙状结肠淋巴结和直肠上淋巴结的输出管,收纳结肠左曲以下至直肠上部的淋巴。

六、盆部的淋巴结

盆部淋巴结沿盆腔血管排列,主要包括骶淋巴结、髂内淋巴结、髂外淋巴结及髂总淋巴结。

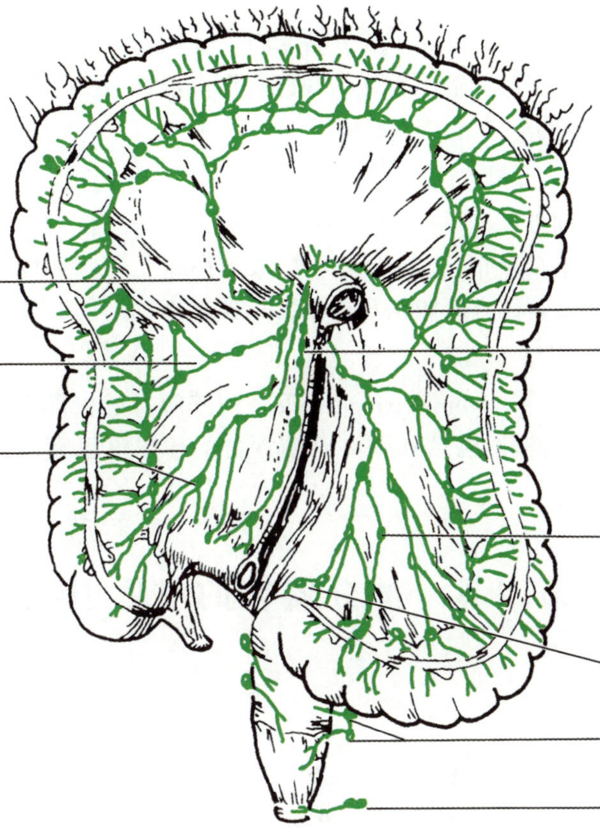

图 12-11　大肠的淋巴管和淋巴结

(一)骶淋巴结

骶淋巴结(sacral lymph node)沿骶正中血管和骶外侧血管排列,引流盆后壁、直肠、前列腺或子宫等处的淋巴,其输出淋巴管注入髂内淋巴结或髂总淋巴结。

(二)髂内淋巴结

髂内淋巴结(internal iliac lymph nodes)沿髂内血管及其分支排列,引流大部分盆壁、盆腔脏器、会阴、臀部和股后部等处的淋巴,其输出淋巴管注入髂总淋巴结。

(三)髂外淋巴结

髂外淋巴结(external iliac lymph nodes)沿髂外血管排列,收纳腹股沟浅、深淋巴结的输出管和部分盆腔脏器如膀胱、前列腺或子宫颈和阴道上部等处的淋巴,其输出管注入髂总淋巴结。

(四)髂总淋巴结

髂总淋巴结(common iliac lymph nodes)沿髂总血管排列,收纳髂外淋巴结、髂内淋巴结和骶淋巴结的输出管,其输出管注入腰淋巴结。

七、下肢的淋巴结

下肢的浅淋巴管丰富,伴浅静脉走行于皮下组织内,深淋巴管与深部血管伴行,浅、深淋巴管最后都直接或间接注入腹股沟深淋巴结。下肢淋巴结包括腘淋巴结、腹股沟浅淋巴结和腹股沟深淋巴结。

（一）腘淋巴结

腘淋巴结（popliteal lymph node）位于腘窝内，接收足外侧缘和小腿后外侧部的浅淋巴管、足和小腿的深淋巴管，其输出管注入腹股沟深淋巴结（图 12-1）。

（二）腹股沟浅淋巴结

腹股沟浅淋巴结（superficial inguinal lymph nodes）位于腹股沟韧带的下方，分上、下两群。上群沿腹股沟韧带平行排列，主要引流腹前外侧壁下部、臀部、会阴和子宫底的淋巴。下群沿大隐静脉末端分布，收纳除足外侧缘和小腿后外侧部以外的下肢浅淋巴管。腹股沟浅淋巴结的输出管注入腹股沟深淋巴结或髂外淋巴结（图 12-1，图 12-3）。

（三）腹股沟深淋巴结

腹股沟深淋巴结（deep inguinal lymph nodes）位于股静脉根部周围，引流下肢深部和会阴的淋巴，接收腹股沟浅淋巴结和腘淋巴结深群的输出淋巴管，其输出管注入髂外淋巴结（图 12-3）。

第四节　部分器官的淋巴引流

一、肺的淋巴引流

肺浅淋巴管位于胸膜脏层深面，肺深淋巴管位于肺小叶间结缔组织内、肺血管和支气管的周围，注入肺淋巴结和支气管肺淋巴结。浅、深淋巴管之间相交通。通过淋巴管，肺的淋巴依次由肺淋巴结、支气管肺淋巴结、气管支气管淋巴结和气管旁淋巴结引流。肺下叶下部的淋巴由肺韧带处的淋巴结引流，再经输出淋巴管注入胸导管或腰淋巴结。左肺上叶下部和下叶的部分淋巴由右气管支气管淋巴结上群和右气管旁淋巴结引流。

二、食管的淋巴引流

食管颈部的淋巴由气管旁淋巴结和颈外侧下深淋巴结引流。食管胸部的淋巴除经纵隔后淋巴结引流外，上段的淋巴注入气管旁淋巴结和气管支气管淋巴结，下段的淋巴注入胃左淋巴结。食管腹部的淋巴由胃左淋巴结引流。食管的部分淋巴管直接注入胸导管。

三、胃的淋巴引流

胃的淋巴引流有 4 个方向。①贲门部、胃底右侧部和胃体小弯侧的淋巴由胃上淋巴结引流。②胃底左侧部、胃体大弯侧左侧部的淋巴由胃网膜左淋巴结、胰淋巴结和脾淋巴结引流。③胃体大弯侧右侧部和幽门部大弯侧淋巴由胃网膜右淋巴结和幽门下淋巴结引流。④幽门部小弯侧的淋巴由幽门上淋巴结引流。胃淋巴管之间存在丰富的交通。

四、肝的淋巴引流

肝浅淋巴管位于肝被膜的结缔组织内。肝膈面的浅淋巴管主要注入膈上淋巴结和肝淋巴结，部分淋巴管注入腹腔淋巴结和胃左淋巴结。冠状韧带内的部分淋巴管直接注入胸导管。肝脏面浅淋巴管注入肝淋巴结。深淋巴管位于门管区和肝静脉及其属支的周围，沿静脉出肝，注入肝淋巴结、腹腔淋巴结和膈上淋巴结。肝浅、深淋巴管之间存在丰富的交通。

笔记栏

五、乳房的淋巴引流

乳房的淋巴主要注入腋淋巴结，有3个引流方向。①上部的淋巴管注入尖淋巴结和锁骨上淋巴结。②乳房外侧部和中央部的淋巴管注入胸肌淋巴结。③内侧部的淋巴管注入胸骨旁淋巴结。乳房内侧部的浅淋巴管与对侧乳房淋巴管相交通，内下部的淋巴管通过腹壁和膈下的淋巴管与肝的淋巴管相交通。

探索求真，勇于创新

大脑淋巴系统

淋巴循环对机体具有重要的生理意义：回收蛋白质、脂肪等营养物质；清除组织液中的代谢产物和异物；调节体液平衡；产生淋巴细胞，参与免疫应答等。1914年，Lewis H. Weed教授提出“脑内不存在淋巴系统”，大脑作为“免疫豁免器官”成为共识。然而，大脑代谢非常活跃，代谢产物的清除如何通过不与脑实质直接接触的脑脊液而实现？被广泛证实的原发性中枢神经系统淋巴瘤的组织学基础又在哪里？大脑如何对与免疫系统密切相关的脑内病理生理变化发挥免疫功能？这些问题都是对统治了神经科学界100年的“脑内不存在淋巴系统”观点的挑战。随着科技水平的提高，2012年美国罗切斯特大学医学中心Jeffrey J. Iliff教授等利用一种可监测大脑深处活动的新的成像技术——双光子显微成像技术，首次发现了脑胶质-淋巴途径，因其功能类似于外周淋巴系统，又称“类淋巴途径”。2015年美国弗吉尼亚大学Jonathan Kipnis教授和Antoine Louveau教授及其团队与芬兰赫尔辛基大学的Kari Alitalo团队先后证明了脑膜淋巴管的存在。脑膜淋巴管的发现不仅回答了大脑免疫应答等基础问题，也改变了人们对中枢神经系统和免疫系统关系的认识。自此大脑是免疫豁免器官的传统观念被彻底颠覆。尽管脑淋巴系统的相关研究已取得许多重大突破，但其具体机制仍需进一步证明。

从最初脑内不存在淋巴系统，到脑类淋巴途径的发现，再到脑膜淋巴系统的发现，人们对脑内淋巴系统的认识过程体现了人们探索求真的科学精神。科学家们实事求是、探求真理的科学态度和勇于批判、敢于创新的精神，持续推动着人类医学事业的发展。

科学防治，战胜疫情

淋巴丝虫病的消除

淋巴丝虫病是一种严重危害人类健康的寄生虫病，被世界卫生组织（WHO）列为世界第二位致残病因。中国曾是世界上受淋巴丝虫病危害最为严重的国家之一。在中国淋巴丝虫病的流行区高达16个省/直辖市/自治区的864个县/市，16 514个乡/镇/街道，涉及人口达34 191.6万人。淋巴丝虫病的流行不仅严重危害人民健康，而且制约经济的发展。

笔记栏

新中国成立后，党和政府高度重视淋巴丝虫病的防治，将其列入重点疾病防治规划，组织和开展了系统而全面的关于淋巴丝虫病的调查、防治和科研工作。在几代人的共同努力下，坚持科研为防治服务的方向，深入防治现场，结合防治实践，不断探索研究，终于实现了全国消除丝虫病的目标。

我国消除淋巴丝虫病的成功一方面有科学的技术支持，另一方面有完善的组织保证。在疫情严重并缺乏可资借鉴防治经验的情况下，我国寄生虫病防治科研工作者针对淋巴丝虫病传播与流行的重要环节，以淋巴丝虫病的病原与媒介生物学、流行病学特点和传播规律的研究为基础，深入防治现场，结合防治开展科学研究，在阻断淋巴丝虫病传播的策略和技术措施的研究中取得了一系列重要成果：①制定了科学的、经济易行的以消灭传染源为主导的防治策略。②制订出反应少、安全、易行、效果好的0.3%乙胺嗪药盐普服方案。③揭示防治后期淋巴丝虫病传播规律，制定以微丝蚴率降至1%以下为停止干预措施的指标。④建立纵向、横向监测相结合的主动监测系统。⑤制定我国基本消除和消除丝虫病标准和技术指标。

在淋巴丝虫病的防治和消除工作中国家提供了完善的组织保证。1979—1981年，卫生部连续3年组织调查组分3批对14个省/直辖市/自治区各2个县/市的防治效果进行调查考核，进而总结经验、完善防治和考核的技术方案；编写出版《丝虫病防治手册》；先后举办了10期全国性的淋巴丝虫病专业培训班；积极协调防治药物乙胺嗪和普查使用的显微镜生产和供应。为加强淋巴丝虫病防治的技术指导，1982年卫生部成立了全国淋巴丝虫病防治科研技术指导组，设立了3个丝虫病防治科研协作区。这些决策和部署以及一系列重大举措极大地促进了全国淋巴丝虫病防治的深入发展，加快了全国消除丝虫病的步伐。

据统计，自1956—1994年的整个防治阶段，全国共血检普查72 021.43万人次，乙胺嗪治疗2 213.84万人次，群体服药3 355.84万人次，普服药盐15 776.71万人次；共培训丝虫病防治人员约240万人次；用于全国各省丝虫病防治的乙胺嗪共生产供应1 962.28吨。

至2006年2月，我国16个丝虫病流行省/自治区/直辖市全部通过审评，实现了全国消除丝虫病的目标。2006年3月29日，卫生部在斐济召开的全球消除淋巴丝虫病联盟第4次会议上向WHO递交了《中国消除淋巴丝虫病国家报告》，这是自1997年第50届世界卫生大会通过的“消除作为一个公共卫生问题的淋巴丝虫病”决议以来，WHO接受的第一份宣布实现消除淋巴丝虫病国家的报告。2007年5月9日，WHO总干事陈冯富珍致函中国卫生部部长高强，确认中国消除了淋巴丝虫病。

在全国实现消除淋巴丝虫病后，我国卫生部又分别于2007年和2010年，发布《慢性丝虫病患者关怀照料工作方案》和《全国消除淋巴丝虫病后监测工作方案》，部署了对原丝虫病流行区遗留的慢性丝虫病患者的调查建档和关怀照料工作，以及疫情监测工作。

随着国家的强大和综合实力的增强，我国政府对公共卫生和公民生命健康越发重视，习近平总书记说：“科技是国家强盛之基，创新是民族进步之魂。”在政府和科学工作者的共同努力下，我国消除淋巴丝虫病的成就和经验获得国际上的高度评价和重视，成功实施的阻断淋巴丝虫病传播的策略和技术措施也被WHO高度认同并广为推介。

（邵金平）

第五节　淋巴系统实践

一、实践项目

大体老师感恩追思会。

二、实践方案

为了传承遗体捐献者的无私奉献精神，缅怀逝者的不朽精神，表达医学生对大体老师的尊重、敬仰和对家属的感谢，每年清明节在遗体捐献纪念碑前举办“大体老师感恩追思会”，以此来感恩大体老师及其家人为医学事业做出的伟大贡献。

感恩追思会第一项：集体默哀 1 min。

感恩追思会第二项：领导致辞。

感恩追思会第三项：家属代表致辞。

感恩追思会第四项：学生代表致辞，诗歌朗诵。

感恩追思会第五项：医学生集体宣誓。

感恩追思会第六项：献花，活动结束。

三、活动目的

对遗体捐献者及其家属表达崇高的敬意，弘扬遗体捐献者的无私奉献精神；培养医学生对生命的敬畏之情、对医者仁心的深刻理解；培养和传承医学人文精神，鞭策和激励医学生奋发努力。

四、实践报道或学生总结

魂归自然，功留人间

（邵金平）

第四篇

感觉器

第十三章

概　述

学习目标

1. 知识目标

(1)掌握感受器、感觉器的概念。

(2)了解感受器的分类。

2. 能力目标

(1)知识内化:通过对概述的学习可以描述出感受器与感觉器的区别。

(2)学以致用:能够将身体的感受器进行分类,运用理论知识解释一些生理现象。

3. 思政目标

(1)整体思维:人体结构是一个精密的整体,都有其存在的意义。

(2)客观分析:引导学生善于客观地分析事物的两面性。

课前导学

闭着眼睛我们可以准确判断出自己手和脚的位置;睁开双眼,我们能够看到世界上的各种景象;我们可以听见声音、品尝味道、感知冷热的变化。这些都源于我们身体上有各种感受器。**外感受器**可以感受外部环境的变化;**内感受器**可以感受身体内环境的改变,**本体感受器**可以感受身体位置及姿势的改变。

感觉器(sensory organ)是机体感受内、外环境刺激的装置,是**感受器**(receptor)及其附属结构的总称。

一、感受器

感受器主要指人体能够对内、外环境的刺激而产生兴奋的结构,是机体产生感觉的媒介器官,是我们认识世界和探索世界的基础。感受器遍布于人体各部,有的结构简单,仅含感觉神经的游离末梢,如痛觉感受器;有的结构复杂,是由一些组织结构共同形成的各种被囊神经末梢,如触觉小体、环层小体等。正常状况下,感受器只对某一特异性的刺激敏感,如视网膜的特异性刺激是一定波长的光;耳蜗的特异性刺激是一定频率的声波等。感受器的功能是接受其相应的特异性刺激后,将其转变为神经冲动,经传入神经和中枢神经系统的传导通路传到大脑皮质,产生相应的感觉;再由高级中枢发出神经冲动经运动神经传至效应器,对该刺激做出相应的反应。感受器的高度特化是长期进化过程中逐渐演化而来的,也是不断完善的。它使机体对内、外环境不同的变化做出精确的反应和分析,使机体更加适应生存的环境。

笔记栏

二、感觉器

感觉器与感受器两词有时可以通用，但其含义并不完全相同。感觉器的结构比感受器复杂得多，不仅感受装置更为完善，还具有复杂的附属结构，如视器是由眼球（感受器）和眼副器（附属结构）构成。

三、感受器的分类

感受器的种类繁多，形态和功能各异。通常根据感受器所在的部位和接受刺激的来源将其分为 3 类。①**外感受器**（exteroceptor）：分布在皮肤、黏膜、视器和听器等处，感受来自外界环境的刺激，如痛、温、触、压、光、声等刺激。②**内感受器**（interoceptor）：分布在内脏器官和心血管等处，接受体内环境的物理和化学变化的刺激，如渗透压、压力、温度、离子和化合物浓度的变化等刺激。③**本体感受器**（proprioceptor）：分布在肌、肌腱、关节、韧带和内耳的位觉器等处，接受机体运动和平衡变化时产生的刺激。

感受器还可根据其特化程度分为以下 2 类。①**一般感受器**：分布在全身各部，如分布在皮肤的痛觉、温觉、触觉和压觉感受器；分布在肌、肌腱、关节、内脏及心血管的感受器。②**特殊感受器**：分布在头部，包括视觉、听觉、嗅觉、味觉和平衡觉的感受器。

一分为二，客观思维

痛觉的意义

大家一定都感受过疼痛，比如：感冒时的头痛、手指被锋利的器械刺伤、脚踢到坚硬的物体后的疼痛难忍等，每当此时我们会讨厌痛觉。换一个角度想，其实痛觉有时对我们反而具有很好的保护作用。感到头痛后，我们会停止学习和工作去医院诊治，从而发现和治愈身体的疾病；手指及脚的疼痛会使我们小心谨慎，避免再次受到伤害。没有痛觉会发生什么呢？有个先天性无痛觉的小女孩在一个寒冷的冬天趴在暖气片上取暖造成皮肤大面积烧伤而被送往医院抢救。试想，如果这个小女孩的痛觉正常，在烫伤的早期就会主动离开暖气片，避免悲剧的发生。虽然痛觉有时会让我们产生不适感，但却能够很好地保护我们。所以，看待事物要一分为二、客观分析，避免因认知的片面性造成思维的局限性。

（帖红艳）

第十四章

视　器

学习目标

1. 知识目标

(1)掌握眼球壁的层次,各部形态结构;眼球内容物的位置与形态结构。

(2)掌握眼折光装置的组成;房水循环途径。

(3)掌握眼球外肌名称、位置和作用。

(4)掌握泪器的组成、形态和位置。

(5)了解眼的血管和神经。

(6)了解眼睑的形态和构造。

2. 能力目标

(1)知识内化:可以结合标本讲述眼的构成以及各部分的形态、结构特点。

(2)理论联系临床:可以分析临床常见眼部疾病的解剖学基础。

(3)知识拓展:能够独立查阅资料了解眼相关的科研新进展。

3. 思政目标

(1)培养严谨科学态度:通过学习认识到科学研究不是一帆风顺的,培养严谨的科研态度,勤于思考、积极创新、勇于奉献、勇攀高峰。

(2)树立珍爱生命理念:通过学习器官的结构、功能,认识到其重要性从而更加懂得保护器官、珍爱生命。

(3)引导学用结合方法:通过理论学习,掌握一些临床救治技能,增加成就感,激发学习兴趣。

(4)培养责任心、使命感:通过介绍一些临床案例,培养学生细致观察,精准诊断的责任心。

(5)社会实践:通过参观生命科学馆,自觉做文明健康、绿色环保生活方式的倡导者、践行者和推动者,增强医学生的社会责任感和职业使命感。

课前导学

我们的眼睛和照相机有着相似的结构。眼睛有无色透明的角膜,照相机有相当于角膜的滤光器;眼的虹膜通过开大、缩小瞳孔,可以自动调节进入眼内的光线,照相机有相当于虹膜的光圈;眼睛有自动调焦作用的晶状体,照相机有相当于晶状体的镜头;眼睛有能够感光的视网膜,照相机有相当于视网膜功能的底片。今天我们来看看眼的结构到底是什么样的。

笔记栏

视器(visual organ)又称眼,由眼球和眼副器组成。

第一节 眼 球

眼球(eyeball)位于眼眶内,由眼球壁和眼球内容物构成(图 14-1),近似于球形,其前面的正中点称**前极**,后面的正中点称**后极**。通过眼球前、后极的连线称**眼轴**,由瞳孔的中央至视网膜黄斑部中央凹的连线称**视轴**,眼轴与视轴相交成锐角。正常成年人眼球前后径为 24 mm,垂直径较水平径略短。

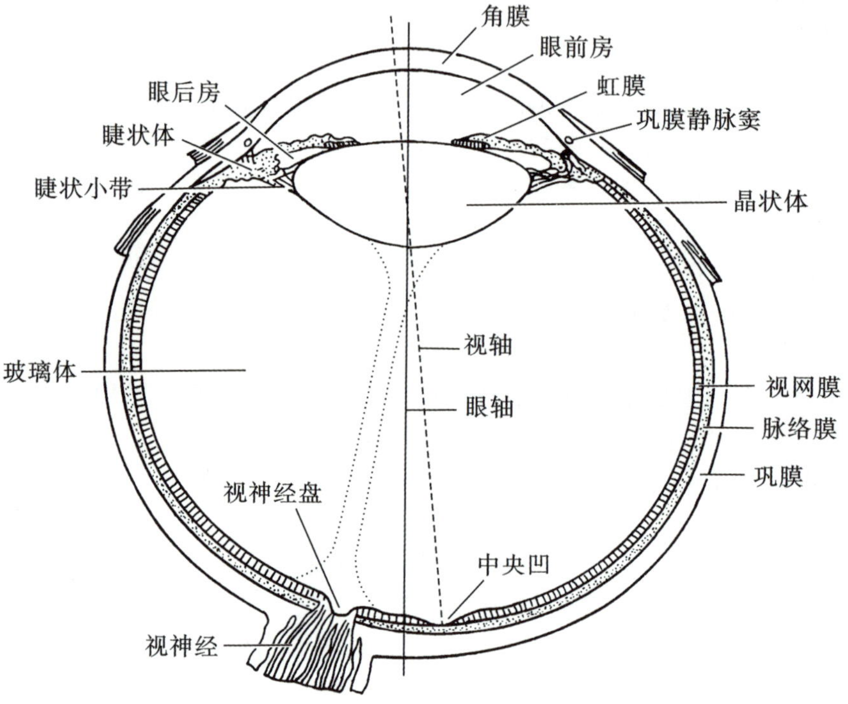

图 14-1 眼球的构造

一、眼球壁

眼球壁由外向内依次为纤维膜(外膜)、血管膜(中膜)和视网膜(内膜)3 层。

(一)纤维膜

纤维膜(fibrous tunic)由致密结缔组织构成,厚而坚韧,具有保护眼球内容物和维持眼球外形的功能。可分为角膜和巩膜两部分。

1. 角膜 **角膜**(cornea)约占眼外膜的前 1/6,无色透明,富有弹性,外凸内凹,曲度较大,具有屈光作用。角膜无血管,但富含感觉神经末梢,感觉十分敏锐,故有"眼睛里容不得沙子"之说。角膜的营养有 3 个来源:角膜周围的毛细血管、泪液和房水。如果角膜尤其中央部出现混浊或曲度发生改变,会显著影响视力。

笔记栏

学以致用，联系生活

角膜溃疡

小刚是某工业大学的校篮球队队员，也是一名近视患者，由于佩戴框架镜影响运动，所以佩戴隐形眼镜成了他的日常。早晨天不亮就要起床参加篮球训练，晚上训练完回到寝室，同学们已经熄灯睡觉，为了不影响大家的休息他很少开灯，因为在黑暗中取、戴隐形眼镜很不方便，所以他一个星期都没有取出隐形眼镜。一天他感觉到双眼疼痛、畏光、流泪，到眼科进行诊治后发现角膜感染已经形成角膜溃疡。虽然经过治疗角膜溃疡愈合，但是遗留了瘢痕组织，形成角膜白斑影响了视力和美观。角膜是暴露在空气中的组织，角膜所需的90%的氧来自于空气，如果长时间佩戴隐形眼镜会影响角膜对空气中氧的吸收利用，造成角膜组织缺氧坏死，形成溃疡甚至会并发角膜穿孔。近视患者在日常生活中尽量佩戴框架镜，如需戴隐形眼镜则尽可能缩短佩戴时间，保护角膜。眼睛是心灵的窗户，我们每天获取90%以上的信息来源于视觉，爱护双眼、科学用眼，眼睛也会用良好的工作状态回报我们。

2. 巩膜 **巩膜**(sclera)约占眼外膜的后5/6，呈乳白色，不透明。具有保护眼球内容物和维持眼球形态的作用，是眼外肌附着部位。巩膜前缘与角膜相邻，交于角膜缘，其深部有一环形的小管，称**巩膜静脉窦**(sinus venous sclerae)(图14-2)，是房水回流的通道。巩膜后部视神经穿出处有许多小孔，呈筛板状，称巩膜筛板，还有视网膜中央动、静脉通过。巩膜呈现黄色是黄疸的重要体征；老年人的巩膜可因脂类物质沉着略呈黄色。

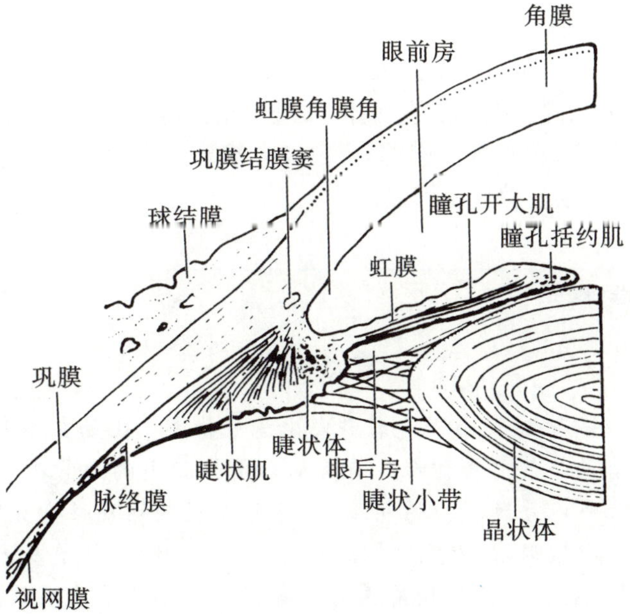

图14-2 眼球水平切面局部放大

笔记栏

爱护双眼，远离伤害

巩膜外伤

巩膜构成眼球外壁的后5/6，对眼球内容物有着重要的保护作用。部分巩膜缺少眼眶的保护，极易受到伤害。一个9岁的小男孩过年由于放鞭炮炸伤了左眼的巩膜，导致大量眼内容物脱出，不得已行左眼球摘除手术。手术造成了三点伤害：首先，手术后只有一只眼睛的小男孩能看到的视野范围比双眼同时看到的视野范围小很多，从而增加这个孩子在日常生活中再次受伤的概率；其次，一只眼睛承担双眼的工作量更容易造成视疲劳，导致健康眼更易受到损害；第三，这个孩子未来的人生选择也会因此受到影响，无法从事很多必须具有双眼视觉才能完成的工作。所以要爱护双眼，远离危险和伤害。

（二）血管膜

血管膜（vascular tunic）含有丰富的血管和色素，呈棕黑色。具有营养眼球内组织及遮光作用。血管膜由前向后依次为**虹膜**、**睫状体**和**脉络膜**3部分。

1. 虹膜　**虹膜**（iris）是角膜后方圆盘状的薄膜，呈冠状位。将角膜与晶状体之间的腔隙（眼房）分成较大的前房（角膜内表面到虹膜前表面）和较小的后房（虹膜后表面到晶状体表面），前、后房借虹膜中央的圆形的**瞳孔**（pupil）相通。在眼前房周边，虹膜与角膜交界处的环形间隙称**虹膜角膜角**（iridocorneal angle），又称**前房角**。虹膜内有2种不同方向排列的平滑肌纤维。环绕在瞳孔周围呈环形排列的是**瞳孔括约肌**（sphincter pupillae），收缩时缩小瞳孔，由副交感神经支配。从瞳孔向周围呈辐射状排列的是**瞳孔开大肌**（dilator pupillae），收缩时开大瞳孔，由交感神经支配。瞳孔是光线到达视网膜的唯一通道，瞳孔的开大、缩小可以调节进入眼内光线量的多少。在弱光或看远物时，瞳孔开大；在强光或看近物时，瞳孔缩小。在活体上，透过角膜可看到虹膜及瞳孔。虹膜的颜色由色素含量的多少决定，有明显种族差异，白种人缺乏色素，虹膜呈浅蓝色或浅黄色；黄种人色素含量较多，虹膜呈棕色或棕黑色。

学以致用，科学救治

前房积血

体育运动可以强身健体，但是也容易发生意外伤害。比如在体育运动时，肢体不慎碰撞到眼睛就容易导致前房积血。前房积血是虹膜上的血管破裂，血液溢出至前房所致。前房积血可以导致视力瞬间下降，还可以引起继发性青光眼及白内障。当出现前房积血时不要揉眼睛，避免增加出血量，保持半卧位，使前房内的血液下沉，尽快恢复视力，同时血液沉积在虹膜角膜角处有利于血液的尽快吸收。前房积血后要注意尽量减少剧烈运动防止二次出血。在体育活动中，大家要尽量保护好自己避免受伤。一旦出现前房积血，应用掌握的知识，科学救治。

2. 睫状体　**睫状体**（ciliary body）为位于虹膜根部和脉络膜之间的环状组织，在眼球矢状切面和水平切面上呈三角形。睫状体前1/3较肥厚称**睫状冠**（ciliary crown），内表面有纵行放射状皱褶称**睫状突**（ciliary processes）。后2/3薄而平坦称**睫状体扁平部**（pars plana）。扁平部与脉络膜连接处呈锯齿状称**锯齿缘**（ora serrate）。由睫状突发出细丝状的睫状小带（又称悬韧带）与晶状体囊相连。睫状体后部较平坦，形成环状结构称**睫状环**，睫状体内的平滑肌称**睫状肌**（ciliary muscle），由副交感神经支配，该肌收缩与舒张时，睫状小带松弛或被拉紧，来调节晶状体的曲度，适应视近或视远。睫状突上皮细胞产生房水。

3. 脉络膜 **脉络膜**（choroid）起于锯齿缘，占血管膜的后 2/3，与巩膜结合疏松，脉络膜含有丰富的血管和色素细胞，具有营养眼球和吸收眼内散射光线的作用。

（三）视网膜

视网膜（retina）是一层透明的膜，衬于脉络膜的内侧。分为内、外两层，外层为**视网膜色素上皮层**（retina pigment epithelium，RPE），内层为**视网膜神经感觉层**（neurosensory retina），两层之间有一潜在腔隙，是临床上发生视网膜脱离的解剖学基础。视网膜色素上皮层由含大量色素的单层上皮组成，可保护视细胞使其免受过强光线的刺激；视网膜神经感觉层主要由 3 层神经细胞组成，由外向内依次为：**感光细胞、双极细胞**和**节细胞**（图 14-3）。外层感光细胞包括**视锥细胞**（cone cell）和**视杆细胞**（rod cell）。视锥细胞主要分布在视网膜后极部，主要感受强光和色觉，在白天或明亮处视物发挥作用；视杆细胞主要分布于视网膜的周边部，主要感受弱光，在夜间或昏暗处视物发挥作用，不能辨色，视物分辨力低，精确性差，只有粗略的轮廓。中层为双极细胞，将来自感光细胞的神经冲动传导至内层的节细胞。节细胞轴突向视神经盘处汇集构成视神经。

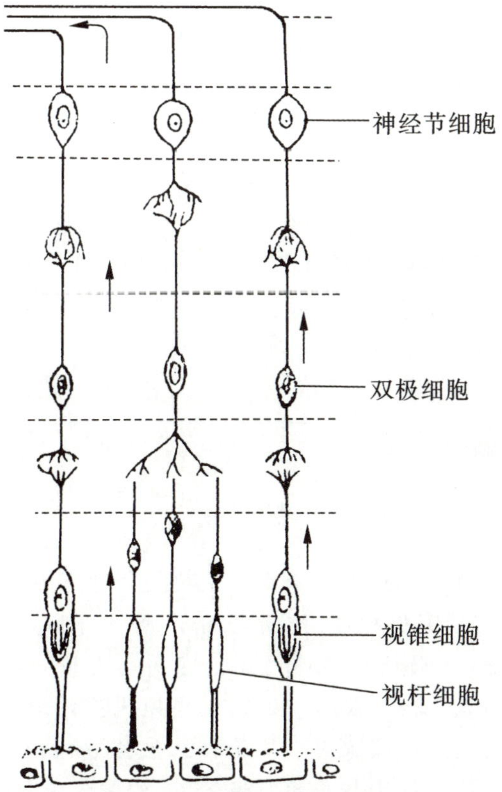

图 14-3 视网膜的神经细胞示意

在视网膜后部视神经的起始处有一境界清楚的橙红色略呈椭圆形的盘状结构，称**视神经盘**（optic disc），其中央部有视神经和视网膜中央动、静脉通过，无感光细胞，称生理

笔记栏

性盲点。在视盘颞侧稍下方约 3 mm 处，有视锥细胞密集的黄色圆形区域，称**黄斑**(macula lutea)。其中央有一小凹，称**中心凹**(fovea centralis)，是视网膜上视觉最敏锐的部位。

注意防护，保护器官

视网膜脱落

视网膜脱落是常见的视网膜疾病，常见于眼外伤及高度近视患者。我国现在近视的人数逐年增加。数据分析，目前我国近视人口超 4.5 亿，几乎平均每 3 个人中就有一个近视患者。其中近视的重灾区是 10～18 岁的青少年年龄段，我国青少年近视发病率已超越其他国家，高居世界第一。高度近视者由于眼轴增长，牵拉视网膜变薄，其上的血管变细，血液供应减少使视网膜发生营养不良性变性，这个时候如果再有外力的作用就会导致视网膜脱落的发生。所以，在日常的学习和生活中我们要尽量地注意保护视力，防止近视度数过早过快地增加，避免发展成为高度近视。如果已经成为高度近视，要注意生活中的一些细节，比如尽量避免剧烈运动及重体力劳动，预防视网膜脱落的发生。

二、眼球内容物

眼球内容物包括**房水**、**晶状体**和**玻璃体** 3 种无色透明物质，与角膜合称为眼的屈光装置，具有屈光作用。

(一)房水

房水(aqueous humor)是无色透明的液体，充满在眼房内。由睫状体产生后自后房经瞳孔流入前房，再经虹膜角膜角渗入巩膜静脉窦，然后汇入眼静脉，进入体循环。房水除有屈光作用外，还有维持眼内压、营养角膜和晶状体的作用。在病理情况下，如虹膜后粘连、前房角狭窄、巩膜静脉窦病变等，造成房水流出障碍，滞留在眼房内，致眼内压升高，使视力减退甚至失明，临床称青光眼。

关注细节，精准诊断

青光眼

青光眼是我国的一种常见致盲性眼病。主要是由于房水循环障碍导致房水在眼内蓄积，引起眼压升高，损害视神经，使视野缩小，视力下降。急性闭角型青光眼，常常夜间发病而且伴有恶心、呕吐、头痛等症状，容易与内科一些疾病相混淆。有位老年女性患者夜间出现眼痛、头痛、恶心、呕吐，到当地医院诊治。当地医生首先考虑内科疾病——脑血管病变及急性胰腺炎。给予抽血化验，颅脑 CT 和 MRA，腹部彩超等检查后，发现结果并无异常，给予相应的输液治疗，症状没有缓解，而且持续加重。在医生进一步询问病史的时候发现患者视力明显下降。于是请眼科医生进行会诊，诊断为青光眼。转至眼科进行治疗，很快症状缓解。但是由于视神经受损较重，视力难以恢复。这个案例告诉我们掌握疾病特点，关注症状细节，做好鉴别诊断，避免给患者造成不必要的经济损失甚至延误病情是每位医生的责任。

（二）晶状体

晶状体（lens）位于虹膜的后方，玻璃体的前方，无色透明，不含血管神经，呈双凸透镜状，后面较前面曲度大。晶状体主要由晶状体纤维与具有弹性的晶状体囊构成，晶状体囊借睫状小带连于睫状体的睫状突上，睫状肌收缩时，使睫状突靠近晶状体，睫状小带松弛，晶状体靠自身弹性变凸，增加晶状体的屈光力，使近处物体的像聚焦于视网膜上。反之，当看远处物体时，睫状肌舒张，睫状突远离晶状体，睫状小带紧张，牵拉晶状体囊，使晶状体变得比较扁平，减少了晶状体的屈光度，远处物体的物象成像在视网膜上。晶状体是屈光装置中唯一可调节的结构，随着年龄的增长，晶状体的弹性会减弱，睫状肌逐渐萎缩，调节功能减退，出现视近物时模糊不清，俗称**老花眼**。若晶状体变混浊，导致视力下降称**白内障**。

医疗保障，利民惠民

白内障

白内障是老年人常见的眼病，也是全球第一致盲性眼病。据资料显示：我国60～89岁人群白内障发病率为80%，90岁以上老年人白内障发病率达90%。随着我国人口老龄化和白内障发生率的增加，白内障患者人数将呈长期增长趋势。白内障导致患者的视力下降，明显影响患者的生活质量。尤其在经济落后的偏远地区及农村，相当数量的白内障患者生活在黑暗之中，没有生活质量可言。国家对农民实行医疗保障制度使其医疗救治水平得到改善，生活质量有很大提升，白内障手术也在医保报销范围之内，在不同的地方还会有各种免费白内障手术。比如现在河南省各地市政府在每年一定的时间段都会组织为贫困白内障患者实行免费白内障手术，手术费用由政府买单，大大提高了白内障患者的手术率，降低了我省盲人的比例。解决好老百姓关心的医疗保障问题，是改善民生的一个重要内容，对于构建和谐社会起到积极的作用，我国政府的医疗保障，利民惠民。

（三）玻璃体

玻璃体（vitreous body）为透明的胶状物质，充填于晶状体与视网膜之间，占眼球内容积的4/5，约4.5 mL。具有折光和支撑视网膜的作用。

第二节　眼副器

眼副器（accessory oranges of eye）包括眼睑、结膜、泪器、眼球外肌、眶脂体和眶筋膜等结构，有支持、保护和运动眼球的作用。

一、眼睑

眼睑（eyelids）俗称眼皮，覆盖在眼球的前方，分为上睑和下睑。其游离缘称**睑缘**（palpehral margin）。上下睑缘之间的裂隙称**睑裂**（palpebral fissure）。睑裂内、外侧连结处分别称**内眦**（medial angle of eye）和**外眦**（lateral angle of eye）。内眦处有一小的肉样隆起称泪阜。睑缘有前唇和后唇，前唇生有睫毛，毛囊处有皮脂腺和汗腺开口。毛囊处发

笔记栏

生急性炎症，称**睑腺炎**。

科普宣传，保障健康

睑腺炎（麦粒肿）

麦粒肿是眼睑部的一种常见疾病，是睑板腺或者睫毛毛囊处的急性炎症。当麦粒肿处于急性期时，眼睑局部有红、肿、热、痛等症状，此时禁忌挤压排脓，否则会引起炎症扩散，波及头面部。有位患者最初只是左眼下睑轻度水肿，由于他采取了不恰当的处理方法，自行挤压左眼下睑的麦粒肿排脓导致炎症扩散造成左侧头面部的红肿。正确的做法是局部滴用一些抗生素眼药水或者口服抗生素，以控制感染。作为医务工作者，我们应该加强科普宣传，普及医学常识，避免更多此类情况，尽力保障人民健康。

眼睑由浅入深依次为皮肤、皮下组织、肌层、睑板和睑结膜5层结构。①皮肤薄而柔软，易形成皱褶。②皮下组织层：为疏松结缔组织和少量脂肪组织。肾病和局部炎症时容易出现水肿。③肌层主要有眼轮匝肌和上睑提肌，收缩时分别使睑裂闭合和提起上睑。④**睑板（tarsus）层**由致密结缔组织构成，呈半月形。睑板内有若干与睑缘呈垂直方向排列的**睑板腺**（tarsal glands），是全身最大的皮脂腺，开口于睑缘，分泌类脂质，有润滑睑缘和防止泪液外溢的作用。睑板腺导管阻塞时，形成睑板腺囊肿，又称**霰粒肿**。⑤睑结膜为透明光滑的薄膜，衬于睑板的后面。

献身医学，贡献卓越

沙　眼

沙眼是结膜炎的一种，是由沙眼衣原体感染人所致的一种慢性传染性结膜炎，在20世纪50年代是我国的首要致盲原因，感染率和严重程度同当地居住条件及个人卫生习惯密切相关。汤非凡教授是我国第一代病毒学家，1955年他和同事张晓楼用鸡胚培养的方法在世界上首次分离出沙眼衣原体。他将沙眼衣原体接种在自己的眼里，结果引起典型的沙眼症状与眼部病理改变，随后又从自己眼里分离出这个病原体，证实了沙眼的致病原因。1956年，他向全世界公开发表了分离沙眼衣原体成功的报告并得到世界医学界的公认，同时也推动了对鹦鹉热和鼠蹊淋巴肉芽肿病原体的研究。由于有了病原体可供进一步研究，微生物学界才正式确定沙眼与鹦鹉热和鼠蹊淋巴肉芽肿的病原体同属于介乎细菌与病毒之间的微生物，从而在微生物分类学中又新增添一个衣原体目，沙眼病原体被命名为沙眼衣原体。在汤非凡教授故去23年之后的1981年，第25届国际沙眼防治组织大会（巴黎）为汤非凡教授颁发了防治沙眼金质奖章以表彰他对全世界沙眼的防治做出的巨大贡献。汤非凡教授为科学为人类做出了巨大贡献，是我们国人的骄傲，学习的榜样。

二、结膜

结膜（conjunctiva）是一层薄而透明的黏膜，富有弹性。衬于眼睑后面的部分称**睑结膜**（palpebral conjunctiva），衬于巩膜前面的部分称**球结膜**（bulbar conjunctiva）。球结膜与上、下睑结膜的相互移行处，形成结膜上穹和结膜下穹。睑裂闭合时，全部结膜围成的囊状间隙称**结膜囊**(conjunctival sac)。结膜囊经睑裂与外界相通，临床上点眼药即将药液滴入结膜囊中。沙眼是最常见的结膜炎症之一。

三、泪器

泪器(lacrimal apparatus)包括泪腺和泪道两部分。泪道包括泪点、泪小管、泪囊和鼻泪管。

(一)泪腺

泪腺(lacrimal gland)位于眼眶外上部的泪腺窝内，有10～12根排泄管开口于结膜上穹的外侧部。泪腺是外分泌腺，分泌泪液，湿润结膜囊。泪液借瞬目活动均匀涂于眼球表面，具有冲洗微尘和防止角膜干燥的作用。泪液含有溶菌酶，具有杀菌作用。多余的泪液经泪点被吸入泪小管然后进入泪囊，最后经鼻泪管流入鼻腔。

(二)泪点

泪点(lacrimal puncta)在上、下睑缘近内眦处各有一小突起，称泪乳头，其顶部的小孔称泪点，是泪小管的开口。

(三)泪小管

泪小管(lacrimal ductile)起自泪点，管壁薄且有弹性，分为上泪小管和下泪小管，位于上、下眼睑内侧部皮下，先垂直于睑缘走行，继而转折呈水平位，到达泪囊前，上、下泪小管多先汇合成泪总管后进入泪囊，也有的直接进入泪囊。

(四)泪囊

泪囊(lacrimal sac)位于眶腔内侧壁前部的泪囊窝内，其上端为盲端，下部移行于鼻泪管。

(五)鼻泪管

鼻泪管(nasolacrimal duct)位于骨性鼻泪管内，上接泪囊，下通下鼻道。开口处的黏膜内有丰富的静脉丛，黏膜易充血和肿胀导致鼻泪管下口闭塞，使泪液向鼻腔引流不畅，引起流泪现象。

学握机理，科学指导

新生儿泪囊炎

泪道疾病中婴幼儿比较常见的是新生儿泪囊炎。一般多见于出生后1个月以内的婴儿。患儿出现单眼或者双眼溢泪的现象，严重者可致眼睑部皮肤出现湿疹。这样的患儿最直接的表现就是整日里眼泪汪汪。这是由于患儿出生后鼻泪管下端可能存在残膜或者堵塞的上皮碎屑，导致泪液排出不畅所致。治疗时可以从泪囊上部向下推压，借助泪囊内积液的压力挤破鼻泪管下端出口处的堵塞，但是动作要轻柔。如果这样操作1周后症状仍然没有缓解，可至医院行泪道探通术。由于新生儿泪囊炎比较常见，很多新手妈妈都束手无策，如果医务工作者能给予及时正确的指导，可以使很多宝宝摆脱“眼泪汪汪”的困扰。

笔记栏

四、眼球外肌

眼球外肌（extraocular muscles）包括运动眼球和眼睑的肌（图 14-4），共 7 块。运动眼球的肌有 6 块，分别是**内直肌**、**外直肌**、**上直肌**、**下直肌**、**上斜肌**和**下斜肌**，4 条直肌起于眶尖部视神经周围和眶上裂内侧的总腱环，在赤道前方分别止于眼球巩膜的内侧、外侧、上方和下方，收缩时使眼球向不同方向运动。内直肌、外直肌收缩，分别使眼球转向内侧和外侧；上直肌、下直肌收缩，分别使眼球转向上内和下内；上斜肌起于蝶骨体，位于上直肌和外直肌之间，以细腱通过眶内侧壁上方的滑车，经上直肌的下方转向后外，在上直肌和外直肌之间止于眼球后外侧赤道后方的巩膜。上斜肌收缩使眼球转向下外。下斜肌位于眶下壁与下直肌之间，起自眶下壁的前内侧，斜向后外，止于眼球下方赤道后的巩膜。下斜肌收缩使眼球转向上外。运动上睑的肌 1 块，为**上睑提肌**，起于视神经管前上方的眶壁，向前行于上直肌上方，止于上睑皮肤和上睑板，作用为提上睑，开大睑裂，受动眼神经支配。

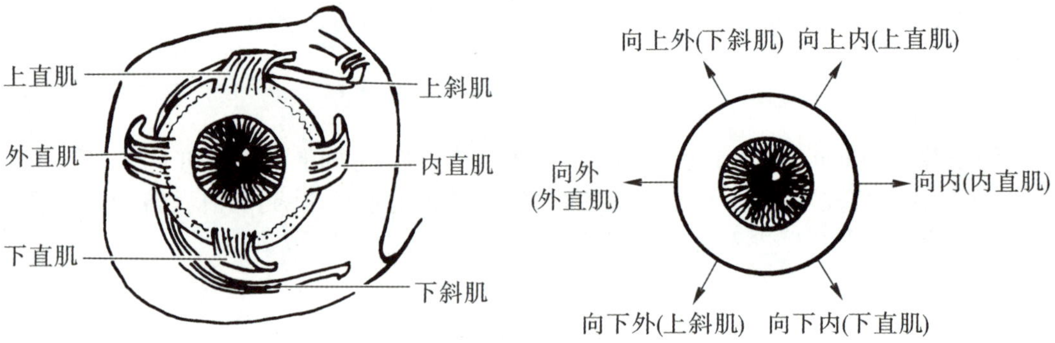

图 14-4　眼球外肌作用示意

第三节　眼的血管和神经

一、眼动脉

眼动脉是颈内动脉的分支，与视神经一起经视神经管入眶，其分支分布于眼球、眼睑、眼外肌。眼动脉最重要的分支是**视网膜中央动脉**（central artery of retina），它在眼球后方穿入视神经内至视神经盘处，发出视网膜颞侧上、下小动脉和视网膜鼻侧上、下小动脉 4 个分支，营养视网膜的相应部位。视网膜中央动脉是终末动脉，易发生梗阻，阻塞后可导致视力急剧下降。活体通过检眼镜可观察视网膜中央动脉，协助对动脉硬化等疾病进行诊断。

二、眼的静脉

眼球内的静脉主要有视网膜中央静脉和涡静脉。视网膜中央静脉与同名动脉伴行，主要收集视网膜回流的血液后注入眼上静脉或直接回流到海绵窦。涡静脉有 4～7 条，主要收集脉络膜及部分虹膜睫状体的血液，在眼球后部穿出巩膜，经眼上、下静脉汇入颅内的海绵窦。

三、眼的神经

支配眼的神经主要有6对脑神经和内脏神经,包括视神经、动眼神经、展神经、滑车神经、面神经和三叉神经。视神经传导视觉;动眼神经支配上睑提肌、上直肌、下直肌、内直肌和下斜肌;展神经支配外直肌;滑车神经支配上斜肌;面神经支配眼轮匝肌;三叉神经的眼神经和上颌神经传导眼睑、结膜、角膜和泪腺的一般感觉;交感神经支配瞳孔开大肌,副交感神经支配瞳孔括约肌和睫状肌。

精神楷模,学习榜样

活着就要为国家做贡献

——百岁高龄仍然奋战在工作一线的张效房教授

百岁高龄的张效房教授是眼科界著名专家,我国眼内异物研究的奠基人和眼外伤专业的学术带头人。岁至期颐的张教授依然奋战在工作一线,用张效房教授自己的话说:"活着就要为国家做贡献。"听起来多么简单的一句话,可是做起来,却需要付出一辈子的努力。

1920年,张效房教授出生于河南省开封市。受身为医生的父亲的影响,高中时期的他就坚定地选择了医生作为毕生的事业。1949年新中国成立后,张效房教授来到河南医科大学第一附属医院工作。因德才兼备,30岁时就成为眼科负责人。由于人民生活水平低下,卫生条件差,沙眼病在当时广为流行,导致很多人失明。看到这种情况,张教授常利用节假日亲自带队到基层为患者义诊。新中国成立初期,百废待兴,工业蓬勃发展,由于操作不当或者技术原因使得眼外伤的患者增多。如车床上的小碎块进入眼睛、小石块炸到眼睛里。这些眼外伤导致的后果比普通的眼外伤要严重很多,甚至即使经过精心治疗后仍然难以避免失明。20世纪50年代中期,张效房教授就带领他的团队攻克眼内异物这道难关。明确异物在眼内的具体位置是重点,而当时眼科医师只能靠X射线片拍出来平面图形片子来诊断眼内异物位置,很难准确地表达出异物在眼内的立体位置,张效房教授带领他的团队经过反复试验研究,终于发明了眼球内异物定位器,解决了这一难题。为了更好地研究及诊治眼外伤病,他还带领同事创办了我国第一个关于眼外伤的杂志——《中华眼外伤职业眼病》杂志。他们的成就也引起了国际上眼科学者的关注,自此,河南医科大学第一附属医院眼科活跃在国际眼科界的舞台上。

张教授为人和蔼可亲,他严谨的治学态度也深深地影响他周围的同事。即使到了该退休的年龄,张教授依然奋斗在工作第一线。无论天气晴朗或是刮风下雨,每天早晨你都可以看见一位行动缓慢但精神抖擞的百岁老人行走在郑州大学第一附属医院东院区内,他或者去往眼科门诊坐诊,或者去往《中华眼外伤职业眼病》杂志编辑部审阅、修改文章。这就是只要活着就要为国家做贡献的百岁老人——张效房教授。

(帖红艳)

笔记栏

第四节 视器实践

一、实践项目

观生命科学馆,树远大职业观。

二、实践方案

利用节假日,在班主任的带领下,全班同学一起参观生命科学馆,活动后总结收获。

三、实践目的

通过参观生命科学馆,引发学生对生命的认识与思考。保护生物、爱护地球,树立尊重自然、顺应自然、保护自然的观念,明确“人与自然是生命共同体”的理念,坚决抵制野生动物食材制品,自觉做文明健康、绿色环保生活方式的倡导者、践行者和推动者。

对比正常人体结构和病理标本,培养学生对医学的学习兴趣,激发学生的学习热情,增强医学生的社会责任感和职业使命感,树立人生目标,明确前进方向,自我推动、自我成长。

四、实践报道及学生总结

观生命科学馆的实践活动总结

(张振华)

第十五章

前庭蜗器

学习目标

1. 知识目标

(1)掌握外耳的形态结构特点;中耳的分部和各部的位置、形态与功能;内耳的位置、分部、形态与功能。

(2)掌握声波的传导途径。

(3)熟悉幼儿外耳道的特点;鼓膜的形态分部和位置;幼儿咽鼓管的特点。

(4)了解听小骨的名称、位置和排列;鼓膜张肌和镫骨肌的作用。

2. 能力目标

(1)知识内化:可以结合标本示教耳的构成及各部分的特点。

(2)理论联系实际:通过学习耳相关理论知识,可以说出生活中常见现象的解剖学基础。

(3)知识拓展:能够独立查阅资料了解有关耳的研究新进展。

3. 思政目标

(1)培养正确的人生观:通过学习了解人的一生可能会遇到各种困难,要勇于面对困难和挫折,要有战胜困难的勇气和信心。

(2)培养学习兴趣:通过临床案例,科普生活常识,激发学习兴趣。

(3)培养理论联系实践习惯:通过运用理论知识解释生活现象,培养学生将理论知识运用于生活的习惯,增加学习乐趣。

(4)社会实践:通过对眼及耳的学习及培训,应用掌握的知识做宣教,普及相关科学文化知识。

课前导学

闭上眼睛,我们如何能够感知乘坐车辆的加速和减速?声音是如何传导的?声波引起的空气振动如何转化成听觉的神经信号?鼓膜穿孔后还能听见声音吗?如何保护鼓膜?学习了耳,我们会找到答案。

前庭蜗器(vestibulocochlear organ)又称耳,包括**前庭器**和**蜗器** 2 部分,两者虽然功能不同,但结构关系密切。按位置前庭蜗器可以分为**外耳**、**中耳**和**内耳** 3 部分(图 15-1)。外耳和中耳是声波的收集和传导装置,内耳有感受声波刺激和位置刺激的装置。

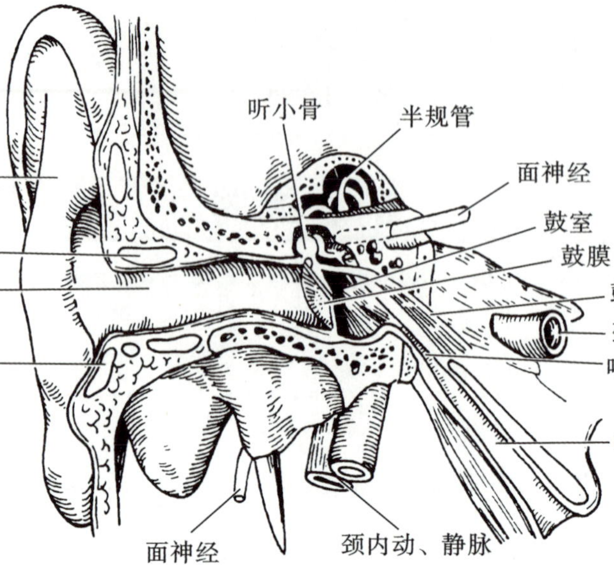

图 15-1　前庭蜗器全貌示意

第一节　外　耳

外耳(external ear)包括耳郭、外耳道和鼓膜。

一、耳郭

耳郭(auricle)位于头部的两侧,可收集声波,以弹性软骨为支架,表面覆盖皮肤,皮下组织少,但神经血管丰富。耳郭下 1/3 部无软骨的部分为**耳垂**(auricular lobule),仅含脂肪和结缔组织,是临床采血常用部位。耳郭外侧面的中部深凹底部有**外耳门**(external acoustic pore),外耳门前外方的突起称耳屏。外耳门向内通外耳道。

二、外耳道

外耳道(external acoustic meatus)为从外耳门至鼓膜的管道,成人全长 2.0～2.5 cm,外侧 1/3 为软骨部,与耳郭的软骨相延续,内侧 2/3 为骨性部。外耳道略呈 S 形弯曲,从外向内,先向前上,再转向后,然后向前下。因此,临床上成人做鼓膜检查时,将耳郭向后上方牵拉,使外耳道变直,可观察鼓膜。婴儿的外耳道几乎全由软骨支持,短而直,鼓膜几乎呈水平位,检查时将耳郭拉向后下方。外耳道表面覆盖皮肤,内含感觉神经末梢、毛囊、皮脂腺和耵聍腺。耵聍腺分泌的耵聍对皮肤有保护作用,若耵聍腺分泌耵聍凝结成大块,可阻塞外耳道,影响听力。外耳道皮肤与软骨膜和骨膜紧密相贴,皮下组织少,故外耳道皮肤出现疖肿时疼痛剧烈。

三、鼓膜

鼓膜(tympanic membrane)位于外耳道与中耳鼓室之间,为椭圆形半透明薄膜,是外耳和中耳的分界,其位置倾斜,与外耳道下壁构成 45°角,小儿更为倾斜,几乎呈水平位

笔记栏

（图 15–2）。鼓膜中央部略向内凹陷称**鼓膜脐**（umbo of tympanic membrane），为锤骨柄末端附着处。鼓膜的上 1/4 薄而松弛为松弛部，下 3/4 坚实紧张为紧张部。活体观察鼓膜时，松弛部呈淡红色，紧张部呈灰白色，紧张部前下方有个三角形反光区，称**光锥**（cone of light）。临床耳镜检查时可窥见。中耳的病变可引起光锥改变或消失。鼓膜与外耳道声波的振动和消失同步，能准确地将声波传导至中耳。

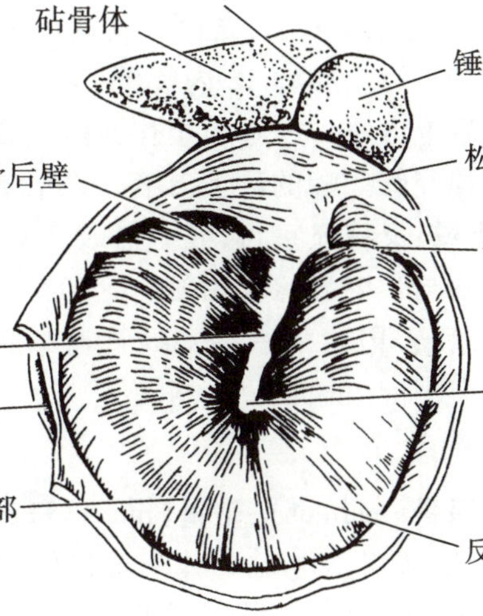

图 15–2　鼓膜（右侧）

学握知识，指导生活

鼓膜穿孔

外伤性鼓膜穿孔是临床最常见的鼓膜疾病，其中一个原因就是掏耳朵意外造成的鼓膜穿孔。鼓膜穿孔势必会影响声波的传导，引起听力下降。在日常生活中，尽量不要自己掏耳朵。耳垢是耵聍腺的分泌物，能保护我们的外耳道皮肤，还能抵御一些病菌、昆虫等侵袭，而且耳垢还有一定的防水保湿功效。耳垢是可以自行排出的，因为我们的外耳道具有一定的自动清洁功能，耳垢是单方向输送，主要是通过我们的咀嚼、张口等下颌运动，自行排出。所以不用刻意去掏耳朵，尤其禁止用尖锐的物品作为掏耳工具。若你感觉耳朵经常痒，而且晃动头部时经常感觉耳洞里有声音，或者听力有所下降，可能是耳道中的耳垢太多，建议去医院做检查，请医生给予专业处理。

第二节　中　耳

中耳（middle ear）由鼓室、咽鼓管、乳突窦和乳突小房组成，大部分位于颞骨岩部内，为一含气的不规则腔道，其功能是传导声波、增强信号，将空气振动转换成机械能。

笔记栏

一、鼓室

鼓室(tympanic cavity)是颞骨岩部内的不规则含气小腔,其内有听小骨、鼓膜张肌和镫骨肌、韧带等结构。室壁内面及各结构的表面覆盖的黏膜与咽鼓管、乳突窦和乳突小房的黏膜相延续。

(一)鼓室壁

鼓室壁(tympanic cavity)位于鼓膜与内耳之间,鼓室有6个壁。①**外侧壁**:又称**鼓膜壁**,主要由鼓膜构成,借鼓膜与外耳道分隔。②**内侧壁**:又称**迷路壁**,为内耳的外侧壁,该壁中部有圆形隆起称岬,岬的后上方有一卵圆形小孔称**前庭窗**(fenestra vestibuli),其后上方有一弓形隆起,其深面为面神经管。岬的后下方有一圆孔,称**蜗窗**(fenestra cochleae)。在活体由第二鼓膜封闭。③**上壁**:又称鼓室盖,鼓室借鼓室盖与颅中窝相邻。④**下壁**:又称颈静脉盖,借薄骨板分隔鼓室与颈内静脉起始处。⑤**前壁**:又称颈动脉壁,借骨板分隔鼓室与颈内动脉,上部有咽鼓管的开口,鼓室经咽鼓管通咽腔。⑥**后壁**:又称乳突壁,上部有乳突窦的开口,鼓室经乳突窦向后通乳突小房。

(二)听小骨

鼓室内有3块听小骨,即**锤骨**(malleus)、**砧骨**(incus)和**镫骨**(stapes)(图15-3)。锤骨在外侧,锤骨柄末端接鼓膜脐,锤骨头与砧骨体形成砧锤关节;砧骨在中间,砧骨的长脚与镫骨头形成砧镫关节,短脚以韧带连于鼓室后壁;镫骨在内侧,镫骨底附于前庭窗的周边封闭前庭窗。3块听小骨在鼓膜与前庭窗之间以关节和韧带连结成听骨链,组成杠杆系统。听骨链的任何一个结构受到损害都可影响声波的传送,导致听力下降。

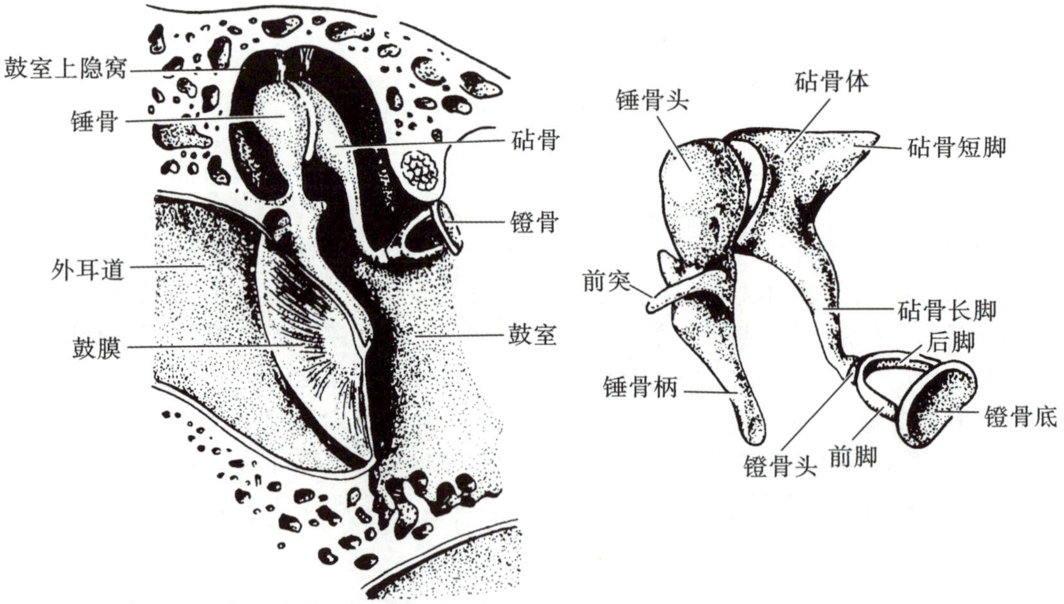

图15-3 听小骨

二、咽鼓管

咽鼓管(auditory tube)为鼻咽部与鼓室连结的管道,长3.5~4.0 cm,分为骨部和软骨部，斜向前内方，向后外侧开口于鼓室前壁的咽鼓管鼓室口。咽鼓管咽口平时呈关闭状态，只有在吞咽动作或尽力张口时才暂时开放。咽鼓管的作用是使鼓室内外的气压保持平衡，有利于鼓膜的振动。幼儿咽鼓管较成人短、宽而且平，故咽部感染易经咽鼓管侵入鼓室引发中耳炎。

学以致用，指导生活

咽鼓管的作用

在日程生活中，当突然听到巨大的响声，我们会立刻堵上耳朵，避免强大的声波振动鼓膜，造成鼓膜的损伤；而更快速、更有效的方法是张大嘴巴，这样可以使咽鼓管张开，因咽鼓管连通咽部和鼓室，口腔内的气压即鼓室内的气压与鼓膜外，即外耳道的气压保持平衡，保持鼓膜内外大气压平衡，从而避免震破鼓膜。鼓膜的损伤会导致传音障碍引起听力下降，但不会引起听力的完全丧失。

在我们乘坐飞机快速起降时，周围的空气压力骤然改变，耳道的气压跟随周围压力一起改变，而鼓室内的压力还来不及调整，鼓膜内外就产生了压力差。乘客出现耳闷、耳胀等不适症状。这时可以多做嘴部运动，打哈欠或者嚼个口香糖，使咽鼓管开放，保证鼓膜内外大气压平衡，就可以缓解症状。

三、乳突窦和乳突小房

（一）乳突窦

乳突窦（mastoid antrum）是鼓室与乳突小房间的小腔，向前开口于鼓室后壁上部，向后与乳突小房相连。

（二）乳突小房

乳突小房（mastoid cells）是颞骨乳突内含气小腔隙，大小不等，形态不一，相互通连，借乳突窦与鼓室相通。乳突窦和乳突小房内覆盖的黏膜与鼓室的黏膜相延续，故中耳的炎症可引起乳突炎。

第三节　内　耳

内耳（internal ear）位于颞骨岩部的骨质内，是前庭蜗器的感受器所在部位，它由一系列构造复杂的管道组成，故称**迷路**（labyrinth）。按解剖结构分为骨迷路和膜迷路两部分，膜迷路套于骨迷路内，其内充满内淋巴。骨迷路和膜迷路之间充满外淋巴。内、外淋巴互不相通。

一、骨迷路

骨迷路（bony labyrinth）是颞骨岩部骨质所围成的不规则管腔，从后外侧向前内侧依次分为骨半规管、前庭和耳蜗 3 部分，它们互相通连（图 15-4）。

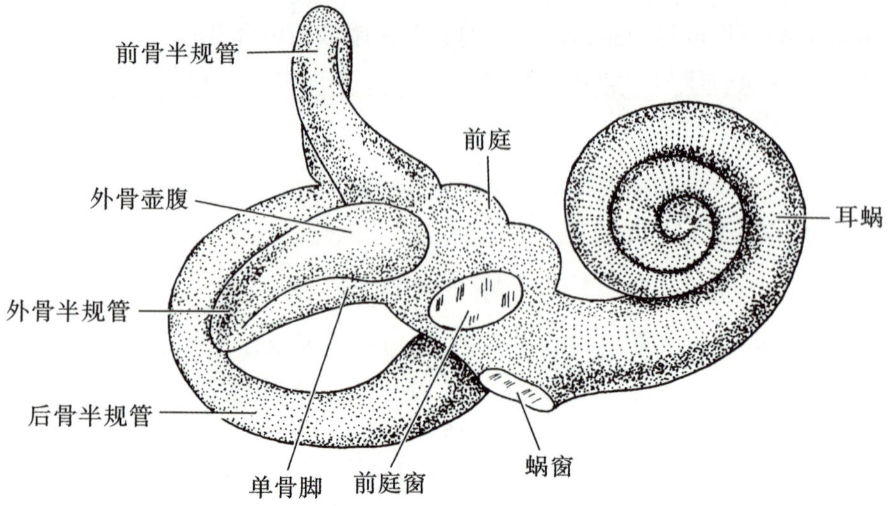

图 15-4　骨迷路

(一)耳蜗

耳蜗(cochlea)位于骨迷路的前部,形似蜗牛壳,由蜗轴和蜗螺旋管构成。朝向前外侧的尖端称**蜗顶**,朝向后内侧对着内耳道底的部分称**蜗底**。蜗轴为耳蜗的骨质中轴呈锥形,环绕蜗轴约 2.5 圈呈螺旋形的骨性管道称**蜗螺旋管**,蜗轴向蜗螺旋管内伸出骨螺旋板,与蜗管相连。故蜗螺旋管分为近蜗顶侧的前庭阶、中间膜性的蜗管,近蜗底侧的鼓阶 3 部分。前庭阶与鼓阶相通,两者通过蜗孔在蜗顶处相通。

(二)前庭

前庭(vestibule)位于骨迷路的中部,为近似椭圆形的腔隙。前庭内容纳膜迷路的椭圆囊和球囊,其前部较窄与耳蜗相通,后上部较宽与骨半规管相通。前庭外侧壁上有前庭窗和蜗窗。

(三)骨半规管

骨半规管(bony semicircular canals)位于骨迷路的最后部,是 3 个相互垂直呈半环形的骨管,分别为前骨半规管、后骨半规管和外侧骨半规管,每个骨半规管都以 2 个骨脚与前庭相连,一个骨脚膨大称**壶腹脚**,在近前庭处膨大部称**骨壶腹**,另一骨脚细小称**单骨脚**;前、后骨半规管单骨脚合成一个**总骨脚**,故骨半规管共有 5 个开口与前庭相通。

二、膜迷路

膜迷路(membranous labyrinth)为套在骨迷路内封闭的膜性管和囊,由互相连通的**膜半规管**、**椭圆囊**和**球囊**、**蜗管** 3 部分组成,其内充满内淋巴。

(一)蜗管

蜗管(cochlear duct)位于蜗螺旋管内,连于蜗螺旋板游离缘,同样盘绕蜗轴 2.5 圈。蜗管前端借连合管与球囊相通,顶端细小,以盲端终止于蜗顶,故蜗管为**盲管**。蜗管的横断面呈三角形,其上壁称蜗管前庭壁(前庭膜),把前庭阶和蜗管分开;外侧壁是增厚的骨螺旋管内表面骨膜,此处上皮深面富含血管,与内淋巴的产生有关;下壁称蜗管鼓壁(螺旋膜或基底膜),与鼓阶相隔。基底膜上有**螺旋器**(spiral organ),是听觉感受器,能感受声波刺激(图 15-5)。

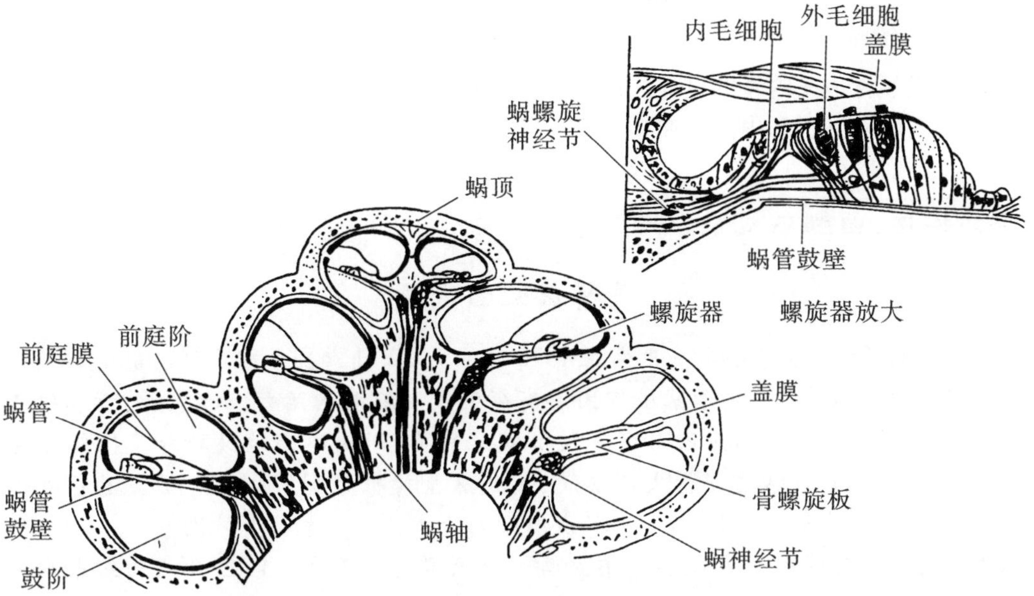

图 15-5　耳蜗纵切面

(二)椭圆囊和球囊

椭圆囊(utricle)**和球囊**(saccule)位于前庭内,是 2 个互相连通的小囊。椭圆囊较大,位于椭圆囊隐窝处,在椭圆囊的后壁有 5 个开口,与 3 个膜性半规管相通,在椭圆囊壁内面有斑状隆起,称**椭圆囊斑**(macula utriculi)。球囊较小,位于椭圆囊前下方的球囊隐窝处,向下借连合管与蜗管相通,在球囊壁内的斑状隆起,称**球囊斑**(macula sacculi)。椭圆囊斑和球囊斑是位觉感受器,能感受头部静止的位置及直线变速运动的刺激。

(三)膜半规管

膜半规管(semicircular ducts)位于同名的骨半规管内,形态与骨半规管相似。膜半规管在骨壶腹内的相应膨大部分称膜壶腹,其壁上的隆起为**壶腹嵴**(crista ampullaris)。它是位觉感受器,能接受头部旋转变速运动的刺激。

三、内耳道

内耳道(internal acoustic meatus)位于颞骨岩部中部,邻接骨迷路的内侧壁,从内耳门至内耳道底,长约 10 mm。内有面神经、前庭蜗神经和血管通过。

四、声波的传导

声波传入内耳感受器的途径有 2 条,即空气传导和骨传导,正常情况下以空气传导为主。

(一)空气传导

声波由耳郭收集后经外耳道传至鼓膜,鼓膜振动经听小骨链传至前庭窗,引起前庭阶外淋巴波动,外淋巴波动可通过前庭膜引起内淋巴波动,刺激基底膜上的螺旋器,产生神经冲动,经蜗神经传入中枢,产生听觉。前庭阶外淋巴也可引起鼓阶外淋巴的波动,传至蜗窗时,第二鼓膜外凸而缓冲波动。

笔记栏

鼓膜穿孔时，外耳道中的空气振动可以直接波及第二鼓膜，引起鼓阶外淋巴的波动，振动基底膜、兴奋基底膜上的螺旋器，也能产生一定的听觉。

（二）骨传导

声波经颅骨传入内耳的过程。声波的冲击和鼓膜的振动经颅骨和骨迷路传入内耳，引起耳蜗内的外淋巴和内淋巴波动，也可刺激螺旋器产生神经兴奋，引起较弱听觉。

努力拼搏，自强不息

耳科医生巴雷尼

奥地利耳科医生罗伯特·巴雷尼1876年4月22日出生于匈牙利。他小时候得了一种叫骨结核的病。由于家境贫困没有得到及时有效的治疗，致使膝关节部位僵硬，行动不便。但是巴雷尼的母亲并没有就此放弃，而是不断地鼓励和带他练习走路，做体操。巴雷尼常常累得大汗淋漓，但仍然坚持每天刻苦训练。功夫不负有心人，他经受住了命运的考验，以优异的成绩顺利地考进了维也纳大学医学院。1900年从医学院毕业获得医学学位后，他在德国的诊所学习了两年。1903年成为维也纳大学的一名耳科医生，主要致力于研究耳科神经学。在临床工作中他发现，许多耳科患者在用水对其化脓的耳朵进行冲洗时，常常会发生眩晕、眼球震颤（眼球急速转动的现象）。巴雷尼就开始思考耳朵灌水和眩晕、眼球震颤三者有什么联系？经过反复地实验，巴雷尼终于发现，用高于或低于体温的水来冲洗人的耳朵时都会引起无论是耳科患者或正常人的眩晕和眼球震颤。根据这个发现以及不断地探索，巴雷尼发明了一种测试前庭功能的“热检验”方法。由于该方法简便、易于推广，很快便成为当时耳科医生对前庭疾病的一种早期诊断手段，人们把这个热检验以巴雷尼的名字命名为“巴雷尼检验”。巴雷尼也于1914年因为对于内耳前庭的生理学与病理学研究的特殊贡献获得了诺贝尔生理学或医学奖。随着科技的进步，这种方法逐渐被前庭功能检测仪器所代替。自强不息的巴雷尼激励着一代代医务工作者们永不放弃，努力拼搏。

（帖红艳）

第四节　前庭蜗器实践

一、实践项目

爱耳、爱眼科普宣教。

二、实践方案

1. 在学习了感觉器官（眼和耳）之后，学生对感官眼和耳有了一定的认识，每年选取优秀的大学生结合自己所学知识，并且查阅相关知识，自行制作科普PPT，带教老师进行修改完善，在小组内进行试讲，纠正不足之处，然后在班级进行宣教。

2. 培训学生至完全可以熟练进行宣教之后，进入社区、中小学校进行科普宣教，普及爱眼、护眼、爱耳常识。

三、实践目的

1. 使学生熟练掌握所学知识。
2. 开拓学生视野，培养学生探索问题、解决问题的能力。
3. 培养学生作为医生的职业使命感及社会责任感。
4. 增强学生的自信心和语言表达能力、社会交往能力。
5. 提高百姓相关医学知识的认识。

四、实践报道或学生总结

护眼、护耳宣讲活动总结

（帖红艳）

第五篇

神经系统

第十六章

神经系统总论

学习目标

1. 知识目标

(1)掌握神经系统的常用术语。

(2)熟悉神经元的分类。

2. 能力目标

(1)知识整合:培养学生知识的横向综合能力,与组织胚胎学中相关知识衔接统一。

(2)知识拓展:培养学生查阅资料,关注科研新进展的能力。

3. 思政目标

(1)探索创新,挑战难题:培养学生勇于探索、不断创新、积极挑战医学难题的精神。

(2)学以致用,完善自身:运用所学知识,有意识地通过自身努力,成就自我。

(3)社会实践:鼓励医学生本科早期阶段参与科学研究,点燃学生们对医学未知领域的探索热情。

课前导学

迅速发展的科学技术给人类一种无所不能的错觉。但人类面对自然和宇宙仍十分渺小。无论是对外部世界还是对人体本身,我们都知之甚少,有太多的未解之谜等待我们去探索、发现。机械的广泛使用导致周围神经的损伤日益增多,而周围神经再生的研究是破解这一难题的方向之一,人类脑计划正在揭开中枢神经系统的神秘面纱。认识自身,推进医疗科技的进步需要我们的共同努力。

第一节　神经系统总论

神经系统(nervous system)由脑、脊髓及与它们相连的周围神经组成,在人体各器官、系统中占主导地位。人体内不同的器官和系统,在神经系统的统一调节和控制下,互相影响、互相制约、互相协调,完成统一的生理功能。神经系统通过与它相连的各种感受器,感受内、外环境的各种刺激,经传入神经元将神经冲动传至中枢的脊髓和脑的不同部位,经过信息整合后发出相应的神经冲动,经传出神经元将冲动传至效应器,产生各种反应。神经系统既能感受内、外环境的变化,也能调节机体内、外环境的相互关系,及时做出适当的反应,保证生命活动的正常进行。例如,当人在体育锻炼时,随着肌肉强烈收缩,出现呼吸加深加快、心跳加速、出汗等一系列的变化,这是在神经系统的统一调节和控制下，各器官、系统相互协调、配合以适应代谢的需要。当天气寒冷时，在神经系统的调节下，周围小血管收缩，减少散热，同时肌肉收缩产生热量，使体温维持在正常水平。

人类神经系统的形态和功能非常复杂，既有与脊椎动物神经系统的相似之处，也有自身的特点：不仅具有高等动物相似的感觉和运动中枢，而且还有分析语言的中枢、思维、意识和认知中枢；不仅能被动地适应环境的变化，而且能主动地认识世界和改造世界。人脑是思维、意识活动的物质基础，远远超越了一般动物脑的范畴。

一、神经系统的区分

神经系统可分为中枢部和周围部（图 16－1）。中枢部包括脑和脊髓，也称**中枢神经系统**（central nervous system），含有绝大多数神经元的胞体。周围部是指与脑和脊髓相连的脑神经和脊神经，又称**周围神经系统**（peripheral nervous system）。脑神经与脑相连，脊神经与脊髓相连。根据在各器官、系统中分布对象的不同，周围神经又可分为**躯体神经**（somatic nerves）和**内脏神经**（visceral nerves）。躯体神经分布于体表的皮肤、黏膜及骨、关节和骨骼肌；内脏神经分布于内脏、心血管、平滑肌和腺体。根据功能又分为感觉神经（sensory nerve）和运动神经（motor nerve）。感觉神经将神经冲动自感受器传向中枢，故又称传入神经；运动神经是将神经冲动自中枢传向周围的效应器，故又称传出神经。内脏神经中的内脏运动神经，支配心肌、平滑肌和腺体，其活动不受人的主观意志控制，故又称自主神经，它们又分为交感神经和副交感神经。

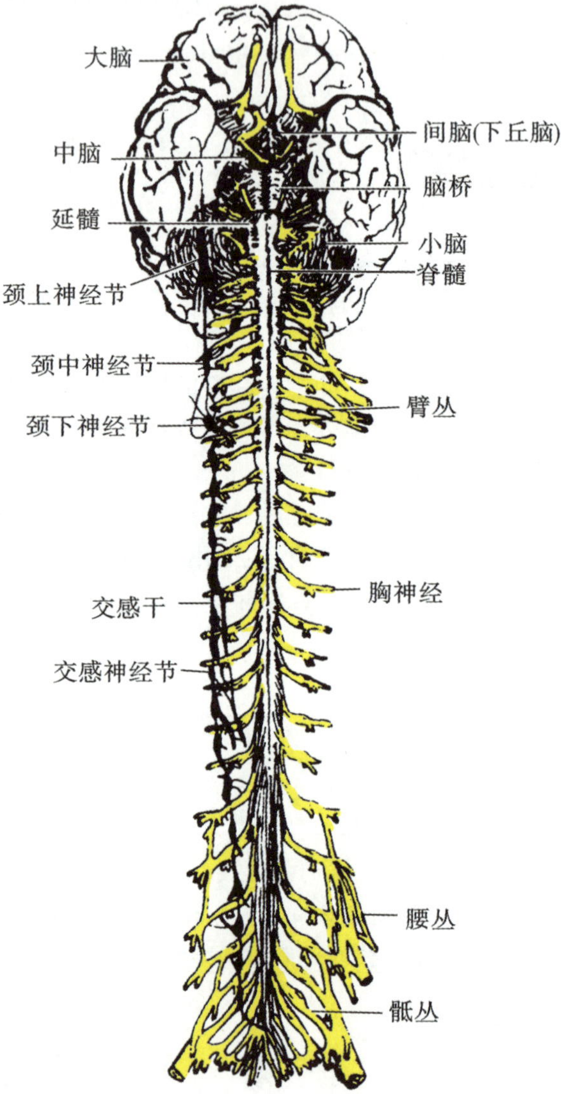

图 16－1 神经系统的区分

二、神经系统的基本结构

神经系统的基本组织是神经组织，神经组织由神经元和神经胶质构成。

（一）神经元

神经元（neuron）又称**神经细胞**（nerve cell）（图 16－2），是神经系统结构和功能的基本单位，具有感受刺激和传导神经冲动的功能。尽管神经元的大小和形态各异，但每个神经元都可以分为胞体和突起两部分。胞体为神经元的代谢中心，胞体内的细微结构与其他细胞大致相似，由细胞核、细胞质和细胞膜组成，此外，还含有神经细胞所特有的**尼氏体**（Nissl body）和**神经原纤维**（neurofibril）。

神经元突起分为**树突**(dendrite)和**轴突**(axon)。树突为胞体本身向外伸出的树枝状突起,数量各异,结构大致与胞体相同,树突上的小突起,称树突棘,是接受信息的装置。轴突通常只有一条,常发出侧支。不同类型神经元的轴突粗细长短不一,直径 0.2～20 μm,长度可达 1 m 以上。轴突是神经元的主要传导装置,它能将信号从其起始部传到终末。轴突因缺乏核糖体而不能合成蛋白质,神经元的胞体合成生物大分子并组装成细胞器,然后运输至轴突,胞体与轴突之间进行单向或双向细胞器的流动,称为轴浆运输,因此如果神经元胞体受损,轴突就会变性甚至死亡。

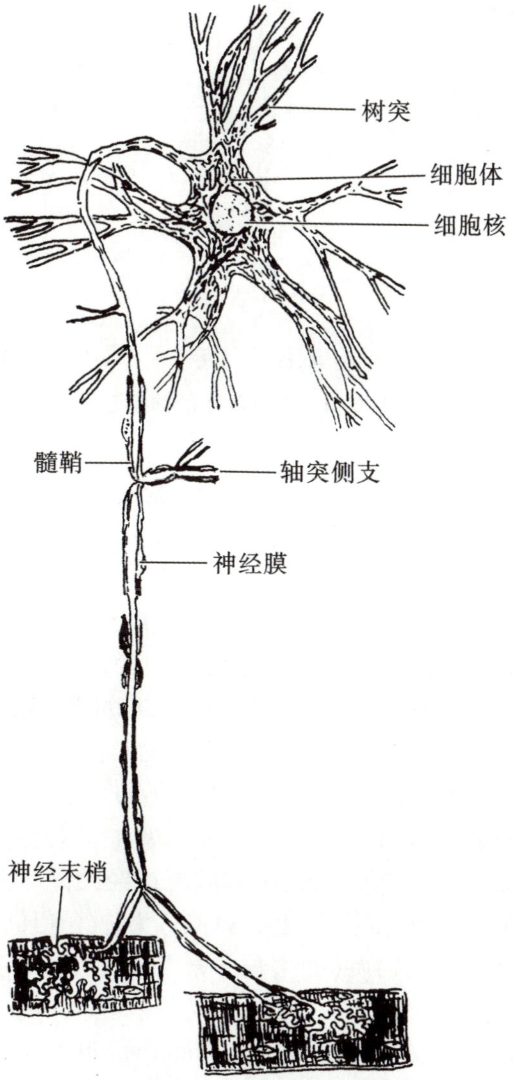

图 16-2　神经元模式图

1. 神经元的分类　根据神经元突起的数目分类。①**假单极神经元**(pseudounipolar neuron)从神经元的胞体只发出一个突起,但很快呈 T 形分叉为两支,一支至周围的感受器称周围突,另一支入脑或脊髓称中枢突。脑神经节和脊神经节中的感觉神经元属于此类。②**双极神经元**(bipolar neuron)自胞体两端各发出一个突起,其中一个抵达感受器,称周围突;另一个进入中枢部,称中枢突。如位于视网膜内的双极细胞、内耳的前庭神经节和蜗神经节内的感觉神经元。③**多极神经元**(multipolar neuron)具有多个树突和 1 个轴突，中枢部内的神经元绝大部分属于此类（图 16–3）。

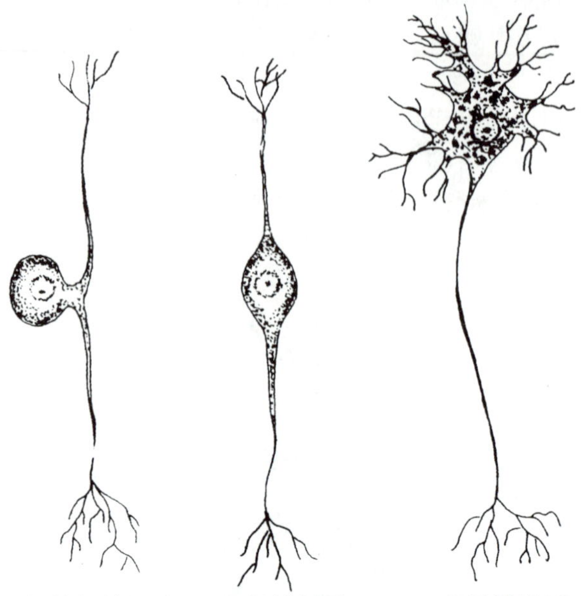

图 16–3　各种类型的神经元

依据神经元的功能和传导方向分类。①**感觉神经元**（sensory neuron），又称传入神经元，将内、外环境的各种刺激传向中枢部，假单极和双极神经元属于此类。②**运动神经元**（motor neuron），又称传出神经元，将冲动自中枢部传向身体各部，支配骨骼肌或管理心肌、平滑肌和腺体的分泌，多极神经元属于此类。③**联络神经元**（association neuron），又称中间神经元，是中枢部位于感觉和运动神经元之间的多极神经元，此类神经元的数量很大，占神经元总数的 99%，在中枢神经系统构成复杂的网络系统，以不同的方式对传入的信息进行储存、整合和分析，并将其传至神经系统的其他部位。

根据神经元合成、分泌化学递质的不同分类。①胆碱能神经元，包括中枢神经系统的躯体运动核团和部分内脏运动核团或神经节。②单胺能神经元，包括儿茶酚胺能（分泌去甲肾上腺素、多巴胺等）、5–羟色胺能和组胺能神经元，广泛分布于中枢和周围神经系统。③氨基酸能神经元，以 γ–氨基丁酸、谷氨酸等为神经递质，主要分布于中枢神经系统。④肽能神经元，以各种肽类物质（如生长抑素、P 物质、脑啡肽等）为神经递质，广泛分布于中枢和周围神经系统。

2. 神经纤维　神经元较长的突起被**髓鞘**（myelin sheath）和神经膜包裹，称为**神经纤维**（nerve fibers）。若被髓鞘和神经膜共同包裹称有髓纤维，仅被神经膜包裹则称无髓纤维（图 16–4）。周围神经的髓鞘由**施万细胞**（Schwann cell）环绕轴突形成多层同心圆板层；中枢神经系统的髓鞘由**少突胶质细胞**（oligodendrocyte）的突起形成。

3. 突触　**突触**（synapse）是神经元与神经元之间、神经元与感受器细胞之间、神经元与效应器之间形成的特化接触区域，是神经元间信息传递的基本结构（图 16–5）。人体神经系统内的大部分突触是依靠化学物质即神经递质进行的冲动传递，称**化学突触**（chemical synapse），包括**突触前部**（presynaptic element）、**突触间隙**（synaptic cleft）和**突触后部**（postsynaptic element）。

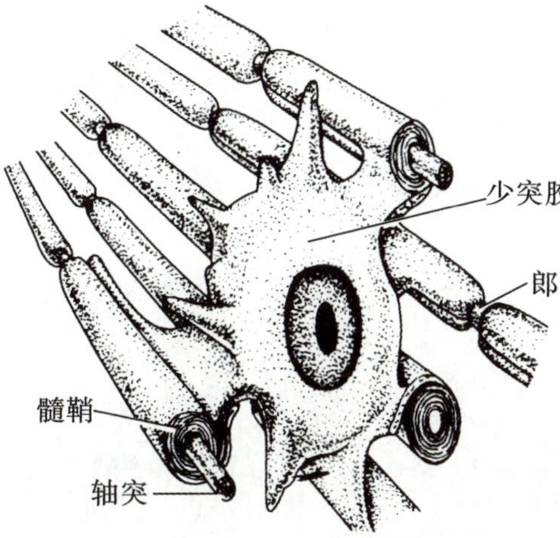

图 16-4　有髓纤维和无髓纤维

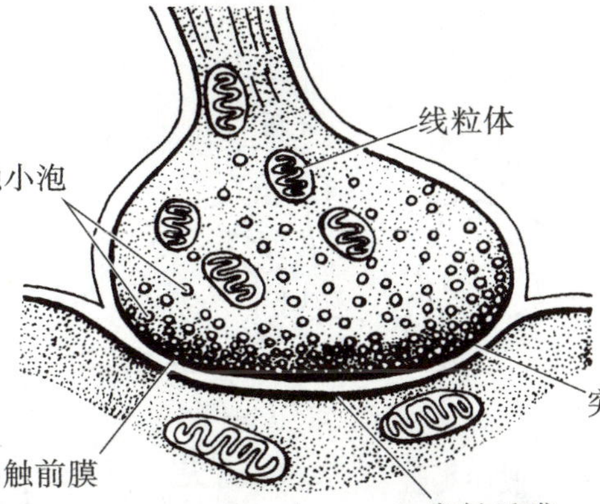

图 16-5　化学突触

（二）神经胶质

神经胶质（neuroglia）又称**神经胶质细胞**（neuroglial cell），是中枢神经系统和周围神经系统的间质或支持细胞，一般没有传递神经冲动的功能，其数量是神经细胞的 10～50 倍（图 16-6），主要对神经元起支持、营养、保护和修复的作用。神经胶质包括星形胶质细胞、施万细胞、少突胶质细胞、小胶质细胞和室管膜细胞。

三、神经系统的基本活动方式

神经系统调节机体对内、外环境的各种刺激做出适宜的反应，称为**反射**（reflex），它是神经系统的基本活动方式。反射的形态学基础是**反射弧**（reflex arc）。反射弧由感受器、传入神经、中枢、传出神经和效应器构成（图 16-7）。反射弧的任何部分因病变或外伤受到损坏，都会导致相应的反射消失，并出现感觉或运动障碍。

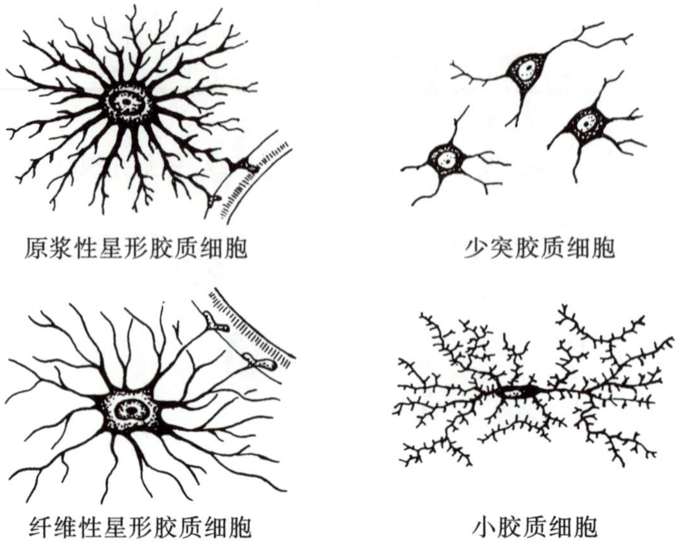

图 16-6　神经胶质

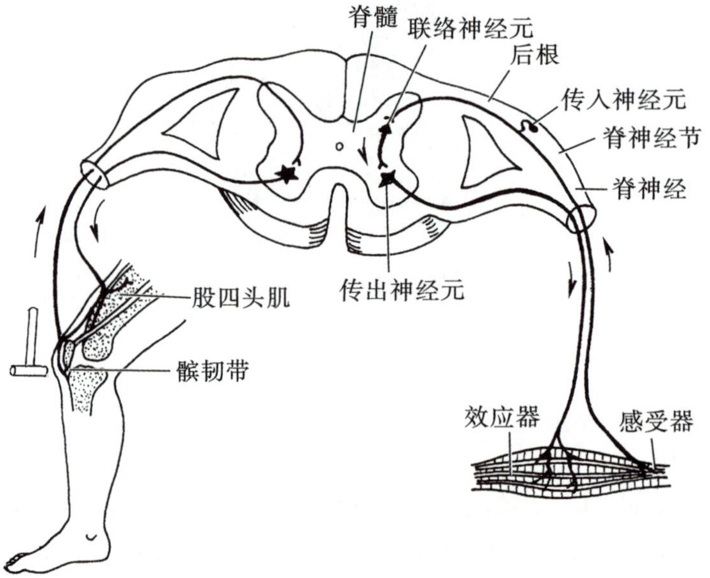

图 16-7　反射弧示意

四、神经系统的常用术语

在中枢和周围神经系统中，神经元胞体和突起在不同部位有不同的组合编排方式，故用不同的术语表示。

在中枢神经系统中，神经元的胞体和树突集聚的部位，因富含血管，在新鲜标本上色泽灰暗，称为**灰质**(gray matter)，如脊髓灰质。在大、小脑半球，灰质集中于脑的表面，称**皮质**(cortex)。在中枢的皮质以外，形态和功能相似的神经元胞体和树突聚集成团或柱，称为**神经核**(nucleus)。神经纤维在中枢部聚集的部位称**白质**(white matter)，因髓鞘含类脂质而色泽白亮，如脊髓白质。位于大脑和小脑的白质因被皮质包绕而位于深部，称**髓**

笔记栏

质(medulla)。在白质中,起止、行程和功能基本相同的神经纤维集合在一起称为**纤维束**(fasciculus)。

学以致用,完善自身

巴甫洛夫的条件反射

巴甫洛夫的条件反射理论是通过一个实验来说明的。实验中先摇铃再给狗食物,狗得到食物会分泌唾液,如此反复训练,狗只听到铃声的刺激就会分泌很多唾液。巴氏实验中,食物和铃声之间的联系反复建立,最终导致狗将食物和铃声联系起来,并在听到铃声时分泌唾液,这种由铃声刺激引起唾液分泌的反应叫作条件反射。如果一只听到铃声就分泌唾液的狗在一段时间内只有铃声没有食物,那么原来存在于铃声和食物间的联系将减弱。

条件反射是一种具有普遍意义的大脑活动方式,是高等动物和人类对环境刺激的一种适应性反应。巴甫洛夫认为,学习是条件反射的建立过程,记忆是条件反射的巩固过程,条件反射的建立与巩固就是学习记忆的过程。因此,在实际生活和学习实践中可以有意识地通过训练建立条件反射来改变身体的反应,从而养成良好的习惯或培养有益的兴趣与爱好,消除不良的嗜好。

在周围神经系统中,神经元胞体集聚处称**神经节**(ganglion),由假单极或双极神经元等感觉神经元胞体集聚而成的,为感觉神经节;由传出神经元胞体集聚而成的、与支配内脏活动有关的称内脏运动神经节。神经纤维在周围部聚集成粗细不等的**神经**(nerve),由结缔组织被膜包裹(图16-8)。神经内的每根神经纤维由称为神经内膜的结缔组织包绕,若干神经纤维聚集为一条神经束,包被神经束的结缔组织称神经束膜。若干神经束汇聚成一条神经,包裹在神经外面的结缔组织称神经外膜。一条神经内的若干神经束,在行程中常反复编排、重新组合,了解神经内神经束的编排、组合,对外伤等神经损伤后的对位缝合具有重要意义。

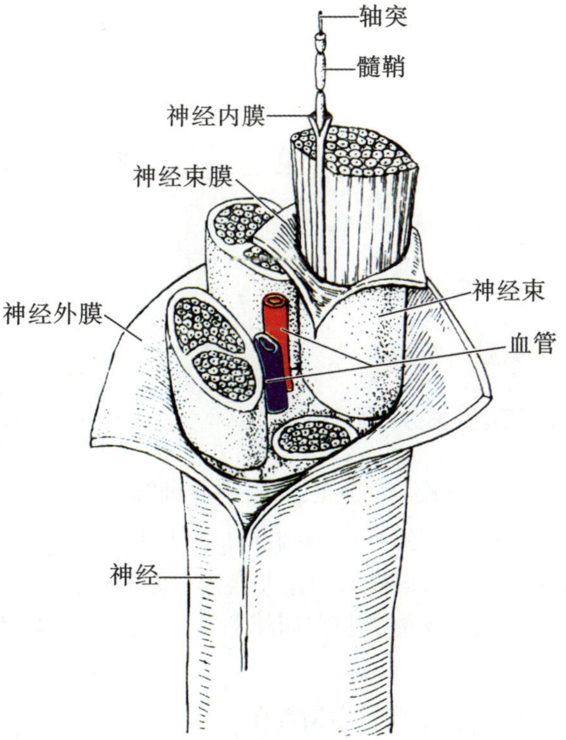

图16-8　神经

探索创新，挑战难题

周围神经再生

周围神经再生和修复是医学界尚未解决的较为棘手、富有挑战性的难题之一。近年来有颇多关于此方面的研究，如药物研究（神经营养类物质、免疫抑制剂、中药提取物、中药复方、酶类物质、激素类物质）和手术研究（神经移植术、神经缝合术）。

周围神经损伤后的诊疗虽已普及，然而损伤后功能的恢复却常不能令人满意。周围神经损伤实质上是神经细胞的轴突损伤，即整个神经细胞的部分损伤，因而周围神经损伤后的功能恢复有赖于轴突的成功再生。成功再生包括以下几点：①损伤神经元胞体的存活和功能正常；②损伤神经元近端轴突芽生与延伸；③再生轴突与效应器重新建立突触联系；④神经再支配的靶器官的复原；⑤轴浆运输恢复。所以，周围神经损伤修复的关键是：及时恢复神经干的连续性，保护神经元，同时努力促进轴突再生，防止其所支配的效应器萎缩。其中最关键的问题是如何给损伤的周围神经提供一个有利的生长环境，促进再生和功能恢复。

因此，周围神经损伤后的修复再生是一项浩大的系统工程，机制复杂，影响因素众多，而保障受损神经元胞体的存活和科学的吻合方法对促进神经修复再生尤为重要，相信未来随着同学们的不断探索和努力创新，必将为临床治疗提供更加科学的依据和有效的方法。

（李治华）

第二节　神经系统总论实践

一、实践项目

鼓励医学生本科早期阶段参与科学研究。

二、实践方案

（一）介绍“大学生创新、创业训练计划项目”的意义

“大学生创新、创业训练计划项目”是指通过实施国家级大学生创新、创业训练计划，促进高等学校转变教育思想观念，改革人才培养模式，强化创新、创业能力训练。增强高校学生的创新能力和在创新基础上的创业能力，培养适应创新型国家建设需要的高水平创新人才。

（二）介绍项目申请程序

1. 学校在岗教授、副教授和具有博士学位的讲师提出一项（最多三项）适合大学生创新创业训练的研究项目，接收至少一名大学生承担该研究项目。

2. 申报人自主选择研究课题及指导教师，并与指导教师联系确定团队。申报人在教师的指导下对选定课题进行前期调研，包括可行性论证、文献综述、方案设计和实施计划等，然后进行项目申报。

（三）项目实施过程

在指导老师的帮助下按照项目计划实施，遇可变因素应对处理。项目执行过程中和结题时，根据研究结果撰写研究报告，进行成果（学术）交流等工作。

三、实践目的

学生们通过早期接触医学的科学研究，不仅掌握基础科研的流程、实验技能；增强对现阶段基础医学知识的学习兴趣，明确学习目的；还促进学生对医学未知领域的探索热情，提升创新思维能力。培养具有创新、创业能力的高层次人才。

四、实践报道或学生总结

参与“大学生创新、创业训练计划项目”心得体会

（李治华）

第十七章

中枢神经系统

学习目标

1. 知识目标

(1)掌握脊髓的位置、外形及内部结构。

(2)掌握脑干的位置、外形及其内部主要结构。脑神经核团、非脑神经核团中的薄束核、楔束核及红核和黑质;锥体束、脊髓丘系、内侧丘系和三叉丘系的位置和功能。

(3)掌握小脑的位置、外形和功能。

(4)掌握间脑中背侧丘脑的特异性核团的名称、纤维联系和功能。

(5)掌握大脑半球的外形、分叶及各叶重要的沟回及大脑皮质的功能定位和基底核的构成。

(6)掌握内囊的位置、分部和各部通过的纤维束。

2. 能力目标

(1)理论联系实践:结合临床表现,分析疾病原因,做到知识的活学活用。

(2)知识整合:与周围神经系统及中枢神经系统其他章节的知识相互联系,做到知识的融会贯通。

(3)社会实践:锻炼学生的团队合作能力,语言表达能力,社会交往能力。

3. 思政目标

(1)关注前沿,探索未知:培养学生不断学习、关注科研进展提升自我,同时对未知领域积极探索的精神。

(2)救死扶伤,挽救生命:培养学生珍视生命,以救死扶伤、争分夺秒挽救生命为己任,帮助更多的患者。

(3)攻坚克难,任重道远:培养学生不怕困难、不断探索、投身解决医学难题的科学精神。

(4)传递科普,健康生活:肩负起医学生的社会服务责任,运用所学知识,进行医学知识的科普宣传,引导民众健康的生活方式。

(5)探索求真,永无止境:培养学生严谨的作风和不断探索、追求真理的科学精神。

(6)无私奉献、大爱人间:培养学生用扎实的知识服务于临床的专业精神,及珍视生命、关爱患者的人文关怀、无私奉献精神。

(7)社会实践:通过开展防治脑卒中的志愿服务,培养医学生的社会责任感、历史使命感,树立大健康的医学理念。

课前导学

控制人类思维意识、行为、语言等高级精神活动的"中枢"到底长什么样？它是如何运行、工作的？它的异常在临床表现上有什么特点？瘫痪、小儿麻痹症、肌萎缩侧索硬化、中风等这些疾病的问题出在哪？带着这些疑问，让我们一起来揭示中枢神经系统的奥秘，探究更多的未解之谜。

中枢神经系统(central nervous system)包括脊髓、延髓、脑桥、中脑、小脑、间脑和端脑，其中，延髓、脑桥和中脑合称为**脑干**(brain stem)。

第一节　脊　髓

脊髓(spinal cord)居椎管内，自胚胎时期神经管的尾部(脊髓部)发育而来。至成人，脊髓在构造上仍保留着明显的节段性，因而，脊髓是中枢神经系统中结构相对简单的部分。脊髓和脑的各部之间在结构上有着广泛的双向联系；在功能上，脊髓的活动是在脑的调控下完成的，脊髓本身也能完成许多反射活动。

一、脊髓的位置和外形

脊髓位于椎管内，上端在枕骨大孔处与延髓相延续，下端在成人平第1腰椎体下缘(新生儿可达第3腰椎下缘平面)。全长42～45 cm。脊髓外形略呈扁圆柱状，全长粗细不等，有两处明显的膨大，上为**颈膨大**(cervical enlargement)，下为**腰骶膨大**(lumbosacral enlargement)。颈膨大自第4颈节至第1胸节，腰骶膨大自第2腰节至第3骶节。2个膨大的形成是由于内部的神经细胞和纤维数目增多所致，与四肢的出现有关。脊髓末端变细呈圆锥状，称**脊髓圆锥**(conus medullaris)。自此向下延为**终丝**(filum terminale)，终丝是软脊膜的延续，达第2骶椎水平被硬脊膜包裹，向下止于尾骨的背面，固定脊髓的下端(图17-1)。

脊髓表面可见6条纵行浅沟，腹侧面正中较明显的沟称**前正中裂**(anterior median fissure)，背侧面正中较浅的沟为**后正中沟**(posterior median sulcus)。2条纵沟将脊髓分为左右对称的两半。此外还有2对外侧沟，即前外侧沟和后外侧沟，分别是脊神经前、后根进出脊髓的部位(图17-2)。在颈髓和胸髓上部，后正中沟和后外侧沟之间，还有一条较浅的**后中间沟**(posterior intermediate sulcus)，是薄束和楔束分界的表面标志。

笔记栏

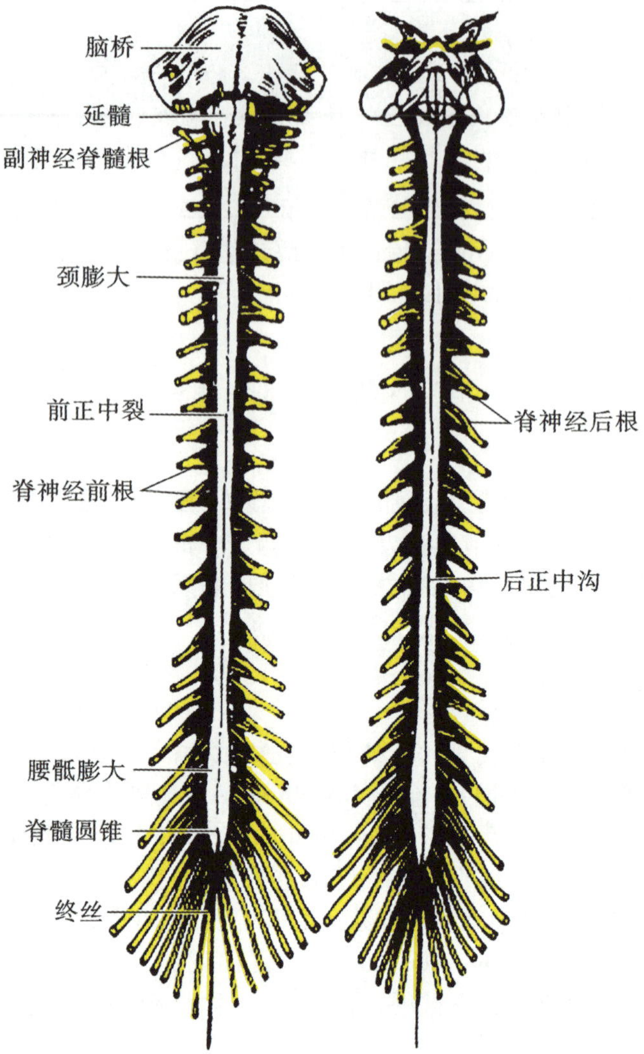

图 17-1　脊髓的外形

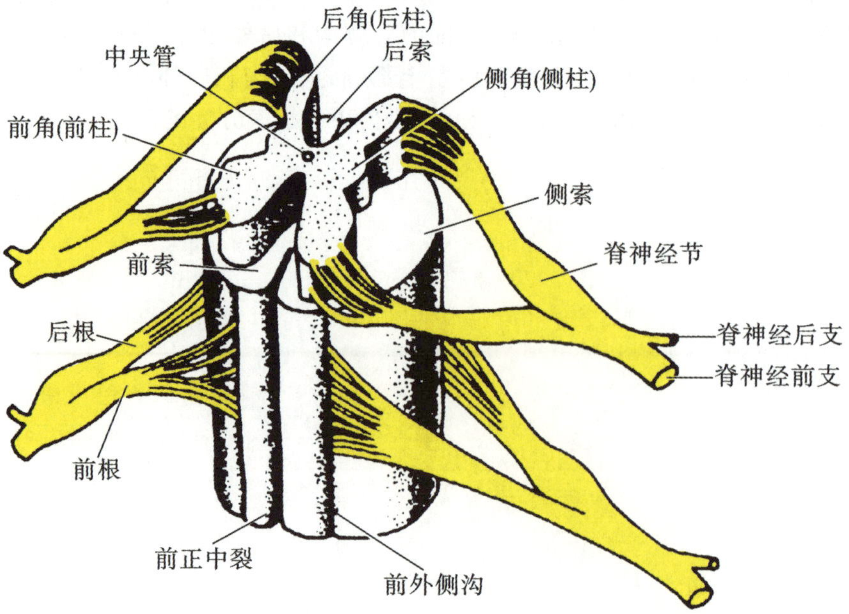

图 17-2　脊髓结构示意

脊髓在外形上没有明显的节段性，但由于脊髓发出 31 对脊神经，而将每一对脊神经及其前、后根的根丝附着的脊髓范围称之为一个脊髓节段，共有 31 个脊髓节段：8 个颈髓节（C_1 ~ C_8）、12 个胸髓节（T_1 ~ T_{12}）、5 个腰髓节（L_1 ~ L_5）、5 个骶髓节（S_1 ~ S_5）和 1 个尾髓节（Co）（图 17-3）。与脊髓相连的脊神经前、后根汇合形成脊神经，经相应的椎间孔离开椎管。由于脊髓比脊柱短，腰、骶、尾部的脊神经前后根在穿经相应椎间孔之前，在椎管的硬膜囊内几乎垂直下行一段距离，围绕终丝，形成**马尾**（cauda equina）。因此，临床上常选择第 3、4 或第 4、5 腰椎棘突之间进针，行脊髓蛛网膜下隙穿刺或麻醉术，以避免损伤脊髓。

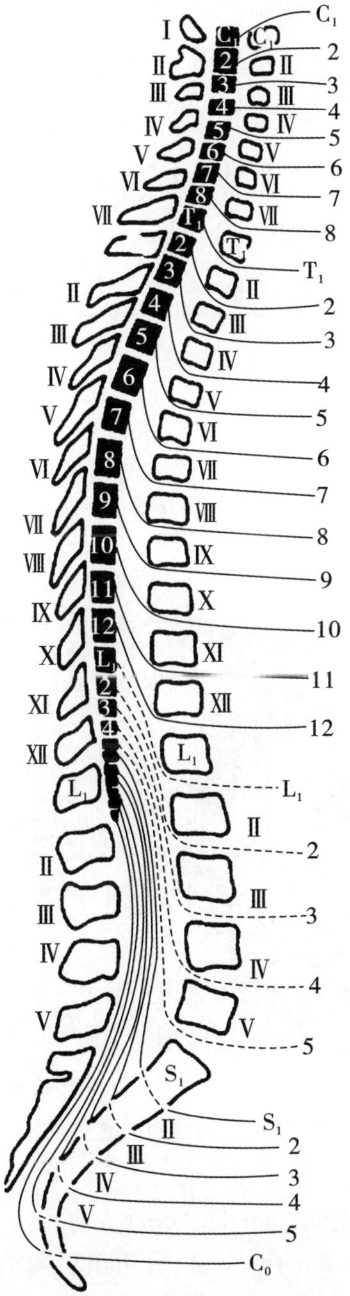

图 17-3　脊髓节段与椎骨的对应关系

胚胎早期，脊髓几乎与椎管等长，从胚胎第4个月起，脊柱的发育速度比脊髓快，致使脊髓的长度短于椎管。因此脊髓节段的位置高于相应的椎骨。了解脊髓节段与椎骨的对应关系，对病变和麻醉的定位具有重要意义。如在创伤中，可凭借受伤椎骨的位置来推测脊髓可能损伤的节段。成人的对应关系大致推算方法见表17-1。

表17-1　脊髓节段与椎骨的对应关系

脊髓节段	对应椎骨	推算举例
上颈髓 $C_1 \sim C_4$	与同序数椎骨平齐	如第3颈髓节对第3颈椎
下颈髓 $C_5 \sim C_8$	较同序数椎骨高1个椎骨	如第5颈髓节对第4颈椎
上胸髓 $T_1 \sim T_4$	较同序数椎骨高1个椎骨	如第3胸髓节对第2胸椎
中胸髓 $T_5 \sim T_8$	较同序数椎骨高2个椎骨	如第6胸髓节对第4胸椎
下胸髓 $T_9 \sim T_{12}$	较同序数椎骨高3个椎骨	如第11胸髓节对第8胸椎
腰髓 $L_1 \sim L_5$	平对第10～12胸椎	
骶、尾髓 $S_1 \sim S_5$、Co	平对第1腰椎	

二、脊髓的内部结构

脊髓由灰质和白质两大部分组成。在脊髓的横切面上，可见中央有一细小的**中央管**(central canal)，围绕中央管周围是"H"形的灰质，灰质的周围包绕着白质(图17-4)。

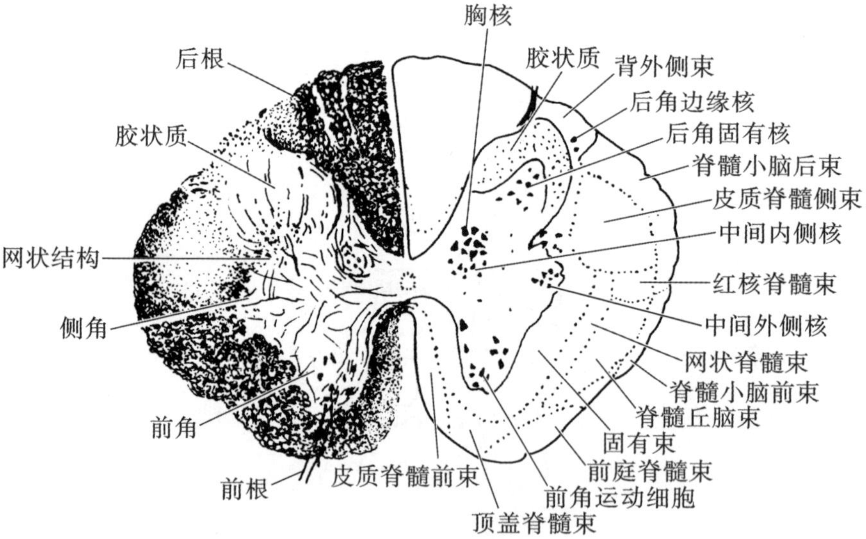

图17-4　脊髓胸部横断切面

每侧的灰质，前部扩大为**前角**(anterior horn)或**前柱**(anterior column)；后部狭小为**后角**(posterior horn)或**后柱**(posterior column)，后角由后向前又分为头、颈和基底3部分；前、后角之间的灰质为**中间带**(intermediate zone)；在胸髓和上部腰髓($T_1 \sim L_3$)，中间带向外伸出**侧角**(lateral horn)或**侧柱**(lateral column)；中央管前、后的灰质分别称为**灰质前连**

合(anterior gray commissure)和**灰质后连合**(posterior gray commissure),因灰质前、后连合位于中央管周围,又称中央灰质。

白质借脊髓的纵沟分为3个索,前正中裂与前外侧沟之间为**前索**(anterior funiculus);前、后外侧沟之间为**外侧索**(lateral funiculus);后外侧沟与后正中沟之间为**后索**(posterior funiculus)。灰质前连合的前方有纤维横越,称**白质前连合**(anterior white commissure)。在后角基底部外侧与白质之间,灰、白质混合交织,称**网状结构**(reticular formation),在颈部比较明显。

中央管纵贯脊髓全长,内含脑脊液,此管向上通第四脑室,向下在脊髓圆锥内扩大为一梭形的终室,40岁以上的人的中央管常闭塞。

(一)灰质

脊髓灰质是神经元胞体及突起、神经胶质和血管等的复合体。脊髓灰质内含大小、形态和功能不同的多种神经元,神经元胞体常集聚成群或成层,称为神经核或板层。纵切面上,灰质纵贯成柱。主要的神经核如下。

1. 后角边缘核　**后角边缘核**(posteromarginal nucleus)或后角边缘层:接受后根的传入纤维,发出纤维经白质前连合至对侧,参与组成脊髓丘脑束。

2. 胶状质　**胶状质**(substantia gelatinosa)接受传导痛、温觉的后根纤维,发出纤维主要参与形成背外侧束,在白质中上、下行若干节段,与相邻节段的Ⅰ~Ⅳ层神经元构成突触,对感觉性传入有调节作用。

3. 后角固有核　**后角固有核**(nucleus proprius)接受后根传入纤维,发出纤维联络脊髓的不同节段并进入白质形成纤维束。

4. 胸核　**胸核**(thoracic nucleus)又称**背核**,接受后根的传入纤维,发出纤维到脊髓小脑后束和脊髓中间神经元。

5. 中间内侧核　**中间内侧核**(intermediomedial nucleus)接受内脏传入纤维的终止,并传递至内脏运动神经元。

6. 中间外侧核　**中间外侧核**(intermediolateral nucleus)位于T_1~L_2或L_3节段的侧角,是交感神经节前神经元胞体所在的部位,即交感神经的低级中枢。发出纤维经脊神经前根、白交通支到交感干。

7. 骶副交感核　**骶副交感核**(sacral parasympathetic nucleus)位于S_2~S_4节段中间带的外侧部,是副交感神经节前神经元胞体所在的部位,即副交感神经的低级中枢,发出纤维组成盆内脏神经。

8. 前角内侧核　发出纤维经脊神经前根至脊神经,支配躯干的固有肌。

9. 前角外侧核　发出纤维经脊神经前根至脊神经,支配四肢的骨骼肌。

根据Rexed(20世纪50年代)对猫脊髓灰质细胞构筑的研究,将脊髓灰质分为大致平行的9个板层,围绕中央管的灰质为第10层,这些板层从后向前分别用罗马数字Ⅰ~Ⅹ表示(图17-5)。Rexed板层模式已被广泛用于对脊髓灰质构筑的描述。

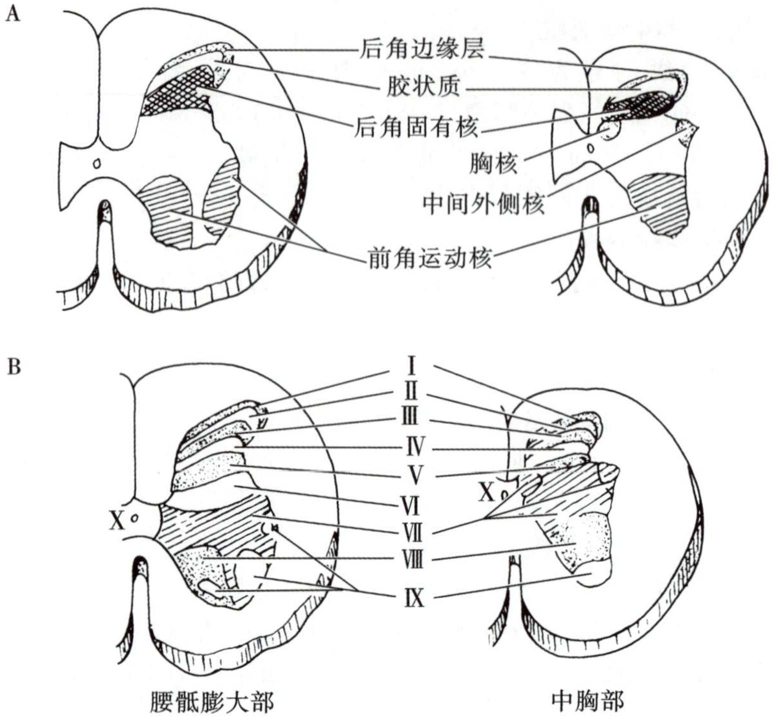

A. 灰质核团;B. 灰质分层

图 17-5 脊髓灰质主要核团及 Rexed 分层模式

上述传统的脊髓核团名称目前也还在使用,与板层具有对应关系(表 17-2)。

表 17-2 脊髓灰质板层与核团的对应关系

板层	对应的核团或部位
Ⅰ	后角边缘核
Ⅱ	胶状质
Ⅲ、Ⅳ	后角固有核
Ⅴ	后角颈、网状核
Ⅵ	后角基底部
Ⅶ	中间带、胸核、中间内侧核、中间外侧核、骶副交感核
Ⅷ	前角基底部(在颈、腰骶膨大处只占前角内侧部)
Ⅸ	前角内侧核、前角外侧核
Ⅹ	中央灰质

(二)白质

脊髓白质主要由纤维束组成。包括长的上行纤维束、下行纤维束和短的固有束(图 17-6)。上行纤维束将不同的感觉信息上传到脑。下行纤维束从脑的不同部位将神经冲动下传到脊髓。固有束起止均在脊髓,紧靠脊髓灰质分布,执行脊髓节段内和节段间的联系。纤维束一般是按起止命名。

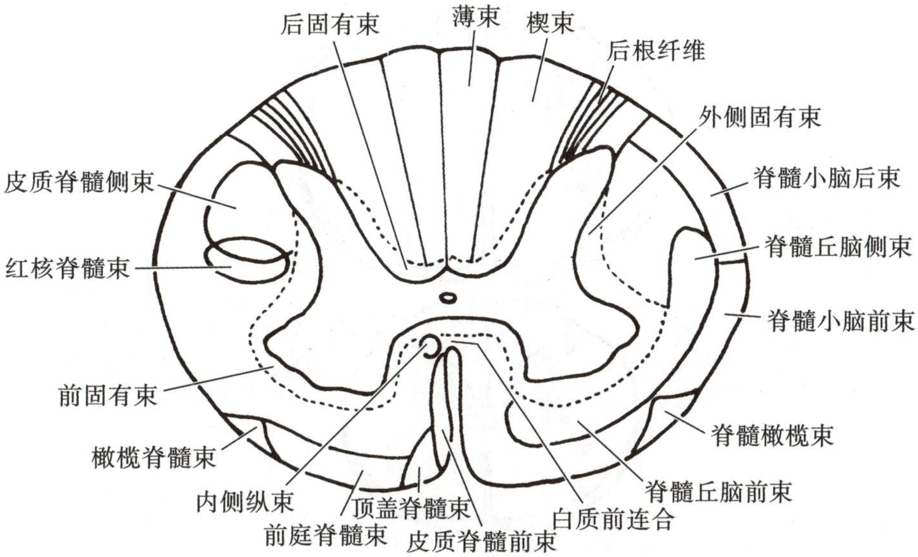

图 17-6　脊髓白质的主要纤维束

由躯干和四肢的传入神经冲动经脊神经后根传入脊髓，后根进入脊髓时分内、外侧两部分。内侧部纤维粗，沿后角内侧部进入后索，它们的升支组成薄束、楔束，降支进入脊髓灰质参与牵张反射。外侧部主要由细的无髓和薄髓纤维组成，这些纤维进入脊髓上升或下降 1 ~2 个脊髓节段，在胶状质背外侧聚集成**背外侧束**（dorsolateral fasciculus）（Lissauer **束**），由此束发出侧支或终支进入后角。后根外侧部的细纤维主要传导痛觉、温度觉和内脏感觉信息。内侧部的粗纤维主要传导本体感觉和精细触觉。

1. **上行传导束**　又称感觉传导束，包括薄束与楔束、脊髓小脑束和脊髓丘脑束。

（1）薄束与楔束：**薄束**（fasciculus gracilis）与**楔束**（fasciculus cuneatus）是脊神经后根内侧部的粗纤维在同侧后索的直接延续（图 17-7）。薄束来自同侧第 5 胸节以下的脊神经节细胞的中枢突，楔束来自同侧第 4 胸节以上的脊神经节细胞的中枢突。这些脊神经节细胞的周围突分布至肌、腱、关节和皮肤的感受器，中枢突经后根内侧部进入脊髓形成薄束、楔束，在脊髓后索上行，止于延髓的薄束核和楔束核。薄束在第 5 胸节以下占据后索的全部，在第 4 胸节以上占据后索的内侧部，楔束位于后索的外侧部。由于薄束和楔束的纤维是自骶、腰、胸、颈由下而上按顺序进入的，因此在后索中来自各节段的纤维有明确的定位。薄、楔束分别传导来自同侧下半身和上半身的肌、腱、关节的本体感觉（位置觉、运动觉和振动觉）和皮肤的精细触觉（如通过触摸辨别物体纹理粗细和两点距离）信息。当脊髓后索病变时，本体感觉和精细触觉的信息不能上传至大脑皮质。当患者闭目时，不能确定自己关节的位置和方向，站立时身体摇晃倾斜，运动时出现感觉性共济失调，也不能辨别物体的性状、纹理粗细等。

（2）**脊髓小脑束**：分为脊髓小脑后束与脊髓小脑前束。

1）**脊髓小脑后束**（posterior spinocerebellar tract）：位于外侧索周边的背侧部，主要起自同侧板层Ⅶ的胸核，但也有来自对侧胸核经白质前连合交叉过来的少许纤维，上行经小脑下脚终于小脑皮质。由于胸核位于胸髓和上腰髓，所以此束仅见于 L_2 以上脊髓节段。

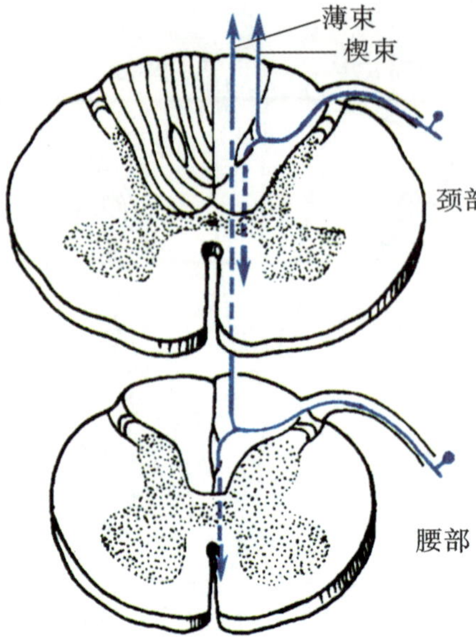

图 17-7　薄束和楔束

2）**脊髓小脑前束**（anterior spinocerebellar tract）：位于脊髓小脑后束的前方，主要起自腰骶膨大节段板层Ⅴ～Ⅶ的外侧部，即相当于后角基底部和中间带的外侧部，大部分交叉至对侧上行，小部分在同侧上行，经小脑上脚进入小脑皮质。此二束传递下肢和躯干下部的非意识性本体感觉和触、压觉信息至小脑。后束传递的信息可能与肢体个别肌的精细运动和姿势的协调有关，前束传递的信息则与整个肢体的运动和姿势有关。

（3）**脊髓丘脑束**：分为**脊髓丘脑侧束**（lateral spinothalamic tract）和**脊髓丘脑前束**（anterior spinothalamic tract）。脊髓丘脑侧束位于外侧索的前半部，并与其邻近的纤维束有重叠，主要传递由后根细纤维传入的痛、温觉信息。脊髓丘脑前束位于前索，前根纤维的内侧，主要传递由后根粗纤维传入的粗触觉、压觉信息，有人认为痒觉也通过此束传导。脊髓丘脑束主要起自脊髓灰质Ⅰ和Ⅳ～Ⅷ层，纤维经白质前连合交叉至对侧时上升1～2节段，或先上升1～2节段后再经白质前连合，交叉至对侧外侧索和前索上行，当上行至脑干下部时，脊髓丘脑前束加入内侧丘系，脊髓丘脑侧束自成脊髓丘系继续上行，二者均止于背侧丘脑。脊髓丘脑束的纤维在脊髓有明确定位，即来自骶、腰、胸、颈节的纤维，由外向内依次排列。一侧脊髓丘脑束损伤时，损伤平面1～2节段以下的对侧身体区域痛、温觉减退或消失。由于后索传递精细触觉的存在，故脊髓丘脑束损伤后，对触觉影响不大。

2. **下行传导束**　又称运动传导束，起自脑的不同部位，直接或间接止于脊髓前角或侧角。管理骨骼肌的下行纤维束分为锥体系和锥体外系，前者包括皮质脊髓束和皮质核束，后者包括红核脊髓束、前庭脊髓束等。

（1）皮质脊髓束：**皮质脊髓束**（corticospinal tract）起于大脑皮质中央前回和其他一些皮质区域，下行至延髓锥体交叉处（图17-8），大部分（75%～90%）纤维交叉至对侧，称为**皮质脊髓侧束**（lateral corticospinal tract）；未交叉的纤维在同侧下行为**皮质脊髓前束**（anterior corticospinal tract），另有少量未交叉的纤维在同侧外侧索下行加入至皮质脊髓侧束，称为**皮质脊髓前外侧束**（anterolateral corticospinal tract）。

1）皮质脊髓侧束：在脊髓外侧索后部下行，直至骶髓（约 S_4），逐渐终于同侧前角运动神经元，主要是前角外侧核，支配四肢肌。此束内纤维排列由内向外，依次为到颈、胸、腰、骶的纤维。

2）皮质脊髓前束：在前索最内侧下行，大多数纤维经白质前连合交叉终于对侧前角细胞，部分不交叉纤维终于同侧前角细胞的前角内侧核，前角内侧核主要支配躯干肌。此束只达脊髓中胸部。

3）皮质脊髓前外侧束：由不交叉的纤维组成，沿侧束的前外侧部下降，大部分纤维终于颈髓前角，小部分纤维可达腰、骶髓前角。

从上述3种纤维的行程和终止情况来看，脊髓前角运动神经元主要接受来自对侧大脑半球的纤维，但也接受来自同侧的少量纤维。支配上、下肢的前角运动神经元只接受对侧半球来的纤维，而支配躯干肌的运动神经元接受双侧皮质脊髓束的纤维。当脊髓一侧的皮质脊髓束损伤后，出现损伤平面以下同侧肢体骨骼肌的痉挛性瘫痪（肌张力增高、腱反射亢进等，也称硬瘫），而躯干肌不瘫痪。

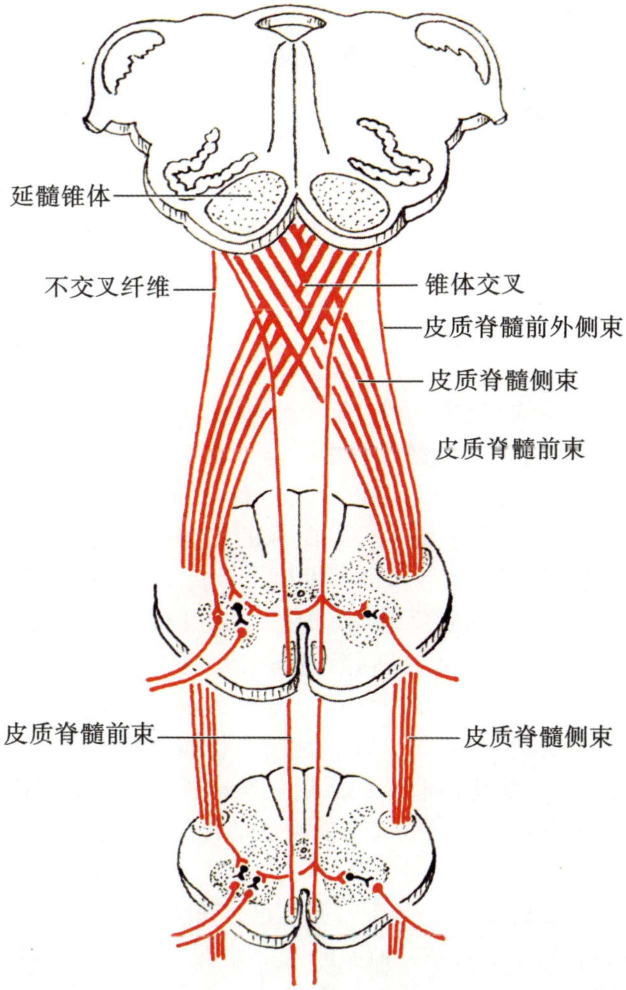

图 17-8　皮质脊髓束

(2)红核脊髓束:**红核脊髓束**(rubrospinal tract)起自中脑红核,纤维交叉至对侧,在脊髓外侧索内下行,至板层Ⅴ~Ⅶ,在人类此束可能仅投射至上3个颈髓节段。此束有兴奋屈肌运动神经元、抑制伸肌运动神经元的作用,它与皮质脊髓束一起对肢体远端肌肉运动发挥重要影响。

(3)前庭脊髓束:**前庭脊髓束**(vestibulospinal tract)起于前庭神经核,在同侧前索外侧部下行,止于板层Ⅷ和部分板层Ⅶ。主要兴奋伸肌运动神经元、抑制屈肌运动神经元,在调节身体平衡中起作用。

(4)网状脊髓束:**网状脊髓束**(reticulospinal tract)起自脑桥和延髓的网状结构,大部分在同侧下行,行于白质前索和外侧索前内侧部,止于板层Ⅶ、Ⅷ。有影响α和γ运动神经元的作用。

(5)顶盖脊髓束:**顶盖脊髓束**(tectospinal tract)起自中脑上丘,向腹侧行,于中脑水管周围灰质腹侧经被盖背侧交叉越边,在前索内下行,终止于上段颈髓板层Ⅵ~Ⅷ。兴奋对侧、抑制同侧颈肌活动。

(6)内侧纵束:**内侧纵束**(medial longitudinal fasciculus)位于前索,为一复合的上、下行纤维的总和,在脑干起于不同的核团,大部分来自前庭神经核,终于板层Ⅶ、Ⅷ,中继后影响前角运动神经元。其作用主要是协调眼球的运动和头部的姿势。

三、脊髓的主要功能

(一)传导功能

脊髓有许多上、下行传导束。上行传导束将躯干和四肢浅、深感觉及大部分内脏感觉通过脊髓传导到脑,下行传导束完成脑对躯干和四肢骨骼肌运动的调控,大部分内脏运动的调控也要通过脊髓来完成。脊髓损伤时,其传导功能受到阻碍。

(二)反射功能

反射是中枢神经系统的基本活动方式。脊髓作为低级中枢,可执行一些基本反射活动,包括躯体反射和内脏反射。内脏反射是指排尿反射、排便反射等。脊髓反射有不同的类型,反射弧只包括一个传入神经元和一个传出神经元(只经过一次突触)的称单突触反射,大多数反射弧是由2个以上的神经元组成的多突触反射;只涉及一个脊髓节段的反射称节段内反射,跨节段的反射为节段间发射。脊髓反射还可分为躯体-躯体反射(刺激躯体引起躯体反应)、内脏-内脏反射(刺激内脏引起内脏反应)、躯体-内脏反射(刺激躯体引起内脏反应)、内脏-躯体反射(刺激内脏引起躯体反应)。病理情况下可出现病理反射。

1. 牵张反射　**牵张反射**(stretch reflex)是指有神经支配的骨骼肌,在受到外力牵拉伸长时,引起受牵拉的同一块肌肉收缩的反射。肌肉被牵拉,肌内感受器受到刺激而产生神经冲动,经脊神经后根进入脊髓,兴奋前角运动神经元,反射性地引起被牵拉的肌肉收缩。

2. 屈曲反射　**屈曲反射**(flexion reflex)是当肢体某处皮肤受到伤害性刺激时,该肢体出现屈曲反应的现象。屈曲反射是一种保护性反射,属于多突触反射。

笔记栏

积极探索，破解难题

脊髓损伤

临床上脊髓病变并不少见。1998 年中国体操名将桑兰在参加第四届美国友好运动会跳马比赛的热身训练中不慎头部着地，折断两节颈椎造成至今胸部以下高位截瘫。病变伤及脊髓内的白质或(和)灰质，必然影响脊髓的传导、反射和神经营养功能，从而出现相应的临床症状。由于中枢神经损伤后的再生问题尚未取得突破性的研究成果，因而脊髓损伤后常导致严重后果，例如脊髓全横断：横断平面以下全部感觉和运动丧失。早期反射消失，处于无反射状态，称为脊髓休克。数周至数月后，脊髓的各种反射可逐渐恢复，但由于传导束很难再生，脊髓又失去了脑的易化和抑制作用，因此，恢复后的深反射和肌张力比正常时高，离断平面以下的感觉和运动不能恢复。

脊髓损伤的后果非常严重，不仅严重损害患者的躯体运动和感觉功能，还会使损伤平面以下的内脏器官失去高级中枢的调节与支配，引起神经源性内脏器官功能障碍，严重影响患者的生存质量，并威胁着患者的生命。我国 75% ~90% 脊髓损伤患者死于泌尿系感染和肾功能衰竭。中外科学家正在努力尝试通过移植修复和神经吻合来重建脊髓损伤后的结构，恢复其功能。基础研究证实了这些治疗手段在啮齿类动物及非人灵长类动物的作用，虽然治疗效果在医学界存有争议，但也大大激发了科学家们对未来研究的信心。期待实质性的研究成果能够应用于临床，破解脊髓损伤修复这一世界性医学难题。

第二节　脑

脑(brain)位于颅腔内，成人脑的平均重量约为 1 400 g，起源于胚胎时期神经管的前部，分为端脑、间脑、小脑、中脑、脑桥及延髓 6 个部分(图 17-9)。通常将中脑、脑桥和延髓合称为脑干。延髓向下经枕骨大孔连接脊髓。随着脑各部的发育，胚胎时期的神经管在脑的各部形成一个连续的脑室系统。

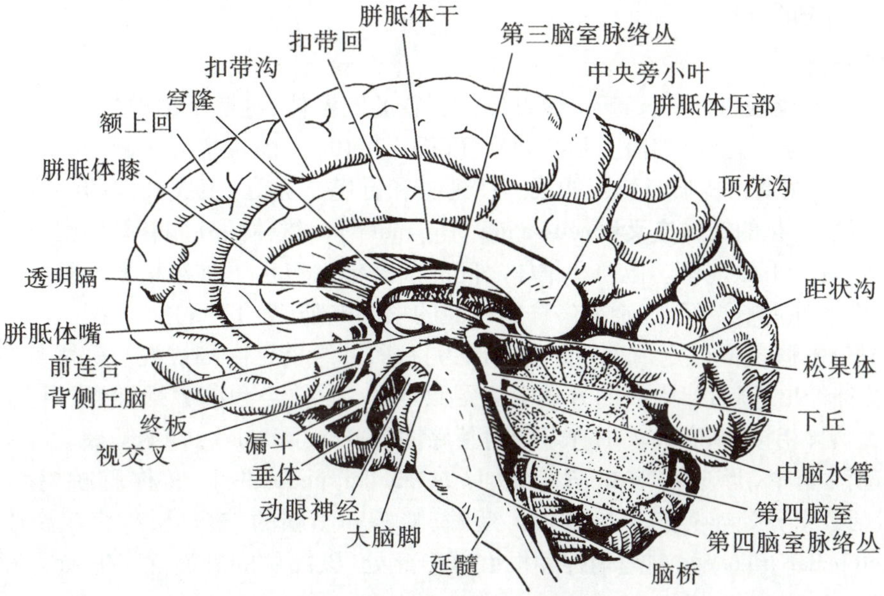

图 17-9　脑的正中矢状切面

笔记栏

关注前沿，探索未知

人类脑计划

目前脑功能障碍已成为全球致残的首要因素，全球因脑疾病死亡的人数已达1/4以上。以阐明脑和神经系统的工作原理和机制为目标的脑科学（神经科学），是生命科学最后的疆域，是现代认知科学乃至整个生命科学面临的最大挑战。近年来，计算机等信息科学发展迅速，基于神经科学和信息科学相结合的人类脑计划应运而生。

在美国、欧盟和日本相继提出脑计划后，我国也加快步伐加入了人类脑计划的研究行列。杨雄里院士在筹划“中国脑计划”时提到，“中国脑计划”应思考如何努力体现中国特色并保障我国脑科学的可持续发展。需要考虑到我国神经系统疾病的发病率和特点。另外，我国拥有最广大的各种疾病的患者群，如果经过科学的组织，有可能形成种类齐全、资料完整的样本库，这是使我国有关研究走在前列的重要基础。中国科学院神经科学研究所蒲慕明院士结合中国的国情对人类脑计划进行评价和展望，也指出大脑疾病的研究将是中国未来主要的发展方向，建议我们应该关注本国的重大脑疾病，尤其是在早期诊断和早期治疗方面，应该成为中国脑研究计划的目标。

2015年，中国科学家就脑科学与类脑研究在中国“一体两翼”的部署达成了初步共识。“一体”是以阐释人类认知的神经基础（认识脑）为主体和核心，“两翼”是指脑重大疾病的研究（保护脑）及通过计算和系统模拟推进人工智能的研究（模拟脑）。即以脑认知原理基础研究带动脑重大疾病研究和类脑人工智能研究。

希望同学们在掌握脑的基础知识的同时，查阅资料深入学习，共同探索人脑的奥秘。

一、脑干

脑干（brain stem）是位于脊髓和间脑之间的部分，自下而上由延髓、脑桥和中脑3部分组成。延髓和脑桥的背面与小脑相连，它们之间围成第四脑室，第四脑室向下与延髓和脊髓的中央管相通，向上连通中脑水管。若将小脑与脑干连接处切断，从背面观察，即可见到第四脑室的底，位于延髓上部和脑桥的背面，呈菱形，故称菱形窝。

（一）脑干的外形

1. 腹侧面

（1）延髓：**延髓**（medulla oblongata）形似倒置的圆锥体，延髓下部的外形与脊髓相似，脊髓表面的各条纵行沟、裂向上延续到延髓（图17-10）。前正中裂两侧的纵行隆起为**锥体**（pyramid），主要由皮质脊髓束构成。在延髓和脊髓交界处，组成锥体的纤维束大部分交叉，形成发辫状的**锥体交叉**（decussation of pyramid）。锥体的外侧有呈卵圆形隆起的**橄榄**（olive），内含下橄榄核。橄榄和锥体之间的前外侧沟有舌下神经根丝出脑。在橄榄背侧，自上而下有舌咽神经、迷走神经和副神经的根丝连脑（表17-3）。

（2）**脑桥**：腹侧面以宽阔隆起的基底部为特征，下缘借延髓脑桥沟与延髓分界。沟中有3对脑神经出入脑，自中线向外侧分别是展神经、面神经和前庭蜗神经。脑桥上缘与中脑的大脑脚相接，基底部正中有纵行的**基底沟**（basilar sulcus），容纳基底动脉。基底部向外后逐渐变窄，形成**小脑中脚**（middle cerebellar peduncle），又称**脑桥臂**（brachium pontis），两者交界处连有三叉神经根。延髓、脑桥和小脑的结合处，称为**脑桥小脑三角**（pontocerebellar trigone），前庭蜗神经根恰位于此处，该部位的肿瘤除了有听力障碍和小脑损伤的症状外，还可压迫附近的面神经、三叉神经、舌咽神经和迷走神经，产生相应的临床症状。

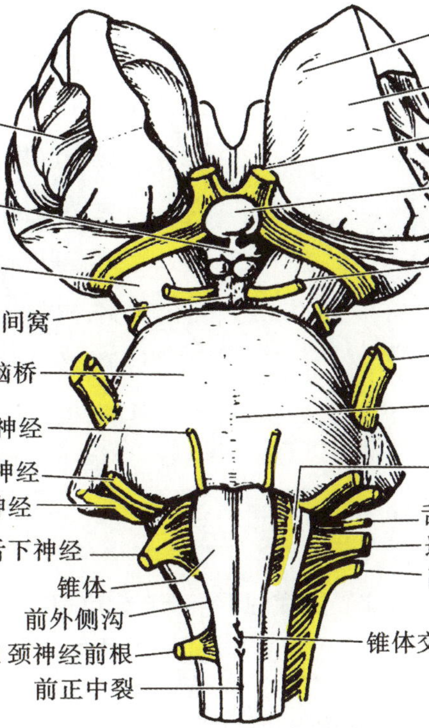

图 17-10　脑干的外形（腹侧面）

局部与整体相统一

听神经瘤

患者，男，57岁，一年前逐渐出现右耳听力下降、耳鸣，在医院检查耳部未发现明显异常，按脑供血不足治疗，病情时好时坏。近日病情有所加重，走路不稳，出现一侧面部肌肉瘫痪的症状。什么病变既能影响耳，又会波及面肌？医生怀疑可能为中枢神经系统疾病，经核磁共振检查发现，患者颅内脑干右侧脑桥小脑三角部位有一个听神经瘤。这是一个源于第Ⅷ对脑神经听神经鞘的良性肿瘤，患者首先出现耳鸣、听力下降的症状，随着肿瘤的不断增大，进一步压迫到位于其内侧的面神经和外侧的小脑，导致面肌瘫痪和共济失调。

这个病例提示我们，病变的发展过程对于我们理解和诊断疾病很有帮助，同时警示我们不要患者出现耳鸣、听力下降就只考虑耳的问题，缺乏发散思维和听觉传导的全局观，导致头痛医头、脚痛医脚。我们在诊断疾病时要有局部与整体相统一的观点，根据患者的具体情况采用一个诊断来解释多个部位的症状。

（3）中脑：**中脑**（midbrain）上界为间脑的视束，下界为脑桥上缘。两侧粗大的纵行柱状隆起为**大脑脚**（cerebral peduncle），其浅部主要由大脑皮质发出的下行纤维构成。两侧大脑脚之间的凹陷为**脚间窝**（interpeduncular fossa），动眼神经由此穿出。脚间窝的窝底由于有许多血管出入的小孔，故称为**后穿质**（posterior perforated substance）。

笔记栏

表 17-3　与脑干相连的十对脑神经

顺序及名称	连脑干的部位
Ⅲ动眼神经	中脑：大脑脚间窝
Ⅳ滑车神经	中脑：下丘下方
Ⅴ三叉神经	脑桥：脑桥基底部与小脑中脚交界处
Ⅵ展神经	延髓脑桥沟
Ⅶ面神经	延髓脑桥沟
Ⅷ前庭蜗神经	延髓脑桥沟
Ⅸ舌咽神经	延髓：橄榄背外侧
Ⅹ迷走神经	延髓：橄榄背外侧
Ⅺ副神经	延髓：橄榄背外侧
Ⅻ舌下神经	延髓：锥体和橄榄之间

2. **背侧面**

（1）**延髓**：背侧面的上部构成菱形窝的下半部（图 17-11）。下部形似脊髓，在后正中沟的两侧有隆起的**薄束结节**（gracile tubercle）和**楔束结节**（cuneate tubercle），其深面有薄束核和楔束核，它们分别是薄束、楔束的终止核。在楔束结节的外上方有隆起的**小脑下脚**（inferior cerebellar peduncle），又称**绳状体**（restiform body），内含的纤维向后连于小脑。

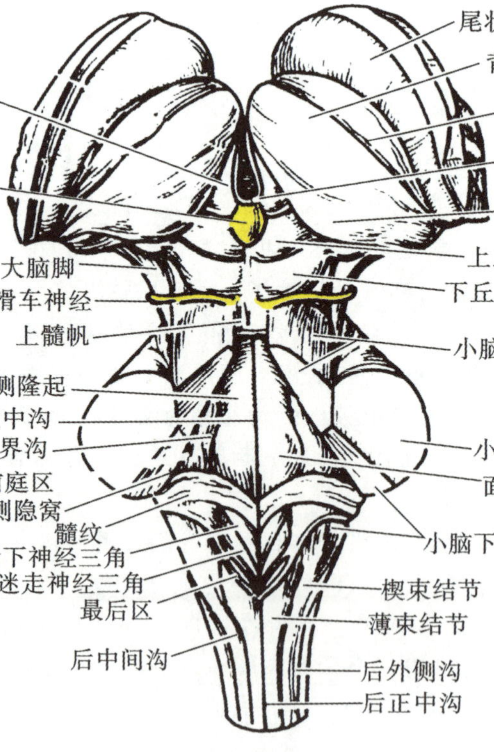

图 17-11　脑干的外形（背侧面）

(2)**脑桥**:背侧面形成菱形窝的上半部,此窝的外上界为左、右**小脑上脚**(superior cerebellar peduncle),两个上脚间夹有薄层白质,称为上髓帆,参与构成第四脑室顶。

(3)**中脑**:背侧面有2对圆形隆起,分别称**上丘**(superior colliculus)和**下丘**(inferior colliculus),分别是视觉和听觉反射中枢。下丘下方有滑车神经(Ⅳ)出脑,它是唯一自脑干背侧面出脑的脑神经。上丘与间脑的外侧膝状体之间的条状隆起称**上丘臂**(brachium of superior colliculus);下丘与间脑的内侧膝状体之间的条状隆起称**下丘臂**(brachium of inferior colliculus)。上、下丘的深面,胚胎时期的神经管腔在中脑形成中脑水管,向下与第四脑室相通,向上与第三脑室相通。

(4)菱形窝:**菱形窝**(rhomboid fossa)即第四脑室底,此窝正中有纵形的正中沟,将窝分成左右对称的两半。正中沟外侧有纵行的**界沟**(sulcus limitans),进一步将每一半的菱形窝分成内侧区和外侧区。外侧区呈三角形,称为**前庭区**(vestibular area),其深面有前庭神经核。前庭区的外侧角有一小隆起,为**听结节**(acoustic tubercle),内藏蜗神经背核。界沟与正中沟之间的内侧区称为内侧隆起。菱形窝的中部有横行的**髓纹**(striae medullares),是延髓和脑桥在背侧的分界标志。髓纹以下的延髓部分可见2个小的三角形区域:外下者为**迷走神经三角**(vagal triangle),内含迷走神经背核;内上者为**舌下神经三角**(hypoglossal triangle),内藏舌下神经核。在迷走神经三角和菱形窝边缘之间有一窄带,称**最后区**(area postrema),此区富含血管和神经胶质。髓纹上方的圆形隆凸,为**面神经丘**(facial colliculus),内含展神经核。在新鲜标本上,界沟上端的外侧可见一蓝灰色的小区域,称为**蓝斑**(locus ceruleus),内含蓝斑核,为含黑色素的去甲肾上腺素能神经元聚集的部位。菱形窝下角处,两侧外下界之间的圆弧形移行部称**闩**(obex),与第四脑室脉络组织相连。

3. 第四脑室　**第四脑室**(fourth ventricle)位于延髓、脑桥和小脑之间,形似底为菱形的四棱锥形(图17-12)。其顶朝向小脑,前部由两侧小脑上脚及上髓帆组成,后部由下髓帆和第四脑室脉络组织形成。**上髓帆**(superior medullary velum)为位于两侧小脑上脚之间的一小块薄层白质板,向后下与小脑白质相连,其上方被小脑蚓覆盖。滑车神经根在上髓帆内交叉后出脑。**下髓帆**(inferior medullary velum)亦为一层白质,与上髓帆汇合伸入小脑蚓。

第四脑室脉络组织(tela choroidea of fourth ventricle)介于下髓帆和菱形窝下界之间,由一层上皮性的**室管膜**(ependyma),以及外面覆盖的软膜和血管共同构成。脉络组织内的部分血管反复分支缠绕成丛,夹带着软膜和室管膜上皮突入室腔,成为**第四脑室脉络丛**(choroid plexus of fourth ventricle),产生脑脊液。

第四脑室借脉络组织上的3个孔与蛛网膜下隙相通。**第四脑室正中孔**(median aperture of fourth ventricle)不成对,位于菱形窝下角的正上方;**第四脑室外侧孔**(lateral apertures of fourth ventricle)成对,位于第四脑室外侧隐窝的尖端。第四脑室通过此3个孔与蛛网膜下隙相通,脑室系统内的脑脊液通过这些孔注入蛛网膜下隙的小脑延髓池。

(二)脑干的内部结构

脑干的内部结构和脊髓一致,由灰质、白质和灰白相间的网状结构组成。

1. **灰质**　脑干的灰质不像脊髓那样纵贯成连续的细胞柱,而是断开成形态和功能相似的神经核。这些神经核根据其纤维联系及功能的不同,可分为三类:与脑神经相连的脑神经核;与上、下行传导束相关的传导中继核;位于网状结构中的网状核。其中,中继核和网状核合称为非脑神经核。

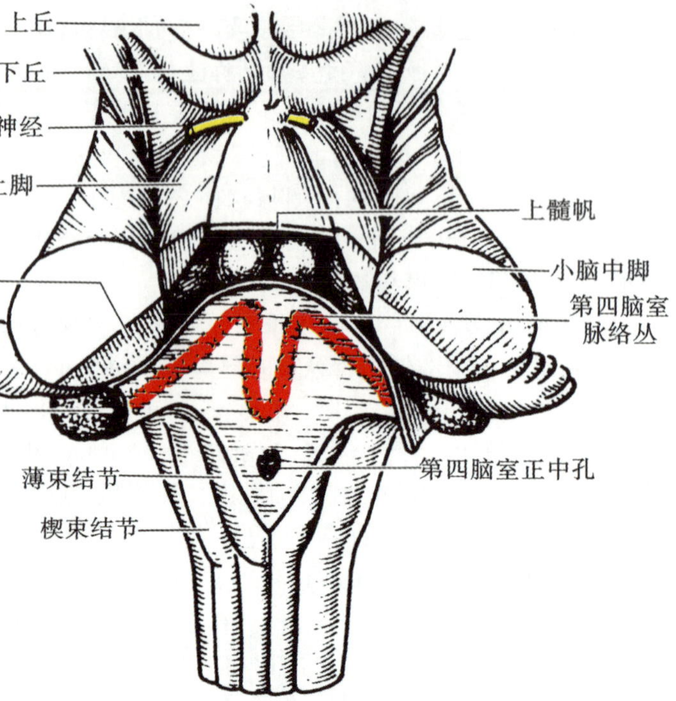

图 17-12　第四脑室

(1)**脑神经核**:脑神经中除嗅神经和视神经外,Ⅲ至Ⅻ对脑神经均出入脑干,与脑干内相应的脑神经核相联系(图 17-13)。脑神经核可粗分为两大类:接受脑神经中感觉传入成分的核团称脑神经感觉核,发出传出纤维经脑神经支配效应器活动的称脑神经运动核。由于脑神经含有 7 种纤维成分,与此相对应,脑干内也有 7 种核团。

1)一般躯体运动核:共 4 对,自上而下依次为动眼神经核、滑车神经核、展神经核和舌下神经核。相当于脊髓中的前角运动细胞柱向脑干的延续,支配自肌节衍化的骨骼肌,即眼球外肌和舌肌。

2)特殊内脏运动核:共 4 对,自上而下依次为三叉神经运动核、面神经核、疑核和副神经核。它们发出特殊内脏运动纤维,支配由鳃弓衍化的骨骼肌,即咀嚼肌、面部表情肌、咽喉肌、胸锁乳突肌和斜方肌的随意运动。由于在种系发生上,低等脊椎动物特别是鱼类,鳃与呼吸功能相关,因此我们把此类由鳃弓衍化的骨骼肌视为“内脏”。

3)一般内脏运动核:共 4 对,自上而下依次为动眼神经副核、上泌涎核、下泌涎核和迷走神经背核。相当于脊髓骶副交感核和中间外侧核在脑干内的延伸,支配头、颈、胸、大部分腹部器官的平滑肌、心肌和腺体。

4)一般内脏感觉核:1 对,即孤束核下部,相当于脊髓的中间内侧核,接受内脏、心血管和腺体的一般内脏感觉纤维。

5)特殊内脏感觉核:即孤束核上部,接受味觉的感觉纤维。

6)一般躯体感觉核:1 对,即三叉神经感觉核,自上而下分为三叉神经中脑核、三叉神经脑桥核和三叉神经脊束核,接受头面部皮肤与口、鼻腔黏膜的感觉纤维。相当于脊髓后角Ⅰ～Ⅵ层的延续。

7)特殊躯体感觉核:包括蜗腹侧核、蜗背侧核和前庭神经核,接受内耳听觉和平衡觉的纤维。

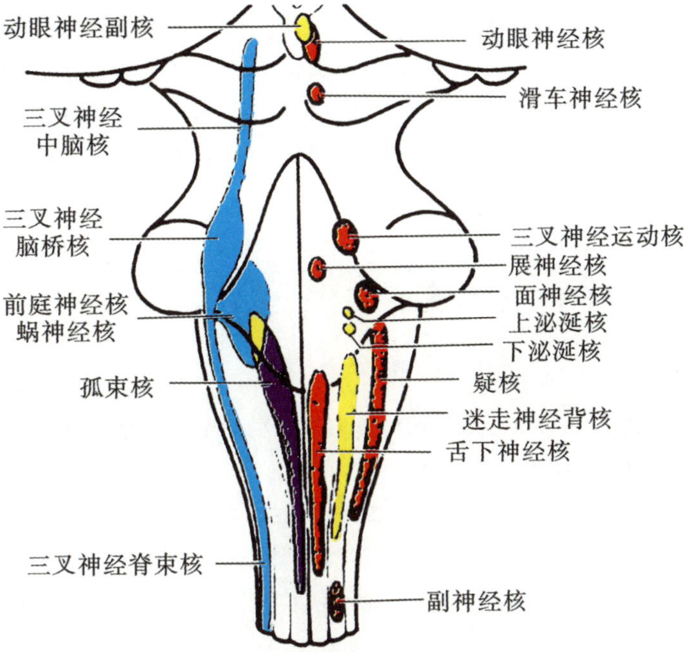

图 17-13 脑神经核在脑干背侧面的投影示意

在这 7 类核团中,所谓的"一般"是指脊髓和脑干共有的核柱,它们之间实际上互为延续;"特殊"则是指仅见于脑干。此外,一般内脏和特殊内脏感觉核实际上是同一核,即孤束核。此核的上端接受味觉纤维,其余部分接受一般内脏感觉纤维。

(2)**非脑神经核**:除脑神经核以外,脑干的灰质中还有许多功能各异的重要核团。这些核团都有广泛的传入、传出纤维联系,但一般并不与脑神经直接相关。

1)薄束核与楔束核:**薄束核**(gracile nucleus)与**楔束核**(cuneate nucleus)分别位于薄束结节和楔束结节的深方,接受薄束和楔束纤维的终止。由此二核发出的纤维呈弓形走向中央管的腹侧,越中线交叉至对侧,形成**内侧丘系交叉**(decussation of medial lemniscus),交叉后的纤维在中线两侧、锥体束的后方转折上行,形成**内侧丘系**(medial lemniscus)。因此,此二核是向高级脑部传递躯干和四肢意识性本体感觉和精细触觉冲动的重要中继核团。

2)下橄榄核:**下橄榄核**(inferior olivary nucleus)位于延髓橄榄的深方,在水平切面上呈开口向背内侧的囊形灰质团块。下橄榄核接受大脑皮质、脊髓和中脑红核等处的纤维,发出纤维越过中线行向对侧,与脊髓小脑后束共同组成粗大的小脑下脚,进入小脑。下橄榄核参与小脑对运动的调控。

3)上橄榄核:**上橄榄核**(superior olivary nucleus)位于脑桥中下部面神经核的腹侧,主要接受来自双侧蜗神经核的传出纤维,发出纤维加入双侧的外侧丘系。此核的功能是根据双耳传导声音信息的强度和时间差来进行声音来源的空间定位。

4)脑桥核:**脑桥核**(pontine nucleus)由大量分散分布于脑桥基底部的神经元组成。接受来自大脑皮质广泛区域的皮质脑桥纤维,发出的纤维越过中线,组成粗大的小脑中脚进入小脑。因此,脑桥核是传递大脑皮质信息至小脑的重要中继站。

5)顶盖前区:**顶盖前区**(pretectal area)位于中脑和间脑的交界部。接受经上丘臂来的视网膜发来的纤维,发出的纤维围绕导水管周围灰质,止于双侧动眼神经副核,完成瞳

笔记栏

孔对光反射，即在光照下瞳孔缩小的反应。

6）红核：**红核**（red nucleus）位于中脑上丘高度，横切面上呈一对边界明显的浑圆核团。包括小细胞部和大细胞部。小细胞部发出被盖中央束，主要到达同侧下橄榄核，经中继后到达对侧小脑。大细胞部发出**红核脊髓束**（rubrospinal tract），主要兴奋屈肌运动神经元，同时抑制伸肌运动神经元，与皮质脊髓束一起对肢体远端肌肉的运动发挥重要影响。

关注科研进展，探索未知领域

帕金森病

帕金森病（Parkinson's disease，PD）是一种常见的神经系统退行性疾病，老年人多见，平均发病年龄为60岁左右。帕金森病最主要的病理改变是中脑黑质多巴胺能神经元的变性死亡，由此引起纹状体多巴胺含量显著性减少而致病。1817年英国医生James Parkinson首先对此病进行了详细的描述，其临床表现主要包括静止性震颤、运动迟缓、肌强直和姿势步态障碍，同时患者可伴有抑郁、便秘和睡眠障碍等非运动症状。

自此医生们能够诊断这种疾病，却没有好的方法来治疗，直到20世纪60年代左旋多巴胺问世，成为控制PD症状的主要疗法。这种治疗手段虽然只能改善症状，不能阻止病情的进展，也无法治愈疾病，但显著提高了患者的生活质量。这种药物的疗效随着疾病的加重逐渐减弱，而且会带来各种不良反应。在过去十几年里，研究人员开始发掘PD的新疗法。发现PD患者除了多巴胺系统功能下降以外，其他类型的神经通路也出现异常，这些神经通路包括胆碱、血清素、谷氨酸和去甲肾上腺素通路。因为PD的发病机制非常复杂，导致神经元死亡的分子机制也还未阐明。要想彻底治愈PD，还需要医学科研工作者的不懈努力。同学们也可以查阅相关科研资料，在医学课程学习的过程中不断深入思考，探索医学未知领域，解决医学难题。

7）黑质：**黑质**（substantia nigra）位于中脑被盖和大脑脚底之间，依据细胞构筑可分为两部分，腹侧的网状部和背侧的致密部。致密部细胞主要为多巴胺能神经元，其合成的多巴胺经黑质纹状体纤维释放至新纹状体，以调节纹状体的功能活动。因各种原因造成黑质多巴胺能神经元变性，致新纹状体内多巴胺含量降低到一定程度，引起的疾病称帕金森病。患者表现为肌肉强直、运动受限和减少，出现震颤。

2. **白质** 主要由长的上、下行纤维束和出入小脑的纤维组成。其次还有脑干内各核团间及各核团与脑干外结构间的联系纤维。

（1）长的上行纤维束：分为内侧丘系和脊髓丘系。

1）内侧丘系：**内侧丘系**（medial lemniscus）来自对侧脊髓的薄束和楔束终止于延髓背侧的薄束核和楔束核，由此二核发出的纤维在中央管腹侧交叉后上行，这个交叉称为内侧丘系交叉，交叉以后的上行纤维称为内侧丘系。内侧丘系在延髓位于中线和下橄榄核之间，锥体的背侧；到脑桥后略转向腹外侧，位于被盖部与基底部之间；到中脑则渐移向被盖外侧。进入间脑后止于背侧丘脑的腹后外侧核。内侧丘系传递来自对侧躯干和上、下肢的精细触觉和本体感觉。

2）脊髓丘系：脊髓丘脑束传导对侧躯干及上、下肢的痛、温和粗触觉，此束进入脑干后，与脊髓网状束等上行纤维束相伴行，合称为**脊髓丘系**（spinothalamic tract）。脊髓丘系行于延髓的外侧区，相当于下橄榄核的背外侧；在脑桥和中脑位于内侧丘系的背外侧。脊髓丘系纤维进入间脑后，也止于背侧丘脑的腹后外侧核。

3）外侧丘系：**外侧丘系**（lateral lemniscus）是来自双侧蜗神经核和双侧上橄榄核发出的上行纤维，行于脑桥和中脑被盖的外侧边缘部分。外侧丘系在中脑上端背侧止于下丘，继而投射到间脑的内侧膝状体，传导听觉信息。

4）三叉丘系：**三叉丘系**（trigeminal lemniscus）接受来自对侧牙齿、面部皮肤和口、鼻腔黏膜，传导痛、温、触（包括精细触觉）觉信息的纤维，止于三叉神经脊束核和三叉神经脑桥核。由此二核发出上行纤维越边至对侧（也有少部分起于三叉神经脑桥核的纤维行于同侧），组成三叉丘系。该纤维束行于内侧丘系的外侧并与之毗邻，止于背侧丘脑的腹后内侧核。

（2）长的下行纤维束：主要是**锥体束**（pyramidal tract），起自大脑皮质中央前回及中央旁小叶前部的巨型锥体细胞，该锥体束经端脑内囊下行到达脑干，先行于中脑的大脑脚底中3/5，然后穿越脑桥基底部且被横行纤维分隔成若干小束，它们在脑桥下端重新汇合，至延髓腹侧聚集为延髓锥体。

锥体束包括皮质核束（又称皮质脑干束）和皮质脊髓束。皮质核束在下行过程中，终止于双侧脑神经运动核，其中面神经核下半和舌下神经核只接受对侧皮支核束的支配。皮质脊髓束终止于脊髓前角运动细胞。在延髓锥体下端有75%～90%的纤维经锥体交叉越边到对侧下行，组成**皮质脊髓侧束**（lateral corticospinal tract）；25%～10%的纤维不交叉，继续走行在同侧前索，为**皮质脊髓前束**（anterior corticospinal tract）。皮质脊髓束的功能主要与运动控制有关。

3. 脑干的网状结构　在脑干中，除了脑神经核、境界明确的一些非脑神经核团和长的上、下行纤维束以外，尚有神经纤维纵横交织成网状，其间散在有大小不等的神经细胞核团的结构，称脑干网状结构。网状结构接受各种感觉信息，传出纤维直接或间接联系着中枢神经系统的各级水平。网状结构的功能也是多方面的，它涉及觉醒、睡眠的周期节律，躯体和内脏各种感觉，运动的调节及学习记忆等高级功能。

二、小脑

小脑（cerebellum）位于颅后窝，延髓和脑桥的背侧，腹侧借上、中、下三对小脑脚与脑干相连。小脑是机体重要的躯体运动调节中枢之一，其功能主要是调节肌张力、协调肌运动，进而维持身体的姿势、平衡和精确地完成各种随意运动。

（一）小脑的外形与分叶

小脑上面平坦，紧贴硬脑膜形成的小脑幕，下面中部凹陷，容纳延髓（图17－14，图17－15）。小脑中间缩窄的部分称**小脑蚓**（vermis），两侧的膨大部分称**小脑半球**（cerebellar hemispheres）。半球上面前1/3与后2/3交界处，有一呈V字形深沟，称为原裂。**小脑下面绒球和小结的后方有一深沟，为后外侧裂，原裂和后外侧裂于小脑表面几乎形成一个环，此环的前上部分为小脑前叶，后下部分为小脑后叶。**半球下面近枕骨大孔处突出的部分称**小脑扁桃体**（tonsil of cerebellum）。当颅脑外伤、颅内肿瘤等病变引起颅内压增高时，小脑扁桃体可被挤压入枕骨大孔，形成枕骨大孔疝（或称小脑扁桃体疝），压迫延髓内的呼吸中枢和心血管运动中枢，危及生命。

笔记栏

紧急救助，挽救生命

时间就是生命——脑疝

48岁的周先生突然晕倒不省人事，医生接诊时，患者瞳孔不等大、对光反射消失。种种症状显示患者已形成脑疝，随时有呼吸、心搏骤停的可能。**脑疝**(brain hernia)是指颅内压增高到一定程度时，一部分脑组织被逼迫通过颅内正常的生理性孔道或裂隙，向阻力相对较小的地方移动，这是临床上最危急的病症，若不迅速抢救，患者可在短时间内死亡。最常见的有小脑幕切迹疝和枕骨大孔疝两种，各有其典型的临床特点。枕骨大孔疝压迫延髓的呼吸中枢，突出表现为呼吸骤停；小脑幕切迹疝又叫颞叶钩回疝，压迫动眼神经，突出表现为意识障碍加深的同时伴有典型的瞳孔改变，即常见的双侧瞳孔不等大。脑疝的抢救在于对脑疝前期症状的及时发现和有效处理。脑疝发生时间越长，救治越困难，死亡率越高，延误救治是导致死亡增加的主要原因，若脑疝晚期，又称中枢衰竭期，即使抢救成功也多是植物生存状态。脑疝常见的原因包括脑出血等各种占位性病变，约有一半以上的脑血管患者死于脑疝。如尽早清除血肿，解除脑疝，患者预后良好。因此，为提高患者的生存质量及降低死亡率，对于发生脑疝的患者应争分夺秒地进行抢救，时间就是生命，白衣天使就是从死神手里救人的战士！

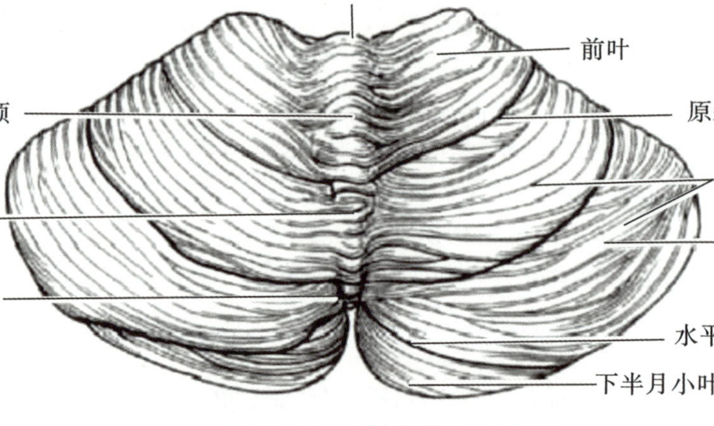

图 17-14　小脑的外形(上面观)

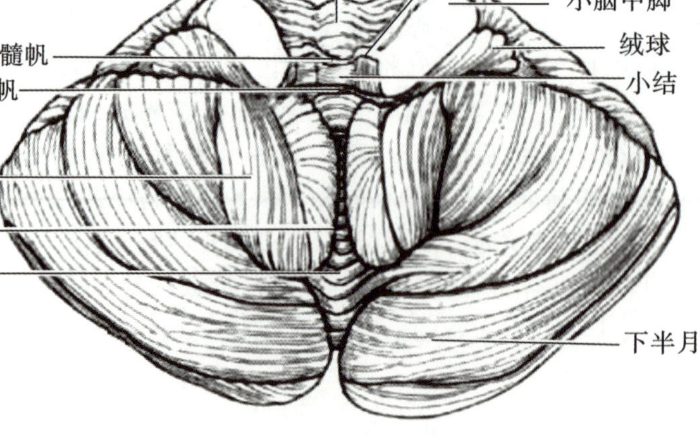

图 17-15　小脑的外形(下面观)

（二）小脑的分区

依据小脑皮质内梨状神经元和小脑核之间的投射规律，又可将小脑由内向外分为3个纵区，即内侧区、中间区和外侧区。

小脑的分区（解剖分区和功能分区）与小脑的种系发生密切相关。**绒球小结叶**（flocculonodular lobe）在进化上出现最早，又称原小脑（archicerebellum），因其纤维联系及功能与前庭密切相关，故又称**前庭小脑**（vestibulocerebellum）。小脑蚓（内侧区）和半球中间区在进化上出现较晚，共同组成**旧小脑**（paleocerebellum），主要接受来自脊髓的信息，又称**脊髓小脑**（spinocerebellum）。小脑外侧区在进化上出现最晚，构成**新小脑**（neocerebellum），因其与大脑皮质同步发展，而且与大脑皮质构成纤维联系环路，因此，又称**大脑小脑**（cerebrocerebellum）。

（三）小脑的结构

小脑表面的灰质，称小脑皮质，深面的白质，称小脑髓质。小脑髓质内有灰质核团，称小脑核。

1. 小脑皮质　**小脑皮质**（cerebellar cortex）是指小脑表层的灰质，少部分外露，大部分深藏于沟内，形成小脑叶片，这是小脑的结构单位。小脑皮质的细胞构筑由浅至深分为3层：分子层、梨状细胞层和颗粒层。

2. 小脑核　**小脑核**（cerebellar nuclei）包括**顶核**（fastigial nucleus）、**球状核**（globose nucleus）、**栓状核**（emboliform nucleus）和**齿状核**（dentate nucleus）（图17-16）。顶核位于第四脑室顶的上方，小脑蚓的白质内，属于原小脑。球状核和栓状核合称**中间核**（interposed nuclei），位于顶核与齿状核之间，属于旧小脑。齿状核最大，位于小脑半球的白质内，呈皱缩的口袋状，袋口朝向前内方，属于新小脑。

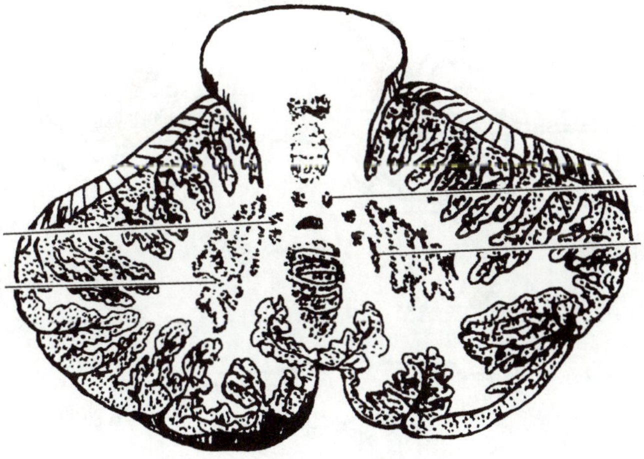

图17-16　小脑核

3. 小脑髓质　小脑髓质（cerebellar medulla）位于小脑皮质的深层，并伸入叶片的中央，由三类纤维构成：小脑皮质与小脑核之间的往返纤维；小脑叶片间或小脑各叶之间的联络纤维；小脑与小脑以外其他脑区之间的传入、传出纤维。这些纤维组成小脑上、中、下脚三对脚。

（四）小脑的纤维联系和功能

1. **原小脑（前庭小脑）**　主要接受同侧前庭神经初级平衡觉纤维和前庭神经核的传入纤维。其传出纤维经顶核中继或直接经小脑下脚终止于同侧前庭神经核和网状结构，

笔记栏

在此中继后发出前庭脊髓束和内侧纵束至脊髓前角运动细胞和脑干的眼外肌运动核，调节躯干肌和眼外肌运动，维持身体平衡，协调眼球运动。

2. **旧小脑（脊髓小脑）**　主要接受脊髓小脑前、后束传入的本体感觉冲动。其传出纤维主要投射至顶核和中间核，中继后发出纤维到前庭神经核、脑干网状结构和红核，再经前庭脊髓束、网状脊髓束及红核脊髓束影响脊髓前角运动细胞，调节肌张力。

3. **新小脑（大脑小脑）**　主要接受对侧大脑皮质经脑桥核中继传入的纤维。其传出纤维在齿状核中继后经小脑上脚交叉投射至对侧的红核、对侧的背侧丘脑腹前核和腹外侧核，后者再投射至大脑皮质躯体运动区，由红核和大脑皮质躯体运动区分别发出红核脊髓束和皮质脊髓束交叉到对侧下行，支配对侧脊髓前角运动细胞。通过环路的 2 次交叉，新小脑可有计划、精确地调节同侧肢体的随意运动，保证运动在执行过程中的稳定与协调。

三、间脑

间脑（diencephalon）位于端脑与中脑之间（图 17-17）。因大脑半球的高度发展，背侧面和两侧面被大脑半球所掩盖，仅腹侧面的下丘脑露于脑底。间脑体积虽小，不到中枢神经系统的 2%，但结构和功能十分复杂，是仅次于端脑的高级中枢部位。间脑包括背侧丘脑、后丘脑、上丘脑、下丘脑和底丘脑 5 部分。两侧间脑之间正中矢状位的窄隙，称第三脑室。

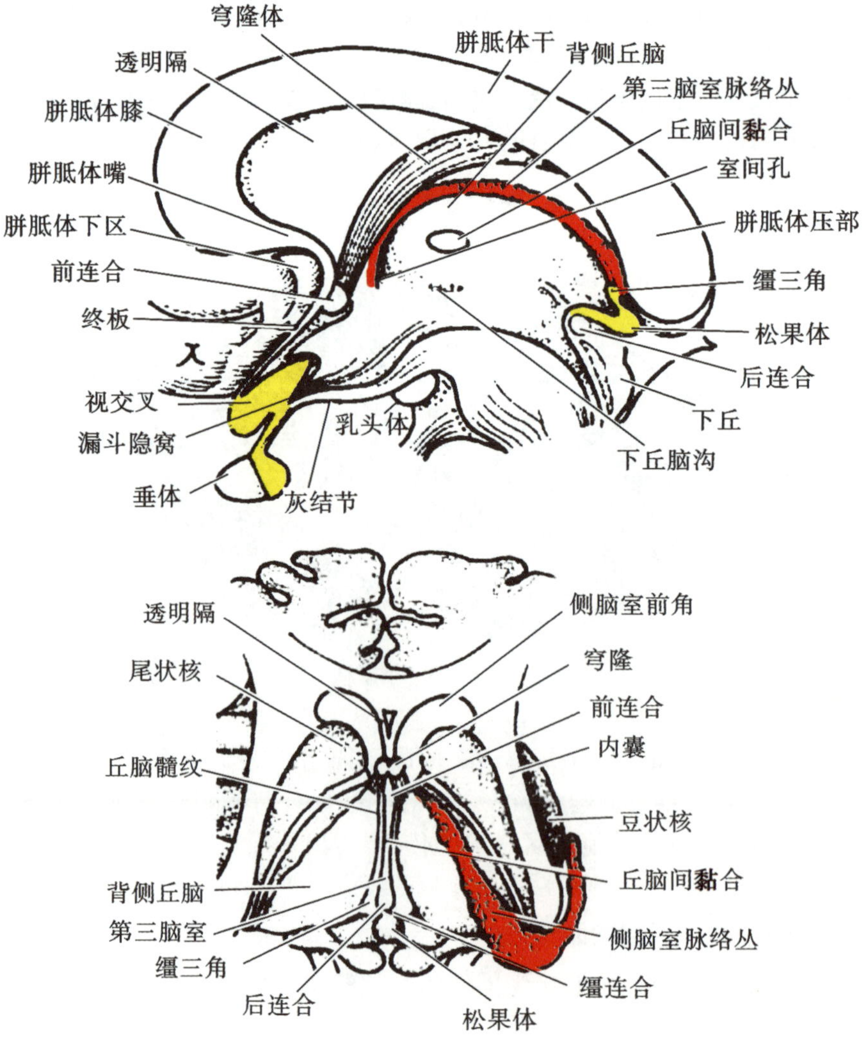

图 17-17　间脑

（一）背侧丘脑

背侧丘脑（dorsal thalamus）又称**丘脑**（thalamus），是一对卵圆形的灰质团块，长约4 cm，宽约1.4 cm（图17－18）。其前端窄而隆凸，称**丘脑前结节**（anterior thalamic tubercle）；后端膨大，称**丘脑枕**（pulvinar）。背侧丘脑的外侧面紧邻内囊。背外侧面的外侧缘与端脑尾状核之间，隔有白色的纤维束，称**终纹**（terminal stria）。内侧面参与构成第三脑室的侧壁，下缘有室间孔至中脑水管的浅沟，称**下丘脑沟**（hypothalamic sulcus），为背侧丘脑与下丘脑的分界线。

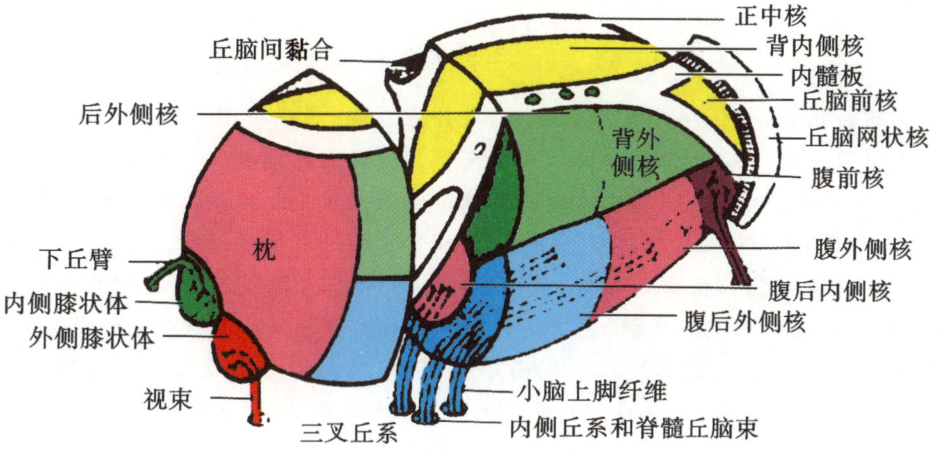

图17－18　背侧丘脑核团模式图

背侧丘脑内部有一白质构成的**内髓板**（internal medullary lamina），水平面上呈"Y"形，将背侧丘脑分为前核群、内侧核群和外侧核群3部分，各核群分别含有若干个核团。外侧核群分为背、腹两层，这两层核团之间无天然界限。背层核群由前向后分为背外侧核、后外侧核和丘脑枕；腹层核群由前向后分为**腹前核**（ventral anterior nucleus）、**腹外侧核**（ventral lateral nucleus）（又称**腹中间核** ventral intermediate nucleus）和**腹后核**（ventral posterior nucleus），腹后核又分为**腹后外侧核**（ventral posterolateral nucleus）和**腹后内侧核**（ventral posteromedial nucleus）。此外，内髓板内有若干板内核；第三脑室侧壁的薄层灰质和丘脑间黏合内的核团称正中核；外侧核群与内囊之间的薄层灰质称丘脑网状核。

上述的背侧丘脑核团按进化顺序、纤维联系可归纳为3类。

1. **非特异性投射核团**　在进化上比较古老，包括正中核、网状核和板内核，主要接受脑干网状结构的传入纤维，与下丘脑和纹状体等结构有往返的纤维联系。脑干网状结构上行激动系统的纤维，经此类核团中继后，弥散投射到大脑皮质广泛区域，维持机体的觉醒状态。

2. **特异性中继核团**　属于进化上较新的部分，包括腹前核、腹外侧核和腹后核。其中腹前核和腹外侧核主要接受小脑齿状核、苍白球和黑质的纤维，传出纤维至大脑皮质躯体运动中枢，调节躯体运动。腹后核为各种意识性躯体感觉和味觉的最后中继站，腹后内侧核接受三叉丘系和自孤束核发出的味觉纤维，作为头面部感觉信息传导通路的中继核，其传出纤维投射至中央后回下部；腹后外侧核接受内侧丘系和脊髓丘系的纤维，自内向外依次接受传导上肢、躯干和下肢感觉信息的纤维，其传出纤维投射至中央后回中、上部和中央旁小叶后部。

笔记栏

3. **联络性核团** 在进化上属最新的部分。包括前核群、内侧核群、外侧核群的背层核群，传入纤维来源广泛，与大脑皮质有丰富的纤维联系。在功能上与脑的高级神经活动，如情感、学习记忆等有关。

背侧丘脑是皮质下感觉的最后中继站，并可感知粗略的痛觉，受损时可引起感觉功能障碍、痛觉过敏和自发性疼痛等。此外，腹外侧核和腹前核是大脑皮质与小脑、纹状体和黑质之间相互联系的枢纽，以实现对躯体运动的调节。

攻坚克难，任重道远

丘脑痛

丘脑的病变会产生一种特殊的疼痛，就是丘脑痛，属于中枢性疼痛。特点是对侧肢体出现剧烈的、难以形容的自发痛或诱发痛，剧痛为持续性，可突然加重，也可因强光照射、风吹、特殊气味、高尖声音及情绪等刺激而加剧。疼痛性质各种各样，有灼烧感、麻刺感、冷感和难以描述的痛感。身体受涉部位有感觉过敏和感觉过度，常伴有精神焦虑的症状。据统计，8% ~14% 的脑卒中患者深受卒中后中枢痛（central post-stroke pain，CPSP）的困扰，尤其是当卒中损伤区域涉及丘脑，CPSP 的发病率就会显著提高。迄今为止，因其发病机制尚不明确，临床上仍无有效的治疗或预防措施，严重影响患者的生活质量和社会功能，甚至导致患者自杀。CPSP 患者表现出难以忍受和形容的自发痛或者各种痛觉异常，有可能与丘脑或者皮质区域发生中枢敏化，导致神经元过度兴奋或自发性放电有关。目前，丘脑痛的基础与临床研究仍然任重道远。

（二）后丘脑

后丘脑（metathalamus）位于背侧丘脑的后下方，中脑顶盖上方的两对隆起，即**内侧膝状体**（medial geniculate body）和**外侧膝状体**（lateral geniculate body），属特异性感觉中继核。内侧膝状体位于丘脑枕的下方，接受下丘来的听觉纤维，发出纤维组成听辐射，经内囊后肢后下部至颞叶的听觉中枢。外侧膝状体位于内侧膝状体外侧，接受视束传导的视觉纤维，传出纤维组成视辐射，经内囊后肢后部至枕叶的视觉中枢。

（三）上丘脑

上丘脑（epithalamus）位于第三脑室顶后部的周围，主要包括丘脑髓纹、缰三角、缰连合、**松果体**（pineal body）及后连合等。缰三角内有缰核，接受丘脑髓纹的纤维，发出纤维投射至中脑脚间核，缰核是边缘系统与中脑间联系的中继站。松果体为内分泌腺，其分泌呈昼夜周期性的节律变化，与机体的生物钟现象有关。

（四）下丘脑

下丘脑（hypothalamus）位于背侧丘脑的下方，组成第三脑室侧壁的下半和底壁，上方借下丘脑沟与背侧丘脑分界，前端达室间孔，后端与中脑被盖相续。下面最前部是**视交叉**（optic chiasma），视交叉的前上方连接终板，后方有**灰结节**（tuber cinereum），向前下移行于**漏斗**（infundibulum），漏斗下端与**垂体**（hypophysis）相连，灰结节后方有一对圆形隆起，称**乳头体**（mamillary body）（图 17-19）。

笔记栏

传递科普，健康生活

褪黑素

松果体细胞能够分泌褪黑素，褪黑素的分泌具有明显的昼夜节律，白天分泌受抑制，晚上分泌活跃，所以又被称为“黑暗激素”或“黑暗荷尔蒙”。光线减弱的时候（夜晚降临）褪黑素的分泌量增大，通过血液运至全身，提醒机体准备休息，非常像下班铃声。正常情况下，褪黑素的分泌量在22点开始增大，持续上升，在23点到凌晨3点达到巅峰，所以最佳的入睡时间应该是晚上22点前，超过23点，就容易失眠。下雨天的时候，光线通常比较暗，“黑暗荷尔蒙”分泌增加，所以人就比较容易犯困。机体随着年龄增长，分泌褪黑素的量会越来越少，这也是年纪增长后导致越来越难入睡、睡眠时间越来越短的原因之一。褪黑素还可抑制下丘脑-垂体-性腺轴，促使性腺激素释放激素、促性腺激素等的含量减低，从而间接影响性腺的发育。如果将幼年动物的松果体摘除，动物就会出现性早熟。长期光照可引起松果体重量减轻，抑制细胞合成褪黑素。所以喜欢睡觉开灯的人们，一定要慢慢改掉这个坏习惯。尤其是年轻的父母，为了照顾宝宝，长期开灯睡觉，光线的刺激不仅使宝宝褪黑素的分泌减少，引起性早熟，而且使交感神经兴奋性增高，宝宝的身体得不到充分的休息，导致自身免疫力下降。青年学生正值成长发育的关键时期，不要熬夜，保证充足睡眠，养成早睡早起的生活习惯，才能拥有健康的体魄。

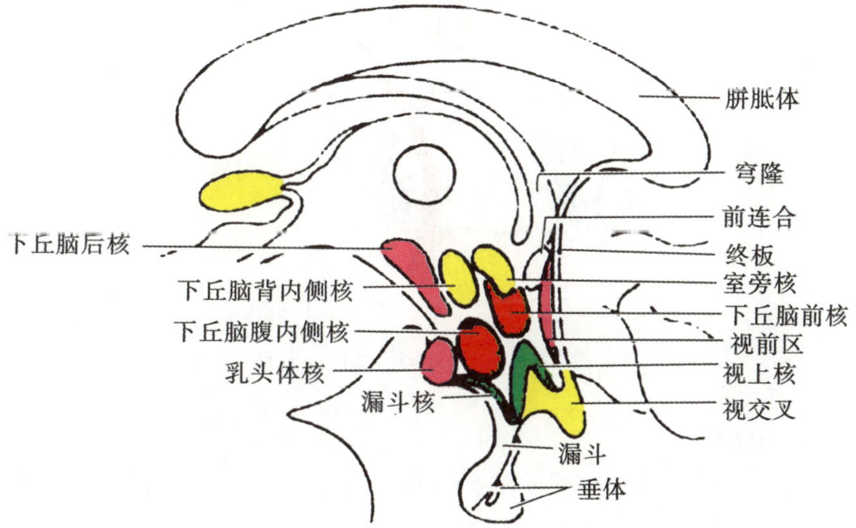

图 17-19　下丘脑（矢状切面）的主要核团

1. **下丘脑的分区及主要核团**　下丘脑由内向外分为室周带、内侧带和外侧带。自前向后分为视前区、视上区、结节区和乳头体区。视前区位于视交叉前缘，视上区位于视交叉上方，内有**视上核**（supraoptic nucleus）、**室旁核**（paraventricular nucleus）和**视交叉上核**等（图 17-19）。结节区位于灰结节内及其上方，内有**漏斗核**（infundibular nucleus）、腹内侧核和背内侧核等。乳头体区位于乳头体内及其上方，内有乳头体核和下丘脑后核。

2. **下丘脑的纤维联系**　作为内脏活动的高级调控中枢，下丘脑与中枢神经系统其他部位有着复杂的纤维联系，主要包括以下几点。

笔记栏

(1)与边缘系统的联系:借终纹将隔区、下丘脑和杏仁体相联系、通过穹隆将海马结构和乳头体相联系。

(2)与背侧丘脑的联系:通过乳头丘脑束与丘脑前核群相联系。

(3)与垂体的联系(图17-20):视上核和室旁核分别发出视上垂体束,至垂体后叶(神经垂体),将其合成的加压素和催产素分泌至垂体后叶;漏斗核及邻近室周区发出结节漏斗束至垂体门脉系统,将分泌的促肾上腺皮质激素、促激素释放或抑制激素等运送至垂体前叶(腺垂体),调控垂体前叶的内分泌功能。

(4)与脑干和脊髓的联系:通过乳头被盖束、背侧纵束及下丘脑脊髓束与脑干、脊髓的自主神经核相联系。

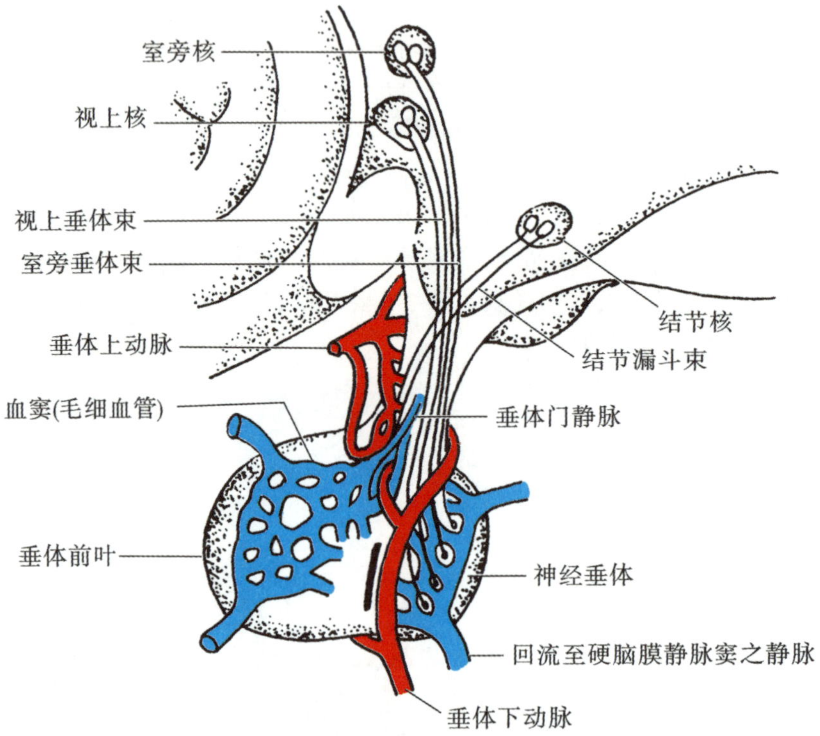

图17-20 下丘脑与垂体的联系

3. 下丘脑的功能

(1)神经内分泌的调节:通过下丘脑与垂体间的联系,将神经调节与体液调节融为一体。

(2)内脏神经的调节:下丘脑是调节内脏活动的皮质下中枢,通过调节交感神经和副交感神经的活动维持适宜的内环境。

(3)摄食行为的调节:通过下丘脑饱食中枢和摄食中枢调节摄食等行为。

(4)体温调节:下丘脑前区和后区具有中枢性体温感受器,分别感受体温的升高和降低,通过启动散热和产热机制维持体温稳态。

(5)生物节律的调节:视交叉上核是很多机体活动、体温变化、血浆激素水平、觉醒和睡眠等活动昼夜节律的神经基础。

(五)底丘脑

底丘脑(subthalamus)位于背侧丘脑和中脑被盖间的过渡区,含底丘脑核,与黑质、红核、苍白球之间有纤维联系，属锥体外系结构。

（六）第三脑室

第三脑室（third ventricle）是位于两侧背侧丘脑和下丘脑之间的狭窄腔隙。前方借左、右室间孔与侧脑室相通，后方借中脑水管与第四脑室相通，顶部为第三脑室脉络组织，底部为乳头体、灰结节和视交叉。

四、端脑

端脑（telencephalon）是脑的最高级部位，高度发育的端脑遮盖着间脑和中脑，并把小脑推向后下方。端脑由左、右大脑半球构成，两半球借**大脑纵裂**（cerebral longitudinal fissure）及其间的大脑镰相分隔，纵裂的底为连接左、右半球的**胼胝体**（corpus callosum）。大脑半球后部与下方的小脑借**大脑横裂**（cerebral transverse fissure）及其间的小脑幕相分隔。大脑半球表面的灰质，称为大脑皮质；深部的白质称为髓质，其内有**基底核**（basal nuclei），大脑半球内的腔隙为**侧脑室**（lateral ventricle）。

（一）大脑的外形

每侧大脑半球分为上外侧面、内侧面和下面。上外侧面与内侧面之间为上缘，上外侧面与下面之间为下缘，内侧面与下面之间为内侧缘。半球表面由于各部发育不均，形成凹凸不平的形态，凹陷处称大脑沟，沟之间的隆起为大脑回。大脑半球背外侧面借外侧沟、中央沟和顶枕沟分为额、顶、枕、颞和岛叶（图 17-21）。**外侧沟**（lateral sulcus）起于半球下面的前部，延伸至上外侧面，行向后上方。**中央沟**（central sulcus）起于半球上缘中点的稍后方，斜向前下方，下端近外侧沟，上端延伸至半球内侧面。**顶枕沟**（parietooccipital sulcus）位于半球内侧面后部，自距状沟起走向后上方，转向上外侧面。外侧沟以上的部分，中央沟以前为**额叶**（frontal lobe）；中央沟后方至顶枕沟的区域为**顶叶**（parietal lobe）；外侧沟以下的部分为**颞叶**（temporal lobe）。顶枕沟（端脑内侧面）至枕前切迹（成人在枕叶后极前方约 4 cm 处）间的连线的后方为**枕叶**（occipital lobe）。另外，外侧沟的深面藏有**岛叶**（insular lobe），被外侧沟周围的额、顶、颞叶所掩盖（图 17-22）。

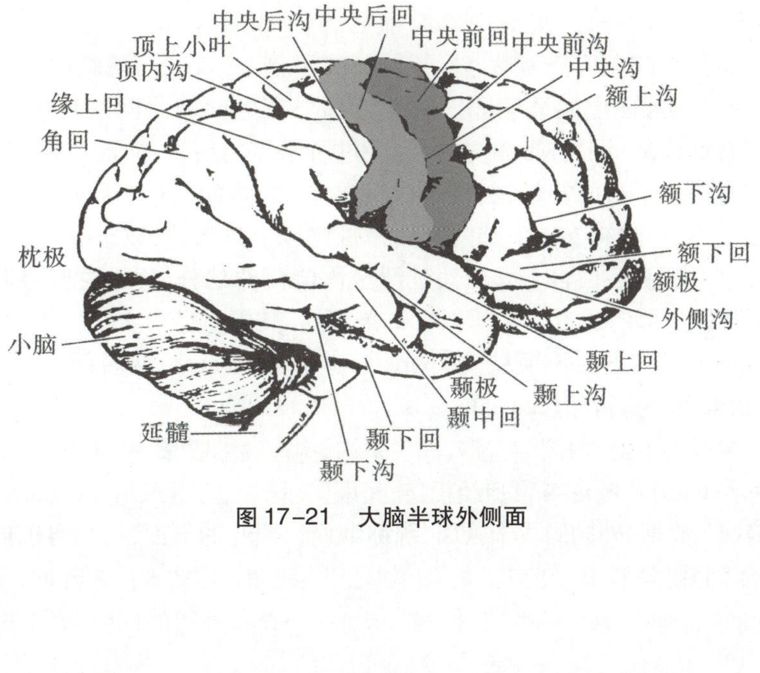

图 17-21　大脑半球外侧面

笔记栏

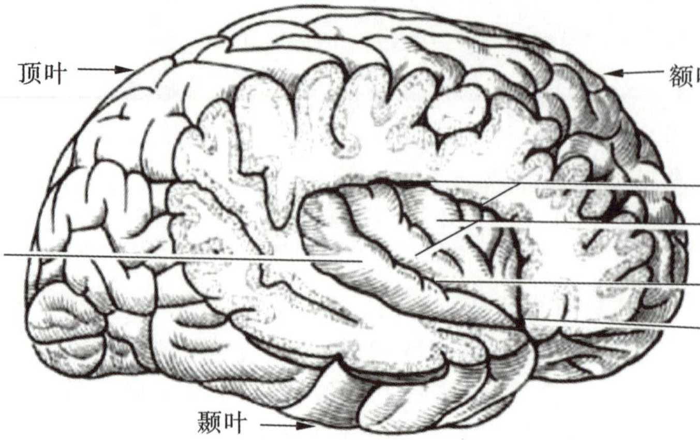

图 17-22　岛叶

1. **外侧面**　额叶的外侧面在中央沟的前方有与之平行的**中央前沟**(precentral sulcus),两沟之间的脑回,称**中央前回**(precentral gyrus)。自中央前沟有两条向前水平走行的沟,分别是额上沟和额下沟,借此两沟将中央前沟以前的额叶自上而下分为**额上回**(superior frontal gyrus)、**额中回**(middle frontal gyrus)和**额下回**(inferior frontal gyrus)。顶叶的上外侧面在中央沟后方有与之平行的中央后沟,两沟间的脑回,称**中央后回**(postcentral gyrus)。自中央后沟向后下方有一间断走行的顶内沟,此沟将中央后沟后方的顶叶分为顶上小叶和顶下小叶。顶下小叶主要由包绕外侧沟末端的**缘上回**(supramarginal gyrus)和围绕在颞上沟末端的**角回**(angular gyrus)构成。外侧沟下方有与之平行的颞上沟和颞下沟,两沟将颞叶自上而下分为**颞上回**(superior temporal gyrus)、**颞中回**(middle temporal gyrus)和**颞下回**(inferior temporal gyrus)。颞上回在外侧沟下壁的大脑皮质有几条短的**颞横回**(transverse temporal gyrus)。枕叶在上外侧面的沟回多不恒定。岛叶呈三角形,由岛长、短回构成,周围以环状沟与额、顶、颞叶等脑叶分界,此 3 叶覆盖岛叶表面的部分,统称岛盖。

2. **内侧面**　大脑半球内侧面中部有前后方向略呈弓形的纤维束断面,称**胼胝体**(corpus callosum),自前向后分为嘴、膝、干、压 4 部(图 17-23)。胼胝体下方的弓形纤维束为穹隆,两者之间为薄层的透明隔。胼胝体嘴与穹隆前端之间圆形的纤维束为前连合。胼胝体的背面为环行的胼胝体沟,此沟绕过胼胝体的后端,向前下方移行为海马沟。胼胝体沟上方有与之平行的扣带沟,两沟之间的脑回,称**扣带回**(cingulate gyrus)。扣带沟后端转向后上方,称边缘支。大脑内侧面扣带沟以上的部分,以中央沟的延线为界,分属额、顶两叶。中央前、后回自上外侧面延续至内侧面的部分,称**中央旁小叶**(paracentral lobule)。在胼胝体压部的后方和后下方有 2 条深沟,其中呈弓形走向枕极的沟,称**距状沟**(calcarine sulcus),另一条沟为**顶枕沟**(parietooccipital sulcus),两者间的三角区,称**楔叶**(cuneus),距状沟下方为**舌回**(lingual gyrus)。

3. **底面**　额叶的下面,内侧的直沟,称嗅束沟,沟内容纳**嗅束**(olfactory tract),前端膨大为**嗅球**(olfactory bulb)。嗅球与嗅神经相连,嗅束向后扩大为**嗅三角**(olfactory trigone)。嗅束沟内侧的脑回为直回,外侧的若干脑回,统称眶回。颞叶的下面,可见自前向后两条平行的沟,分别为侧副沟和枕颞沟。侧副沟位于内侧,其内侧的脑回,称**海马旁回**(parahippocampal gyrus),其前端弯曲,称**钩**(uncus)。海马旁回的内侧为海马沟,在沟的上

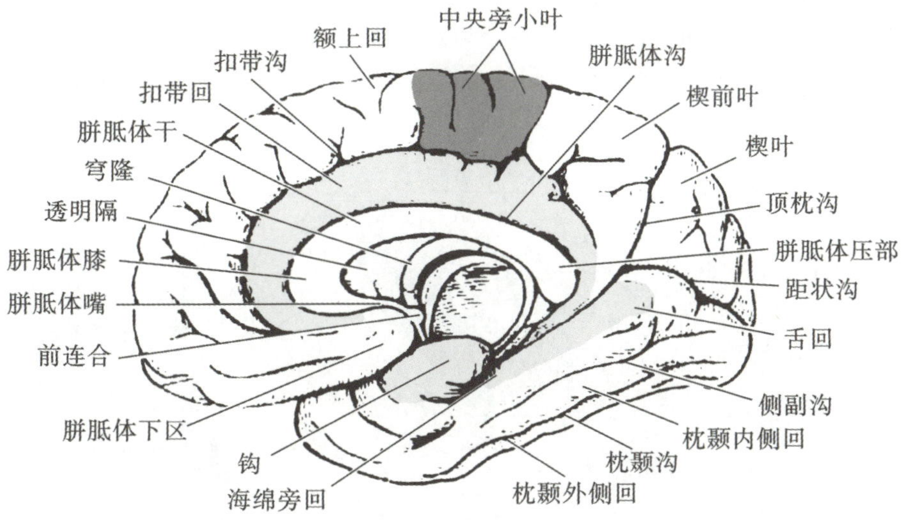

图 17-23　大脑半球内侧面

方有呈锯齿状的窄条皮质，称**齿状回**（dentate gyrus）。齿状回的外侧，侧脑室下角底壁上有一弓形隆起，称**海马**（hippocampus）。海马和齿状回构成**海马结构**（hippocampal formation）。枕颞沟位于侧副沟的外侧，其内、外侧的脑回分别称为枕颞内、外侧回（图 17-24）。

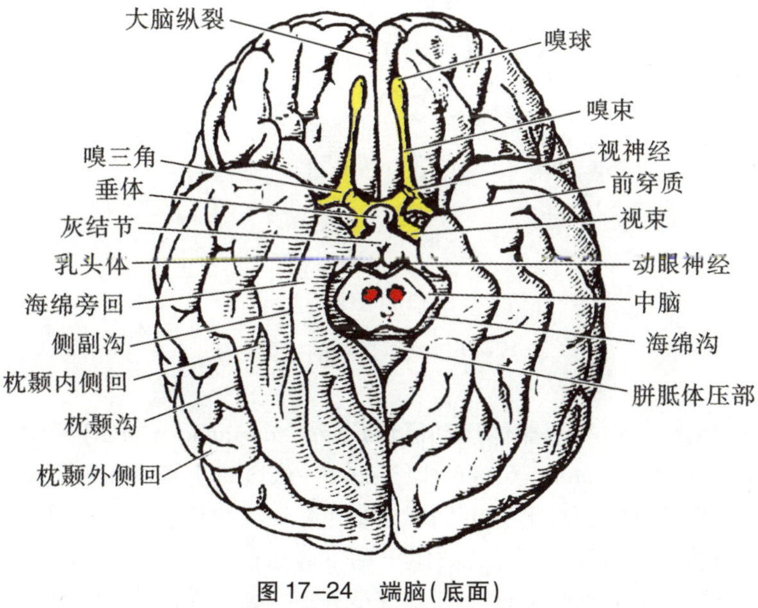

图 17-24　端脑（底面）

4. **边缘系统**　在大脑半球内侧面，胼胝体周围和侧脑室下角底壁的圆弧形皮质区，称**边缘叶**（limbic lobe），包括隔区（胼胝体下区和终板旁回）、扣带回、海马旁回、海马和齿状回等结构。边缘叶及与其联系的皮质下结构（杏仁体、隔核、上丘脑、背侧丘脑前核群和中脑被盖等），统称**边缘系统**（limbic system）。在种系发生上，边缘系统属于脑的古老部分，不仅与嗅觉及其联合反射有关，还与躯体运动、内脏活动、情绪、行为、生殖和记忆等密切相关。

（二）大脑的内部结构

大脑表面为皮质，深部为髓质及侧脑室。髓质中藏有基底核。

笔记栏

1. **大脑皮质** 大脑皮质是高级神经活动的物质基础，皮质各部细胞构筑不同、功能各异。通常采用的 Brodmann 分区法，就是以皮质构筑的差异作为皮质分区的依据，将大脑皮质分为 52 区。不同脑区具有不同的功能，作为机体特定功能活动的最高“中枢”，大脑皮质具有明确的功能定位（图 17-25）。

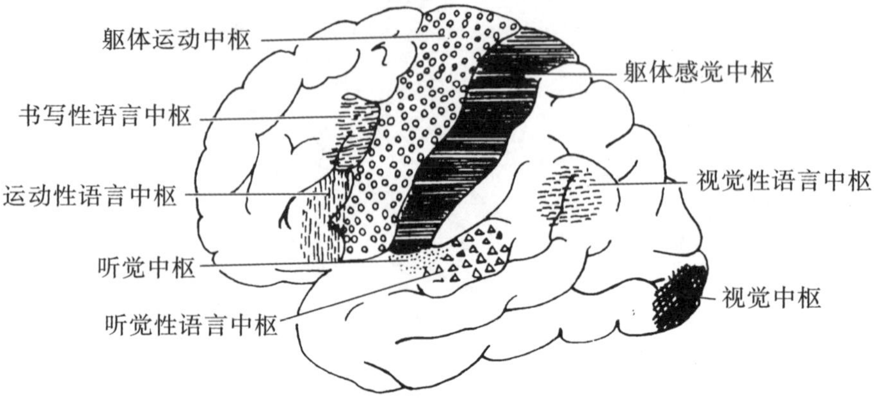

(1)外侧面

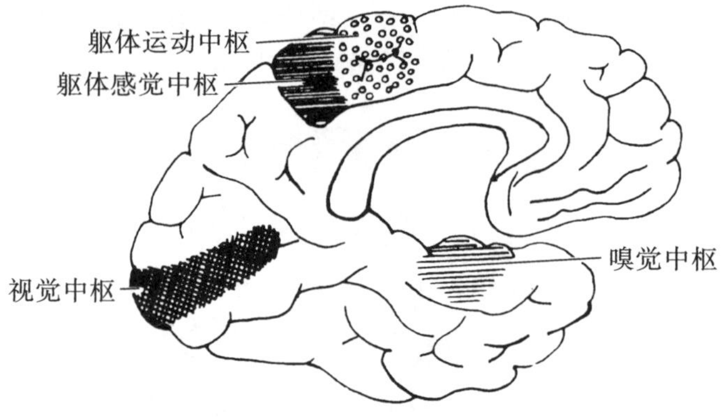

(2)内侧面

图 17-25 大脑皮质的主要中枢

（1）第一躯体运动区：**第一躯体运动区**（primary somatomotor area）为中央前回和中央旁小叶的前部，包括 Brodmann 4、6 区（图 17-26）。该区对全身骨骼肌运动的管理具有一定的局部定位关系，其特点为：①上下倒置，管理头面肌的代表区位于中央前回下部，头部本身正置，上肢肌的代表区在中间部，躯干和下肢肌的代表区位于顶部，管理膝关节以下肌的代表区位于中央旁小叶前部。②交叉支配，一侧运动区支配对侧躯体的运动，但一些与联合运动有关的肌则受两侧运动区的支配，如眼球外肌、咽喉肌、咀嚼肌等。③身体各部分投影区的大小取决于运动的精细、复杂程度。该区接受中央后回、背侧丘脑腹前核、腹外侧核和腹后核的纤维，发出纤维组成锥体束，至脑干躯体运动核和脊髓前角。

（2）第一躯体感觉区：**第一躯体感觉区**（primary somatosensory area）为中央后回和中央旁小叶后部，包括 Brodmann 3、1、2 区（图 17-27）。接受背侧丘脑腹后核传来的对侧半身的痛、温、触、压觉以及位置觉和运动觉等信息，身体各部位的感觉在此区的局部定位与第一躯体运动区相似，其特点是：①上下倒置，但头部本身正置。②左右交叉。③身体各部在该区投射范围的大小取决于该部位感觉敏感程度，例如手指和唇的感受器最密集，在感觉区的投射范围最大。

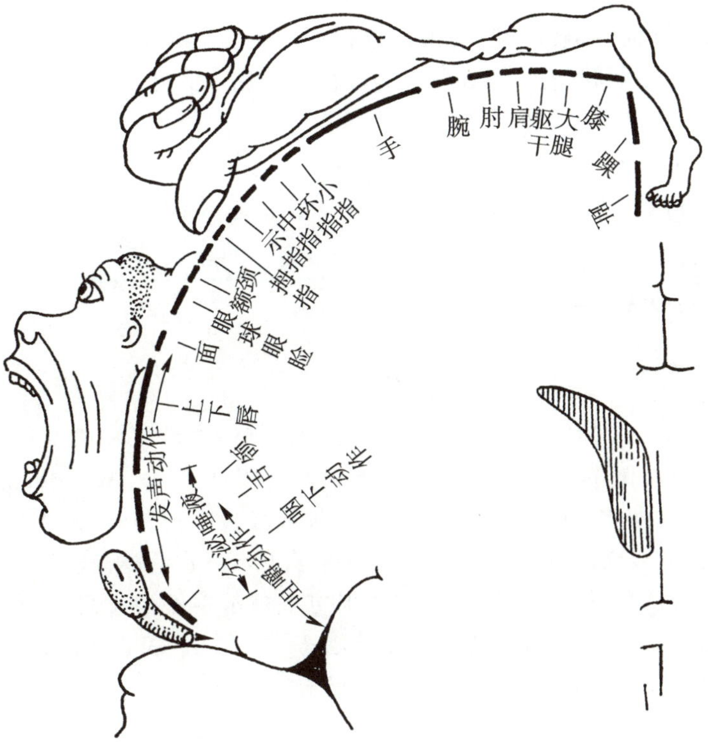

图 17-26　人体各部在第一躯体运动区的定位

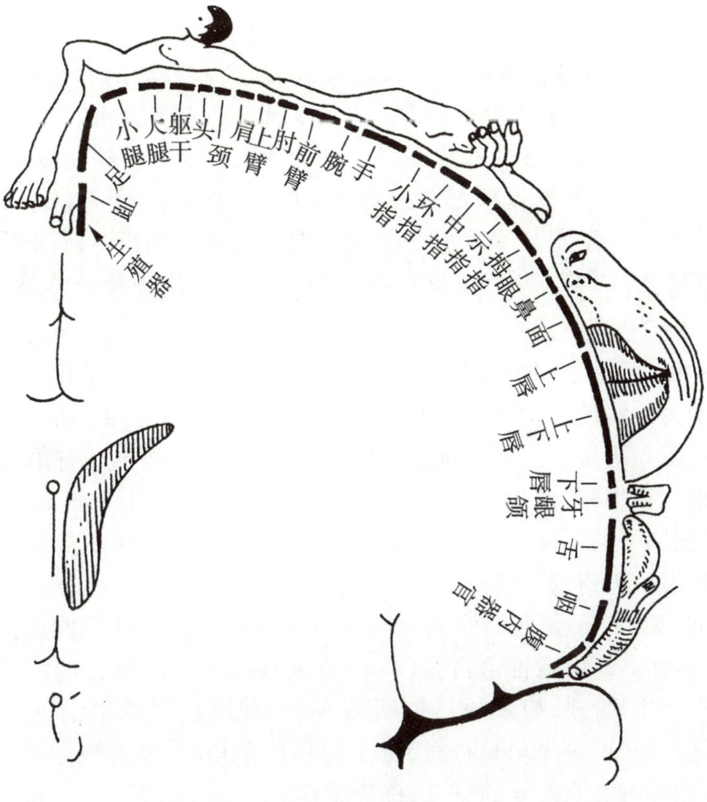

图 17-27　人体各部在第一躯体感觉区的定位

笔记栏

（3）视觉区：**视觉区**（visual area）为距状沟上、下的枕叶皮质（Brodmann 17 区），接受同侧外侧膝状体的视辐射，感知双眼对侧半视野的信息。因此，一侧视区损伤引起双眼对侧视野偏盲，称同向性偏盲。视网膜信息投射至视觉区的定位关系是视网膜上、下象限的信息分别投射至距状沟上、下的视觉区，距状沟后 1/3 上、下方接受黄斑区的信息，前部上、下方接受视网膜前部（周边区）的信息。

（4）听觉区：**听觉区**（auditory area）为颞横回（Brodmann 41、42 区），接受同侧内侧膝状体的听辐射，每侧的听觉区接受感知两耳的听觉信息，因此一侧听觉区受损，不致引起全聋。

探索求真，科学精神

Broca 区

Pierre Paul Broca（1824—1880 年）是法国外科医生、神经病理学家、人类学家，也是最早发现大脑左侧半球语言中枢的生理学家。1861 年初，Aubertin 报道了一例自杀未遂患者，该患者前额叶暴露在外，用压舌板轻轻按下前额叶，患者谈话立刻中断；按压停止，说话能力立刻恢复。这一报道引起了 Broca 的兴趣，随后他接诊了一位特殊患者。该患者患失语症 30 年，与人交流时可以理解别人的意思，但却说不出词语，作为回应他仅能发一个“Tan”音，故又称他为 Mr. Tan。虽然他很难与人沟通，但 Broca 仍细心地发现他的喉头肌肉和发音器官都不足以阻碍其正常的语言运动，也没有其他瘫痪的症候可以妨碍发音，而且患者还很聪明，他能借助符号来进行交际，其他方面也都正常，不至于不能说话。患者去世后，Broca 对他的大脑进行了解剖，如他预料的那样，患者左侧半球额下回后部，近颞叶处有一损伤区域。后来 Broca 又搜集了更多失语病例，所有损伤都在左半球，进一步明确语言中枢位于左半球。

Broca 区的发现是对之前的大脑功能整体学的第一次真正挑战。使人们意识到神经系统内的功能各有其特殊的定位，而且还找到了以脑的沟回作为脑的功能分区的明确标志。Broca 发表了 223 篇文章并激发了更多人研究脑的功能区和语言中枢。不仅如此，以 Broca 命名的解剖结构、体征、公式多达十余个。除了 Broca 区、Broca 失语，还有大家熟悉的成年男性理想体重公式（Broca 公式）：体重（kg）= 身高（cm）- 100。Broca 的名字与其他 71 位法国科学家一起被刻在了埃菲尔（Eiffel）铁塔上，以铭记他们对人类所做的贡献。Broca 追求真理的科学精神值得每一位医学工作者在临床工作中努力践行。

（5）**语言中枢**：人类具有抽象的思维活动和语言表达能力，大脑皮质的语言区可将抽象的思维活动变为语言信息，并通过相应的器官表达；或把来自视、听感受器的感觉加工为语言信息而接受。语言中枢主要位于左侧大脑半球，故左侧半球有语言的“优势半球”之称。语言中枢包括书写、说话、听讲、阅读 4 个区。①**书写区**（writing area）：位于额中回后部，紧邻中央前回手的运动区。此区受损，虽然患者手的运动功能仍然保存，但写字、绘图等精细动作发生障碍，称失写症。②**运动性语言区**（motor speech area）（说话中枢）：位于额下回后部，又称 Broca 区。此区受损，患者虽然能发音，却不能说出具有意义的语言，称运动性失语症。③**听觉性语言区**（auditory speech area）（听话中枢）：位于颞上回后部，靠近听觉区，此区受损，患者虽然能听到，但不理解别人的讲话，称感觉性失语症。④**视觉性语言区**（visual speech area）（阅读中枢）：位于角回，靠近视觉区，此区受损，虽无视觉障碍，但不能理解文字符号的意义，称失读症。

(6) **内脏活动中枢**:位于边缘叶,通常被认为是内脏神经功能调节的高级中枢。

大脑皮质的各种功能中枢只是执行某种功能的核心部分,而非唯一的功能区,常存在具有类似功能的其他非核心脑区,如第二躯体运动区和第二躯体感觉区的存在。因此,大脑皮质功能定位是相对的概念。

2. 基底核　**基底核**(basal nuclei)为大脑半球基底部、背侧丘脑外侧的一些核团,包括纹状体、屏状核和杏仁体(图 17-28)。

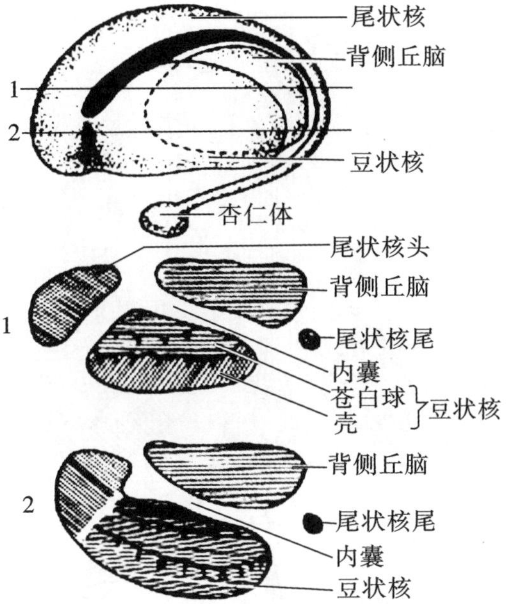

图 17-28　基底核、背侧丘脑和内囊

(1)纹状体:**纹状体**(corpus striatum)由尾状核和豆状核组成,其前端互相连接。**尾状核**(caudate nucleus)呈弓形,位于背侧丘脑背外侧,延伸于侧脑室前角、中央部和下角。尾状核前端膨大,称尾状核头;头向后缩细,称尾状核体;尾状核体弯向前外下,移行为尾状核尾,行于侧脑室下角顶壁。**豆状核**(lentiform nucleus)位于岛叶深部,借内囊与内侧的尾状核和背侧丘脑分开,豆状核在水平切面和冠状切面上大致呈三角形,借内部的 2 个髓板分隔成 3 部分,外侧部最大称**壳**(putamen),内侧 2 部分合称**苍白球**(globus pallidus)。在种系发生上,尾状核和壳是较新的结构,合称新纹状体。苍白球为较古老的结构,称旧纹状体。纹状体是锥体外系的重要组成部分,在躯体运动调节中起重要作用,近年来还发现苍白球与机体的学习记忆功能有关。

(2)屏状核:**屏状核**(claustrum)为岛叶皮质与豆状核之间的灰质,目前其功能不明。屏状核与豆状核之间的髓质称外囊,屏状核与岛叶皮质之间的髓质称最外囊。

(3)杏仁体:**杏仁体**(amygdaloid body)在侧脑室下角前端的上方,海马旁回钩的深面,与尾状核的末端相连,为边缘系统的皮质下中枢。其功能与内脏活动和内分泌的调节、情绪的产生、学习记忆有关。

3. 侧脑室　**侧脑室**(lateral ventricle)为大脑半球内的腔隙(图 17-29,图 17-30),左、右各一,延伸于半球的额、顶、枕、颞叶。侧脑室分为 4 部分:伸向额叶的部分,称前角;位于顶叶的部分,称中央部;伸入枕叶的部分,称后角;伸至颞叶的部分,称下角。侧脑室经左、右**室间孔**(interventricular foramen)与第三脑室相通。中央部和下角内有脉络丛,经室间孔与第三脑室脉络丛相续。

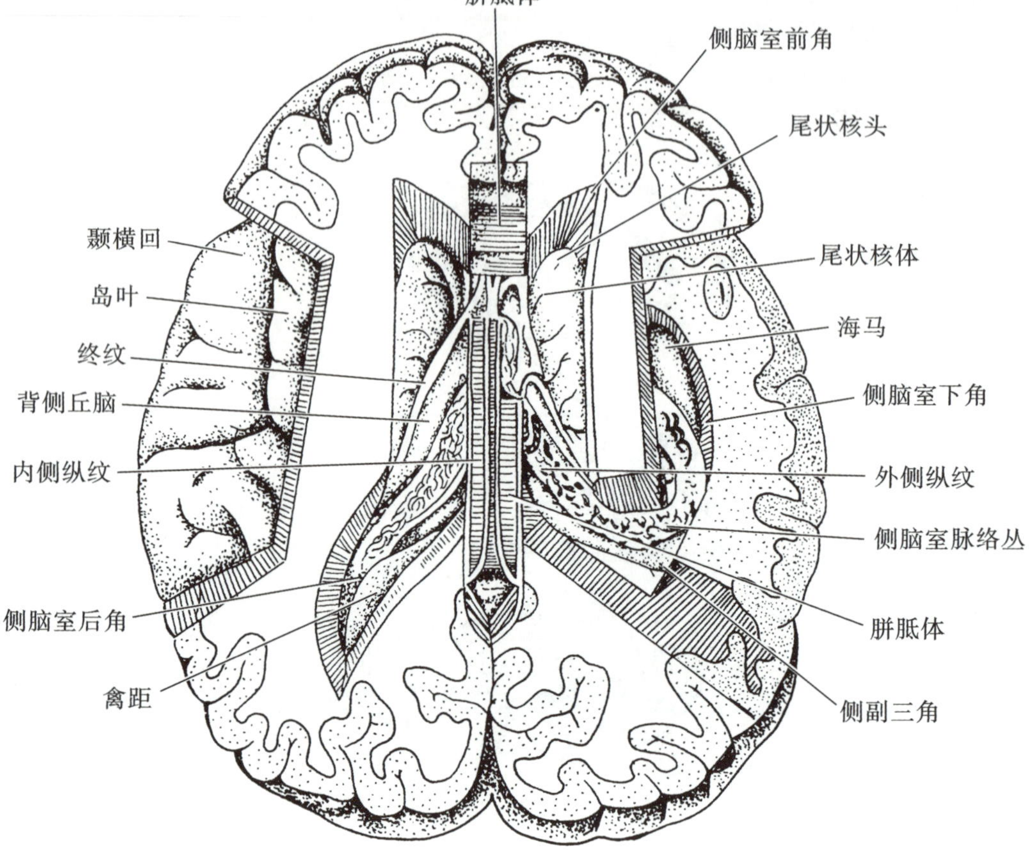

图 17-29　侧脑室

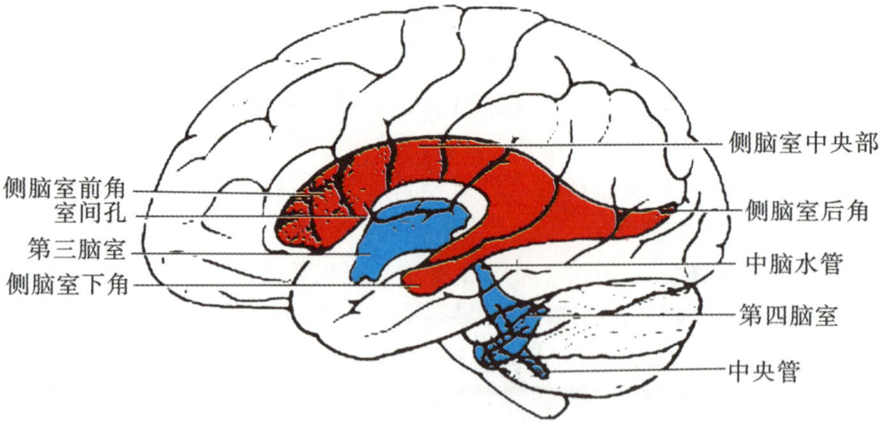

图 17-30　脑室系统投影

4. **大脑髓质**　由连接不同脑回、脑叶、两侧大脑半球皮质以及皮质与皮质下结构的纵横交错的有髓神经纤维构成。可分为 3 类:联络纤维、连合纤维和投射纤维。

笔记栏

（1）联络纤维：**联络纤维**（association fibers）是联系同侧大脑半球内各部分皮质之间的纤维（图 17－31）。短的纤维联系相邻脑回，称弓状纤维。长的纤维联系同侧半球各叶，主要有：①扣带，连接边缘叶的各部分；②上纵束，连接额、顶、枕、颞 4 个叶；③下纵束，连接枕叶与颞叶；④钩束，连接额叶与颞叶。

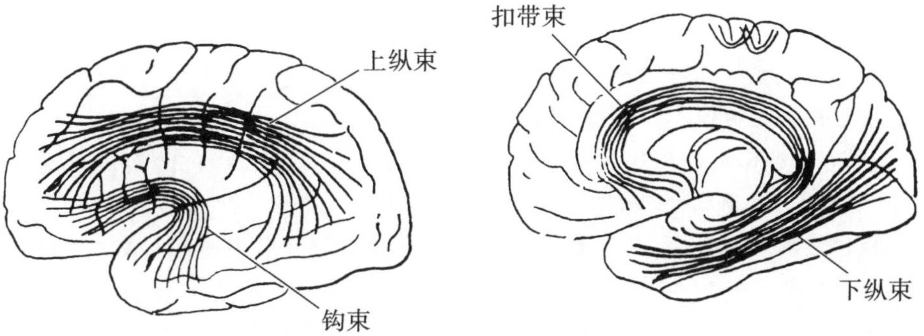

图 17－31　大脑半球联络纤维

（2）连合纤维：**连合纤维**（commissural fibers）是连接两侧大脑半球皮质的纤维，包括胼胝体、前连合和穹隆连合（图 17－32）。①**胼胝体**（corpus callosum）：位于大脑纵裂底，由连接两侧大脑半球皮质的纤维构成，在大脑半球内经侧脑室的顶向各方向辐射联系额、顶、枕、颞叶。在正中矢状切面上，胼胝体为前后方向、呈弓形的白质板，自前向后分为嘴、膝、干、压部 4 部分。前端起始部尖细，称胼胝体嘴，其后的弯曲部，称胼胝体膝，中间大部分，称胼胝体干，后端钝圆，称胼胝体压部。②**前连合**（anterior commissure）：为连接两侧嗅球和两侧颞叶的纤维束，在正中矢状切面上呈圆形，位于穹隆柱主体的前方。③**穹隆连合**（fornical commissure）：由海马至下丘脑乳头体的弓形纤维束称**穹隆**（fornix），两侧穹隆经胼胝体的下方前行，并相互靠拢，其中部分纤维越至对侧形成穹隆连合。

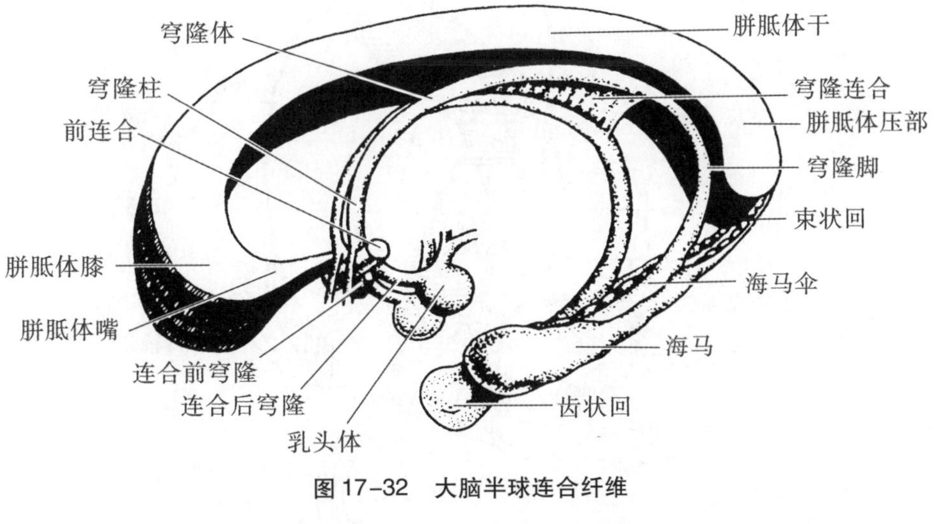

图 17－32　大脑半球连合纤维

笔记栏

科学探索，永无止境

裂脑人

20世纪40年代起，科学家开始对药物治疗无效的癫痫患者采取切断胼胝体的方法，这样癫痫虽然停止发作了，但大脑两半球却被分割开来，不仅信息不通，连行动也互不配合，于是形成了所谓的“裂脑人”。美国加州理工学院心理生物学教授罗杰·沃尔科特·斯佩里（Roger Wolcott Sperry）“发现了大脑左右两半球在功能上的特化，使我们对大脑结构功能有了崭新的认识”，因为对“裂脑人”的研究成绩卓著，斯佩里获得了1981年度诺贝尔生理学或医学奖。20世纪80年代后期，由斯佩里通过实验揭示的“裂脑人”具有2个“独立意识”的新奇现象，也引起了神经学界、心理学界及哲学界对脑和意识关系，以及人有无2个意识实体等问题的激烈争论，推动了科学与哲学工作者对大脑的探索和研究。作为一位神经科学家，斯佩里希望通过自己的研究来阐明人类的生物及心理学特性，在他的不懈努力下，人们对大脑的认识达到一个更高的水平，但仍然有太多科学领域的未解之谜吸引着后来者怀着满腔的热情对其进行研究、探索。

（3）投射纤维：**投射纤维**（projection fibers）由连接大脑皮质和皮质下中枢的上行和下行纤维组成，它们大部分经过内囊。

内囊（internal capsule）是位于背侧丘脑、尾状核和豆状核之间的宽厚白质板（图17-33），在大脑水平和冠状切面上，略呈“><”状。通常将其分为3部分，位于尾状核与豆状核之间的部分，称内囊前肢，主要有额桥束和丘脑前辐射通过。位于背侧丘脑与豆状核之间的部分，称内囊后肢，主要有皮质脊髓束、丘脑中央辐射、皮质红核束、顶枕颞桥束、视辐射和听辐射通过。前、后肢之间的结合部，称内囊膝，主要有皮质核束通过。

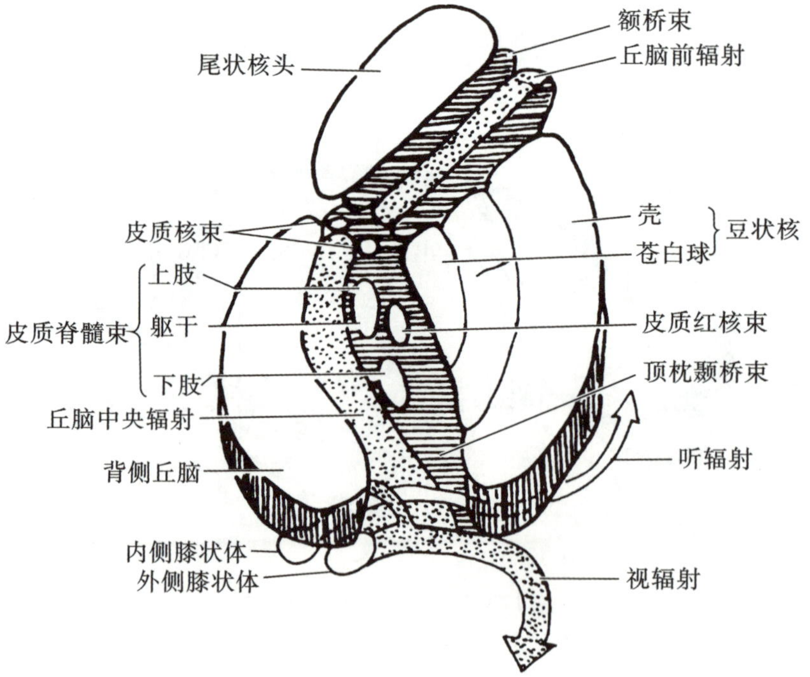

图17-33　内囊模式

关爱健康，关注卒中

脑卒中

突然口眼歪斜、口角流涎、说话不清、吐字困难、词不达意、吞咽困难、一侧肢体无力或活动不灵活、走路不稳或突然跌倒，这些症状是脑血管阻塞或破裂，损伤神经的表现，即脑卒中的常见症状。**脑卒中**(stoke)又称“中风”，是一种急性脑血管疾病，是由于脑的供血动脉突然破裂或堵塞导致的脑部疾病，包括缺血性和出血性卒中。缺血性脑卒中占70%～80%，出血性脑卒中占20%～30%。

脑卒中是中国排名第一位的死亡原因，占全部死因的22%。截至目前，临床仍缺乏有效的治疗手段，但大部分脑卒中是可以预防的。“脑卒中的主要危险因素”包括高血压、糖尿病、高脂血症、心脏病史、肥胖、吸烟、饮酒过量、运动不足、不合理饮食、精神负担过重、温差过大和年龄因素等。其中高血压是脑卒中的主要诱因，是导致脑卒中的重要可控危险因素。“脑卒中的早期征兆”包括脸部不对称，口角歪斜；两只胳膊平行举起，单侧无力；言语不清、表达困难。脑卒中最常发生的部位是基底核区，严重时导致内囊损伤，出现“三偏综合征”。因此，让民众更加清楚地认识脑卒中，消除对脑卒中的偏见和轻视，提高防控意识，强调有心脑血管病危险因素的人应定期检测血压，积极治疗高血压；糖尿病患者应控制饮食、加强体育锻炼，控制血糖；肥胖人群应该控制体重和降低胆固醇水平，倡导健康的生活方式。通过全民普及“脑卒中的危险因素及早期征兆的识别”的知识，加强预防，才能真正防治脑卒中。

附：内囊损伤

内囊是脑出血的常见发生部位，是投射纤维高度集中的区域。一侧内囊后肢和膝部损伤时，由于丘脑中央辐射受损，导致对侧半身(偏身)感觉丧失；因皮质脊髓束、皮质核束受损导致对侧半身痉挛性瘫痪(对侧上、下肢瘫；对侧面神经和舌下神经核上瘫)；因视辐射受损，导致患侧眼的鼻侧视野和健侧眼颞侧视野偏盲，导致临床可见的“三偏综合征”。

无私奉献，大爱人间

糖丸爷爷

1955年，一种病毒悄无声息地在江苏南通爆发，短时间内席卷南通1 680名儿童，这个人人闻之色变的疾病叫“脊髓灰质炎”，俗称“小儿麻痹症”，是一种儿童急性病毒性传染病。以病毒侵袭脊髓灰质前角运动神经元导致损害为主。其临床特点为出现不规则、不对称的弛缓性瘫痪，腱反射减弱或消失，但是无感觉障碍。令人担忧的是，中国当时的医疗水平不够先进，“小儿麻痹症”一旦沾染“非死即残”，且终身不可恢复，当时的医生和科学家对此病束手无策。即使苏联和美国这样医疗技术相对先进的大国也无法根治此病。疫苗产生的抵抗力并不显著，而且成本高、安全性也不确定。

在苏联有过病毒学学习经历的顾方舟教授临危受命，在极其恶劣和简陋的科研条件下带领科研团队克服了重重困难，成功完成了中国首批减毒活疫苗的研发和临床试验。谁来试用这个疫苗，成了绕不过去的坎！多耽误一秒，就有更多的无辜孩子发病。在这种情况下，顾方舟教授和他的科研团队冒着生命危险喝下第一批疫苗。令人欣喜的是，经过半个月的观察，他们并没有出现意外，疫苗临床测试初步成功。但是成年人免疫力强，服用疫苗没有危险并不代表孩子服用疫苗就安全。为了证实在孩子身上的效果，顾方舟将目光转向了自己的孩子。随后，团队里其他成员也纷纷含泪给自己的孩子服下了第一批疫苗。测试期慢慢过去了，疫苗是安全的！这些初为人父母的年轻人，可能度过了一生中最煎熬的十天。面对着孩子们一张张依然灿烂的笑脸，顾方舟和同事们喜极而泣、相拥庆祝。“舍己幼，为人之幼，这不是残酷，是医者大仁”。

不仅如此，顾方舟还发现了一个问题，活疫苗很容易失去活性，而且疫苗味道很怪，孩子们不容易配合服用。顾方周教授根据孩子们喜欢吃糖的特点，创造性地将脊灰疫苗首次融入糖丸中。这就是我们每个人小时候都吃过的“糖丸”，提起冰冰甜甜的“糖丸”，一定会勾起很多人儿时的记忆。除了好吃外，在保存了活疫苗病毒效力的前提下，还方便保存，“糖丸”的发明使得疫苗在全国逐步推广。

小小糖丸，使数十万儿童免于致残，让无数家庭燃起希望的光芒；一颗糖丸，还让中国彻底消灭脊髓灰质炎，傲立在世界医学界的顶峰。2000 年，“中国消灭脊髓灰质炎证实报告签字仪式”在卫生部举行，已经 74 岁的顾方舟教授作为代表，签下了自己的名字。从此，我国成为无脊髓灰质炎国家。为一大事来，鞠躬尽瘁；做一大事去，泽被子孙。为了纪念这位伟大的病毒学家，铭记他为国家健康事业做出的伟大贡献，我们亲切地称呼顾方舟老人为“糖丸爷爷”，他也被国人尊称为“中国病毒学之父”。“我一生只做了一件事，就是做了一颗小小的糖丸”，这是多么谦卑的心。“悬壶济世医苍生，妙手回春解疾疼”。

8 月 19 日是中国医师节。让我们在感恩医务工作者无私付出的同时，传承好、感悟好代代相承的“医者仁心”。

（李治华）

第三节 中枢神经系统实践

一、实践项目

“关爱卒中，医心医意”志愿者服务。

二、实践方案

（一）组建“关爱卒中，医心医意”志愿者服务队

动员对预防脑卒中志愿活动有意向的医学生报名参加“关爱卒中，医心医意”志愿服务队。

（二）认真充分做好准备

邀请临床医生、流行病学专家、基础医学专家进行脑卒中相关知识的普及和指导，到医院与医生、患者交流，获取第一手资料和实例。学生们查阅脑卒中相关资料，了解疾病的发生发展和现况，完善知识结构。进行相关动物实验，加深对于脑卒中相关知识的掌握。制作知识展板和宣传页及团队旗帜，制作宣讲PPT，整理宣讲讲稿并试讲。

（三）开展活动

1. 组织线上和线下的问卷调研。对群众关于脑卒中相关医学知识的了解程度有明确的认识，指导下一步宣传活动。

2. 走进敬老院、社区和乡村，进行相关科普宣传和志愿服务活动。开展“脑卒中防治知识”的科普宣传，发放宣传资料，免费测血压，强调“脑卒中的主要危险因素”及“如何识别脑卒中早期征兆”，让民众更加清楚地了解脑卒中，更好地防治脑卒中。强调有心脑血管病危险因素的人应定期检测血压，糖尿病患者应控制饮食、加强体育锻炼，积极治疗高血压、控制体重和降低胆固醇水平。

3. 建立公众号，推送团队活动讯息、科普宣传脑卒中相关知识。使民众对脑卒中有科学的认识和了解，提高人们对脑卒中的防控意识，倡导健康的生活方式。

三、实践目的

通过组建“关爱卒中，医心医意”志愿服务队，开展防治脑卒中的科普教育实践活动，传播医学科普知识，服务人民。希望学生们利用所学医学知识在学校和社会科普脑卒中的发展现状、防治方法，正确认识脑卒中，消除对于卒中的偏见和轻视。

锻炼学生的团队合作能力，语言表达能力，社会交往能力，培养医学生的社会责任感、历史使命感，树立大健康的医学理念，培养医学生的人文关怀和志愿者精神，随着脑卒中知识宣传的进一步扩大，影响和教育更多的大学生，使每一位学生成为火种去影响和教育更多的人，为全民志愿服务做出医学生的贡献。

使学生们在实践中体会到学以致用，用自身所学回馈社会的意义，确立医务工作者的职业使命和人生价值。完善医学人文教育体系，加强社会实践教育。培养出社会需要的有能力、有责任、有担当的现代医学人才。

四、实践报道或学生总结

“关爱卒中，医心医意”实践活动总结

（李治华）

第十八章

周围神经系统

学习目标

1. 知识目标

(1)掌握脊神经的构成、分部、纤维成分及重要分支的分布。

(2)掌握脑神经的名称、性质、连脑部位、进出颅的部位及十二对脑神经的分支、分布。

(3)掌握内脏运动神经的低级中枢部位,交感和副交感神经走行、分布规律和功能特点。

(4)了解不同部位神经损伤可能出现的临床症状。

(5)了解周围神经损伤后的治疗和科研进展情况。

2. 能力目标

(1)知识内化:结合标本讲解脊神经、脑神经和内脏运动神经的名称、走行的关键部位、分支和分布情况。

(2)分析问题、解决问题:深入分析、总结不同部位神经损伤所导致的功能障碍和可能出现的临床症状。

(3)知识整合:复习运动系统、内脏、感官等相关知识,与新知识有机结合。

(4)知识拓展:查阅资料关注周围神经损伤研究的最新进展。

3. 思政目标

(1)加强医患沟通,携手共抗疾病:培养同理心,加强医患沟通,达成治疗共识,携手共抗疾病。

(2)医学科普、社会责任:肩负起医学生的社会责任,运用所学知识,进行医学知识的科普宣传。

(3)积极探索、勇于创新:培养学生运用所学知识对事物进行分析、判断的能力和锐意改革、创新的精神。

(4)勇敢前行,成就自我:引导学生正确认识自身,不自哀、不自卑,通过自身的努力,成就自我。

(5)社会实践:让学生认识到生命的伟大和脆弱,确立"以救死扶伤、挽救生命为己任"的目标,帮助更多的患者,减少他们的痛苦,做到"有时去治愈,常常去帮助,总是去安慰"。

课前导学

蛇缠腰是什么病？为什么肘部碰到桌子可能引起小指发麻？臀肌注射时，注射部位应选择在臀部的哪个区域？面瘫的患者会有什么症状？人紧张的时候会有什么表现？你还听说过哪些神经损伤的病例？带着这些问题我们一起来探索周围神经系统。

周围神经系统（peripheral nervous system）主要是指除中枢神经系统以外的神经成分，它们与脑和脊髓相连接，末梢分布于全身各处。其中与脑相连的部分称为**脑神经**（cranial nerves），共12对；与脊髓相连的为**脊神经**（spinal nerves），共31对。根据分布对象不同，周围神经系统则又可分为**躯体神经**（somatic nerves），分布于体表、骨、关节和骨骼肌；**内脏神经**（visceral nerves），分布于内脏、心血管和腺体。在周围神经系统中，神经元胞体集中于神经节内，包括脑神经节、脊神经节和内脏运动神经节，其中脑神经节和脊神经节为感觉性神经节。神经纤维是由神经元的长突起和包在其外面的神经胶质细胞的一部分构成。由神经纤维聚集构成了**神经**（nerve）。

第一节　脊神经

一、概述

（一）脊神经的构成、分部和纤维成分

脊神经（spinal nerves）共31对，每对脊神经借前根和后根与脊髓相连。前根由脊髓前外侧沟发出，属运动性；后根由脊髓后外侧沟进入脊髓，属感觉性，二者于椎间孔处合成一条脊神经，为混合性。后根在椎间孔处的膨大部分，称**脊神经节**（spinal ganglia），其中含假单极的感觉神经元。31对脊神经中包括颈神经8对，胸神经12对，腰神经5对，骶神经5对，尾神经1对。第1对颈神经在寰椎与枕骨之间出椎管，第2～7对颈神经在同序数颈椎上方的椎间孔出椎管，第8对颈神经在第7颈椎下方的椎间孔穿出；12对胸神经和5对腰神经都在同序数椎骨下方的椎间孔穿出；第1～4对骶神经通过同序数骶前、后孔穿出，第5对骶神经和1对尾神经由骶管裂孔穿出。由于出生后椎管比脊髓长，各部椎体高度和椎间盘厚度不同，脊神经前、后根在椎管内走行的方向和长度也不相同。颈神经根最短，行程近水平位从相应椎间孔穿出；胸神经根则较长，斜行向下穿出相应椎间孔；而腰、骶、尾神经根在穿出相应椎间孔前在椎管内近似垂直下行，构成了**马尾**（cauda equina）。脊神经在椎间孔处，前方贴邻椎间盘和椎体，后方靠近黄韧带和关节突关节，上方为上位椎弓根的椎下切迹，下方为下位椎弓根的椎上切迹。因此当这些结构发生异常时，例如：椎间盘突出、黄韧带增厚、关节突增生等，常可累及相应节段的脊神经，出现特定范围内的感觉和运动障碍。

脊神经是混合性神经，每对脊神经均含有4种功能不同的纤维成分（图18-1）。

1. 躯体感觉纤维　分布于皮肤、骨骼肌、肌腱和关节，将皮肤的浅感觉（痛、温、触、压觉等）和肌、腱、关节的深感觉（运动觉、位置觉等）冲动传入中枢。

2. 内脏感觉纤维　分布于内脏、心血管和腺体，将这些结构的感觉冲动传入中枢。

3. 躯体运动纤维　支配骨骼肌的随意运动。

4. 内脏运动纤维　支配心肌、平滑肌的运动，控制腺体的分泌。

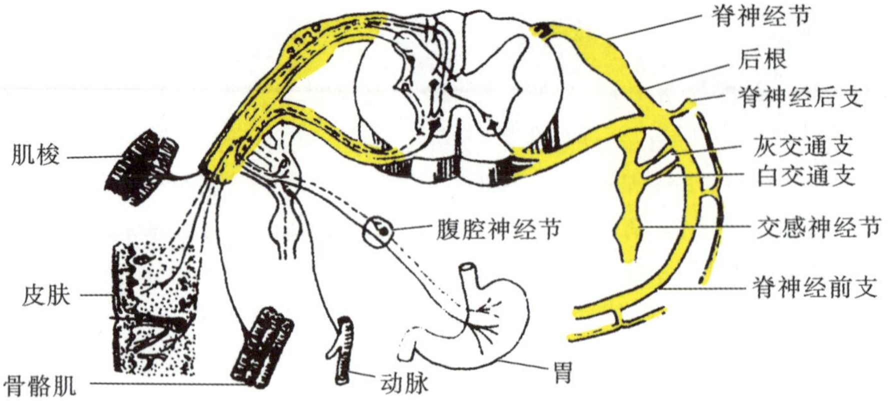

图 18-1　脊神经的组成、分支和分布

（二）脊神经的分支

脊神经干很短，出椎间孔后立即分为 4 支：前支、后支、脊膜支和交通支。

1. 前支　**前支**（anterior branch）最为粗大，除第 2～11 胸神经前支仍保持明显的节段性走行、分布特点外，其余脊神经前支均互相交织成丛，由丛再发出分支分布于颈、胸、腹、会阴和四肢的肌与皮肤。依据各丛所在部位不同分为颈丛、臂丛、腰丛和骶丛。

2. 后支　**后支**（posterior branch）较细，经相邻椎骨横突之间或骶后孔向后走行，除骶神经外，一般脊神经后支绕上关节突外侧向后行至相邻横突之间再分为内侧支和外侧支。其肌支分布于项、背、腰、骶部深层肌；皮支分布于枕、项、背、腰、骶、臀部的皮肤。其中第 1 颈神经后支较粗大称**枕下神经**（suboccipital nerve），分布于椎枕肌。第 2 颈神经后支的皮支粗大称**枕大神经**（greater occipital nerve），分布枕项部皮肤。第 3 颈神经后支的内侧支为第 3 枕神经（third occipital nerve），分布于枕下区皮肤。第1～3 腰神经后支的外侧支较粗大，其皮支分布于臀上部皮肤，称为**臀上皮神经**（superior gluteal nerves）。第 1～3 骶神经后支的皮支分布于臀中区皮肤，称为**臀中皮神经**（middle gluteal nerves）。腰神经后支及其分支行程中分别经过横突、关节突及韧带构成的骨纤维孔和腰椎乳突与副突间的骨纤维管，或穿胸腰筋膜裂隙。在正常情况下这些孔、管或裂隙对通行其内的血管、神经有保护作用，但若孔、管周围骨质增生或韧带硬化则造成对腰神经后支的压迫，这常是造成腰腿痛的重要原因，可通过压迫缓解术治疗。

3. 脊膜支　**脊膜支**（meningeal branch）也称**窦椎神经**（sinuvertebral nerves），极为细小，接受来自邻近的灰交通支或来自胸交感干的分支，然后再经椎间孔返入椎管，分成横支、升支和降支分布于椎管的前外侧区、脊髓被膜、血管壁、骨膜、韧带、椎间盘等处。上 3 对颈神经的脊膜支的升支较大，入颅分布于颅后窝的硬脑膜。

4. 交通支　**交通支**（communicating branch）为连于脊神经与交感干之间的细支。其中发自脊神经连于交感干的节前纤维为白交通支，有 15 对，多由有髓纤维构成。而发自交感干连于脊神经的节后纤维称为灰交通支，有 31 对，多由无髓纤维构成（详见内脏神经）。

学以致用，健康生活

臀上皮神经炎

患者，女，37 岁，大学教师，经常在电脑前长时间备课，最近出现臀后区刺痛、酸痛，遂去医院就诊。医生问诊发现患者工作时的坐姿经常为跷着二郎腿，身体侧方对着工作台，并无外伤史。经体检和检查确诊为臀上皮神经炎，建议患者注意正确坐姿，充分休息，适当理疗热敷。

大部分的臀上皮神经炎都有腰骶部扭伤史或有受风寒史，致使臀上皮神经在穿过胸背筋膜间隙或在髂嵴下走行的一段受到损伤，造成周围的肌肉、筋膜等结构充血、水肿、炎症，继而导致粘连肥厚，压迫周围的营养血管以致臀上神经供血不足或直接压迫神经而产生疼痛。长时间的坐姿错误，引起周围结构的病理性改变，同时臀上神经走行过程中的持续过度牵拉、卡压，导致了臀上皮神经炎。掌握专业知识后，同学们在学习、工作中要养成良好的行为习惯，注意正确的坐姿，学以致用，健康生活。

二、颈丛

颈丛（cervical plexus）由第 1 ~4 颈神经的前支和第 5 颈神经前支的一部分交织而成，位于胸锁乳突肌上部的深面，中斜角肌和肩胛提肌的前方。分布于头、颈、胸部皮肤及颈部肌和膈。颈丛的分支有浅支和深支。

（一）浅支

浅支为皮支，在胸锁乳突肌后缘中点附近自深层浅出，再行向各方。临床上经此点可行颈部浅表浸润麻醉，麻醉相应皮神经，协助完成颈部淋巴结活检等浅表手术。主要的皮支如下（图 18-2）。

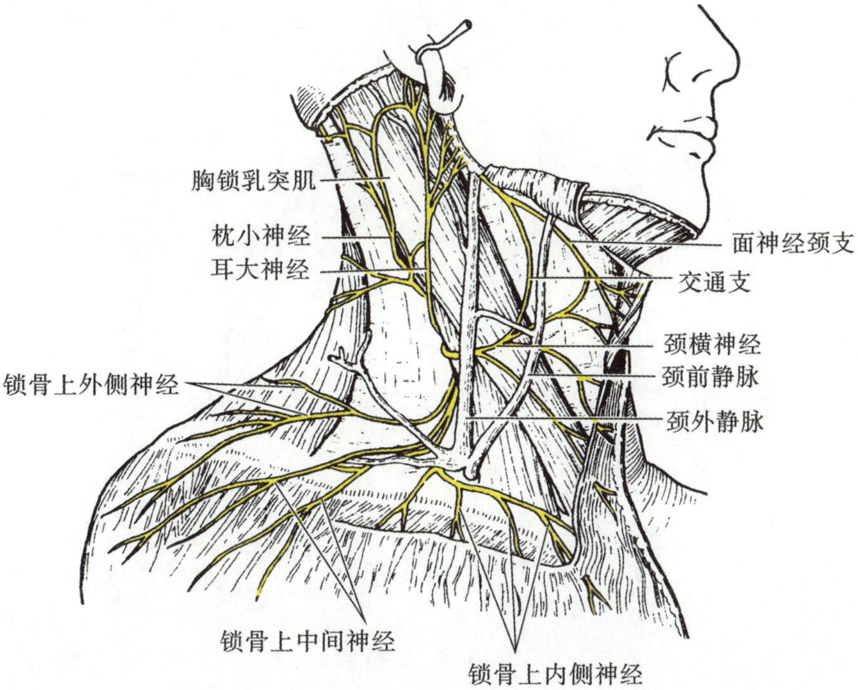

图 18-2　颈丛浅支

笔记栏

1. 枕小神经　**枕小神经**（lesser occipital nerve）（C_2）沿胸锁乳突肌后缘上升，分布于枕部及耳郭背面上部的皮肤。

2. 耳大神经　**耳大神经**（great auricular nerve）（$C_2 \sim C_3$）沿胸锁乳突肌表面向耳垂方向上行，分布于耳郭、腮腺及乳突表面的皮肤。耳大神经是颈丛皮支中最大的分支，行程表浅且较粗、较长，可作为神经移植的取材部位。

3. 颈横神经　**颈横神经**（transverse nerve of neck）（$C_2 \sim C_3$）向前内横越胸锁乳突肌的表面，分布于颈前部的皮肤。

4. 锁骨上神经　**锁骨上神经**（supraclavicular nerve）（$C_3 \sim C_4$）有 2～4 支，行向外下方，分成内侧、中间、外侧 3 组，分布于颈下部外侧区、胸壁上部和肩部的皮肤。

（二）深支

深支包括支配颈部深层肌、舌骨下肌群等的肌支和支配膈的膈神经。

膈神经（phrenic nerve）（$C_3 \sim C_5$）从前斜角肌上端的外侧行向内下，越过该肌的前面，在锁骨下动、静脉之间，经胸廓上口进入胸腔。在胸腔内，经肺根前方在纵隔胸膜与纤维性心包之间下行至膈，于膈中心腱附近穿入膈肌（图 18-3）。膈神经是混合性神经，其运动纤维支配膈肌，而感觉纤维分布于走形沿途的纵隔胸膜、纤维性心包和浆膜性心包的壁层及膈胸膜和膈下面壁腹膜。一般认为右膈神经感觉纤维还可分布到肝、胆囊和肝外胆道的浆膜。膈神经损伤可导致同侧膈肌瘫痪，腹式呼吸减弱或消失，严重者可有窒息感。膈神经受刺激时可引起膈肌痉挛收缩，发生呃逆。

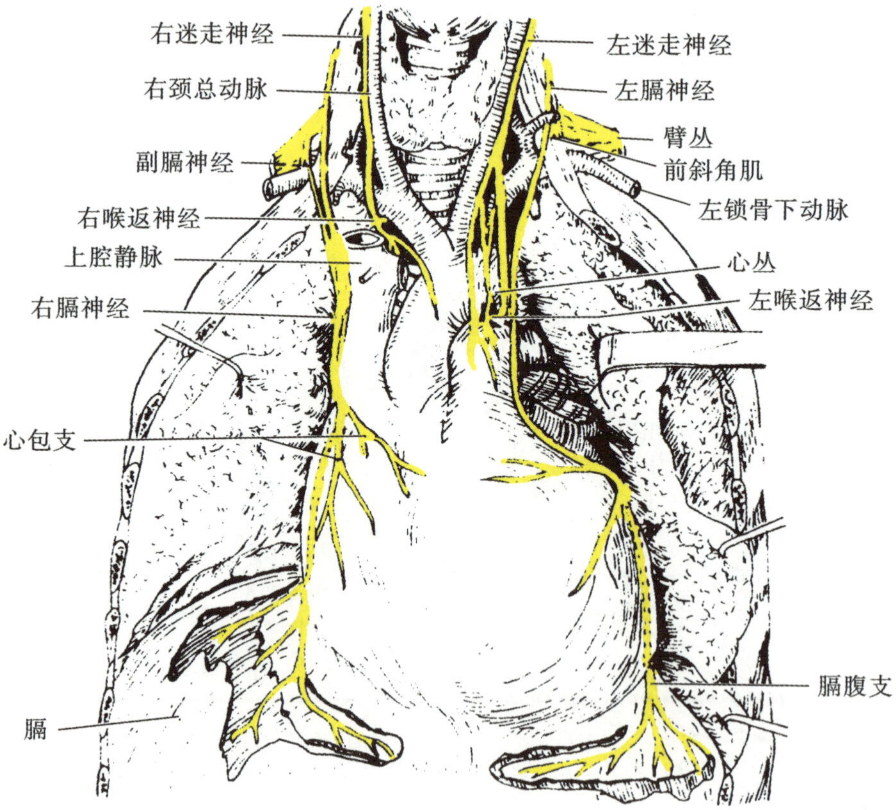

图 18-3　膈神经

笔记栏

三、臂丛

(一)臂丛的组成和位置

臂丛(brachial plexus)由第5～8颈神经前支和第1胸神经前支的大部分组成,走行于锁骨下动脉后上方,穿过斜角肌间隙,经锁骨后方进入腋窝(图18-4)。主要分支分布于胸部和上肢的皮肤、肌、骨和关节。参与构成臂丛的5支神经根先合成上、中、下3个干,在锁骨上方,每个干再分为前、后2股。上、中干的前股合成外侧束,下干的前股自成内侧束,3个干的后股汇为后束。3个束分别从外、内、后包绕腋动脉中段。臂丛在锁骨中点的后方走行较为集中,位置表浅并可触及,因此,在上肢手术时可选择此点行锁骨上臂丛神经阻滞麻醉。

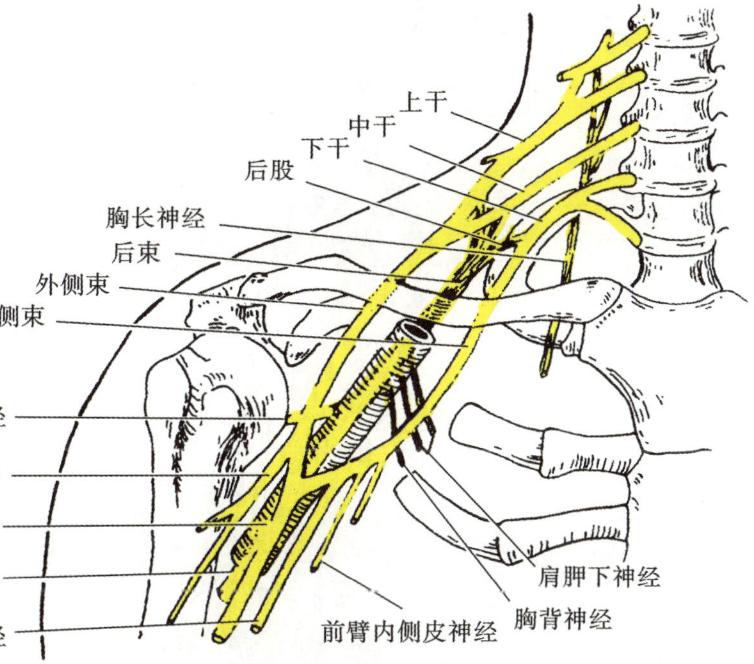

图18-4　臂丛组成模式

(二)臂丛的分支

1. 胸长神经　**胸长神经**(long thoracic nerve)(C_5～C_7)起自神经根,沿前锯肌表面伴随胸外侧动脉下行支配该肌。此神经受损可导致前锯肌瘫痪,两手推墙时,可见瘫痪侧肩胛骨脊柱缘翘起,出现"翼状肩"畸形。乳腺癌根治术淋巴结清扫时,要注意避免损伤该神经。

2. 胸背神经　**胸背神经**(thoracodorsal nerve)(C_6～C_8)起自后束,沿肩胛骨外侧缘伴肩胛下血管下行,分布于背阔肌。乳腺癌根治术淋巴结清扫时,要注意避免损伤此神经。

3. 肌皮神经　**肌皮神经**(musculocutaneous nerve)(C_5～C_7)起自外侧束,向外下穿喙肱肌,在肱肌与肱二头肌之间下降,沿途分支支配上述诸肌。其终支在肘下部穿肱二头肌腱外侧深筋膜,延续为前臂外侧皮神经,循前臂外侧至腕部,分布于前臂外侧的皮肤(图18-5)。肱骨上端骨折时可损伤肌皮神经,导致屈肘力减弱,前臂外侧皮肤感觉障碍。

笔记栏

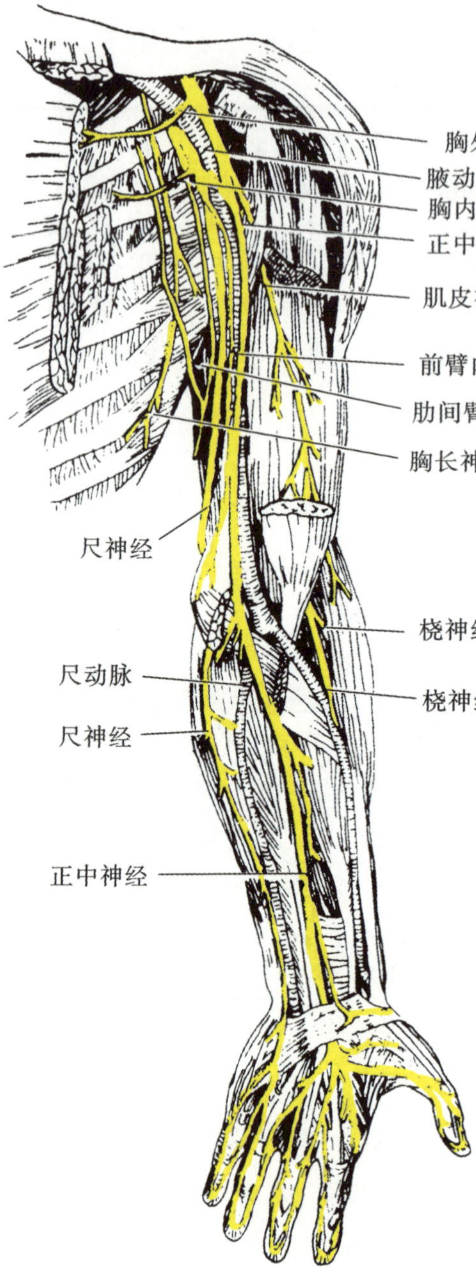

图 18-5　上肢的神经(左侧前面)

学以致用，联系临床

臂丛神经阻滞麻醉

“人们不断地使用他们的胳膊和手……结果就把手不断地暴露给创伤……人不停地吃……人的胃从来就没有真正空过……人的动手倾向和他们不屈不挠的食欲的结合就造成了上肢创伤和饱食的患者像流水一样不停地涌入医院的急诊室。这就是为什么麻醉学家如此偏爱臂丛神经的原因。”

David Little ,1963

笔记栏

在紧急抢救饱食患者的上肢损伤时，为了避免进食而引起误吸造成的生命危险，医生只能选择臂丛局部麻醉的方式。David Little 医生的麻醉经典名言，让我们意识到掌握臂丛麻醉的重要性。根据臂丛神经的走行，臂丛神经阻滞麻醉包括经颈路臂丛阻滞法、肌间沟阻滞法、锁骨上臂丛阻滞法、锁骨下臂丛阻滞法、腋路臂丛阻滞法 5 种入路方法。这 5 种臂丛入路的神经阻滞范围和效果因解剖部位的不同而异，要根据手术部位来恰当地选择阻滞入路。锁骨上阻滞是所有的臂丛阻滞中时效最高的，该部位神经走行较为集中，麻药扩散与包绕作用较明显，能提供整个上肢的协调阻滞，从而在臂丛的"股"水平最有效地阻滞上肢的全部神经，几乎适用于所有上肢手术患者。该麻醉方式的进针位置大约在锁骨中点上方 1 cm 处，针尖朝向第 1 肋，穿刺 3 ~ 4 cm 深度，碰到第 1 肋注入麻醉药物。神经阻滞起效快、效果好。

要掌握臂丛阻滞麻醉技术，必须要准确掌握颈根部和腋区的解剖结构，通过在头脑中形成清晰而立体的结构而将知识形象化、具体化，这也是学习解剖学知识的重要学习方法。

4. 正中神经　**正中神经**（median nerve）（$C_6 \sim T_1$）由臂丛内、外侧束各发出一根，两根夹持腋动脉向外下方呈锐角汇合成正中神经干，先行于动脉的外侧，继而沿肱二头肌内侧沟伴肱动脉下降至肘窝，穿过旋前圆肌，在前臂正中于指浅、深屈肌之间下行抵达腕部，然后自桡侧腕屈肌腱和掌长肌腱之间进入腕管，在掌腱膜深面达手掌。正中神经在臂部一般不发分支，在前臂发出肌支，支配除肱桡肌、尺侧腕屈肌和指深屈肌尺侧半（两块半肌）以外的前臂所有屈肌（图 18-6）。在手掌近侧部发出一短粗的肌支即正中神经返支，行于桡动脉掌浅支的外侧并进入鱼际，支配除拇收肌以外的鱼际肌。在手掌发出数条指掌侧总神经，每一条指掌侧总神经下行至掌骨头附近，又分为 2 支指掌侧固有神经，循手指相对缘达指尖。支配第1 ~ 2 蚓状肌，并分布于掌心、鱼际、桡侧 3 个半指的掌面及其中节和远节指背的皮肤（图 18-7，图 18-8）。

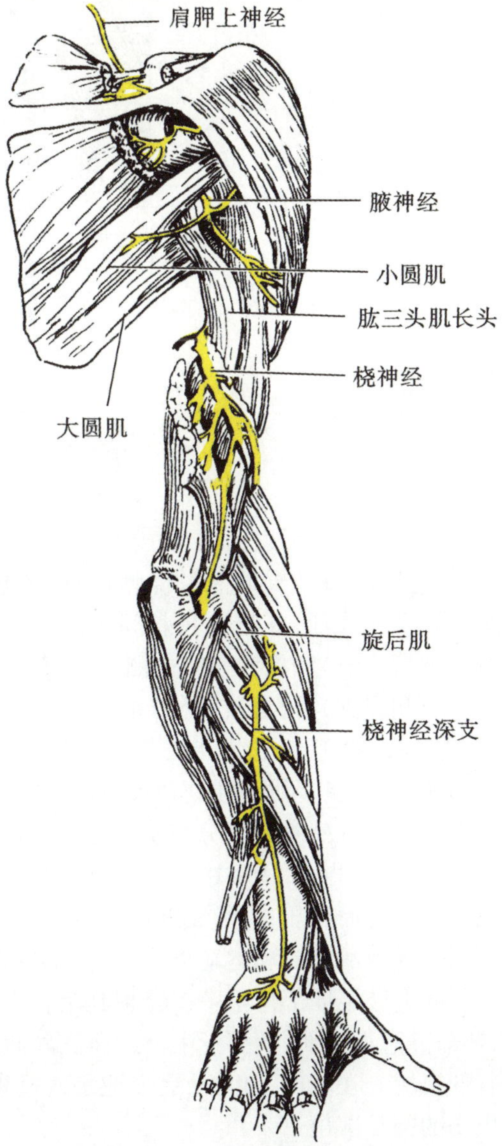

图 18-6　上肢的神经（右侧后面）

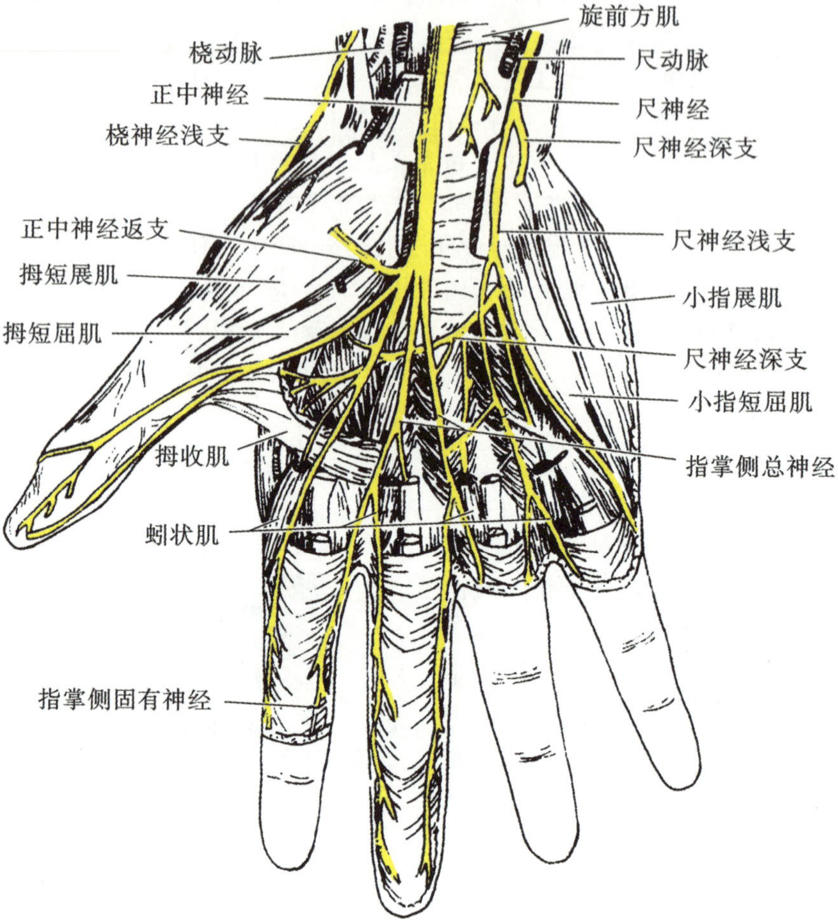

图 18-7　手掌侧的神经

正中神经在肘部以上损伤，会导致所支配肌的瘫痪：旋前圆肌（使前臂旋前、屈肘关节）、旋前方肌（使前臂旋前）、桡侧腕屈肌（屈肘、屈腕和使腕外展）、掌长肌（屈腕和紧张掌腱膜）、指浅屈肌（屈近侧指骨间关节、屈掌指关节和屈腕）、拇长屈肌（屈拇指指骨间关节和掌指关节）和指深屈肌桡侧半（屈第 2 ~3 指的远侧指骨间关节、近侧指骨间关节、掌指关节和屈腕），拇短展肌（拇指外展）、拇短屈肌（拇指屈）、拇对掌肌（拇指对掌）、第 1 ~2 蚓状肌（第 2 ~3 指掌指关节屈曲及近端指间关节伸直），主要表现为前臂不能旋前，屈腕力减弱，拇指、示指不能屈曲，拇指不能对掌。鱼际萎缩，手掌变平坦，形成“猿手”畸形（图 18-10）。感觉障碍分布于掌心、鱼际、桡侧 3 个半指的掌面及其中节和远节指背的皮肤，尤以拇指、示指和中指的远节为甚。在腕管内正中神经也易因周围结构炎症、肿胀或关节变化而受压迫，形成**腕管综合征**（carpal tunnel syndrome），主要表现为手部正中神经损伤导致的感觉和运动障碍，以感觉障碍更为明显。

判断上肢不同部位正中神经损伤后的表现，除了准确掌握正中神经的走行、分支分布，还需熟悉上肢肌，掌握正中神经所支配肌的功能，从而推断出运动障碍的表现和感觉障碍的区域。在临床工作中，更多地是通过患者的运动和感觉障碍的症状表现来推断可能损伤的神经部位。

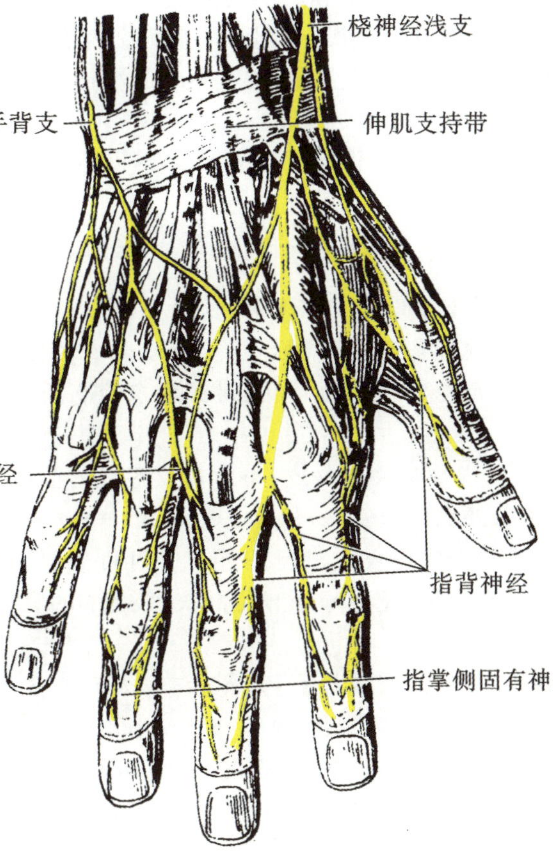

图 18-8　手背侧的神经

5. 尺神经　**尺神经(ulnar nerve)**(C_8,T_1)起自内侧束,在腋动、静脉之间出腋窝后,在肱动脉内侧下行,继而向后下穿内侧肌间隔进入臂后区,经尺神经沟,再穿过尺侧腕屈肌起始部至前臂掌面内侧,走行于尺侧腕屈肌和指深屈肌之间,与尺动脉伴行,在腕关节上方发出手背支,转向手背侧,本干在腕部于豌豆骨的桡侧分为浅支和深支 2 个终支,经屈肌支持带的浅面、掌腱膜的深面进入手掌。尺神经在臂部不发分支,在前臂上部发肌支支配尺侧腕屈肌和指深屈肌尺侧半(图 18-5)。手背支分布于手背尺侧半皮肤、小指和环指尺侧半背面的皮肤,以及环指、中指两者近节背面相对缘的皮肤。浅支分布于小鱼际、小指和环指尺侧半掌面的皮肤。深支支配小鱼际肌、拇收肌、骨间肌及第 3 ~ 4 蚓状肌(图 18-7,图 18-8)。

尺神经在臂部损伤时,会导致所支配肌的瘫痪:尺侧腕屈肌(向尺侧屈腕)、第 3 ~ 4 指深屈肌(屈第 4 ~ 5 指的远侧指骨间关节、近侧指骨间关节、掌指关节和屈腕)、小指展肌(小指外展)、小指对掌肌(小指对掌)、小指短屈肌(小指屈曲)、第 3 ~ 4 蚓状肌(第 4 ~ 5 指掌指关节屈曲及近端指间关节伸直)、3 块骨间掌侧肌、4 块骨间背侧肌(掌 3 收,背 4 展)、拇收肌(拇指内收)。主要表现为屈腕能力减弱,4 ~ 5 指的远节指间关节不能屈曲,拇指内收力弱,小鱼际肌及骨间肌明显萎缩,各指不能互相靠拢,夹纸试验阳性,掌指关节过伸,第 4 ~ 5 指的指间关节弯曲,称为“爪形手”,其感觉障碍则以手内侧缘为主,小指及环指尺侧半感觉消失(图 18-9,图 18-10)。

笔记栏

尺神经在肘部，位于肱骨内上髁和鹰嘴之间的尺神经沟处，贴近骨面，且位于皮下，容易损伤。屈全肘时则位置更为表浅，若肘部内侧碰到桌面或硬物，可刺激在此处走行的尺神经，而引起所支配区域的感觉异常，尤其是引起小指和掌尺侧麻木感。

医学科普，护佑健康

鼠标手——腕管综合征

在我们的学习和生活中经常使用电脑，反复、频繁地操作键盘、鼠标而导致手腕部过度劳损，久而久之便容易形成“鼠标手”。患者会出现拇指、示指、中指及鱼际侧手掌的麻木、疼痛感甚至会有手部力量减弱，抓握东西感到困难，医学上称为腕管综合征。

腕管是由腕骨、腕横韧带共同围成，由骨筋膜形成的管道，管内走行有指浅屈肌腱、指深屈肌腱和拇长屈肌腱，还有一根重要的神经——正中神经。若使用鼠标时间过久，姿势不正确，手腕和掌指或是指间关节长时间的反复、高频率地在一个相对固定的范围里活动，导致韧带或腱鞘增生、肥厚、炎症，令正中神经受卡压，进而引起了腕管综合征。

在学习和工作中如何远离“鼠标手”？我们可以从以下3个方面进行保健预防。

1. 注意休息。不要长时间固定、机械且频繁地操作鼠标或键盘，使用鼠标1 h左右就停下休息一会儿，可以做松握拳头、旋转手腕等放松动作。

2. 正确摆放鼠标。鼠标、键盘位置不能太高，不能持续抬腕操作，也不应手臂悬空，保持手腕平直，尽量减轻手腕部的压力。

3. 选择合适的鼠标。例如选择弧度大、接触面宽的鼠标，还可以搭配垫在腕部的鼠标腕垫，尽量避免手腕某一部位集中受力。

6. 桡神经　桡神经(radial nerve)($C_5 \sim T_1$)起自后束，在腋腔内位于腋动脉的后方，继而与肱深动脉伴行入肱三头肌与肱骨后面的桡神经沟，至肱骨外上髁的上方，穿外侧肌间隔，行于肱桡肌与肱肌之间，在肱骨外上髁的前方分为深支和浅支2个终支。桡神经在臂部发出肌支支配肱三头肌、肱桡肌和桡侧腕长伸肌。在腋腔和桡神经沟内分别发出臂后皮神经和前臂后皮神经，分布于相应区域的皮肤。桡神经深支主要为肌支，穿过旋后肌，绕桡骨颈外侧，在前臂背侧浅、深层伸肌之间下降，支配除桡侧腕长伸肌以外的所有前臂伸肌。桡神经浅支为皮支，在肱桡肌深面与桡动脉伴行，至前臂下1/3处转向手背，分布于手背桡侧半和桡侧2个半指近节背面的皮肤(图18-6，图18-8)。

肱骨中段骨折，容易损伤在桡神经沟内紧贴骨面走行的桡神经。损伤后会导致损伤部位以下所支配肌的瘫痪：前臂后群伸肌(伸腕、伸指)瘫痪，表现为抬前臂时呈“垂腕”状态。感觉障碍以第1~2掌骨间隙背面“虎口区”皮肤最为明显(图18-9，图18-10)。桡骨颈骨折时，也可损伤桡神经深支，其主要表现是伸腕力减弱和不能伸指。

7. 腋神经　**腋神经**(axillary nerve)($C_5 \sim C_6$)起自后束，伴旋肱后血管穿腋窝后壁的四边孔，绕肱骨外科颈至三角肌深面。肌支支配三角肌和小圆肌。皮支称为臂外侧上皮神经，自三角肌后缘穿出，分布于肩部和臂上1/3外侧面的皮肤(图18-11)。

肱骨外科颈骨折、肩关节脱位时，易损伤腋神经。主要表现：三角肌瘫痪导致臂不能外展，旋外力弱；若三角肌萎缩，肩部失去圆隆外观，呈现“方肩”畸形。

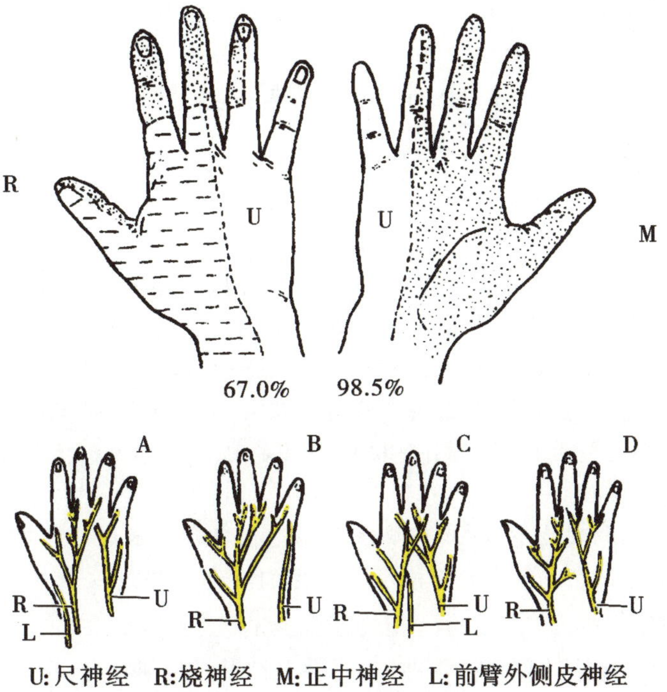

图 18-9　手部皮肤的神经分布

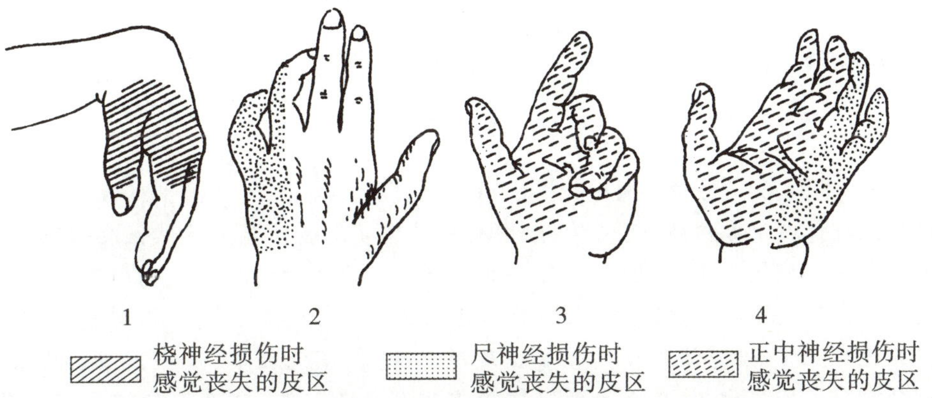

图 18-10　桡、尺和正中神经损伤时的手型及皮肤感觉丧失区

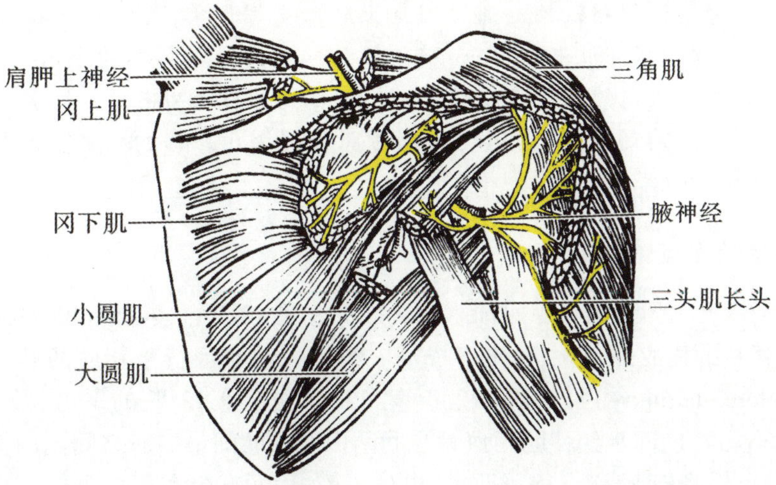

图 18-11　腋神经

笔记栏

医学科普，护佑健康

蜜月手——垂腕症

小明与相恋多年的女友结婚出国度蜜月，羡煞旁人，但行程最后一天，小明感觉整个右手臂竟酸麻胀痛到抬不起来，甚至也无法拉行李，夫妻俩都发了愁，到医院检查发现他患上了“蜜月手”，这是怎么回事？

“蜜月手”是桡神经压迫损伤导致垂腕症。原来小明和妻子的蜜月旅行过程中，连续10天小明几乎每晚都让老婆的头枕在他自己右侧的手臂上睡觉，不料此举却造成伤害。在臂中部，桡神经走行于肱骨后方的桡神经沟内，此处神经紧贴骨面走行。手臂受到头部重量压迫的时间过久，容易造成桡神经的损伤，同时局部组织的供血不足，也会进一步损伤桡神经，进而引起桡神经所支配的前臂伸肌功能障碍，导致伸腕、伸指无力，形成垂腕症。

掌握了垂腕症的发生原因，我们要注意无论在日常生活还是医疗救助过程中，尽量减少臂中部的卡压，避免损伤桡神经。医生们有责任将这些医学知识科普给更多的人，让知识护佑健康。

除上述分支外，臂丛尚有肩胛背神经、肩胛上神经和肩胛下神经分布于肩胛区；胸内侧神经和胸外侧神经分布于胸大肌、胸小肌；臂内侧皮神经和前臂内侧皮神经分布于相应区域皮肤。

加强医患沟通，携手共抗疾病

腋　杖

患者，王某，63岁，因左侧小腿骨折住院手术治疗。出院时医生叮嘱王某2个月后使用腋杖进行康复锻炼，促进骨折愈合，及早恢复患肢功能。虽然医生给患者简单讲解腋杖使用的注意事项，但未能引起王某重视。王某看到腋杖结构简单，就回家自己用木头做了一个腋杖，顶在腋窝协助患肢运动。3个月后，王某来医院复查，自述下肢行走已经正常，但是扶腋杖的左臂出现运动障碍，不能上举，梳头困难。原来患者自制的腋杖过高，依靠腋杖上方的腋垫顶在腋窝负重行走，从而引起腋神经损伤，导致三角肌功能障碍，上肢外展困难。通过此病例，我们要注意良好的医患沟通的重要性。医生要使患者认识到腋杖是通过固定上肢来支撑体重，负重点是扶在把手上的腕和手，而不是靠腋窝部位支撑体重，腋垫抵住胸壁是为了帮助稳定肩部，保持身体平衡。腋垫顶部与腋窝的距离应该有3~4 cm，以保护在腋窝内走行的臂丛神经。同学们以后在与患者沟通时，注意通过实物对照讲解演示，帮助病患充分理解治疗措施，共同保证治疗效果。

四、胸神经前支

胸神经前支共12对，除第1对前支的大部分和第12对前支的小部分神经纤维分别参加臂丛和腰丛的构成外，其余均不形成丛。第1~11对因行于相应的肋间隙内，故称**肋间神经**(intercostal nerve)(图18-12)。第12对位于第12肋的下方，故称**肋下神经**(subcostal nerve)。肋间神经伴肋间血管在肋间内肌与肋间最内肌之间循肋沟前行，于腋前线附近，发出外侧皮支，斜穿前锯肌后，再分成前、后两支分布于胸侧壁和肩胛区皮肤。

主干继续前行，上6对肋间神经达胸骨外侧缘浅出至皮下；下5对肋间神经及肋下神经向前下内方，行于腹横肌与腹内斜肌之间，继而穿腹直肌和腹直肌鞘至皮下，称为前皮支。肋间神经和肋下神经的肌支在走行过程中支配肋间肌和腹壁诸肌。皮支分布于胸腹侧壁和前壁的皮肤，其中第4～6肋间神经的外侧皮支和第2～4肋间神经的前皮支都分布到乳房。第2肋间神经的外侧皮支可横过腋窝到达臂内侧部与臂内侧皮神经交通，分布于臂上部内侧面皮肤，也称**肋间臂神经**（intercostobrachial nerve），另外还有分支分布到胸、腹膜的壁层。

胸神经前支的皮支在胸、腹壁皮肤的分布有明显的节段性，每节区域略呈环带状，按神经序数依次排列（图18-13）。例如：T_2神经分布区相当于胸骨角平面，T_4相当于乳头平面，T_6相当于剑突平面，T_8相当于肋弓平面，T_{10}相当于脐平面，T_{12}相当于耻骨联合与脐连线中点平面。临床诊查时，可根据感觉障碍平面的高低，判断脊髓损伤或病变的节段以及受损伤的胸神经序数。当行椎管内麻醉时，依据痛觉丧失的平面，可确定麻醉平面的高低。

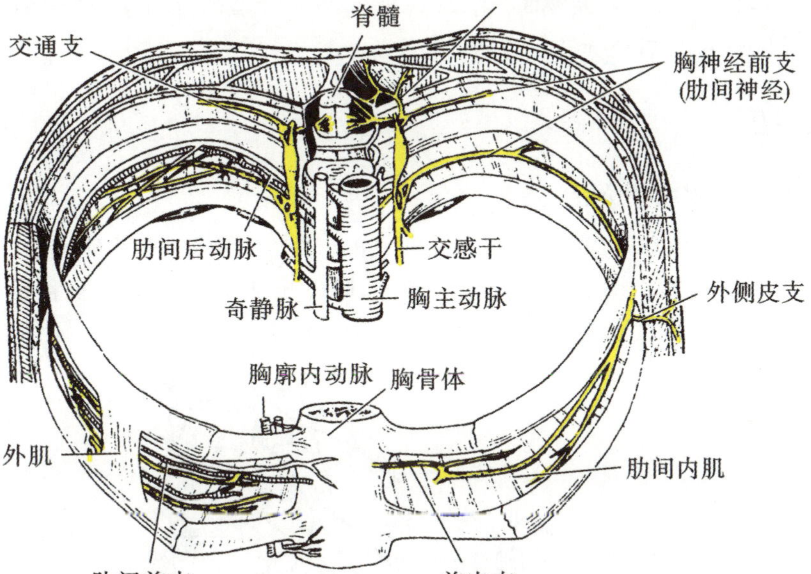

图18-12　肋间神经

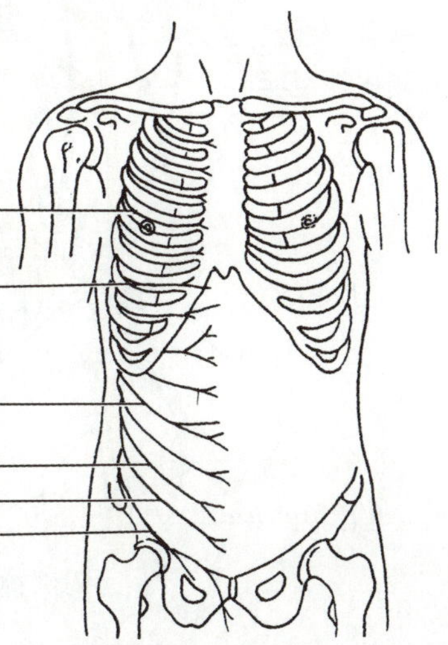

图18-13　肋间神经在胸腹壁的分布

学以致用，联系临床

带状疱疹

带状疱疹是由水痘-带状疱疹病毒感染所致，病变以沿周围神经分布的群集疱疹和神经痛为特征。起病原因多是由于儿童时期得过水痘，水痘-带状疱疹病毒潜伏在体内，一般潜伏在脊神经节和脑神经感觉节内。当机体免疫力低下时，例如：老年人、创伤、过度劳累，恶性肿瘤患者，潜伏的病毒就会再次激活，由神经节出发侵袭相应的感觉神经，形成与该神经走行区域一致，呈带状分布的疱疹和疼痛。病变极少累及2个以上神经节导致双侧性或同侧数支神经分布的损害。因带状疱疹病毒最易侵犯肋间神经，而肋间神经具有明显的节段性分布的特点，所以就在胸、腹部形成特点鲜明的带状皮损。因此民间又将带状疱疹称为"缠腰火丹、缠腰火龙或蛇缠腰"。本病是由病毒感染引起的，以抗病毒、消炎、止痛和局部对症治疗为主，同学们也可以通过收集相关知识对该病进行进一步研究。

五、腰丛

（一）腰丛的组成和位置

腰丛（lumbar plexus）由第12胸神经前支的一部分、第1～3腰神经前支和第4腰神经前支的一部分组成。腰丛位于腰大肌深面，除发出肌支支配腰方肌和髂腰肌外，还发出分支分布于腹股沟区和大腿前部及内侧部（图18-14）。

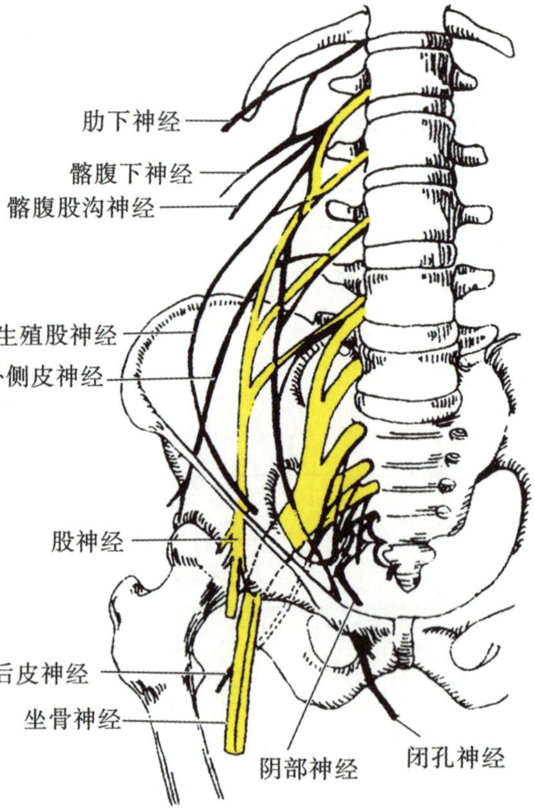

图18-14　腰丛的分支

笔记栏

（二）腰丛的分支

1. 髂腹下神经　**髂腹下神经**（iliohypogastric nerve）（T_{12}，L_1）在肋下神经的下方穿出腰大肌外侧缘，沿腰方肌前面和肾下极后面行向外下，在髂嵴上方穿过腹横肌至腹内斜肌深面，在髂前上棘内侧穿腹内斜肌至腹外斜肌深面转向内下，于腹股沟管浅环上方穿过腹外斜肌腱膜至耻骨上方皮下。沿途发出皮支分布于臀外侧、腹股沟区和腹部皮肤，肌支支配腹壁诸肌。

2. 髂腹股沟神经　**髂腹股沟神经**（ilioinguinal nerve）（L_1）在髂腹下神经的下方并与之平行走行。在腹股沟韧带中点附近，穿出腹内斜肌，进入腹股沟管，沿精索（或子宫圆韧带）一起出腹股沟管浅环，分布于阴囊（或大阴唇）、腹股沟区及股内侧上部皮肤。肌支支配腹壁诸肌。

3. 生殖股神经　**生殖股神经**（genitofemoral nerve）（L_1，L_2）自腰大肌前面穿出后，在腰大肌表面下行，在腹股沟韧带上方分成生殖支和股支。生殖支于腹股沟管深环处进入该管，分布于提睾肌和阴囊（或随子宫圆韧带分布于大阴唇）。股支分布于股三角部的皮肤。

在腹股沟疝修补术或盲肠后位的阑尾手术时，易伤及上述三支神经，应注意辨认和保护。

4. 股外侧皮神经　**股外侧皮神经**（lateral femoral cutaneous nerve）（L_2 ~ L_3）由腰大肌外侧缘穿出，贴髂肌表面行向外下，至髂前上棘内侧，经腹股沟韧带深面达股部，约在髂前上棘下方 5 ~ 6 cm 处浅出，分布于股外侧皮肤。

5. 股神经　**股神经**（femoral nerve）（L_2 ~ L_4）为腰丛中最大的分支，走行在腰大肌的后方，然后从腰大肌的外侧穿出，在髂腰肌表面继续下行，于腹股沟韧带深方，股动脉外侧进入股三角区，随即分为数支（图 18–15）。①肌支：支配髂肌、缝匠肌、股四头肌和耻骨肌。②皮支：数条前皮支，分布于大腿和膝关节前面的皮肤。股神经最长的皮支称**隐神经**（saphenous nerve），伴股动脉入收肌管下行，至膝关节内侧浅出至皮下后，伴大隐静脉沿小腿内侧面下降达足内侧缘，沿途分布于髌下、小腿内侧面和足内侧缘的皮肤。另外，股神经还发支分布于膝关节和股动脉。

股神经损伤，可导致大腿前群肌瘫痪，屈髋无力，坐位时不能伸小腿，行走困难；前群肌萎缩，髌骨突出；膝跳反射消失；大腿前面、小腿内侧面及足内侧缘皮肤感觉障碍。

6. 闭孔神经　**闭孔神经**（obturator nerve）（L_2 ~ L_4）走行在腰大肌的后方，然后从腰大肌的内侧穿出，贴小骨盆侧壁行向内下，与闭孔血管伴行穿闭膜管，到达股内侧区，分为前、后 2 支，走行于短收肌的前、后方（图 18–15）。肌支支配大腿内收肌群和闭孔外肌。皮支分布于股内侧皮肤，还有分支至髋关节、膝关节。闭孔神经损伤，内收肌群瘫痪，大腿内收无力，患肢不能主动架在健腿上。闭孔神经前支在股中部穿过长收肌进入股薄肌，临床上在用股薄肌代替肛门外括约肌的手术中，应注意保留此支。

六、骶丛

（一）骶丛的组成和位置

骶丛（sacral plexus）由第 4 腰神经前支的一部分和第 5 腰神经前支合成**腰骶干**（lumbosacral trunk），再与全部骶神经和尾神经的前支组成。骶丛位于骶骨及梨状肌的前面，髂血管的后方。

（二）骶丛的分支

骶丛除直接发出许多短小的肌支支配梨状肌、闭孔内肌、股方肌等外，还发以下分支（图 18–16）。

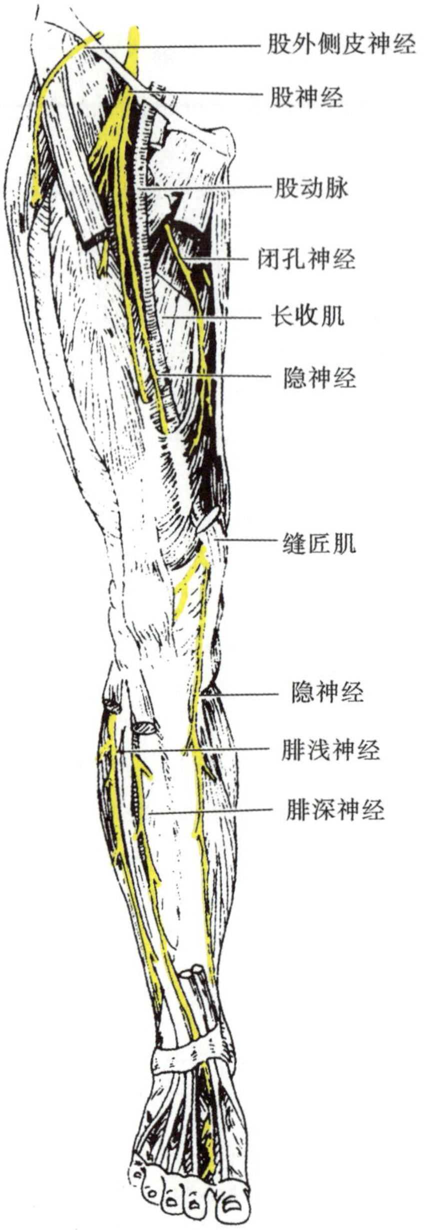

图 18-15　下肢的神经（前面）

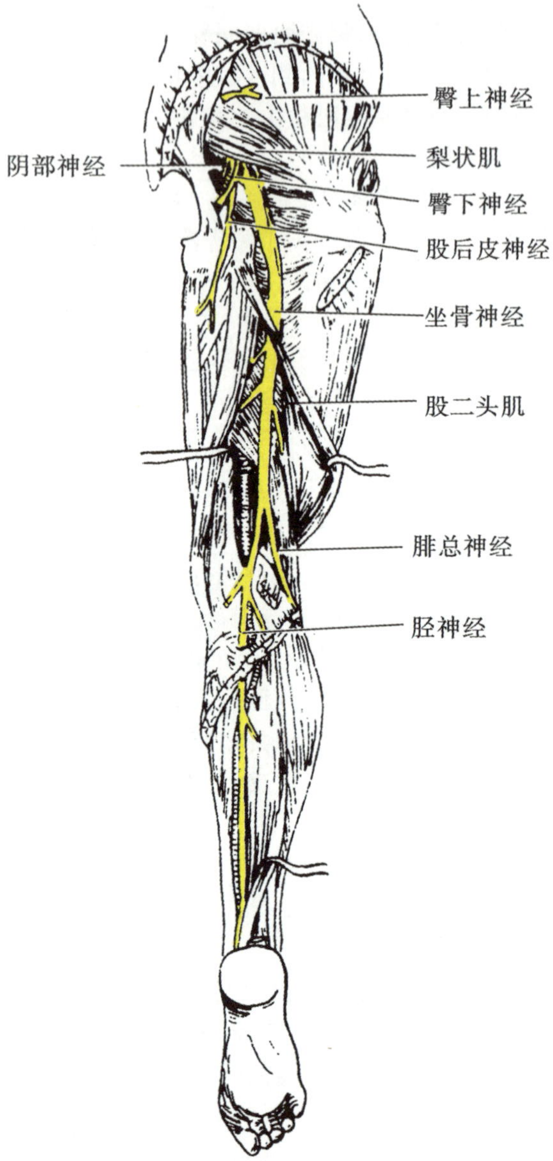

图 18-16　下肢的神经（后面）

1. 臀上神经　**臀上神经**（superior gluteal nerve）（L_4，L_5，S_1）经梨状肌上孔伴臀上血管出盆腔至臀区，走行在臀中肌、臀小肌之间，发分支支配此二肌和阔筋膜张肌。

2. 臀下神经　**臀下神经**（inferior gluteal nerve）（L_5，S_1，S_2）由梨状肌下孔伴臀下血管出盆腔至臀区，走行在臀大肌深面，支配该肌，还发出分支分布于髋关节。

3. 阴部神经　**阴部神经**（pudendal nerve）（S_2 ~ S_4）伴阴部内血管先经梨状肌下孔出盆腔至臀区，再绕过坐骨棘经坐骨小孔入坐骨直肠窝，在外侧壁的阴部管内向前行。沿途发出如下分支。①肛神经：分布于肛门外括约肌和肛门皮肤。②会阴神经：分布于会阴肌和阴囊（或大阴唇）皮肤。③阴茎（阴蒂）背神经：为阴部神经的终支，向前经耻骨联合下方达阴茎（或阴蒂）背侧，分布于阴茎（阴蒂）的皮肤。做包皮环切术或阴茎手术时，可在阴茎背面两侧，进行神经阻滞麻醉（图 18-17）。

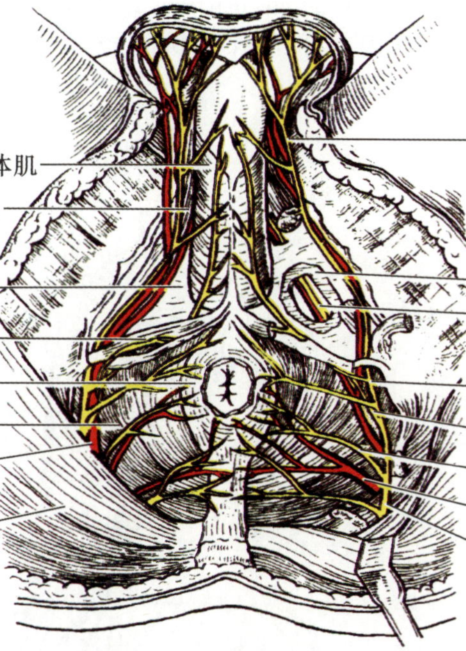

图 18-17 会阴部的神经(男性)

4. 股后皮神经 **股后皮神经**(posterior femoral cutaneous nerve)($S_1 \sim S_3$)出梨状肌下孔至臀区,走行在臀大肌深面,至其下缘浅出,分布于臀下区、股后部及腘窝的皮肤。

5. 坐骨神经 **坐骨神经**(sciatic nerve)($L_4, L_5, S_1 \sim S_3$)为全身最粗大、最长的神经。经梨状肌下孔出盆腔至臀区,走行在臀大肌深面,经股骨大转子与坐骨大结节连线中点稍内侧下行于股后部,于股二头肌长头深面达腘窝。坐骨神经在股后部发出肌支支配大腿后群肌,发关节支到膝关节。自坐骨结节与大转子之间的中点到股骨内、外侧髁之间中点的连线为坐骨神经的体表投影。坐骨神经痛时在此投影线上常出现压痛。一般在腘窝上缘附近分为胫神经和腓总神经 2 个终支(图 18-16)。坐骨神经分出胫神经和腓总神经的平面常有变化,甚至可在盆腔内分支。坐骨神经与梨状肌的位置关系存在多种变异,以单干出梨状肌下孔者居多(占 66.3%)。而以单干穿梨状肌或以 2 个根夹持梨状肌,再或者 1 根出梨状肌下孔、另一根穿梨状肌等变异者占 33.7%。当梨状肌受到损伤,发生充血、水肿、痉挛、粘连和挛缩时,该肌间隙或该肌上,下孔变狭窄,挤压其间穿出的神经、血管,因此出现的一系列临床症状和体征,称为梨状肌损伤综合征,这是坐骨神经痛的原因之一。

(1)胫神经:**胫神经**(tibial nerve)($L_4, L_5, S_1 \sim S_3$)为坐骨神经本干向下的延续。与腘血管伴行穿过腘窝,走在小腿比目鱼肌的深面,与胫后动脉伴行下降,经内踝后方走行在屈肌支持带的深面,分为足底内侧神经和足底外侧神经。沿途发肌支支配小腿后群肌,皮支分布于小腿后面皮肤。足底内、外侧神经分布于足底诸肌和皮肤(图 18-18)。关节支分布于膝关节和踝关节。胫神经损伤小腿后群肌瘫痪,表现为足不能跖屈,内翻力弱,不能以足尖站立,由于小腿前群肌过度牵拉,致使足呈背屈和外翻位,出现"钩状足"畸形(图 18-19)。感觉障碍区主要在小腿后面和足底。

(2)腓总神经:**腓总神经**(common peroneal nerve)(L_4, L_5, S_1, S_2)自坐骨神经发出后,沿股二头肌内侧缘行向外下,绕腓骨颈穿腓骨长肌起端达腓骨颈前面,分为腓深神经和腓浅神经(图 18-15,图 18-16)。

笔记栏

1)腓深神经:**腓深神经**(deep peroneal nerve)穿腓骨长肌和趾长伸肌起始部后,与胫前血管伴行,在小腿前群肌之间下行,经踝关节前方至足背,分支分布于小腿前群肌、足背肌和第1、2趾相对缘皮肤。

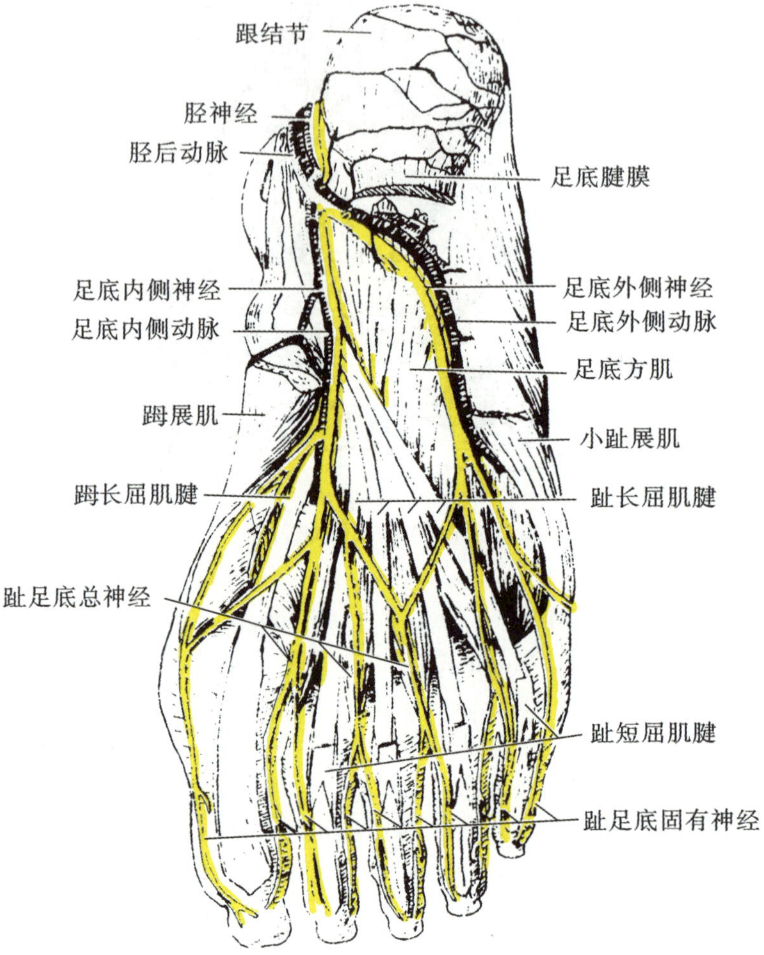

图18-18 足底的神经

2)腓浅神经:**腓浅神经**(superficial peroneal nerve)于腓骨长、短肌之间下行,在小腿中、下1/3交界处穿出深筋膜至皮下,经踝关节前方至足背。沿途分支支配小腿外侧群肌,小腿外侧、足背和趾背大部分皮肤。

腓总神经在腓骨颈外侧的位置表浅且贴近骨面,当腓骨颈骨折时,容易损伤该神经而致小腿前群和外侧群肌瘫痪,表现为足不能背屈,足下垂,趾不能伸,足内翻,形成"马蹄内翻足"畸形(图18-19)。由于足尖下垂,患者必须用力屈髋、屈膝、高抬下肢,才能使患足向前拖行,呈现"跨阈步态"。感觉障碍在小腿外侧面和足背较为明显。

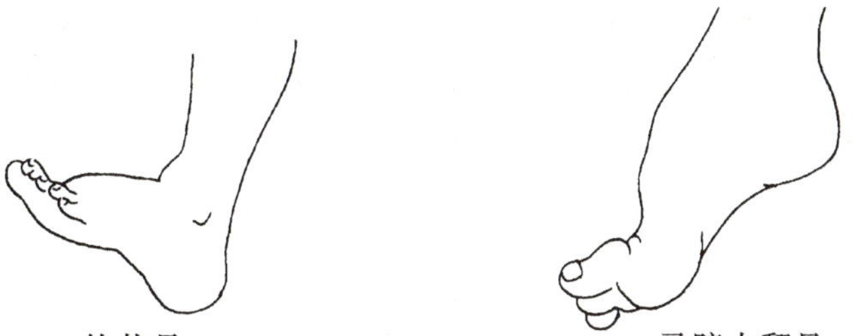

钩状足　　　　马蹄内翻足

图 18-19　神经损伤足形

第二节　脑神经

脑神经(cranial nerves)是与脑相连的神经,主要分布于头、颈以及胸腹腔脏器(图 18-20),共 12 对,“一嗅二视三动眼,四滑五叉六外展,七面八听九舌咽,十迷十一副十二舌下全”。脑神经的纤维成分较脊神经复杂,根据胚胎发生、功能等诸方面的特点,脑神经具有 7 种纤维成分。其中,与脊神经的纤维成分一致的,称之为“一般”;脑神经所特有的纤维成分,称之为“特殊”。

(1)一般躯体感觉纤维:分布于皮肤、肌、腱和眶、口、鼻大部分黏膜。

(2)特殊躯体感觉纤维:分布于视器和前庭蜗器。

(3)一般躯体运动纤维:分布于中胚层衍化来的眼球外肌、舌肌等横纹肌。

(4)一般内脏感觉纤维:分布于头、颈、胸、腹腔的脏器。

(5)特殊内脏感觉纤维:分布于味蕾和嗅器。

(6)一般内脏运动纤维:分布于心肌、平滑肌、腺体。

(7)特殊内脏运动纤维:分布于胚胎时期由鳃弓衍化来的咀嚼肌、表情肌、咽喉肌等。

根据纤维成分的种类不同,脑神经可分为运动性神经:Ⅲ、Ⅳ、Ⅵ、Ⅺ、Ⅻ,感觉性神经:Ⅰ、Ⅱ、Ⅷ和混合性神经:Ⅴ、Ⅶ、Ⅸ、Ⅹ。“ 二八对性质感,运动舌副动滑展,舌咽迷走三叉面,感觉运动混合全”。

脑神经的神经节有感觉性和副交感性两种。感觉性神经节包括传导躯体感觉和内脏感觉的三叉神经节、膝神经节、舌咽和迷走神经的上、下神经节;传导听觉、平衡觉的蜗神经节和前庭神经节。副交感神经节有睫状神经节、翼腭神经节、下颌下神经节和耳神经节及分布于胸、腹腔脏器的器官内节和器官旁节。脑神经中的副交感纤维在这些节更换神经元,然后再发出神经纤维到达所支配的平滑肌、心肌和腺体。

一、嗅神经

嗅神经(olfactory nerve)为感觉性神经,由特殊内脏感觉纤维组成,传导嗅觉。起自鼻腔顶部,上鼻甲上部和鼻中隔上部嗅黏膜中的嗅细胞,嗅细胞为双极神经元,其周围突分布于嗅黏膜上皮,中枢突集成 15~20 条嗅丝,即为嗅神经,穿筛骨的筛孔入颅前窝,止于端脑的嗅球(图 18-20)。

颅前窝骨折累及筛板,可造成嗅丝损伤和脑膜撕脱,出现嗅觉障碍和脑脊液鼻漏。鼻炎时,炎症延至鼻腔顶部黏膜,引起嗅黏膜水肿,也可造成一时性嗅觉迟钝。

二、视神经

视神经(optic nerve)为感觉性神经,由特殊躯体感觉纤维组成,传导视觉。视网膜上

笔记栏

的感光细胞，视锥、视杆细胞将光线的刺激转变为神经冲动传递给双极细胞，其中枢突将神经冲动传递给节细胞，节细胞的中枢突汇集至视神经盘，穿过巩膜筛板后形成视神经，穿经视神经管入颅中窝，连于视交叉（图 18-20）。

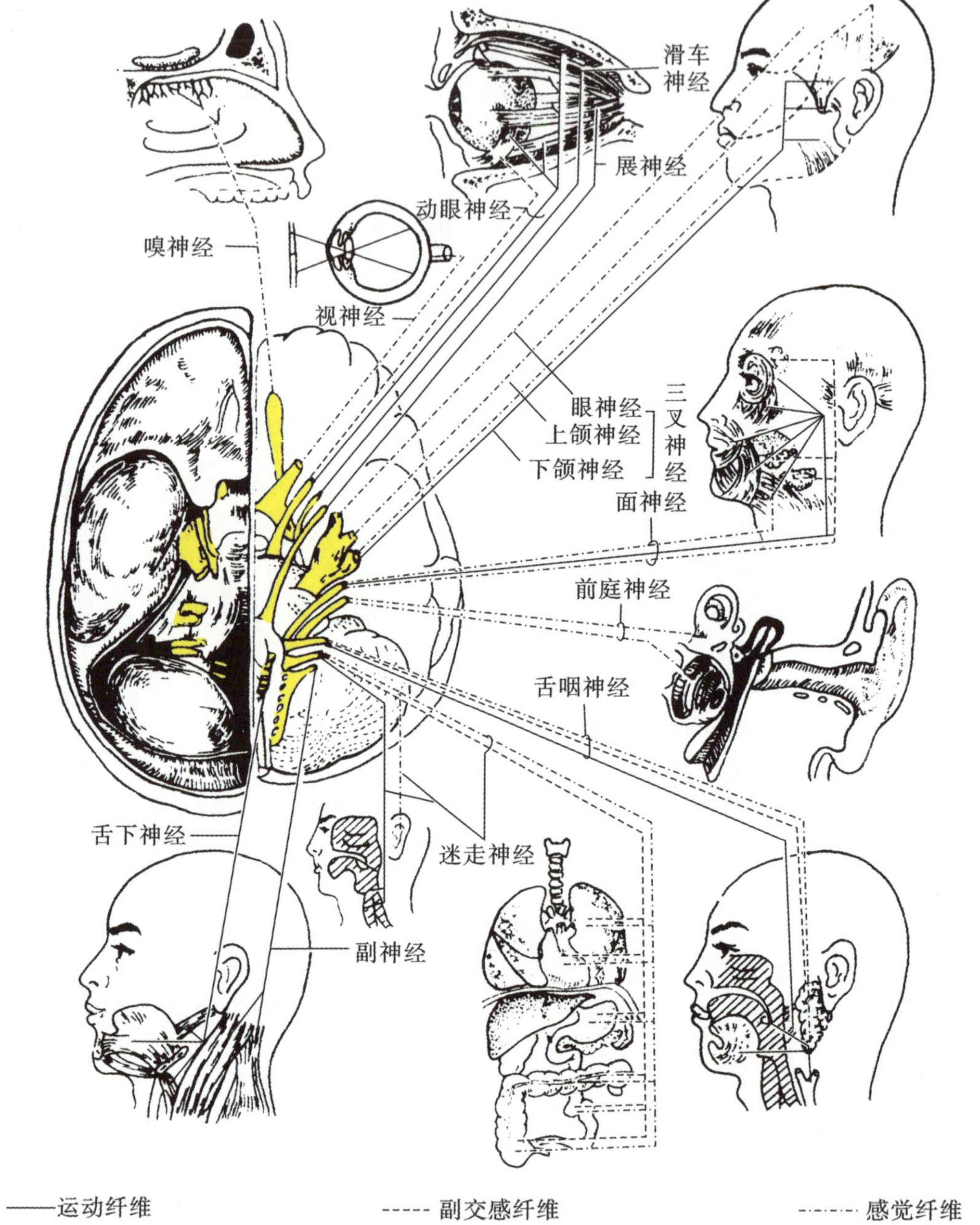

图 18-20 脑神经概述

视神经外包有 3 层膜，分别与相应的脑的 3 层被膜相延续，硬脑膜、蛛网膜和软脑膜。因此，脑的蛛网膜下隙也延续到视神经周围，当颅内压增高时，常伴有视神经盘（视乳头）水肿。

三、动眼神经

动眼神经（oculomotor nerve）为运动性神经，由中脑动眼神经核发出的一般躯体运动

笔记栏

纤维和动眼神经副核发出的一般内脏运动神经纤维构成，从中脑腹侧脚间窝出脑干，向前穿行海绵窦的外侧壁，经眶上裂入眶分为上、下两支。上支支配上直肌和上睑提肌；下支支配内直肌、下直肌和下斜肌。下支中有一小支进入睫状神经节交换神经元，节后纤维分布于瞳孔括约肌和睫状肌，参与瞳孔对光反射和调节反射（图 18-21）。

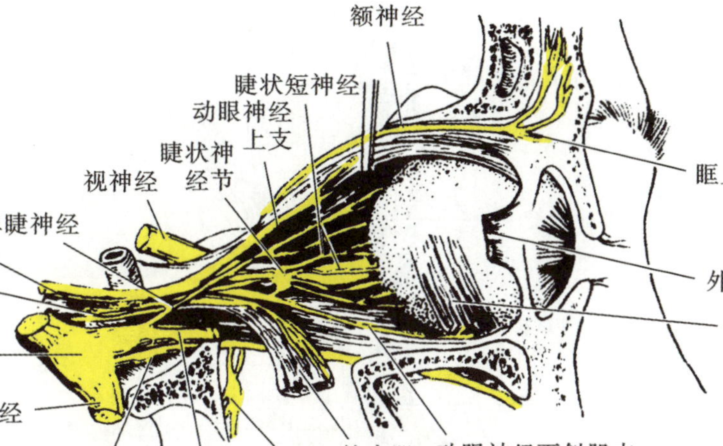

图 18-21　框内的神经（外侧面观）

睫状神经节（ciliary ganglion）位于视神经后部与外直肌之间，为副交感神经节，主要接受来自动眼神经的副交感纤维在节内交换神经元。此外，来自颈内动脉丛的交感纤维和鼻睫神经的感觉纤维，也穿经此神经节。由睫状神经节发出 6～10 支睫状短神经进入眼球，其中的副交感纤维支配睫状肌和瞳孔括约肌；交感神经纤维支配瞳孔开大肌；鼻睫神经纤维传导眼球的角膜、睫状体和虹膜的一般感觉。

侧动眼神经完全损伤，除外直肌、上斜肌外，其余同侧眼肌麻痹，表现为：患侧眼睑下垂，眼外斜视，瞳孔不能向内、上、下方运动。患侧睫状肌和瞳孔括约肌瘫痪，患侧眼瞳孔开大，瞳孔对光反射及调节反射消失。

四、滑车神经

滑车神经（trochlear nerve）为运动性神经，起于中脑的滑车神经核，发出的一般躯体运动纤维于中脑背面出脑，绕大脑脚向前穿入海绵窦外侧壁，经眶上裂，越过上睑提肌向前内行，进入并支配上斜肌（图 18-22）。

一侧滑车神经损伤，上斜肌瘫痪，眼睛不能向外下方注视，呈现向内上方的斜视。

五、三叉神经

三叉神经（trigeminal nerve）为混合性神经。其中大部分为一般躯体感觉纤维，为粗大的感觉根，入脑桥终止于三叉神经感觉核；小部分为一般躯体运动纤维，起于脑桥的三叉神经运动核，构成细小的运动根。两根在脑桥基底部与小脑中脚交界处离开脑桥，连于三叉神经节。该节内为假单极神经元，其中枢突经感觉根入脑，止于三叉神经脊束核（痛温觉）和三叉神经脑桥核（触觉），周围突参与形成眼神经、上颌神经和下颌神经，以眼裂和口裂为界，分布于面部皮肤、口、鼻腔、鼻旁窦黏膜、牙齿和脑膜等处（图 18-23，图 18-24）。运动根

笔记栏

紧贴三叉神经节的下面加入下颌神经，并随其分支分布至咀嚼肌、下颌舌骨肌、二腹肌前腹等处。来自咀嚼肌的本体感觉纤维亦经运动根上传至三叉神经中脑核。

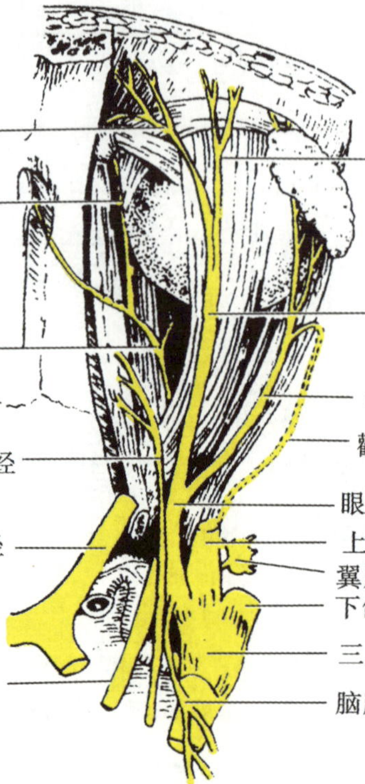

图 18-22　眶内的神经

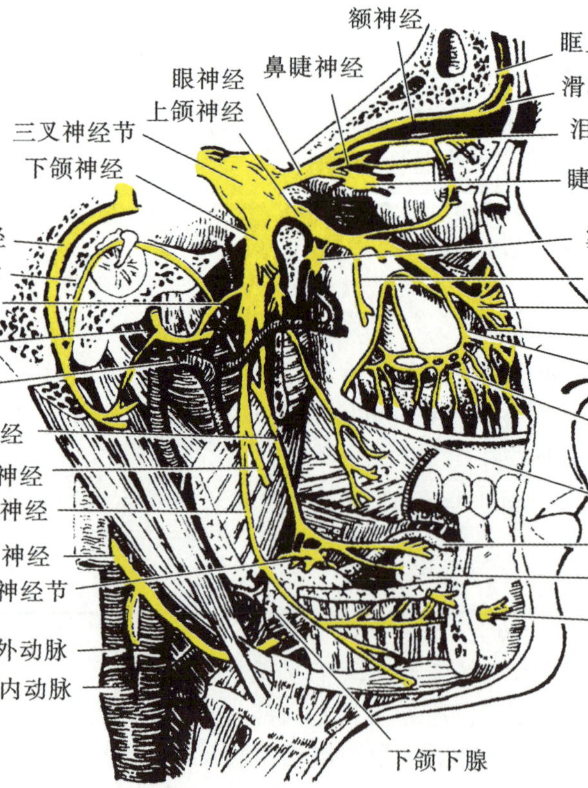

图 18-23　三叉神经的分支分布

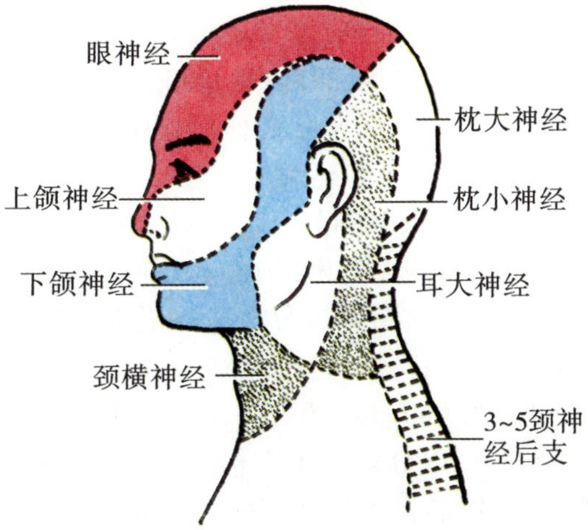

图 18-24　头面部皮神经分布示意

(一)眼神经

眼神经(ophthalmic nerve)为感觉性神经,伴动眼神经、滑车神经穿眶上裂入眶,分出下列分支。

1. 额神经　**额神经**(frontal nerve)在上睑提肌上方前行,至眶上切迹(孔)出眶,移行为眶上神经,分布于额部的皮肤。

2. 泪腺神经　**泪腺神经**(lacrimal nerve)沿外直肌上缘前行,分布于泪腺和上睑的皮肤。泪腺神经与颧神经有交通支相连,来自面神经的副交感纤维经此到达泪腺,控制泪腺分泌。

3. 鼻睫神经　**鼻睫神经**(nasociliary nerve)经上直肌和视神经之间,斜向眶内侧,分布于筛窦、鼻腔黏膜、鼻背皮肤及眼的巩膜、角膜、脉络膜、虹膜、睫状体等处。

(二)上颌神经

上颌神经(maxillary nerve)为感觉性神经,经圆孔出颅入翼腭窝,主干经眶下沟、眶下管、眶下孔延续为眶下神经,其主要分支如下。

1. 眶下神经　**眶下神经**(infraorbital nerve)是上颌神经的终支,以数条分支分布于下睑、鼻翼和上唇的皮肤,临床上行上颌部手术时,常在眶下孔处进行眶下神经阻滞麻醉。

2. 上牙槽神经　**上牙槽神经**(superior alveolar nerve)自上颌神经主干分出前、中、后3支,分别在眶下沟、眶下管和翼腭窝内发出,这些神经互相吻合成上牙槽神经丛,自丛再分支分布于上颌牙齿、牙龈及上颌窦黏膜。

3. 颧神经　**颧神经**(zygomatic nerve)细小,经眶下裂入眶,穿眶外侧壁达面部,分布于颧、颞部的皮肤。颧神经尚借助交通支,将面神经中的副交感纤维导入泪腺神经,到达泪腺,控制泪腺的分泌。

4. 翼腭神经　**翼腭神经**(pterygopalatine nerve)有2~3支,连于上颌神经与翼腭神经节(副交感神经节)之间,经此神经节分布于鼻、腭部及咽部的黏膜,传导该部位的感觉。

(三)下颌神经

下颌神经(mandibular nerve)为混合性神经,经卵圆孔出颅达颞下窝。主要分支如下。

笔记栏

1. 耳颞神经　**耳颞神经**(auriculotemporal nerve)常以两根起始,夹持着脑膜中动脉后汇合成一个干,在颞下颌关节后方折转向上,穿腮腺实质,伴颞浅血管上升,分布于颞部的皮肤。来自舌咽神经的副交感纤维也随耳颞神经到达腮腺,管理腮腺的分泌。

2. 颊神经　**颊神经**(buccal nerve)沿颊肌外面前行并贯穿此肌,分布于颊黏膜和颊部的皮肤。

3. 舌神经　**舌神经**(lingual nerve)较粗,于下颌支的内侧下降,渐呈弓形向前下,越过下颌下腺的上方抵达舌尖,分布于口腔底和舌前 2/3 的黏膜,司一般感觉。舌神经在起始段接受来自面神经的鼓索,其副交感纤维分布于舌下腺、下颌下腺,管理其分泌;特殊内脏感觉纤维分布于舌前 2/3 的黏膜,管理味觉。

4. 下牙槽神经　**下牙槽神经**(inferior alveolar nerve)为混合性神经,于舌神经的后外方下降,经下颌孔入下颌管,在管内分出数小支构成下牙丛,分布于下颌牙齿及牙龈,其终末支自颏孔浅出称颏神经,分布于颏部及下唇的皮肤。下牙槽神经在未入下颌管之前,还发出下颌舌骨肌神经,支配下颌舌骨肌和二腹肌前腹。

5. 咀嚼肌神经　**咀嚼肌神经**(masticatory nerve)为运动性神经,自下颌神经主干分出数支,支配所有咀嚼肌。

一侧三叉神经损伤时出现同侧颜面部皮肤及眼、口和鼻黏膜一般感觉障碍;角膜反射消失;一侧咀嚼肌瘫痪和萎缩,张口时下颌偏向患侧。

探索未知,解除疾患

三叉神经痛

临床上常见的三叉神经痛常在头面部三叉神经分布区域内,患者出现闪电样、刀割样、烧灼样、顽固性、难以忍受的剧烈性疼痛,表现为骤发、骤停,又称痛性抽搐。疼痛部位与三叉神经三大支的皮肤分区完全一致,可以波及三叉神经的一支、两支甚至全部分支。患者常不敢擦脸、进食甚至连口水也不敢下咽,怕诱发剧烈疼痛,从而影响正常的生活和工作,这种疼痛甚至导致患者情绪低落、精神抑郁。然而目前原发性三叉神经痛的病因和发病机制尚不清楚,患者也没有明确的阳性体征。可通过药物、三叉神经封闭、三叉神经根切断术和三叉神经显微血管减压术等进行治疗来缓解疼痛。

当今的医学还有大量未知的领域,由于很多疾病的诊治并不明确,不少患者仍遭受着疾病的困扰,期待我们医务工作者去深入探索、不断研究,解除患者的痛苦、提高民众的生活质量,挽救更多的生命。

六、展神经

展神经(abducent nerve)为运动性神经,起自脑桥的展神经核,发出一般躯体运动纤维,从延髓脑桥沟中部出脑,入海绵窦,再经眶上裂入眶,走在外直肌内侧,支配此肌(图 18-21)。

展神经损伤,引起外直肌瘫痪,出现眼内斜视。

七、面神经

面神经(facial nerve)为混合性神经,含 4 种纤维成分。①特殊内脏运动纤维,起于脑桥的面神经核,支配面部表情肌、茎突舌骨肌、二腹肌后腹等骨骼肌。②一般内脏运动

(副交感)纤维,起自脑桥的上泌涎核,在副交感神经节交换神经元后,支配泪腺、舌下腺、下颌下腺及鼻、腭部的黏膜腺。③特殊内脏感觉(味觉)纤维的胞体位于膝神经节,其周围突分布于舌前2/3的味蕾,中枢突止于脑干内的孤束核,传导舌前2/3的味觉。④一般躯体感觉纤维,主要传导面肌的本体感觉。

面神经由2个根组成,较大的运动根和较小的混合根(感觉和副交感纤维),自延髓脑桥沟外侧部出脑,经内耳门入内耳道,至内耳道底穿入面神经管,此处面神经有膨大的膝神经节。面神经自茎乳孔出颅后,向前入腮腺实质并在腮腺内交织成丛,自腮腺的前缘呈放射状穿出(图18-25,图18-26)。

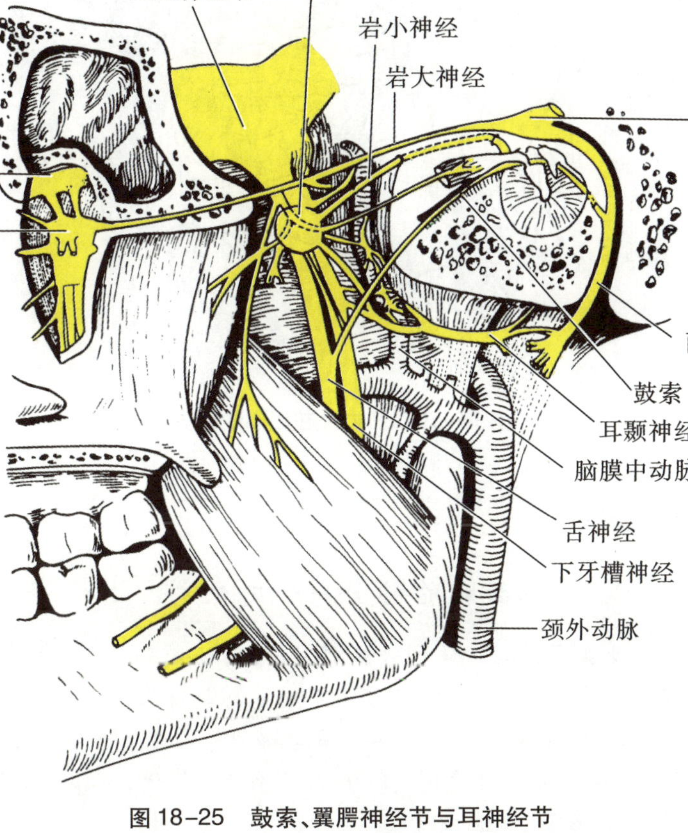

图18-25　鼓索、翼腭神经节与耳神经节

(一)面神经管内的分支

1. 岩大神经　**岩大神经**(greater petrosal nerve)含内脏运动(副交感)纤维,自膝神经节处发出,经岩大神经沟前行,穿翼管至翼腭窝,在翼腭神经节交换神经元,节后纤维经颧神经及其与泪腺神经的交通支到达泪腺,司泪腺的分泌。由翼腭神经节还发出一些分支,分布于腭部和鼻腔黏膜,支配黏膜腺的分泌。

2. 镫骨肌神经　**镫骨肌神经**(stapedial nerve)由面神经在面神经管下降段发出,进入锥隆起,支配镫骨肌,调节镫骨底对内耳的压力。

3. 鼓索　**鼓索**(chorda tympani)是面神经出茎乳孔之前约6 mm处发出的重要分支,含有味觉传入和内脏运动(副交感)两种纤维。该神经经鼓室至颞下窝,以锐角加入舌神经。味觉纤维随舌神经分布于舌前2/3的味蕾,内脏运动(副交感)纤维至下颌下神经节交换神经元,节后纤维分布于舌下腺及下颌下腺,司两腺的分泌。

笔记栏

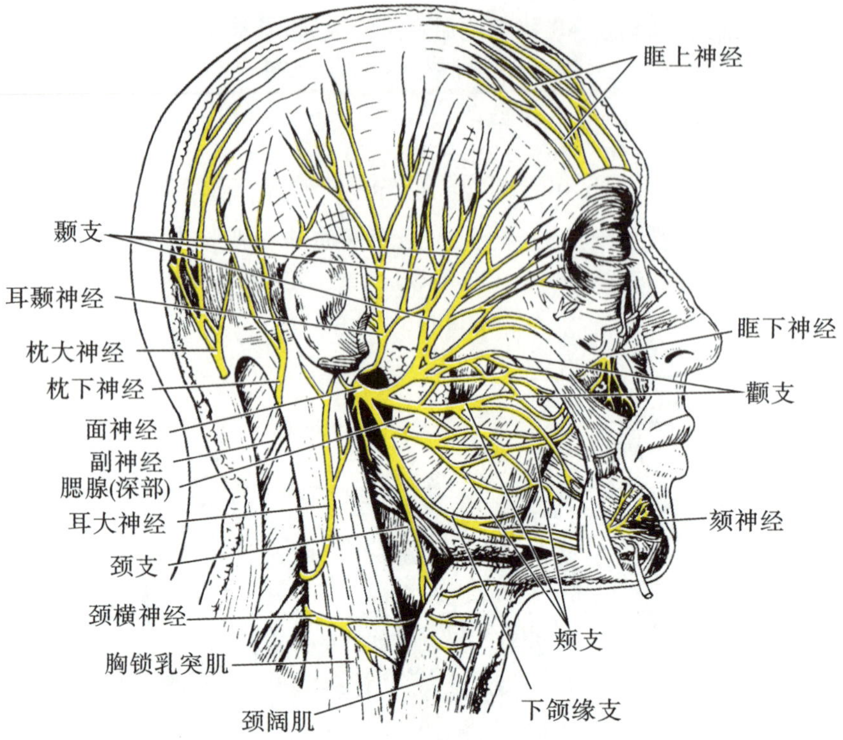

图 18-26　面神经在面部的分支

勇敢前行，成就自我

面瘫的明星——史泰龙

西尔维斯特·史泰龙是当代美国著名影星，同时还是画家、编剧、导演及制片人。在他30岁(1976年)时，其自编自演《洛奇》系列电影获得第49届奥斯卡和第34届美国金球奖最佳男主角和最佳编剧奖提名。史泰龙凭《洛奇》和《第一滴血》两个动作电影系列获得了“影坛硬汉”的称谓，成为20世纪80年代好莱坞动作明星的代表，2010年获得好莱坞电影节“事业成就奖”。

很少有人知道，著名电影演员的史泰龙出生后就患有面瘫。1946年史泰龙出生时，医生用产钳助产造成史泰龙左侧面神经损伤，部分面部表情肌瘫痪，左眼睑与左边嘴唇下垂，口齿不清。但他却并未因此放弃自我、放弃梦想，通过不懈的努力将劣势变为优势，坚毅的表情、强壮的体魄，彰显着他永不低头的个性，他不仅成为一代动作巨星，也将动作影片带进了最繁荣的20世纪80年代。

人的一生并非都是一帆风顺，伏尔泰说：“希望是厄运的忠实的姐妹。”如果史泰龙因为自己的缺点或缺陷自暴自弃，影坛就少了一个功夫巨星。史泰龙的精神令人钦佩，希望同学们在成长的过程中不自哀、不自卑，在磨难中勇敢前行，成就自我。

(二)面神经管外的分支

面神经出茎乳孔后，发出一些细小分支支配枕额肌的枕腹、二腹肌后腹、茎突舌骨肌和耳周围肌，其主干入腮腺实质，形成神经丛，然后自腮腺前缘发出5组分支，即颞支、颧支、颊支、下颌缘支和颈支(图18-25)，支配额肌、眼轮匝肌、颊肌、口周围肌和颈阔肌。

面神经在茎乳孔处损伤时，患侧面部表情肌瘫痪，表现为额纹消失、不能闭眼、鼻唇沟变平、不能鼓腮、露齿、口角偏向健侧、角膜反射消失等；损伤部位若在面神经管内，发出鼓索之前，可伴有舌前2/3味觉丧失和舌下腺、下颌下腺分泌障碍；若累及镫骨肌神经，出现听觉过敏，表现为对大声音痛性过敏；若损伤在膝神经节以前，还可有泪腺和鼻、腭黏膜腺体分泌减少等症状。掌握了神经的走形就可以理解不同部位损伤的临床表现。

八、前庭蜗神经

前庭蜗神经（vestibulocochlear nerve）又称位听神经，为感觉性神经，由特殊躯体感觉神经纤维构成。包含前庭神经和蜗神经两部分。**前庭神经**（vestibular nerve）传导平衡觉。双极神经元的胞体在内耳道底聚集成前庭神经节，节内神经元的周围突分布于球囊斑、椭圆囊斑和壶腹嵴，中枢突形成前庭神经。**蜗神经**（cochlear nerve）传导听觉。双极神经元的胞体在蜗轴内聚集成蜗神经节，节内神经元的周围突分布于螺旋器，中枢突形成蜗神经。前庭蜗神经一起行于内耳道，出内耳门，在延髓脑桥沟外端进入脑干。前庭神经终止于脑干内的前庭神经核群和小脑，蜗神经终止于脑干内的蜗神经核。

前庭蜗神经损伤后表现为患侧耳聋和平衡功能障碍。由于前庭刺激可出现眩晕和眼球震颤，又因为前庭与网状结构和自主神经的纤维联系，所以多同时伴有恶心、呕吐等症状。

九、舌咽神经

舌咽神经（glossopharyngeal nerve）为混合性神经，含有5种纤维成分。①特殊内脏运动纤维起自延髓的疑核，支配茎突咽肌。②一般内脏运动（副交感）纤维起自延髓的下泌涎核，在耳神经节交换神经元后，支配腮腺的分泌。③一般内脏感觉纤维分布于舌后1/3、软腭、腭扁桃体、咽、咽鼓管、鼓室、颈动脉窦和颈动脉小球，传导一般内脏感觉。神经元胞体位于颈静脉孔处的舌咽神经的下神经节，中枢突终于脑干孤束核下部。④特殊内脏感觉纤维分布于舌后1/3，传导味觉。其神经元胞体位于颈静脉孔处的舌咽神经的下神经节，中枢突终于脑干孤束核上部。⑤一般躯体感觉纤维分布于耳后皮肤。其神经元胞体位于舌咽神经上神经节内，中枢突终止于脑干的三叉神经脊束核。

舌咽神经的根丝在延髓橄榄后沟的上部连于脑干，与迷走神经和副神经一同自颈静脉孔出颅（图18-27）。在孔内神经干上有膨大的上神经节，出孔时有稍膨大的下神经节。舌咽神经出颅后，先沿颈内动、静脉间下降，然后呈弓形向前，经舌骨舌肌的内侧抵达舌根。其主要分支如下。

1. 鼓室神经　**鼓室神经**（tympanic nerve）自下神经节处发出，穿入鼓室参与构成鼓室丛，分布于鼓室、乳突小房和咽鼓管黏膜。该神经中的副交感纤维，出鼓室形成岩小神经，至耳神经节交换神经元。**耳神经节**（otic ganglion）位于卵圆孔下方，贴附于下颌神经的内侧，属副交感神经节。来自岩小神经的副交感纤维在节内交换神经元，节后纤维经耳颞神经至腮腺，支配腮腺的分泌。

2. 颈动脉窦支　**颈动脉窦支**（carotid sinus branch）在颈静脉孔下方发出，通常有1～2支。沿颈内动、静脉间下降，分布于颈动脉窦和颈动脉小球。把颈动脉窦的压力变化和颈动脉小球接受的化学刺激冲动传入脑，反射性地调节血压和呼吸运动。

3. 舌支　**舌支**（lingual branches）为舌咽神经的终支。经舌骨舌肌深面以数支分布于舌根部的黏膜及味蕾，司舌后1/3的一般感觉和味觉。

4. 咽支　**咽支**（pharyngeal branches）为3～4条细支，分布于咽壁，与迷走神经和交感

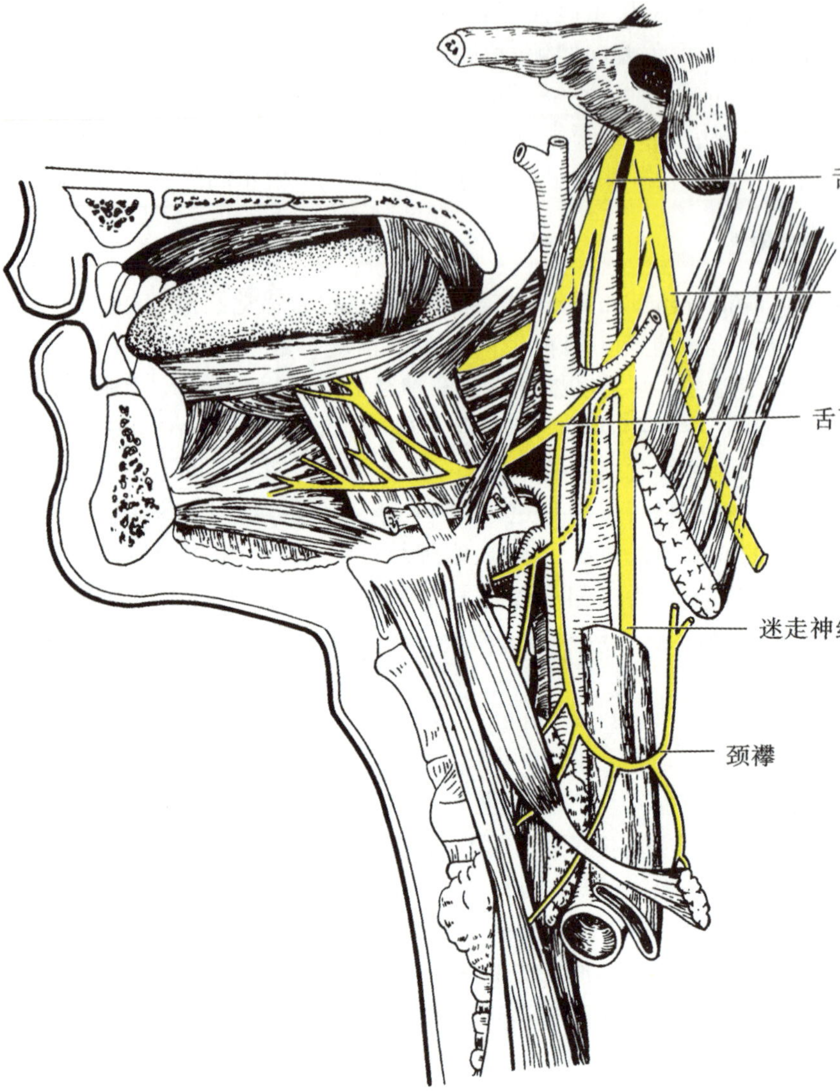

图 18-27　舌咽神经、副神经和舌下神经

神经交织成丛，由丛发出分支分布于咽肌及咽黏膜，接受咽黏膜的感觉传入，参与完成咽反射。咽反射时用压舌板轻触咽后壁，正常时引起咽肌收缩，舌后缩。其反射通路为：咽后壁、舌根、双侧腭弓→舌咽神经、迷走神经→孤束核→疑核→舌咽神经、迷走神经→软腭肌、咽肌。反射中枢在延髓。其生理意义是：防止异物进入咽喉。在该反射通路中神经损害，则反射迟钝或消失。

除以上分支外，舌咽神经还发出扁桃体支和茎突咽肌支等。

十、迷走神经

迷走神经（vagus nerve）为混合性神经，是行程最长、分布最广的脑神经（图 18-28）。含有 4 种纤维成分。①一般内脏运动纤维，起于延髓的迷走神经背核，分布于颈、胸、腹部脏器，在器官旁或器官壁内的副交感神经节交换神经元，其节后纤维控制这些器官的平滑肌、心肌和腺体的活动。②特殊内脏运动纤维，起于延髓的疑核，支配咽喉肌。③一般内脏感觉纤维，其神经元胞体位于颈静脉孔下方的迷走神经下神经节，中枢突终于孤束核，周围突分布于颈、胸、腹部的多个器官。④一般躯体感觉纤维，其神经元胞体位于迷走神经的上神经节，其中枢突入脑后止于三叉神经脊束核，周围突分布于硬脑膜、耳郭和外耳道皮肤。

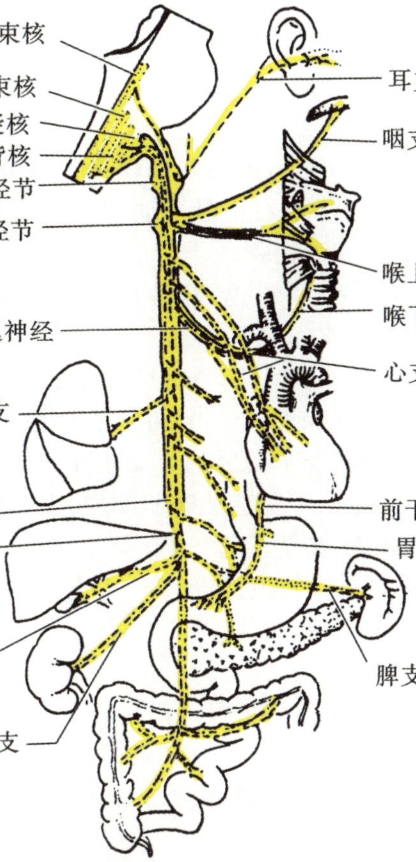

图 18-28　迷走神经纤维成分及分布示意

迷走神经以多条根丝在橄榄后沟的中部、舌咽神经的下方连于延髓，经颈静脉孔出颅，在此处有膨大的上神经节（颈静脉神经节），由躯体感觉神经元的胞体聚集形成；下神经节（结状神经节），由内脏感觉神经元的胞体聚集形成。迷走神经出颅后，居颈内、颈总动脉与颈内静脉之间的后方下行，经胸廓上口入胸腔。在胸部，左、右迷走神经的行程有所不同。左迷走神经越过主动脉弓的前方，经左肺根后方至食管前面分支形成左肺丛和食管前丛，在食管下端又汇集并延续为迷走神经前干；右迷走神经则跨过右锁骨下动脉前方，经右肺根后方达食管后面，分支形成右肺丛和食管后丛，在食管下端汇合并延续为迷走神经后干。前、后两干于食管前、后方穿膈的食管裂孔进入腹腔，至胃的前、后壁和大部分腹腔脏器。迷走神经沿途发出许多分支，其中较重要的分支如下。

（一）颈部的分支

1. 喉上神经　**喉上神经**（superior laryngeal nerve）起于迷走神经出颅处，在颈内动脉内侧行向下内方，在舌骨大角水平分成内、外支。外支细小，伴甲状腺上动脉下行，支配环甲肌；内支伴喉上动脉穿甲状舌骨膜入喉腔，分布于咽、会厌、舌根及声门裂以上的喉黏膜。

2. 颈心支　**颈心支**有上、下两支。在喉和气管两侧下行入胸腔，与颈交感节发出的

笔记栏

颈心神经交织成心丛，调节心脏活动。颈上心支有一分支称主动脉神经或减压神经，分布于主动脉弓壁内，感受血压变化和化学刺激。

3. **耳支** 耳支发自迷走神经上神经节，向后走行，分布于耳郭后面及外耳道的皮肤。

4. **咽支** 咽支起于下神经节，与舌咽神经和交感神经咽支共同构成咽丛，分布于咽缩肌、软腭的肌肉及咽部黏膜。

5. **脑膜支** 脑膜支发自迷走神经上神经节，分布于颅后窝硬脑膜。

（二）胸部的分支

1. 喉返神经 左、右**喉返神经**（recurrent laryngeal nerve）两侧的发出部位和行程有所不同。右喉返神经在迷走神经干经右锁骨下动脉前方处发出，向下后方勾绕此动脉上行，返回颈部。左喉返神经在左迷走神经干跨过主动脉弓前方时发出，勾绕主动脉弓下后方上行，返回颈部。在颈部左、右喉返神经均走行于气管食管沟内，至甲状腺侧叶深面、环甲关节后方进入喉内，终支称**喉下神经**（inferior laryngeal nerve），分数支分布于喉。运动纤维支配除环甲肌以外的所有喉肌，感觉纤维分布在声门裂以下的喉黏膜。喉返神经在行程中还发出心支、气管支和食管支，分别参加心丛、肺丛和食管丛。

喉返神经在入喉前，与甲状腺下动脉的分支相互交叉，甲状腺手术中钳夹或结扎动脉时，应注意避免误伤喉返神经，以免造成喉肌麻痹，引起声音嘶哑，若两侧喉返神经同时受损，可引起失音、呼吸困难，甚至窒息。

2. **支气管支和食管支** 迷走神经在胸部的一些分支，与交感神经的分支共同构成肺丛和食管丛，自丛发细支至支气管、食管和肺。

（三）腹部的分支

1. **胃前支和肝支** 由迷走神经前干在贲门附近发出。胃前支沿胃小弯右行，沿途发出4～6条小支，分布于胃的前壁，其终末以"鸦爪"形分支分布于幽门部前壁（图18－29）。肝支有1～3支，行于小网膜内，参加形成肝丛，随肝固有动脉分支分布于肝、胆囊等处。

2. **胃后支和腹腔支** 由迷走神经后干在贲门附近发出。胃后支沿胃小弯右行，沿途发出4～6条小支至胃后壁，其终末以"鸦爪"形分支分布于幽门部后壁（图18－29）。腹腔支向右行与交感神经组成腹腔丛，然后伴随腹腔干、肠系膜上动脉和肾动脉的分支分布于肝、胆囊、胰、脾、肾及结肠左曲以上的腹部消化管。

迷走神经分布于胃壁的胃前、后支，促进胃的运动、增加胃液的分泌；"鸦爪"形分支管理幽门的排空功能。

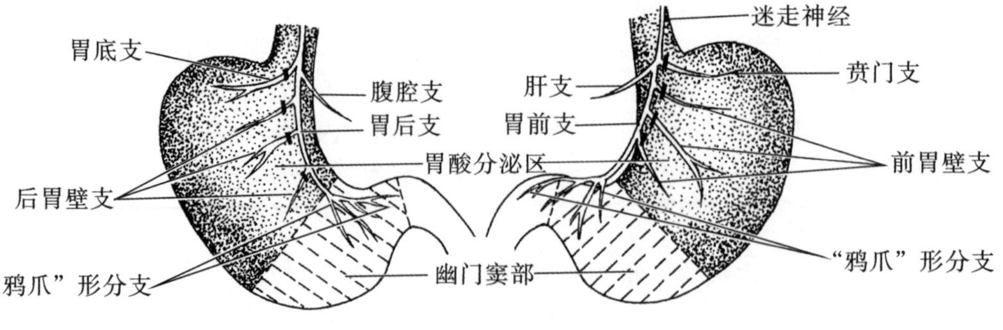

图18－29 迷走神经胃部分支

积极探索，勇于创新

迷走神经切断术

迷走神经张力过高引起胃酸分泌增多，是十二指肠溃疡的主要病因。采用迷走神经切断术是治疗十二指肠溃疡的手术方式之一。

根据迷走神经的走行和分布特点，最早外科采用的是迷走神经干切断术，在食管裂孔附近切断迷走神经的前干和后干，术后虽然抑酸效果很好，但是迷走神经对腹腔脏器的控制也受到了影响，患者出现胃潴留和腹腔脏器功能紊乱等严重并发症。临床医生观察到患者的术后症状后改进手术方式，采用选择性迷走神经切断术。在迷走神经前干发出肝支的下方，后干发出腹腔支的下方切断胃前、后支的主干，保留了肝支和腹腔支，既抑制了胃酸的分泌又避免了内脏功能的紊乱。患者术后症状明显好转，但是仍然存在胃潴留的问题。为了避免胃潴留的发生，进一步改进手术方式，采用高选择性迷走神经切断术，仅切断支配胃底和胃体的迷走神经分支，保留支配胃窦部的“鸦爪”形分支，故不影响胃窦部的蠕动功能，消除了胃潴留的发生概率。迷走神经切断术在临床工作中不断改革、创新、完善。

目前该术式因为存在一定复发率且分离胃小弯的血管范围广，有造成胃小弯缺血、坏死和穿孔的可能，已较少应用，但是，通过这个事例我们了解了手术的不断革新源于临床医生在实践工作中的不断探索和细致观察，医务工作者积极探索勇于创新的精神推动着医疗技术不断提升，为更多的患者解决疾苦，挽救生命。

十一、副神经

副神经（accessory nerve）为运动性神经，包含特殊内脏运动纤维。由颅根和脊髓根两部分组成。颅根起自延髓的疑核，自橄榄后沟的下部、迷走神经根丝下方出延髓。脊髓根起自颈髓的副神经核，在颈神经前、后根之间出脊髓上行，经枕骨大孔入颅腔，与颅根汇合成副神经干，然后与舌咽、迷走神经一同自颈静脉孔出颅。出颅后两根分开，颅根并入迷走神经，支配咽喉肌。脊髓根较粗，向后下行，经胸锁乳突肌深面，发出分支入该肌后，自胸锁乳突肌后缘中、上1/3交界处穿出，继续向后下走行，入斜方肌，支配两肌的运动（图18-30）。

一侧副神经损伤可导致该侧胸锁乳突肌和斜方肌上部瘫痪（斜方肌下部受C_3、C_4颈神经根支配），肩下垂，耸肩无力，向对侧转头无力。

十二、舌下神经

舌下神经（hypoglossal nerve）为运动性神经，起于延髓的舌下神经核，发出一般躯体运动神经纤维，自延髓的前外侧沟出脑并合成一干，经舌下神经管出颅，在颈内动、静脉之间弓形向前下走行，达舌骨舌肌浅面，在舌神经和下颌下腺管下方穿颏舌肌入舌内，支配全部舌内肌和大部分舌外肌（图18-27）。颏舌肌是重要的标志肌，一侧收缩舌尖伸向对侧，两侧一起收缩做伸舌的动作。

一侧舌下神经损伤，同侧半舌肌瘫痪，伸舌时，由于患侧颏舌肌瘫痪，只有对侧颏舌肌收缩，牵拉舌向前下方，故舌尖偏向患侧。

笔记栏

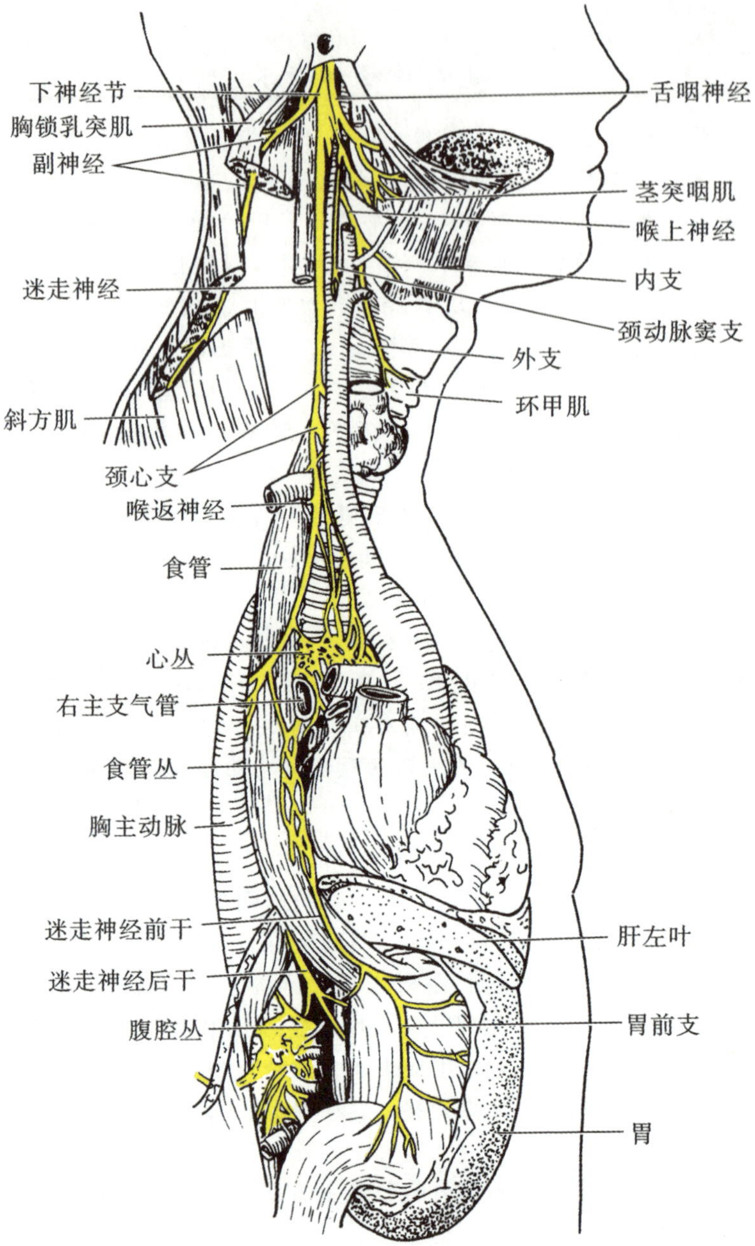

图 18-30 舌咽神经、迷走神经及副神经

第三节 内脏神经

内脏神经(visceral nerve)分布于脏器、心血管和腺体。按照部位的不同,分为中枢部和周围部;按照纤维成分的不同,分为内脏运动神经和内脏感觉神经。内脏运动神经调节内脏、心血管的运动和腺体的分泌,通常不受人的意志控制,故又称**自主神经**(autonomic nerve);内脏运动神经主要是控制和调节动、植物共有的物质代谢等基础生命活动,不支配动物所特有的骨骼肌的运动,所以也可称为**植物神经**(vegetative nerve)。内

脏感觉神经的初级感觉神经元位于脑神经节和脊神经节内，为假单级神经元，周围突分布于内脏和心血管等处的感受器，中枢突经脑神经和脊神经的后根进入中枢神经系统，也可到达大脑皮质。躯体感觉或内脏感觉神经传来的信息经中枢整合后，通过内脏运动神经调节这些器官的活动，从而在维持机体内、外环境的动态平衡和正常生活活动中发挥重要作用。

一、内脏运动神经

内脏运动神经和躯体运动神经在形态结构、分布范围和功能上有较大区别（图 18-31）。①支配的器官不同：躯体运动神经支配骨骼肌，一般受意志的控制；内脏运动神经则支配平滑肌、心肌和腺体，一定程度上不受意志的控制。②神经元数目不同：躯体运动神经自低级中枢发出神经纤维直接到达骨骼肌；内脏运动神经自低级中枢发出后，需要在周围部的内脏运动神经节交换神经元，再由此节内的神经元发出纤维到达效应器。第一个神经元称**节前神经元**（preganglionic neuron），其胞体位于脑干和脊髓内，发出的轴突称为**节前纤维**（preganglionic fiber）；第二个神经元称**节后神经元**（postganglionic neuron），其胞体在内脏神经节，发出的轴突称**节后纤维**（postganglionic fiber）。节后神经元的数目较多，一个节前神经元的轴突可以和 15～20 个节后神经元形成突触联系，所以内脏运动神经的作用范围非常广泛。③纤维成分不同：躯体运动神经只有 1 种纤维成分；内脏运动神经则有交感和副交感 2 种纤维成分，而且多数器官同时接受这两种神经纤维的双重支配。④纤维的粗细不同：躯体运动神经一般都是比较粗的有髓纤维，传导速度较快；内脏运动神经则是薄髓纤维（节前纤维）和无髓纤维（节后纤维）的细纤维，因此传导速度较慢。⑤神经纤维分布形式不同：躯体运动神经以神经干的形式分布；而内脏运动神经的节后纤维，常攀附脏器或血管的表面形成丛，称内脏神经丛，由该丛再发出分支至器官。

根据起源、结构和功能的特点，内脏运动神经可分为交感神经、副交感神经。

（一）交感神经

交感神经（sympathetic nerve）由交感神经的低级中枢发出节前神经纤维，到交感神经节换元，换元以后的节后纤维分布到效应器。

1. **低级中枢**　位于脊髓 T_1～L_3 节段的灰质侧柱的中间外侧核，为节前神经元。

2. **节前纤维**　经脊神经前根、脊神经、白交通支进入椎旁神经节。**白交通支**（white communicating branch）由脊髓灰质侧柱的中间外侧核发出的节前纤维组成，纤维具有髓鞘，呈白色。因节前神经元的细胞体仅存在于脊髓 T_1～L_3 节段，故白交通支只见于脊髓 T_1～L_3 节段脊神经的前支与相应的交感干神经节之间，共 15 对。节前纤维有 3 种去向：①终止于相应的椎旁神经节换元。②未在邻近的椎旁节换元，而是在交感干内上升或下降，终止于上方或下方的椎旁神经节。一般来自脊髓上胸段（T_1～T_6）中间外侧核的节前纤维上升至颈部，在颈部的椎旁神经节内换元；中胸段（T_6～T_{10}）节前纤维或上升或下降，在胸部的椎旁神经节内换元；下胸段和腰段（T_{11}～L_3）节前纤维下降，在腰骶部的椎旁神经节内换元。③穿椎旁神经节，至椎前神经节换元。

3. 交感神经节　**交感神经节**（sympathetic ganglia）因位置不同，又可分为椎旁神经节和椎前神经节（图 18-32）。

（1）椎旁神经节：**椎旁神经节**（paravertebral ganglia）位于脊柱两旁，成人每侧总数 19～24 个，形态不规则，一般呈菱形或多角形；颈部每侧只有 3～4 个；胸部每侧 10～12 个；腰部每侧 3～5 个，骶部 2～3 个；尾部两侧合为 1 个奇节。椎旁神经节借**节间支**（in-

笔记栏

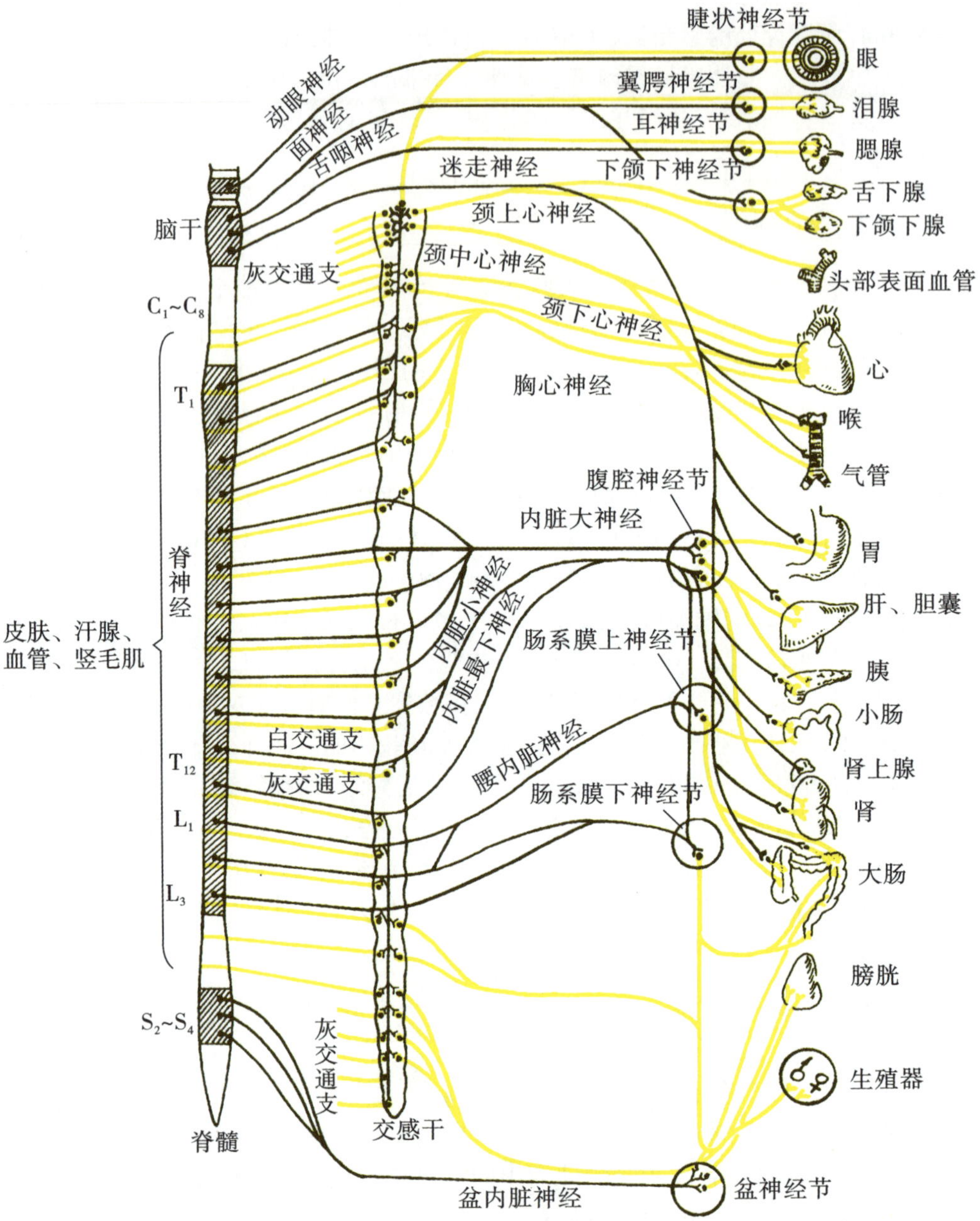

图 18-31 内脏神经概况示意

terganglionic branch）互相连接构成**交感干**（sympathetic trunk），交感干上自颅底，下至尾骨，两侧下端在尾骨前面合并。

（2）椎前神经节：**椎前神经节**（prevertebral ganglia）位于脊柱前方。包括**腹腔神经节**（celiac ganglia）、**主动脉肾神经节**（aorticorenal ganglia）、**肠系膜上神经节**（superior mesenteric ganglion）**和肠系膜下神经节**（inferior mesenteric ganglion）等，分别位于同名动脉根部附近。

4. **节后纤维** 多无髓鞘，颜色灰白，节后纤维有 3 种去向。①由椎旁神经节发出节后纤维返回脊神经，随脊神经分布至躯干和四肢的血管、汗腺和立毛肌等。这些由椎旁神经节神经元发出的交感神经节后纤维，称为**灰交通支**（gray communicating branch）。

笔记栏

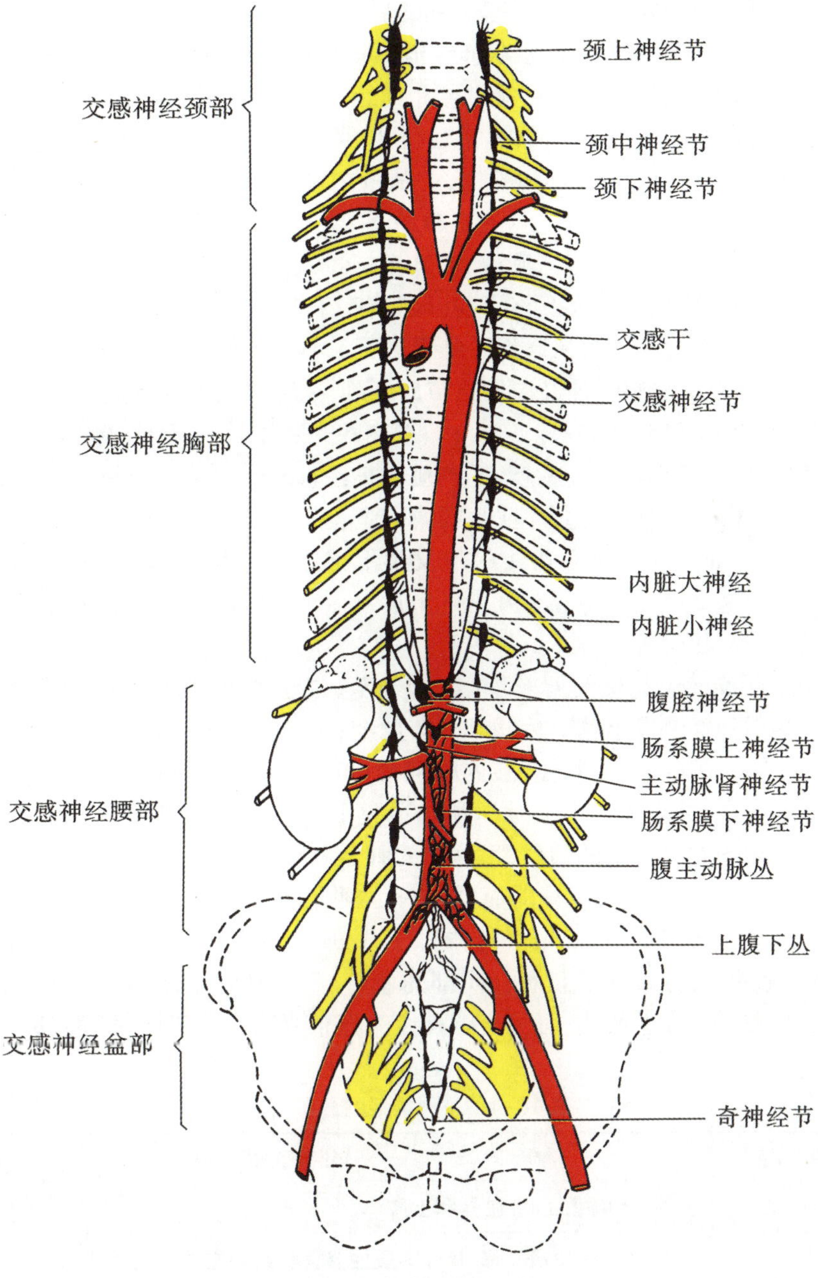

图 18-32　交感神经干

31 对脊神经与交感干之间都有灰交通支联系，故脊神经的分支一般都含有交感神经节后纤维。②在动脉周围形成神经丛，攀附动脉走行，并随动脉分布到所支配的器官。各丛的名称按所攀附的动脉命名，如颈内动脉丛、颈外动脉丛等。③由交感神经节直接发支到所支配的脏器。

5. 交感神经的分布

（1）**颈部**：颈交感干位于颈动脉鞘的后方，颈椎横突的前方。每侧通常有 3 个交感神经节（有时多达 6 个），分别称颈上、中、下神经节。①**颈上神经节**（superior cervical ganglion）最大，呈梭形，位于第 2～3 颈椎横突前方。②**颈中神经节**（middle cervical ganglion）最小，平对第 6 颈椎处，有时缺如，多时达 3 个。③**颈下神经节**（inferior cervical

笔记栏

ganglion)位于第7颈椎处,在椎动脉起始部的后方,常与第1胸神经节合并,称**颈胸神经节**(cervicothoracic ganglion),又称**星状神经节**(stellate ganglion)。

颈部交感干神经节发出的节后纤维分布途经:①经灰交通支随8对颈神经分布至头颈和上肢血管、汗腺、立毛肌。②攀附邻近动脉,形成颈内、外动脉丛、锁骨下动脉丛,随动脉分支分布于头颈部的平滑肌和腺体,并从颈内动脉丛发出分支到虹膜,支配瞳孔开大肌。③发出颈上、中、下心神经,与迷走神经心支一起,至心底部组成心丛,分布于心及大血管。④发出的咽支,直接进入咽壁,与迷走神经、舌咽神经的咽支共同组成咽丛。

(2)**胸部**:胸交感干位于肋头的前方,每侧有10~12个交感神经节。胸部交感干神经节发出的节后纤维分布途经:①经灰交通支随12对胸神经分布于躯干的血管、汗腺、立毛肌。②由T_1~T_5交感干神经节发出节后纤维,至肺根附近与迷走神经分支一起组成肺丛,分布于气管、支气管和肺等。③经中、下胸部交感干神经节穿出的交感神经节前纤维,在胸椎体两侧组成内脏大、小神经。**内脏大神经**(greater splanchnic nerve)穿经第5或第6~9胸交感干神经节,穿过膈肌的膈脚,到达腹腔,终于腹腔神经节;**内脏小神经**(lesser splanchnic nerve)穿经第10~12胸交感干神经节,穿经膈脚,到达腹腔,终于主动脉肾神经节。由这2个交感神经节发出的节后纤维,分布于腹腔脏器,即肝、脾、肾、胃和结肠左曲以上的消化管等。

(3)**腰部**:腰交感干每侧有4~5个腰神经节,位于腰椎体的前外侧,腰大肌的内侧缘。腰部交感干神经节发出的节后纤维分布途经:①经灰交通支随5对腰神经分布于下肢前内侧的血管、汗腺和立毛肌;②**腰内脏神经**(lumbar splanchnic nerve),由穿过腰神经节的节前纤维组成,终止于腹主动脉丛和肠系膜下丛内的椎前神经节,节后纤维直接或随血管分布至结肠左曲以下的消化管,盆腔的脏器和双下肢。

(4)**盆部**:盆交感干位于骶骨前面,骶前孔内侧,有2~3对**骶神经节**(sacral ganglia)和1个**奇神经节**(ganglion impar),由骶、尾交感干神经节发出的交感神经节后纤维,经灰交通支随骶、尾神经,分布于下肢及会阴部的血管、汗腺和立毛肌,还有一些小支加入盆丛分布于盆腔脏器。综上所述,可见交感神经的分布范围有一定规律(表18-1)。

表18-1 交感神经的分布范围

低级中枢部位	分布范围
T_1~T_5	头颈、上胸壁、胸腔脏器和上肢
T_5~T_{12}	胸腹壁、腹腔内肝、脾、肾等实质性器官和结肠左曲以上消化管
L_1~L_3	结肠左曲以下消化管、盆腔脏器和下肢

(二)副交感神经

副交感神经(parasympathetic nerve)由副交感神经的低级中枢发出节前神经纤维,到副交感神经节换元,换元以后的节后纤维分布到效应器。

1. **低级中枢** 位于脑干的内脏运动核(副交感神经核)和脊髓S_2~S_4节段灰质的骶副交感核,又称内脏神经颅骶部。

2. **副交感神经节** 位于器官附近或器官壁内,故称器官旁节或器官内节。颅部的器官旁节较大,肉眼可见,分别是睫状神经节、下颌下神经节、翼腭神经节和耳神经节。节内除了有副交感神经在此换元,还有交感神经及感觉神经纤维通过(不交换神经元),分别称为交感根及感觉根。其他部位器官旁节和器官内节一般均较小，在显微镜下能看到。

3. 副交感神经的走行和分布

（1）随动眼神经走行的副交感神经：节前纤维起自中脑的动眼神经副核，进入眶腔后，在睫状神经节交换神经元，发出副交感神经节后纤维进入眼球壁，分布于睫状肌和瞳孔括约肌，调节晶状体的曲度和收缩瞳孔。

（2）随面神经走行的副交感神经：节前纤维起自脑桥的上泌涎核，一部分节前纤维随岩大神经至翼腭窝内的翼腭神经节交换神经元，发出节后纤维分布于泪腺、鼻腔、口腔和腭黏膜的腺体；另一部分节前纤维经鼓索加入舌神经，然后在下颌下神经节交换神经元，发出副交感神经节后纤维，分布于下颌下腺和舌下腺，调节这些腺体的分泌。

（3）随舌咽神经走行的副交感神经：节前纤维起自延髓的下泌涎核，经鼓室神经参与形成鼓室丛，然后随该丛发出的岩小神经至卵圆孔下方的耳神经节交换神经元，发出节后纤维经耳颞神经分布于腮腺，调节腮腺的分泌。

（4）随迷走神经走行的副交感神经：节前纤维起自延髓的迷走神经背核，随迷走神经及其分支至胸腔脏器、腹腔结肠左曲以上的消化管以及肝、肾、胰、脾等脏器的器官旁节或器官内节交换神经元，发出副交感神经节后纤维分布于相应器官。

（5）骶部副交感神经：节前纤维起自脊髓 S_2 ~ S_4 节段内的骶副交感核，经骶神经前支出骶前孔至盆腔，然后离开骶神经前支形成**盆内脏神经**（pelvic splanchnic nerve），加入盆丛。随盆丛分支分布至盆腔脏器，在器官旁节或器官内节交换神经元，发出节后纤维分布于结肠左曲以下的消化管以及盆腔脏器。

列表比较交感神经与副交感神经的主要区别（表 18-2）。

表 18-2　交感神经与副交感神经的主要区别

功能特点	交感神经	副交感神经
低级中枢部位	脊髓 T_1 ~ L_3 的侧角（中间外侧核）	脑干的一般内脏运动核、脊髓 S_2 ~ S_4 的骶副交感核
周围神经节位置	椎旁节和椎前节	器官旁节和器官内节
节前、后神经元比例	一个节前神经元与多个节后神经元形成突触	一个节前神经元与较少的节后神经元形成突触
分布范围	分布广泛，胸、腹腔脏器，头颈器官，全身血管和皮肤	分布局限，大部分的血管、汗腺、竖毛肌、肾上腺髓质无副交感神经支配
释放的神经递质	节前纤维释放的神经递质主要是乙酰胆碱，节后纤维释放的主要是肾上腺素和去甲肾上腺素	节前纤维和节后纤维释放的神经递质均为乙酰胆碱
对同一器官的支配作用	兴奋时：机体代谢加强，心跳加快，血压升高，支气管扩张，瞳孔开大，消化活动受抑制等	兴奋时：能量的储备，心跳减慢，血压下降，支气管收缩，瞳孔缩小，消化活动增强等

（三）内脏神经丛

内脏运动神经和内脏感觉神经，在到达所支配脏器的行程过程中，常互相交织在一起，共同构成内脏神经丛。这些神经丛主要攀附于头、颈部和胸、腹部动脉的周围，或分

笔记栏

布于脏器附近和器官内。除颈内动脉丛、颈外动脉丛、锁骨下动脉丛和椎动脉丛没有副交感神经参加外,其他内脏神经丛都是由交感和副交感纤维及内脏感觉神经共同组成的神经丛,再由丛发出神经到达所支配脏器。

1. 心丛　**心丛**(cardiac plexus)位于心脏的底部,由交感干的颈上、中、下节和胸1~4或5节发出的心支与副交感的迷走神经的心支共同组成。心丛按位置又可分心浅丛和心深丛。浅丛位于主动脉弓的下方和右肺动脉前方;深丛位于主动脉弓的后方、气管杈的前面,两丛互相交织,内有副交感成分的心神经节,迷走神经的副交感节前纤维在此交换神经元。由心丛再发出心房丛、左右冠状动脉丛分布于心肌。

2. 肺丛　**肺丛**(pulmonary plexus)位于肺根前、后方,分别称肺前丛和肺后丛。肺丛由迷走神经的支气管支和交感干的胸2~5节发出的肺支组成,丛内有迷走神经的节后神经元形成的神经节。肺丛分支随支气管和肺血管的分支入肺,分布于肺和脏胸膜。

3. 腹腔丛　**腹腔丛**(celiac plexus)是最大的内脏神经丛,位于腹主动脉上段前方,包绕于腹腔干和肠系膜上动脉的根部。接受交感神经的内脏大神经和内脏小神经及迷走神经后干的腹腔支。丛内有交感神经椎前节:腹腔神经节、主动脉肾神经节和肠系膜上神经节。其中内脏大神经终止于腹腔神经节;内脏小神经终止于主动脉肾神经节。腹腔丛及丛内交感神经节发出的节后纤维再随血管分支分布,形成许多分丛,如肝丛、胃丛、脾丛、胰丛、肾丛及肠系膜上丛等,分别沿同名血管分支到相应脏器。迷走神经则在器官旁节或器官内节换元分布至脏器。

4. 腹主动脉丛　**腹主动脉丛**(abdominal aortic plexus)位于腹主动脉前面,肠系膜上、下动脉根部之间,是腹腔丛在腹主动脉表面向下延续的部分,同时接受第1~2腰交感干神经节的分支。由此丛分出肠系膜下丛,沿同名动脉分支至结肠左曲以下至直肠上段的肠管。腹主动脉丛的一部分纤维继续下行入盆腔,参与腹下丛的组成,另一部分纤维沿髂总动脉及髂外动脉组成同名动脉丛,分布于下肢的血管、汗腺、竖毛肌。

5. 腹下丛　**腹下丛**(hypogastric plexus)包括上腹下丛和下腹下丛。①上腹下丛:位于第5腰椎体的前面,两侧髂总动脉之间,是腹主动脉丛向下延续的部分。接受腰交感干3、4神经节发出的腰内脏神经节前纤维,在肠系膜下神经节内换元。②下腹下丛:又称**盆丛**(pelvic plexus),由上腹下丛延续到直肠两侧。接受骶交感干神经节发出的节后纤维和骶副交感核发出的节前纤维。此丛伴随髂内动脉的分支组成直肠丛、精索丛、输尿管丛、膀胱丛、前列腺丛、子宫阴道丛等,并随动脉分支分布于盆腔各脏器。

二、内脏感觉神经

内脏器官除有内脏运动神经支配外,还有内脏感觉神经分布。内脏感受器接受来自内脏器官的刺激,并将内脏感觉性冲动传到中枢。

(一)内脏神经的分布特点

内脏感觉神经元的胞体位于脑神经节和脊神经节内,为假单极神经元。传导内脏感觉的脑神经节包括面神经的膝神经节、舌咽神经的下神经节、迷走神经的下神经节,神经节细胞的周围突是粗细不等的有髓或无髓纤维,随面神经、舌咽神经、迷走神经分布于内脏器官,中枢突随面神经、舌咽神经和迷走神经进入脑干,终于孤束核下部;脊神经节细胞的周围突,随同交感神经和骶部副交感神经分布于内脏器官,中枢突随同交感神经和盆内脏神经进入脊髓,终于内脏感觉神经元。

内脏感觉神经虽在形态结构上与躯体感觉神经相近,但仍有某些不同之处。①痛阈较高：内脏感觉纤维的数目较少，且多为细纤维，故痛阈较高，对一般强度的刺激不产生主观感觉。例如：在外科手术切割或烧灼内脏时，患者并不感觉疼痛。但在病理条件下或在强烈刺激下则可产生痛觉。例如：内脏器官过度膨胀受到牵张、平滑肌发生痉挛以及脏器缺血等均可产生内脏痛。②弥散的内脏痛：内脏感觉的传入途径分散，即一个脏器的感觉纤维可经多个节段的脊神经进入中枢，而一条脊神经中又可包含几个脏器的感觉纤维。因此，内脏痛往往是弥散性的，定位不准确。

（二）内脏牵涉性痛

当某些内脏器官发生病变时，常在体表的一定区域产生感觉过敏或痛觉，这种现象称为**内脏牵涉性痛**（visceral referred pain）（图 18-33）。例如：心绞痛时，患者常在胸前区及左臂内侧皮肤区域感觉疼痛。肝胆疾患时，患者常在右肩部感到疼痛等。可见牵涉性痛的发生部位可以是患病内脏邻近的皮肤区，也可以发生在距患病内脏较远的皮肤区。

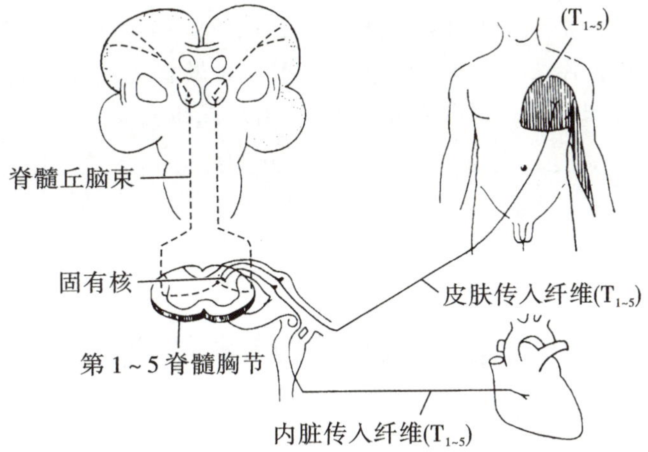

图 18-33　牵涉性痛模式

关于发生牵涉性痛的机制，一般认为传导患病内脏疼痛的神经和牵涉区皮肤的感觉神经，来自同一个脊神经节的周围突（近来神经解剖学的研究表明，一个脊神经节的周围突，可以有 2～3 个分支，分布于内脏、骨骼肌和皮肤），中枢突进入同一个脊髓节段，并且在后角内密切联系。来自患病内脏的痛觉信号，在脊髓内产生兴奋灶，降低了后角躯体感觉神经元的痛阈，而出现痛觉过敏或产生痛觉。

救死扶伤，为国争光

世界断肢再植之父——陈中伟

陈中伟（1929—2004），浙江宁波人，骨科专家，1954 年毕业于上海第二医学院。毕业后在上海市第六人民医院工作，曾任该院骨科主任、副院长。在国际上首创了“断手再植和断指再植”等六项新技术。1963 年首创世界首例“断手臂再植”成功，1978 年“断指再植”成功。由于他在断肢再植与显微外科领域的突出贡献，1963 年获卫生部记大功 1 次，1981 年获国务院国家科学大奖，1994 年被求是基金和李鹏总理授予杰出科学家奖。因在断肢再植领域的杰出成就，被国际医学界称为“世界断肢再植之父”。

笔记栏

青年时期，陈中伟有过在工厂劳动的经历。当时工厂设备老旧、劳动保护条件比较落后，工人手外伤事故时有发生。他发现有些老工人手指残缺不全，作为青年骨科医生，他下定决心要用自己的学识和技能减轻他们伤残的不便和心灵的痛苦，保护好他们的劳动能力。从那时起，他就开始对手外伤的断肢、断指再植手术的医学难题进行了攻关，不但要接上骨，还要接上肌腱、血管和周围神经。厚积才能薄发，机会总是属于有准备的人，1963 年 1 月 2 日，上海一名青年工人王存柏被冲床完全离断右手，送到上海市第六人民医院，陈中伟和他的同事们凭借扎实的医学功底和刻苦钻研的精神，经过 7 个半小时的艰苦努力，成功完成断肢再植，术后王存柏的 5 个手指全部成活，恢复功能，重返工作岗位。值得注意的是，当时世界上尚无一例断肢再植的成功病例，正是这一轰动世界的实践，不仅让中国显微外科技术在国际医坛崭露头角，更是把陈中伟的事业和命运与祖国的荣誉紧密联结到了一起。“救死扶伤，为国争光”成了他一生的责任和使命。

在这一生中陈中伟和同事们共接活了数千只断指，主持发明了 6 项断指再植技术，他所提出的“断肢再植功能恢复标准”，被国际显微重建外科学术界公认为“陈氏标准”。1999 年，陈中伟在美国召开的第 13 届国际显微重建外科学会学术讨论会上荣膺“世纪奖”。

（李　鸣，张　涵）

第四节　周围神经系统实践

一、实践项目

参观基础医学院临床培训基地，旁听临床医生培训课程。

二、实践方案

1. 在临床培训基地开放期间，带领学生利用课余时间参观临床培训基地。参观椎间孔镜手术室，医生更衣室，手术直播及基础知识培训教室。

2. 挑选优秀学生旁听临床医生培训课程（Joimax Education Course）。与来自全国的脊柱外科和疼痛科医生在课堂上共同学习，观看国内椎间孔镜专家的手术在线直播，聆听现场专家的手术过程讨论和手术方式、技巧的解读。

3. 开座谈会，探讨医学相关问题和接受培训的感想、收获。

三、实践目的

1. 通过接触临床培训实践，了解现在学习的解剖学知识在临床中的应用；明确掌握好基础知识的重要性；培养学生对医学课程的学习兴趣和对知识的渴望，发挥学生自身的主观能动性。

2. 直接接触出色的临床医生，利用榜样的力量引导学生形成正确的人生观、价值观；树立自己的人生目标；培养医务工作者为医学事业的发展终身学习的理念。

四、实践报道或学生总结

Joimax Education Course 旁听感想与收获

（李　鸣）

第十九章

神经系统的传导通路

学习目标

1. 知识目标

(1)掌握躯干四肢意识性本体感觉和精细触觉传导通路、痛温觉和粗触觉的传导通路。

(2)掌握头面部浅感觉传导通路。

(3)掌握视觉和瞳孔对光反射通路、听觉传导通路。

(4)掌握锥体系的结构和功能。

(5)了解锥体外系的传导网络和功能。

2. 能力目标

(1)临床解剖,分析病例:培养学生根据临床病例中患者的症状分析传导通路损伤部位的能力。

(2)关注前沿,提出问题:了解传导通路异常的常见疾病和相关科研进展。

(3)自主学习,善于思考:培养学生利用医学专业数字图书馆查阅资料的能力。

3. 思政目标

(1)人文精神、追求卓越:以科学家和名人患神经系统疾病的事例引入坚强乐观的人生态度及追求卓越的科学精神。

(2)科学精神、严谨求真:培养学生探索求真的学习热情、科学的学习态度和辩证统一的思维方式。

(3)探索未知、勇攀高峰:鼓励同学们利用网络资源学习神经传导通路相关科研文献,撰写综述、探索未知、勇攀高峰。

(4)社会实践:通过读书会《医者仁心》的学习,引导同学们思考自己的职业规则、规范和职业道德,不忘初心,找到坚守的力量。

课前导学

当手被针扎时,为何会感觉到疼痛?闭眼时,为什么手能准确指出自己鼻子的位置?中风患者为什么会出现身体一侧偏瘫?霍金、张海迪、桑兰的病是何种原因造成的?通过本章神经系统传导通路的学习,大家就能了解其中的原理了。

人体通过各种感受器,接受内、外环境的刺激,经过感觉神经传入中枢神经系统,再经过中间神经元中继,最后传至脑的高级中枢而产生感觉;同样,大脑运动皮质发出传出纤维,经脑干和脊髓的运动神经元,支配躯干、四肢和内脏的效应器产生运动。这种位于感受器与大脑皮质及大脑皮质与效应器之间的神经元链被称为神经系统的传导通路。

其中,前者使机体产生各种感觉称为**感觉传导通路**(sensory pathway),又称为**上行传导通路**(ascending pathway);后者使机体产生运动称为**运动传导通路**(motor pathway),又称为**下行传导通路**(descending pathway)。

第一节　感觉传导通路

一、本体感觉传导通路

所谓本体感觉是指肌、腱、关节等运动器官本身在不同状态(运动或静止)时产生的感觉(例如,人在闭眼时能感知身体各部的位置),又称深感觉,包括位置觉、运动觉和振动觉。该传导路还传导皮肤的精细触觉(如辨别两点距离和物体的纹理粗细等)。

此处主要述及躯干和四肢的本体感觉传导通路有两条,一条是传至大脑皮质,产生意识性感觉;另一条是传至小脑,产生非意识性感觉。

(一)躯干四肢意识性本体感觉和精细触觉传导通路

本体感觉是指位置觉、运动觉和振动觉。因其感受器位于肌、腱、关节等运动器官,相对位置较深,因而又称深感觉。包括人在闭眼时可感知身体各部位的位置和运动状况;精细触觉是皮肤辨别两点距离和物体纹理粗细等的感觉,其感受器位于皮肤的表浅部位。因本体感觉和精细触觉经过同一传导通路,所以往往将这 2 种感觉的传导放在一起来讲述。

目前研究明确的是躯干和四肢的本体感觉传导通路,头面部本体感觉的传导尚不十分明了。躯干和四肢的本体感觉传导通路,包括 2 条,一条是传至大脑皮质的意识性本体感觉传导通路;另一条是传至小脑的非意识性本体感觉传导通路。此处主要描述躯干和四肢的意识性本体感觉传导通路。

躯干和四肢的意识性本体感觉和精细触觉的传导通路由 3 级神经元组成(图 19-1,图 19-2)。

第 1 级神经元为脊神经节中的假单极神经元,其周围突经脊神经分布于肌、腱、关节等处的本体感受器和皮肤的精细触觉感受器,中枢突经脊神经后根的内侧部进入脊髓后索并继续向上走行。其中来自第 5 胸节以下的感觉纤维,在后索的内侧部形成靠近中线的薄束,传导躯干下半部和下肢的本体感觉及精细触觉;而来自第 4 胸节以上的感觉纤维,在后索的外侧部形成楔形的楔束,传导躯干上半部和上肢的本体感觉及精细触觉。两束上行至脑干延髓的背侧,分别止于薄束核和楔束核。

第 2 级神经元的胞体在薄束核和楔束核内,由此两核发出的纤维向前绕过延髓中央灰质的腹侧,在中线上与对侧者交叉,形成内侧丘系交叉。交叉后的纤维呈前后方向排列于延髓中线的两侧、锥体束的背侧,然后转折上行,称为内侧丘系。内侧丘系在脑桥居被盖的前缘,在中脑被盖则居于红核的后外侧,最后止于背侧丘脑的腹后外侧核。

第 3 级神经元的胞体位于背侧丘脑的腹后外侧核,其发出纤维组成丘脑中央辐射,经内囊后肢主要投射至中央后回中、上部和中央旁小叶后部,小部分纤维投射至中央前回。

笔记栏

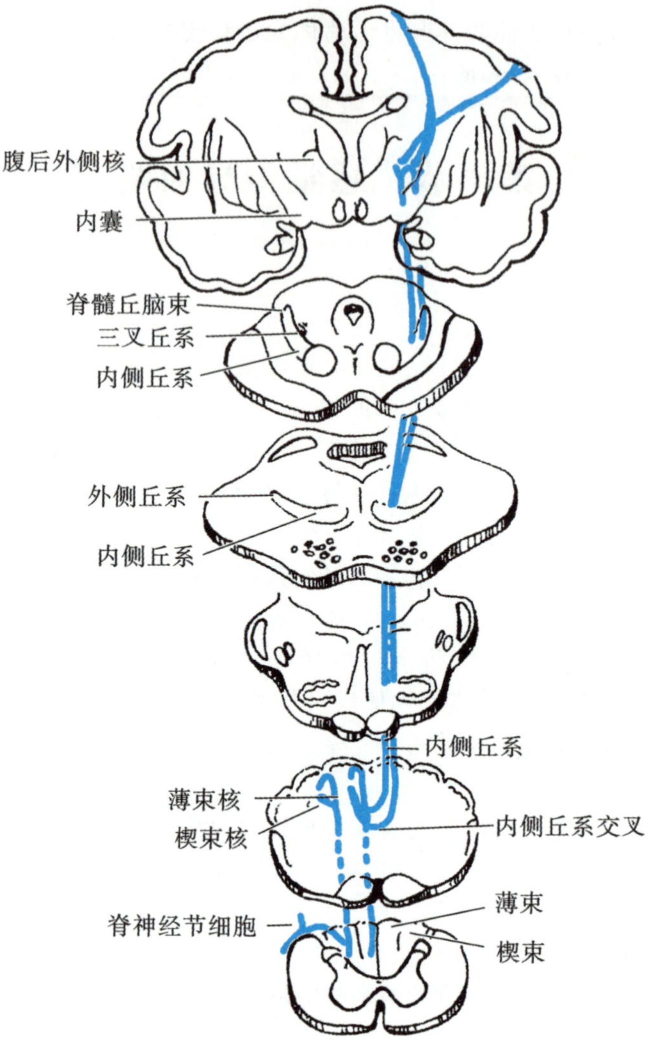

图 19-1　躯干、四肢意识性本体感觉和精细触觉传导通路

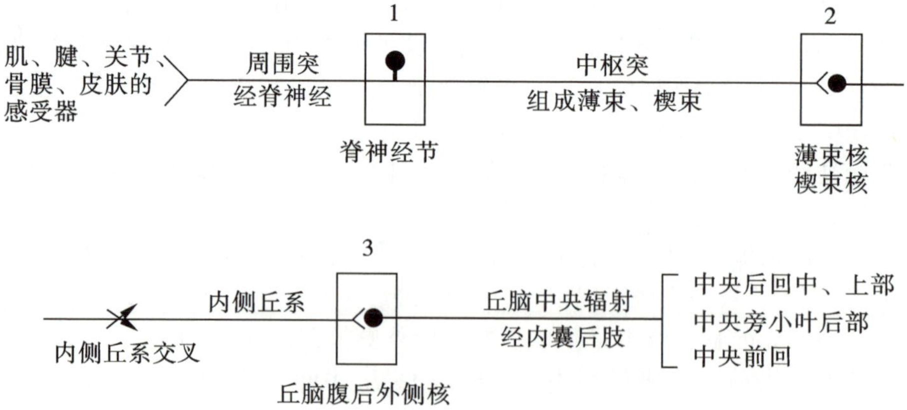

图 19-2　躯干、四肢意识性本体感觉和精细触觉传导通路

如果此传导路受损，患者在闭眼时，不能确定相应部位各关节的位置、运动方向以及

皮肤两点之间的距离，会出现身体倾斜、摇晃，容易跌倒，精细触觉障碍，但通过视觉的协助可以纠正。内侧丘系交叉以下损伤时，感觉障碍表现在损伤的同侧；内侧丘系交叉以上损伤，则感觉障碍表现在损伤的对侧。

医学科普，健康中国

闭眼指鼻试验与深感觉传导通路

正常情况下我们闭上眼睛，能够做到准确、快速地用手指指准鼻子，这就是闭眼指鼻试验。若闭上眼睛，无法用手指准确地指到鼻子，这就是病理状态了，称为闭眼指鼻试验阳性。同学们思考一下，这是为什么？能准确指到鼻子，说明我们意识性本体感觉通路正常，所以我们能准确地感知到我们的手指和鼻子的位置。当本体感觉传导通路异常，我们闭上眼睛，不能感知到手指和鼻尖准确的位置，就会出现闭上眼睛指不准自己的鼻子的情况了。当睁开眼睛时，我们能用视觉纠正本体感觉的缺失，我们又能指准自己的鼻尖了。当脊髓后索发生病变，损伤薄束和楔束，就会引起深感觉传导障碍。如梅毒脊髓痨、脊髓亚急性联合变性及其他损伤深感觉传导通路的病变，都可以导致闭眼指鼻错误——闭眼指鼻试验阳性，而睁眼指鼻试验正常。其中脊髓亚急性联合变性是指鼻试验阳性常见的临床原因，是一种由于维生素 B_{12} 缺乏引起的神经系统变性疾病，其临床表现以脊髓后索和侧索损害而出现深感觉缺失、感觉性共济失调及痉挛性瘫痪为主。这是因为髓鞘是包围神经轴突周围促进神经冲动传导的结构，而维生素 B_{12} 是髓鞘和核蛋白形成必需的辅酶，所以当体内维生素 B_{12} 缺乏时，可造成髓鞘脱失、轴突变性而致病。虽然正常人维生素 B_{12} 的日需求量仅为 1～2 μg，我们仍须注意膳食结构，多吃富含维生素 B_{12} 的食物，如粗粮、蔬菜和动物肝脏。大自然给人类提供丰富的食物种类，不同食物都有自己的独特营养素。作为医务工作者，用所学知识推广医学科普知识，预防疾病，为社会做一份贡献，也是职责所在。

（二）躯干和四肢非意识性本体感觉传导通路

非意识性本体感觉传导通路实际上是反射通路的上行部分，为传入小脑的本体感觉，由 2 级神经元组成。第 1 级神经元为脊神经节细胞，其周围突分布于肌、腱、关节的本体感受器，中枢突经脊神经后根的内侧部进入脊髓，终止于 C_8～L_2 节段胸核和腰骶膨大第 Ⅴ～Ⅶ层外侧部的第 2 级神经元。由胸核发出的 2 级纤维在同侧脊髓侧索组成脊髓小脑后束，向上经小脑下脚进入旧小脑皮质；由腰骶膨大第 Ⅴ～Ⅶ层外侧部发出的第 2 级纤维组成对侧和同侧的脊髓小脑前束，经小脑上脚止于旧小脑皮质。以上第 2 级神经元传导躯干（除颈部外）和下肢的本体感觉。传导上肢和颈部的本体感觉的第 2 级神经元胞体位于颈膨大部第 Ⅵ、Ⅶ层和延髓的楔束副核，这两处神经元发出的第 2 级纤维也经小脑下脚进入小脑皮质。

二、痛觉、温度觉和粗触觉的传导通路

痛觉、温度觉和粗触觉传导通路是传导皮肤、黏膜的痛、温觉和粗触觉。痛觉感受疼痛的变化；温度觉感受温度的变化；粗触觉感知与物体的接触。因为此传导路的感受器大部分位于皮肤（部分痛觉感受器位于骨膜），位置相对比较表浅，故也称浅感觉传导通路。浅感觉传导通路由 3 级神经元组成（图 19-3，图 19-4）。

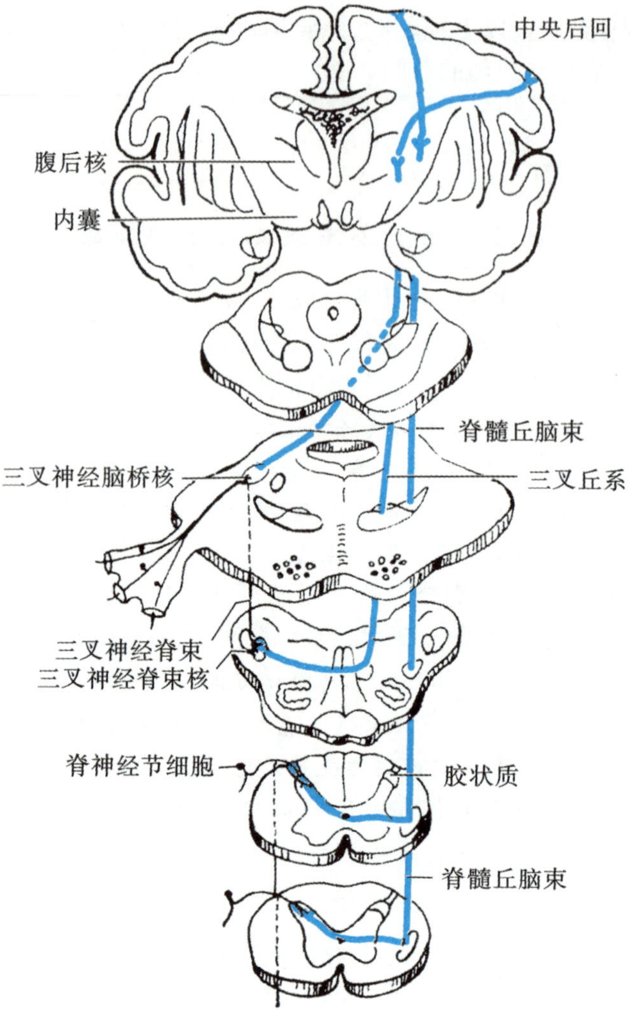

图 19-3　浅感觉传导通路

（一）躯干和四肢的浅感觉传导通路

第 1 级神经元是位于脊神经节内的假单极神经元，其周围突经脊神经分布于躯干、四肢皮肤及骨膜内的感受器，中枢突经脊神经后根进入脊髓背角。其中传导痛觉和温度觉的细纤维，在后根的外侧部入背外侧束，再终止于第 2 级神经元；而传导粗触觉的粗纤维，经后根的内侧部进入脊髓后索，再终止于第 2 级神经元。

第 2 级神经元的胞体主要位于脊髓灰质的第Ⅰ、Ⅳ、Ⅶ层，它们发出纤维经白质前连合斜越上升 1～2 个脊髓节段，交叉到对侧的外侧索和前索分别组成脊髓丘脑侧束（传导痛觉和温度觉）和脊髓丘脑前束（传导粗触觉），两束合称脊髓丘脑束。该束上行，经延髓下橄榄核的背外侧，脑桥和中脑内侧丘系的外侧，终止于背侧丘脑的腹后外侧核的第3 级神经元。

第 3 级神经元的胞体位于背侧丘脑腹后外侧核，其发出纤维组成丘脑中央辐射，经内囊后肢投射到中央后回中、上部和中央旁小叶的后部。

在脊髓内，脊髓丘脑束自外向内、由浅入深依次排列着来自骶、腰、胸、颈部的纤维。因此，当脊髓内肿瘤压迫一侧脊髓丘脑束时，痛、温觉障碍首先出现在身体对侧上半部，

笔记栏

然后逐渐波及下半部。若受到脊髓外肿瘤的压迫,则发生感觉障碍的次序相反。

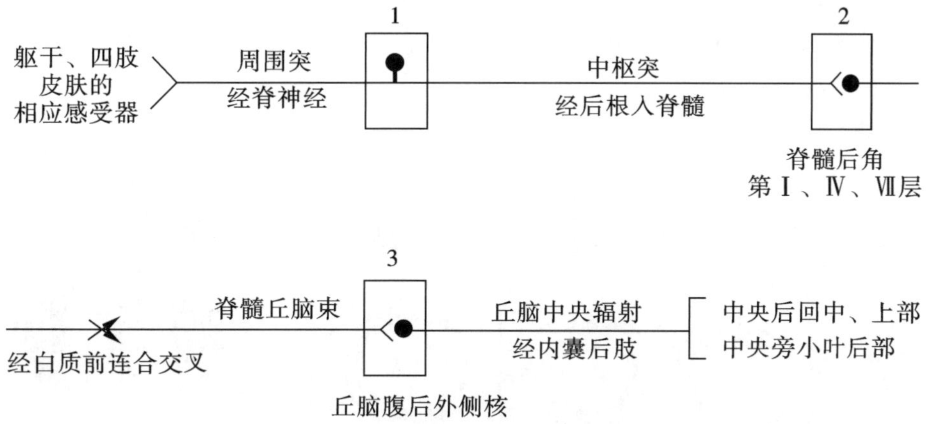

图 19-4　躯干和四肢的浅感觉传导通路

(二)头面部的浅感觉传导通路

第 1 级神经元主要是位于三叉神经节内的假单极神经元。此外,尚有位于舌咽和迷走神经上神经节、膝神经节的细胞。其周围突经相应的脑神经,分支分布于头面部皮肤及口、鼻腔黏膜等处相关的感受器,中枢突经三叉神经根、舌咽和迷走神经入脑干。其中,三叉神经中传导痛、温觉的纤维,在脑干内下降组成三叉神经脊束,连同舌咽和迷走神经的纤维起止于三叉神经脊束核;而传导触觉的纤维上升止于三叉神经脑桥核。

第 2 级神经元的胞体位于三叉神经脊束核和三叉神经脑桥核内,它们发出的纤维交叉到对侧形成三叉丘系交叉,交叉到对侧上行的神经纤维束称为三叉丘系,沿内侧丘系的背侧上行,止于背侧丘脑的腹后内侧核。

第 3 级神经元的胞体位于背侧丘脑腹后内侧核,其发出的纤维加入丘脑中央辐射,经内囊后肢投射到中央后回的下部(图 19-5)。

在此传导通路中,若三叉丘系以上受损,可导致对侧头面部浅感觉障碍;若三叉丘系以下受损,则同侧头面部浅感觉发生障碍。

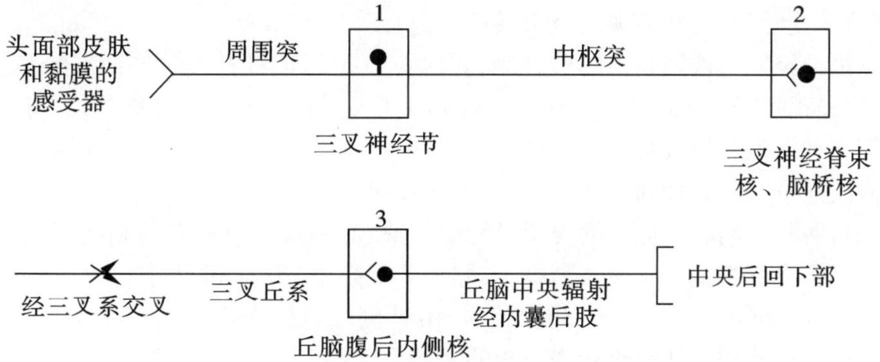

图 19-5　头面部的浅感觉传导通路

三、视觉传导通路和瞳孔对光反射通路

视野是指当眼球固定向前平视时,所能看到的空间范围。每个眼的视野可分为颞侧

笔记栏

半和鼻侧半。由于眼球屈光装置对光线的折射作用，使得颞侧半视野的物像投射到视网膜的鼻侧半，鼻侧半视野的物像投射至视网膜的颞侧半。

(一)视觉传导通路

此传导通路由 3 级神经元组成(图 19-6)。

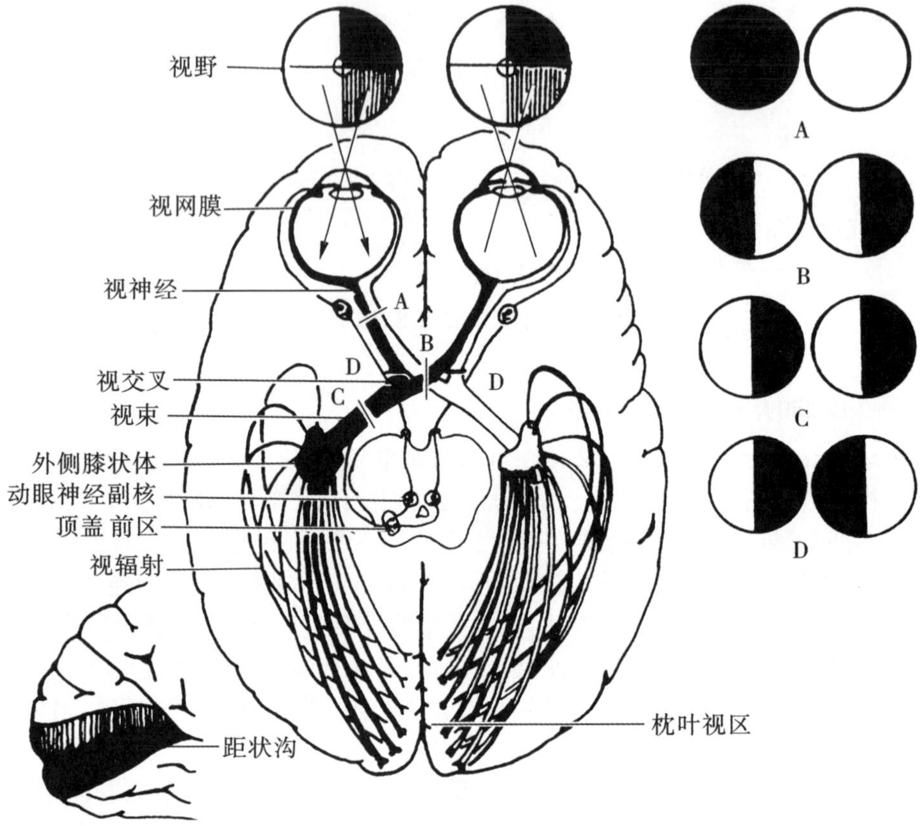

图 19-6　视觉传导通路及瞳孔对光反射通路

第 1 级神经元是位于眼球视网膜内的双极细胞，它们接受来自视锥细胞和视杆细胞(均为视觉感受器)产生的视觉冲动并传至节细胞。

第 2 级神经元为视网膜内的节细胞，其轴突汇聚形成视神经，并在视神经盘处穿出眼球壁，穿经视神经管入颅腔，视神经鼻侧半纤维交叉到对侧，形成视交叉，与对侧视神经的颞侧半纤维汇合形成视束。在视交叉中，来自两眼视网膜鼻侧半的纤维交叉后分别加入对侧的视束；而来自两眼视网膜颞侧半的纤维不交叉，进入同侧的视束。因此，左侧视束由来自两眼视网膜左侧半的视神经纤维构成，右侧视束由来自两眼视网膜右侧半的视神经纤维构成。视束向后绕大脑脚，大部分纤维终止于外侧膝状体。

第 3 级神经元的胞体位于外侧膝状体，由外侧膝状体发出的神经纤维组成视辐射，经内囊后肢投射到端脑枕叶距状沟两侧的大脑皮质(视区)(图 19-7)。

视觉传导通路不同部位受损可导致不同的视野缺损。①一侧视神经受损，可致患侧视野全盲。②视交叉中央部的交叉纤维受损(如垂体瘤的压迫)，可致双眼颞侧半视野偏盲。③一侧视交叉外侧部的未交叉的纤维受损，则患侧视野的鼻侧半偏盲。④一侧视束及其以后部位如视辐射、视区皮质等受损，可致两眼对侧视野同向性偏盲(如右侧视束受损则右眼视野鼻侧半和左眼视野颞侧半偏盲)。

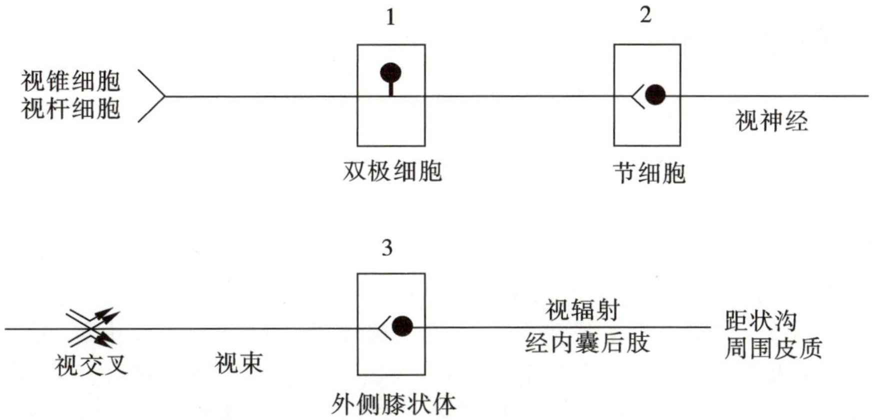

图 19-7　视觉传导通路

（二）瞳孔对光反射通路

光照一侧眼的瞳孔，引起两眼瞳孔缩小的反应称为瞳孔对光反射，其中光照侧瞳孔缩小的反应称直接对光反射，而未光照侧瞳孔缩小的反应称间接对光反射。

瞳孔对光反射的通路如下：当光线照在单侧眼的视网膜上，产生的神经冲动经视神经、视交叉及两侧视束进行传导，视束中少量纤维经上丘臂至中脑顶盖前区，后者发出纤维终止于两侧的动眼神经副核。动眼神经副核发出的副交感神经节前纤维，经动眼神经至睫状神经节换神经元，由节后神经纤维将冲动传至瞳孔括约肌，从而使两侧瞳孔缩小。

瞳孔对光反射通路不同部位受损对瞳孔对光反射的影响不同。①一侧视神经受损时，传入信息中断，光照患侧瞳孔时，两侧眼瞳孔均不缩小。但光照健侧瞳孔，则两眼的对光反射均存在，即患侧眼直接对光反射消失，间接对光反射存在；健侧眼直接对光反射存在，间接对光反射消失。②一侧动眼神经受损时，由于传出信息中断，无论光照哪一侧瞳孔，患侧眼对光反射均消失，即患侧眼直接对光反射和间接对光反射均消失，但健侧眼直接、间接对光反射均存在。

四、听觉传导通路

听觉传导通路主要由 4 级神经元构成（图 19-8）。

第 1 级神经元是蜗神经节内的双极细胞，其周围突分布于内耳的螺旋器；中枢突组成蜗神经，与前庭神经一起经内耳道进入颅腔，在延髓脑桥交界处进入脑干，止于蜗背侧核和蜗腹侧核。

第 2 级神经元胞体位于蜗背侧核、蜗腹侧核，其发出的纤维大部分在脑桥内左右交叉形成斜方体，穿过上行的内侧丘系，走行到对侧继续上行，形成外侧丘系。蜗背侧核、蜗腹侧核还有少量纤维不交叉，直接加入同侧的外侧丘系。外侧丘系的纤维经中脑被盖的背外侧部上行，大多数止于下丘。

第 3 级神经元的胞体位于下丘核，其纤维经下丘臂止于内侧膝状体。

第 4 级神经元的胞体位于内侧膝状体，其发出的纤维组成听辐射，经内囊后肢，止于大脑皮质的颞横回（听区）。

笔记栏

学以致用,联系临床

垂体瘤导致视野缩小

有一位年轻患者,近日突然发现双眼能看到的视野范围缩小,只能看见中间区域视野的物象,左颞侧、右颞侧都不能看见。眼科检查眼球结构正常,这是什么疾病?经过脑部核磁共振检查,诊断为脑垂体瘤。脑垂体与视觉传导通路并无关系,为什么会引起视觉障碍?原来垂体位于蝶鞍的垂体窝内,而蝶鞍前方紧邻视交叉。随着垂体肿瘤逐渐增大,向前上方发展就会压迫视交叉造成视觉传导通路异常,影响视觉。在视交叉中,来自两眼视网膜鼻侧半的纤维交叉;而来自两眼视网膜颞侧半的纤维不交叉。此案例中,垂体瘤刚好压迫到视交叉中交叉的纤维,导致双眼颞侧视野的视觉传导出现障碍,从而造成患者视野缩小。据统计,90% 以上的垂体瘤患者都有视野缩小。所以,从整体局部统一的角度看,当发现患者出现视野范围缩小的情况,同学们一定别忘了垂体瘤的可能性,切勿头痛医头脚痛医脚。由此病例,同学们也一定能够感悟到解剖学基础知识对临床诊断的重要性,打好基础方能成为一名卓越的医生。

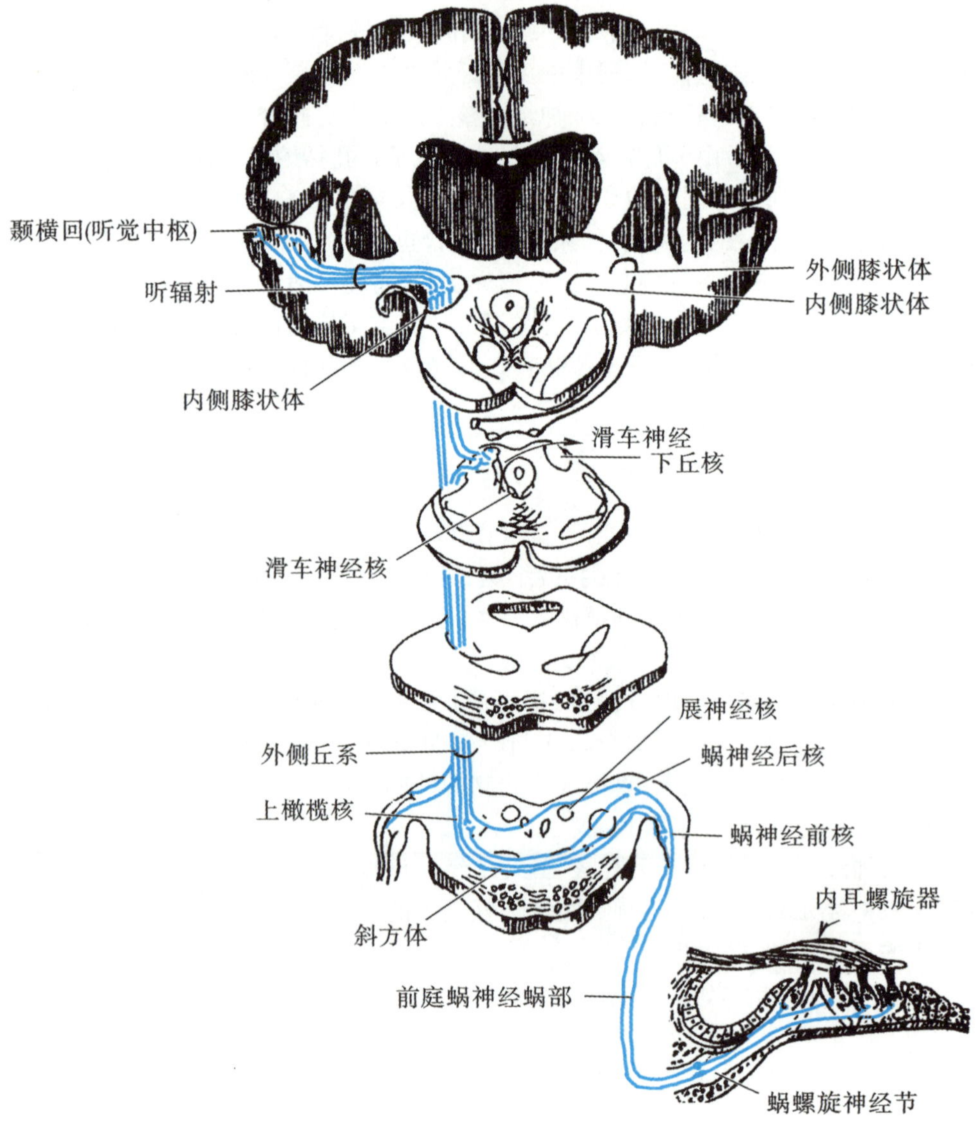

图 19-8 听觉传导通路

因为蜗背侧核、蜗腹侧核发出的纤维大部分交叉，小部分不交叉，分别参与构成对侧和同侧的外侧丘系；另有少数纤维在上橄榄核交换神经元，然后加入同侧或对侧的外侧丘系；也有少数外侧丘系的纤维直接止于内侧膝状体。所以听觉冲动是双侧传导的。因此，一侧外侧丘系及以上损伤，不会产生明显的听觉障碍；但是若损伤了蜗神经核、蜗神经、内耳或中耳，则会导致听觉障碍。

第二节　运动传导通路

运动传导通路包括躯体运动传导通路和内脏运动传导通路，其中躯体运动传导通路控制骨骼肌的活动，依据其功能的不同可分为锥体系和锥体外系两部分。

一、锥体系

锥体系(pyramidal system)是指从大脑皮质至躯体运动效应器(骨骼肌)的神经元链，主要由上运动神经元和下运动神经元组成，控制骨骼肌的随意运动。①**上运动神经元**(upper motor neurons)由位于大脑皮质中央前回和中央旁小叶前部的巨型锥体细胞、其他类型的锥体细胞以及位于额叶、顶叶部分区域的锥体细胞组成。它们的轴突共同组成**锥体束**(pyramidal tract)，其中下行至脊髓的纤维束称皮质脊髓束，至脑干的纤维束称皮质核束(皮质脑干束)。②**下运动神经元**(lower motor neurons)包括脑神经运动核和脊髓前角的运动神经元，它们的轴突分别构成脑神经和脊神经，是传导运动冲动的最后公路(final common pathway)，控制骨骼肌的随意运动。

(一)皮质脊髓束

皮质脊髓束(corticospinal tract)由中央前回中、上部和中央旁小叶前部等处皮质的锥体细胞轴突集中而成，下行经内囊后肢的前部、大脑脚底中3/5的外侧部和脑桥基底部至延髓锥体(图19-9)。在锥体下端，75%～90%的纤维交叉到对侧，形成锥体交叉，交叉后的纤维经对侧脊髓外侧索下行，称皮质脊髓侧束。小部分未交叉的纤维在同侧脊髓前索内下行，称皮质脊髓前束。

皮质脊髓侧束(lateral corticospinal tract)在外侧索内下行直至骶节，沿途不断发出侧支，逐节终止于前角运动细胞，支配四肢肌。

皮质脊髓前束(anterior corticospinal tract)在前索内下行，仅达脊髓胸段，并经白质前连合逐节交叉到对侧，终于前角运动细胞。在皮质脊髓前束中，有一部分纤维始终不交叉，止于同侧脊髓前角运动细胞，主要支配躯干肌。所以，躯干肌受双侧大脑皮质支配。

当一侧皮质脊髓束在锥体交叉以上受损，主要引起对侧肢体瘫痪，而对躯干肌的运动没有明显的影响。

近年的研究证实，皮质脊髓束中只有10%～20%的纤维直接止于前角运动细胞，这些前角运动细胞主要支配肢体远端肌，其余大部分纤维均经中间神经元与前角运动细胞联系，使一部分肌肉兴奋，另一部分拮抗肌抑制，协调完成运动。

(二)皮质核束

皮质核束(corticonuclear tract)主要由中央前回下部锥体细胞的轴突集合而成，下行经内囊膝至大脑脚底中3/5的内侧部，由此向下陆续分出纤维，大部分终止于双侧脑神经运动核，包括动眼神经核、滑车神经核、展神经核、三叉神经运动核、支配睑裂以上面肌

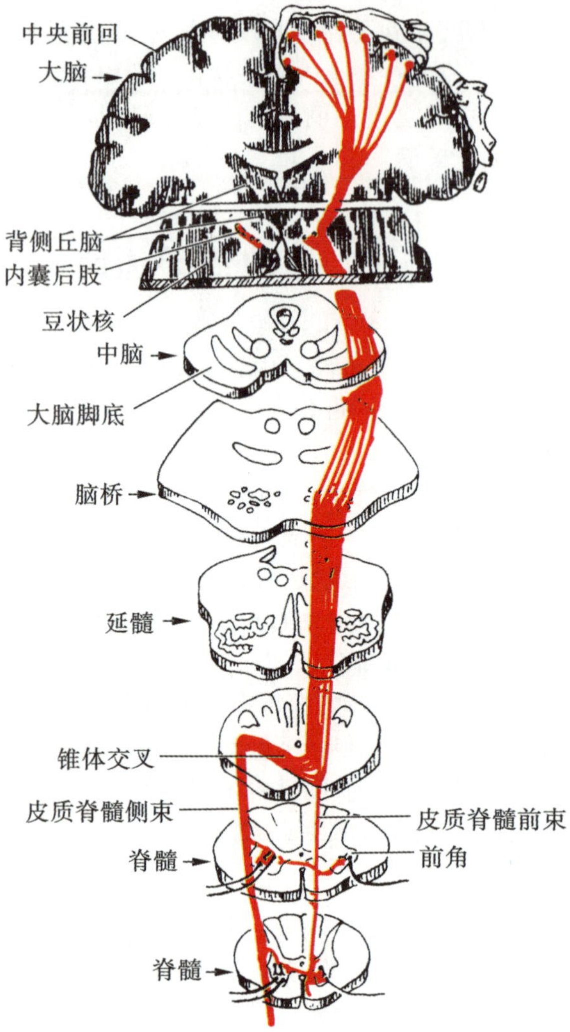

图 19-9 皮质脊髓束

的面神经核上部细胞群、疑核和副神经核。由这些核发出的纤维分别支配眼外肌、咀嚼肌、睑裂以上面肌、咽喉肌、胸锁乳突肌和斜方肌的随意运动。只有小部分纤维完全交叉到对侧，这些神经纤维主要是支配对侧下半部面神经核的神经元（下半部面神经核的神经元发出神经纤维支配同侧睑裂以下的面肌）和支配对侧舌下神经核（舌下神经核发出的神经纤维支配同侧舌肌的随意运动）（图 19-10）。因此，除面神经核下部和舌下神经核只受对侧皮质核束控制外，其他脑神经运动核均受双侧皮质核束的支配。

一侧上运动神经元损伤，只会使对侧睑裂以下面肌和舌肌瘫痪，表现为病灶对侧鼻唇沟变浅或消失，口角低垂并向病灶侧偏斜、流涎，不能做鼓腮、露齿等动作，伸舌时舌尖偏向病灶的对侧，称为核上瘫。而一侧面神经损伤时，可致病灶同侧所有面肌瘫痪，表现为额纹消失、不能闭眼、口角下垂和鼻唇沟消失等；一侧舌下神经下运动神经元损伤，可致病灶同侧全部舌肌瘫痪，伸舌时舌尖偏向病灶同侧，称为核下瘫（图 19-11，图 19-12）。

笔记栏

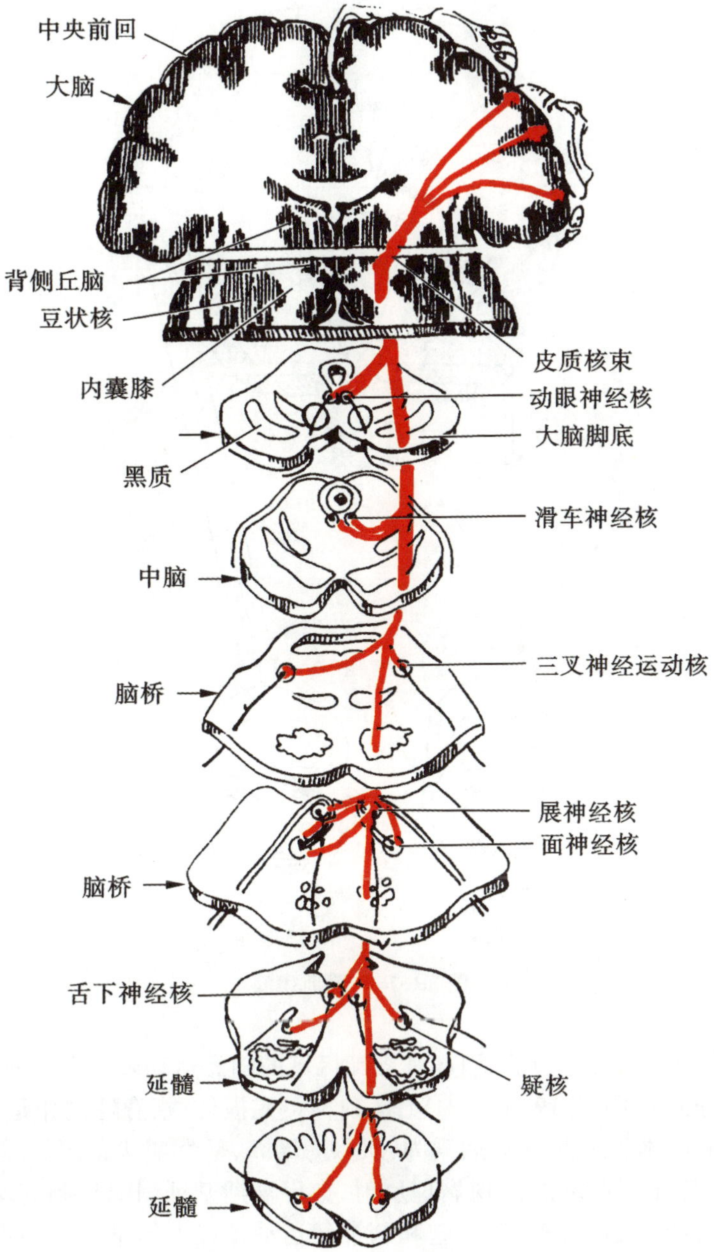

图 19-10　皮质核束

笔记栏

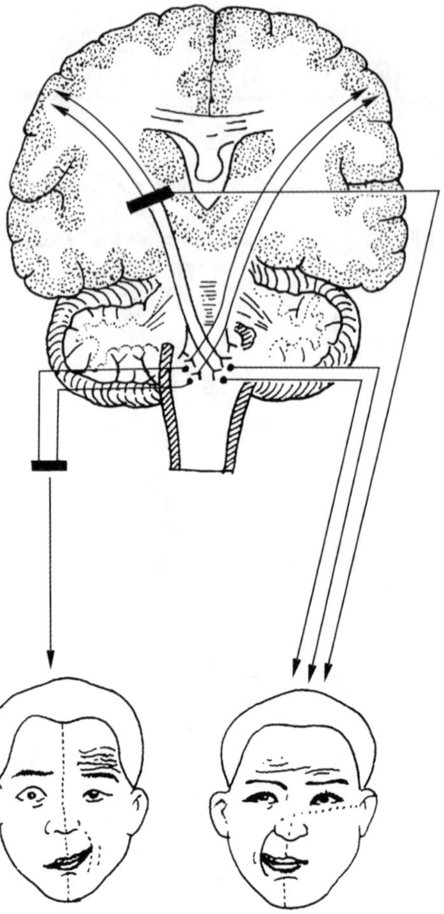

图 19-11　面肌瘫痪

锥体系的任何部位受损,均可引起其支配区域的随意运动障碍——瘫痪。根据损伤部位的不同可分为两类(表 19-1)。①上运动神经元损伤:指脊髓前角运动细胞和脑神经运动核以上的锥体系损伤,主要表现为:肌张力增高,呈痉挛状态;深反射增强,浅反射减弱或消失;短期内无肌萎缩;出现病理反射,如巴宾斯基征(Babinski sign)阳性。②下运动神经元损伤:指脊髓前角运动细胞和脑神经运动核以下的锥体系损伤,即脑神经运动核的神经元和脊髓前角运动神经元胞体及其轴突(脑神经和脊神经)的损伤(前角运动神经元没有核下瘫)。主要表现为:肌张力降低,肌弛缓松弛;反射弧破坏,深、浅反射均明显减弱或消失;肌萎缩;不出现病理反射。

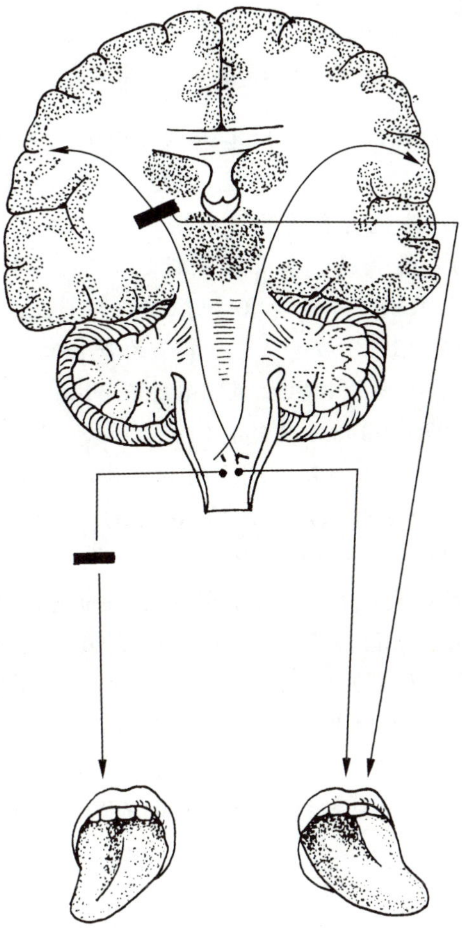

图 19-12　舌肌瘫痪

表 19-1　上、下运动神经元损伤的对比简表

项目	上运动神经元损伤	下运动神经元损伤
瘫痪特点	痉挛性(硬瘫)	弛缓性(软瘫)
肌张力	增高	降低
深反射	亢进	消失
浅反射	减弱或消失	消失
病理反射	+	-
早期肌萎缩	不出现	短期即出现

笔记栏

乐观向上，成就非凡

渐冻症患者——霍金

1963 年 21 岁的霍金被确诊患上了肌萎缩侧索硬化（“渐冻症”，ALS），也叫运动神经元病（MND），导致上运动神经元和下运动神经元的功能渐失。这种病会使四肢、躯干、胸部和腹部的肌肉逐渐无力和萎缩。医生预言 21 岁开始患渐冻症的霍金只能再活 2 年，但霍金并未向命运屈服。尽管被抢救过数次，尽管只能依靠呼吸机生存，尽管全身只有 3 个手指和眼球可以运动，但他依然在轮椅上完成了黑洞理论，而且向大众进行科普。正因在轮椅上“不安分了”一辈子的霍金做了顶尖物理学家不会做的事，我们和科学之间的距离才再一次被拉近。霍金的研究领域是引力与黑洞，他主要有 2 个贡献：奇点定理（1970 年）与霍金辐射（1972 年）。正是因为霍金，让统一 20 世纪物理学的两大基础理论——爱因斯坦创立的相对论和普朗克创立的量子力学方面走出了重要一步。霍金的一生无疑是非凡的、卓越的。他积极乐观的精神使其取得非凡的成就，为人类社会做出了杰出的贡献。

除了在专业领域获得巨大成就之外，霍金对自己的总体评价是“一个乐观的、浪漫的，并且顽固不化的人。”他居然会“说”脱口秀，居然客串电视剧《生活大爆炸》。在剑桥，他用轮椅碰压同学开玩笑，用轮椅参加舞会。仅仅 3 个手指能动的他写出了科学巨著《时间简史》并拍成纪录片。2017 年他亲自监督为英国 BBC 录制纪录片《探索新地球》。一个人的成功不在于他有多聪明，更多是因为他的意志和精神。乐观、积极、坚强、勇敢，面对生活、面对挫折、面对困难，不屈不挠的精神，才是进步和获得快乐的源泉。

二、锥体外系

锥体外系（extrapyramidal system）是指锥体系以外影响和控制躯体运动的传导路径。锥体外系结构十分复杂，主要包括大脑皮质、纹状体、背侧丘脑、底丘脑、红核、黑质、脑桥核、前庭神经核、小脑以及脑干网状结构等。它们之间有复杂的纤维联系，并形成许多环路，对发出锥体束的皮质运动区有重要的反馈调节作用。同时，经红核脊髓束、前庭脊髓束、网状脊髓束等中继，终止于脑神经运动核和脊髓前角细胞，完成锥体外系的功能。

在种系发生上，锥体外系较为古老，是低等动物控制全身运动的主要结构。哺乳动物特别是人类，由于大脑皮质和锥体系的高度发展，锥体外系逐渐退居从属地位。人类锥体外系的主要功能是调节肌张力、协调随意肌运动、维持体态姿势及习惯性和自律性动作（如行走时双臂自然协调地摆动）等。锥体系和锥体外系在运动功能上是一个不可分割的整体。一方面只有当锥体外系使肌张力保持协调稳定时，锥体系才能完成一系列精细复杂的运动，如写字、刺绣、演奏乐器等；另一方面，锥体外系对锥体系也有一定的依赖性，有些习惯性动作（如骑自行车），开始是由锥体系发动起来的，然后才处于锥体外系的管理之下。

锥体外系由于其构成复杂、联系广泛、行程分散，不少部位又与锥体系密不可分，所以损伤后症状较复杂。损伤部位不同，症状也有所区别。其损伤后最基本的功能障碍表现为肌张力异常或紊乱及各种各样的不自主运动。

相辅相成，辩证统一

锥体外系与锥体系

假如锥体系的传导路没有问题，那么是不是说运动就没有问题了？其实，锥体系的运动还需要锥体外系的帮助。锥体外系在种系发生上比较古老，主要功能是调节肌张力、协调肌的运动、维持体态姿势。通过复杂的锥体外系环路对躯体运动进行调节，确保锥体系进行精细的随意运动。同学们在中枢神经系统章节中已经学过帕金森病就是一种进行性锥体外系功能障碍的退行性疾病，其典型症状为静止性震颤，患者的手不停抖动，伴肌强直、运动迟缓和共济失调，无法完成精准的动作。实际上，锥体外系结构很复杂，涉及脑内许多结构，包括大脑皮质、纹状体、背侧丘脑、底丘脑、中脑顶盖、红核、黑质、脑桥核、前庭核、小脑和脑干网状结构等。通过复杂的锥体外系环路对躯体运动进行调节，才能确保锥体系进行精细的随意运动。锥体系与锥体外系两者功能是协调一致的，肢体能够完成精准的动作，绝不仅仅是锥体系的"一己之力"。看起来起辅助作用的锥体外系却是精确、精准动作完成的必备条件。人体是一个整体，在看待患者时我们应该以辩证统一的观点。

自强不息，终身学习

张海迪

张海迪，1955 年 9 月 16 日生于山东济南。张海迪 5 岁时因患脊髓血管瘤导致脊髓损伤，上行和下行的传导路在脊髓平面中断导致高位截瘫。从那时起张海迪开始了生活在轮椅上的独特人生。15 岁时，张海迪跟随父母到山东莘县。在残酷的命运挑战面前，她没有沮丧，没有沉沦，以顽强的毅力与疾病做斗争。她虽然没有机会走进校园，却发奋学习，学完了小学、中学的全部课程，自学了大学英语、日语、德语及世界语，并攻读了大学和硕士研究生的课程，她还自学针灸医术，为乡亲们无偿治疗。1983 年张海迪开始从事文学创作，先后翻译了数十万字的英语小说，编著了《生命的追问》《轮椅上的梦》等书籍。2002 年，一部长达 30 万字的长篇小说《绝顶》问世。《绝顶》被中宣部和国家新闻出版署列为向"十六大"献礼重点图书并连获"全国第三届奋发文明进步图书奖""首届中国出版集团图书奖""第八届中国青年优秀读物奖""第二届中国女性文学奖"和"'五个一工程'图书奖"。张海迪怀着"活着就要做个对社会有益的人"的信念，以保尔为榜样，勇于把自己的光和热献给人民。她以自己的言行，回答了亿万青年非常关心的人生观、价值观问题。邓小平亲笔题词："学习张海迪，做有理想、有道德、有文化、守纪律的共产主义新人！"张海迪自强不息、热爱生命、终身学习、追求卓越的精神给我们树立了精神坐标，作为医学生，在受到她感召的同时，我们也应该严谨求实，奋发进取，钻研医术，精益求精，用自己所学，解患者所苦。

（曹　靖，张　涵）

第三节　传导通路实践

一、实践项目

《医者仁心》——读书沙龙。

二、实践方案

在《医者仁心》这部书中，作者冷静而清醒地描述了发生在自己身边的 8 个医患纠纷事件，揭示当代医患关系和医疗体制改革中急需解决的问题；同时通过一篇篇小短文，启发读者思考医疗中一些让人无比纠结的问题，为读者推开一扇关于医学及人文的智慧之窗。

要求学生利用课余时间，阅读书籍《医者仁心》；阅读后，书写观后感。

三、实践目的

无论大家从事哪个行业，什么岗位，深厚的职业素养和良好的职业道德，都能给自己带来成就感，都能让别人敬重你。人们常说，医者仁心，这就是对这本书最完美的诠释。希望通过认真阅读这本书，我们能够领悟到书中所讲到的“仁”；思考自己的职业规则、职业规范和职业道德；培养医学人文精神，树立正确的价值观、人生观。希望《医者仁心》让我们坚定信念、不忘初心、牢记使命，只有与患者真诚相对，才能共同面对疾病。

四、实践报道或学生总结

《医者仁心》学生读后感

（曹　靖）

第二十章

脑和脊髓的被膜、血管及脑脊液循环

学习目标

1. 知识目标

(1)掌握脑和脊髓被膜的位置、形态特点。

(2)掌握硬膜外隙和蛛网膜下隙的位置、内容及临床应用。

(3)掌握硬脑膜形成的特殊结构(大脑镰、小脑幕、鞍膈)的位置、形态。

(4)掌握硬脑膜窦的名称、位置及交通。

(5)掌握颈内动脉和椎动脉的行程、分支及分布;大脑动脉环的位置、组成及功能。

(6)掌握脑脊液的产生和循环途径。

2. 能力目标

(1)知识内化:结合标本或模型示教,讲解脑和脊髓被膜、脑血管的名称和分布;讲解脑脊液的产生和循环途径。

(2)理论联系临床:培养分析问题、解决问题的能力。硬膜外腔麻醉和蛛网膜下腔抽取脑脊液的穿刺过程需要经过的解剖结构;不同部位脑梗死或出血引发的症状分析。

(3)知识拓展能力:查阅资料,了解脑卒中的科研进展。

3. 思政目标

(1)科学严谨:医生面对的是鲜活的生命,差之毫厘,失之千里。培养科学、严谨的学习态度和工作作风。

(2)终身学习,服务患者:秉持终身学习的理念,不断学习新技术、新疗法,为患者提供更好的服务。

(3)大医精诚:学习王忠诚院士事迹,培养面对困难的勇气、开拓创新的能力,实现大医精诚,为我国医学事业的发展做出贡献。

(4)社会实践:通过举办解剖学绘图大赛,提高医学生医学人文素养,培养医学生对基础医学知识的兴趣,对非医学生科普"通俗易懂"的基础医学知识。

课前导学

椎管内麻醉时,把麻药注射在哪个间隙里?打错间隙会有什么危险?脑积水是怎么回事?"脑卒中"又称"中风",是一种急性脑血管疾病,是由于脑部血管突然破裂或因血管阻塞引起的脑出血或脑缺血。脑卒中目前是我国第一位死亡原因,也是中国成年人残疾的首要原因,学习本章知识,同学们可以对相关知识有所了解,也可以搜索资料,进行更深入的研究。

第一节 脑和脊髓的被膜

脑和脊髓由外向内被覆**硬膜**(dura mater)、**蛛网膜**(arachnoid mater)和**软膜**(pia mater)。这3层被膜合称**脑脊膜**(meninges),对脑和脊髓具有营养、支持和保护作用。

一、脊髓的被膜

(一)硬脊膜

硬脊膜(spinal dura mater)厚而坚韧,由致密结缔组织构成,呈管状包被脊髓和脊神经,在椎间孔、骶前孔和骶后孔等处,移行于脊神经的外膜(图20-1)。硬脊膜的上端,附着于枕骨大孔的周缘,与硬脑膜相延续;下部于第2骶椎平面以下,管腔逐渐缩窄,呈锥状,包裹终丝,末端附着于尾骨。硬脊膜与椎管内面的骨膜及黄韧带之间的间隙,称为**硬膜外隙**(epidural space),其内除有脊神经根通过外,还有疏松结缔组织、脂肪、小动脉、淋巴管和椎内静脉丛。由于硬脊膜在枕骨大孔处与硬脑膜、颅内的骨膜都紧密附着于枕骨大孔的骨面,所以椎管内的硬膜外隙不与颅内相通。此间隙略呈负压,临床上常于此进行硬膜外麻醉,以阻滞脊神经传导。硬脊膜在椎间孔处与脊神经的被膜相延续。硬脊膜上血管和神经分布均较少。

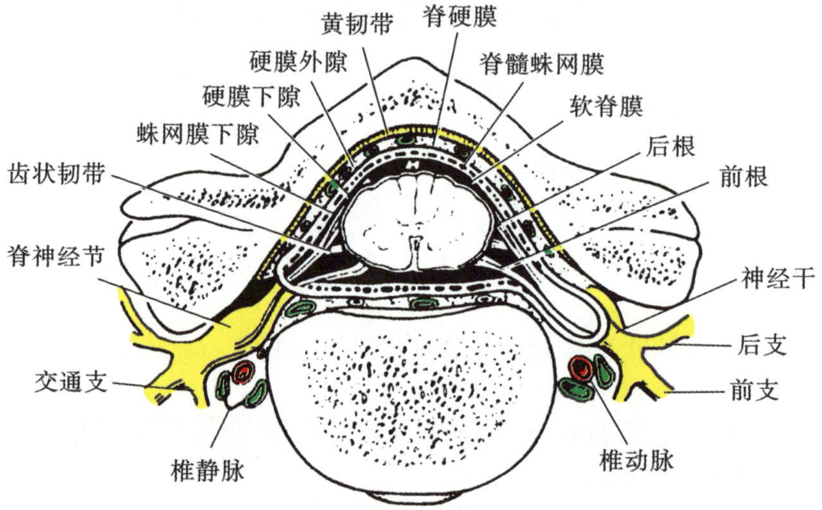

图20-1 脊髓的被膜

(二)脊髓蛛网膜

脊髓蛛网膜(spinal arachnoid mater)为一有光泽的半透明薄膜,此膜缺乏血管和神经,跨越脊髓表面的沟和裂,向上移行于脑蛛网膜。脊髓蛛网膜外面紧邻硬脊膜,其间有潜在性的**硬膜下隙**(subdural space);内面与软脊膜之间的间隙比较宽阔,叫**蛛网膜下隙**(subarachnoid space)。间隙内有许多蛛网膜小梁,从蛛网膜连至软脊膜,状若蜘蛛网,蛛网膜即由此而得名,小梁有支持作用。蛛网膜下隙内充满脑脊液。脊髓周围的蛛网膜下隙,向上与脑的蛛网膜下隙相通;向下自脊髓末端至第2骶椎平面,其间隙特别大,称**终池**(terminal cistern)。池内有马尾和终丝,临床上常在第3、4或4、5腰椎间进行穿刺,抽取脑脊液或注入药物而不伤及脊髓。

（三）软脊膜

软脊膜（spinal pia mater）为薄的结缔组织膜，分布有丰富的血管和神经（图 20-3）。软脊膜紧贴于脊髓表面，并深入脊髓的沟和裂内，自脊髓下端移行为**终丝**（filum terminale）。在脊神经的前、后根之间，软脊膜于脊髓两侧向外突出，形成 19～21 对锯齿状突起，穿过蛛网膜下隙，顶着蛛网膜，附着于硬脊膜的内面，称为**齿状韧带**（denticulate ligament）。齿状韧带几乎分布于脊髓的全长，它们和软脊膜形成的终丝一起，对脊髓起固定作用。在临床上，齿状韧带可作为椎管内手术时，区分脊神经前、后根的结构标志。

蛛网膜小梁、齿状韧带、终丝和脊神经根一起，将脊髓固定在蛛网膜下隙的脑脊液内，加之硬膜外隙中的软组织具有弹性垫的作用，使脊髓不易受到外界震荡的损伤。另外，软脊膜上的血管分支进入脊髓，对脊髓具有营养作用。

差之毫厘，失之千里

硬膜外麻醉和腰麻

硬膜外麻醉和腰麻都属于椎管内麻醉，是局部麻醉的一种。硬膜外麻醉是通过硬膜外隙穿刺将局麻药注入硬膜外隙来阻滞神经根的麻醉方式，根据给药的椎管区域，阻滞某一或某几个脊髓节段对应神经根所支配区域的感觉和运动的神经传导，从而达到麻醉的效果。这种麻醉主要用于下腹部和下肢的外科手术。腰麻是蛛网膜下隙麻醉的简称，将局麻药注入蛛网膜下隙，阻滞其内走行的神经根，麻醉平面以下的感觉和运动神经均被阻滞。腰麻和硬膜外隙麻醉还可以同时进行，称为腰-硬膜外联合阻滞麻醉，能提供更持续和广泛的手术镇痛和麻醉效果。

从解剖学结构来看，硬膜外隙和蛛网膜下隙仅隔了贴附在一起的硬脊膜和蛛网膜，穿刺针经过皮肤、皮下组织、棘上韧带、棘间韧带和黄韧带就可到达硬膜外腔，若再穿过硬脊膜和蛛网膜就会到达蛛网膜下隙。由于蛛网膜下隙内有脑脊液流动且与脑室相通，麻醉药量过大或麻醉平面过高将会导致延髓内生命中枢麻痹，造成心跳、呼吸骤停。硬膜外隙麻醉因为要麻醉被神经鞘包绕的神经根，用药量比腰麻时大 5～10 倍，且起效较慢。若在硬膜外隙麻醉时误注入蛛网膜下隙可引起广泛的神经阻滞，临床表现为患者意识丧失，呼吸停止，严重的低血压，而且往往在注药后很快出现，处理不及时会危及生命。这就是硬膜外麻醉最危险的并发症——全脊髓麻醉，必须立即进行气管插管，使用血管活性药物，积极补液，抢救生命。

医生面对的是鲜活的生命，差之毫厘，失之千里。无论是在基础知识的学习，还是未来诊断、治疗疾病，都需要做到科学、准确和严谨，这是对于医学生的要求，更是未来我们成为医务工作者所要担负的责任。

二、脑的被膜

（一）硬脑膜

硬脑膜（cerebral dura mater）为厚而坚韧的双层膜，有血管和神经行于两层之间。外层成自颅骨的内骨膜，在颅顶部与颅骨连结较疏松，故颅骨外伤时，颅顶部易形成硬膜外血肿；在颅底部与颅骨结合紧密，故颅底处骨折时，易将硬脑膜和脑蛛网膜一起撕裂，致

笔记栏

使脑脊液外漏。硬脑膜在脑神经出颅处，移行为脑神经的外膜。硬脑膜内层较外层厚而坚韧，在某些部位折叠突出，形成若干**硬脑膜隔**（septum of dura mater）。它们突入各脑部之间，防止脑组织移位，从而更好地支持和保护脑（图 20-2）。突入大脑纵裂者，外形似镰刀，称为**大脑镰**（cerebral falx）；突入左、右小脑半球之间者，称为**小脑镰**（cerebellar falx）；突入大脑横裂者，称为**小脑幕**（tentorium of cerebellum）。小脑幕后外侧缘，附着于横窦沟和颞骨岩部的上缘，前缘游离凹陷，形成小脑**幕切迹**（tentorial incisure）。切迹之前有脑干通过。切迹上方的两侧，紧邻海马旁回和钩。当颅内压增高时，海马旁回和钩，可被挤入此切迹，压迫其下方的大脑脚和动眼神经，形成小脑幕切迹疝或称海马钩回疝。此外，封闭垂体窝的硬脑膜，为**鞍膈**（diaphragma sellae）。鞍膈中央留有一孔，有垂体柄通过，鞍膈下面为脑垂体。

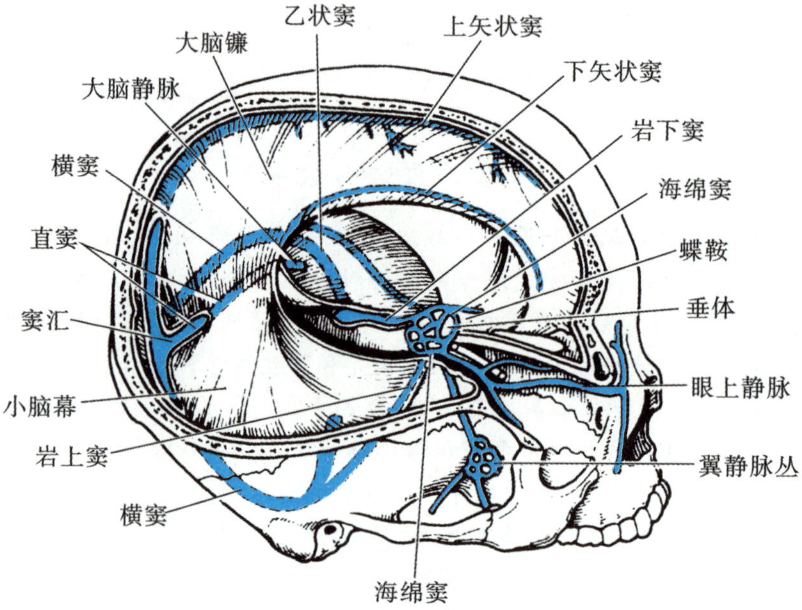

图 20-2 硬脑膜及硬脑膜窦

硬脑膜在某些部位，内、外两层未愈合，留有腔隙，腔内衬以内皮细胞，形成**硬脑膜窦**（sinuses of dura mater），收纳脑的静脉血。窦壁为硬脑膜，不含平滑肌，故损伤后不能收缩，易形成颅内血肿。主要的硬脑膜窦有**上矢状窦**（superior sagittal sinus）和**下矢状窦**（inferior sagittal sinus），分别位于大脑镰的上缘和下缘，向后分别注入窦汇和直窦；**横窦**（transverse sinus）和**乙状窦**（sigmoid sinus），分别位于横窦沟和乙状窦沟内，并相互延续；**岩上窦**（superior petrosal sinus）和**岩下窦**（inferior petrosal sinus），分别位于颞骨岩部的上缘和后缘处；**直窦**（straight sinus）位于大脑镰和小脑幕的连接处；**窦汇**（confluence of sinuses）乃上矢状窦、直窦和左右横窦相汇处，位于枕内隆凸的前方；**海绵窦**（cavernous sinus）位于垂体窝的周围，因窦内有许多纤维小梁互相交织，形似海绵而得名（图 20-3）。海绵窦的内下壁内有颈内动脉和展神经通过；外侧壁内，自上而下分别有动眼神经、滑车神经、眼神经和上颌神经通过。

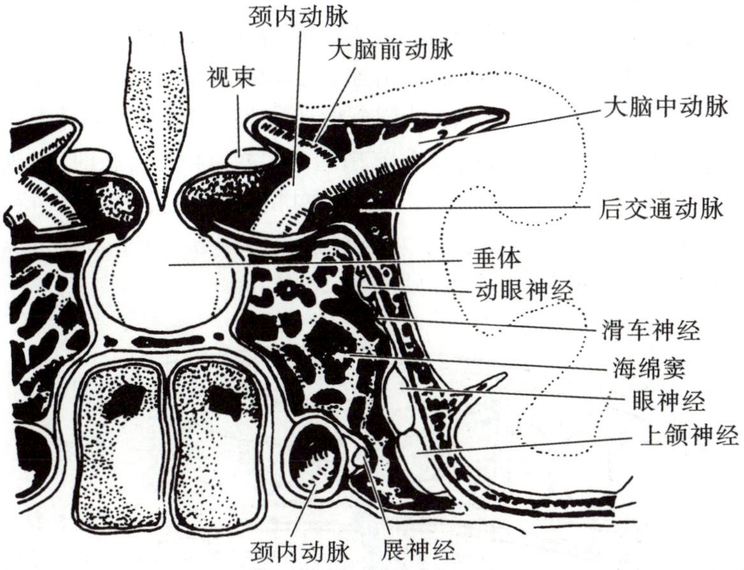

图 20-3　海绵窦

硬脑膜窦属于特殊的静脉，管壁无肌层，管腔内缺乏瓣膜。硬脑膜窦通过众多的**导静脉**(emissary veins)，与颅外的静脉广泛交通。其中，海绵窦向前经眼静脉、向下经卵圆孔等处的导静脉和翼静脉丛，与面部的静脉相交通，因此面部的感染，可经上述途径蔓延至颅内；向后海绵窦与椎静脉丛相通，而后者又与腔静脉系交通，故腹、盆腔的感染也可经此途径蔓延至颅内。此外，海绵窦与蝶窦之间，仅隔一层薄的骨壁，蝶窦感染严重时，可波及海绵窦；海绵窦发生疾患时，常会累及通过窦内和窦壁的上述神经和血管。

硬脑膜窦内血液的流向可归纳如下。

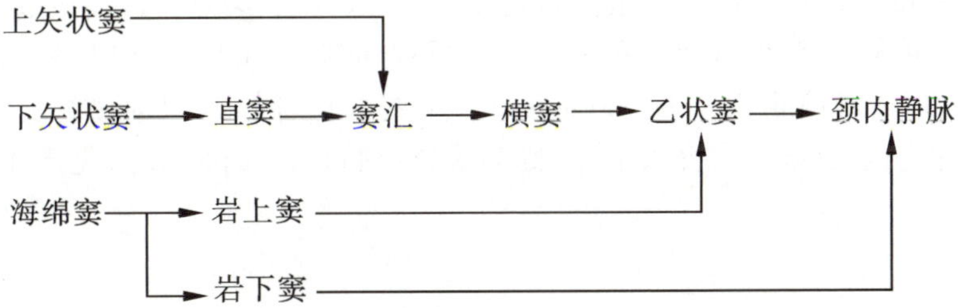

(二)脑蛛网膜

脑蛛网膜(cerebral arachnoid mater)位于硬脑膜内面，薄而透明，缺乏神经和血管。脑蛛网膜与硬脑膜之间，有潜在性的硬膜下隙；与软脑膜之间，也有宽阔的蛛网膜下隙，内含脑脊液和较大的血管，并与脊髓的蛛网膜下隙相通。脑蛛网膜于大脑纵裂和大脑横裂等处突入裂内，在其他部位则跨过沟和裂。因此，脑蛛网膜下隙的大小，因部位不同而有所变化。较大的蛛网膜下隙称**蛛网膜下池**(subarachnoid cisterns)。其中，位于小脑和延髓后下方的蛛网膜下池，叫**小脑延髓池**(cerebellomedullary cistern)。此池经正中孔和成对的外侧孔与第四脑室相通。临床上可在小脑延髓池处，进行穿刺，抽取脑脊液。此外，较大的蛛网膜下池，还有位于视交叉前方的**交叉池**(chiasmatic cistern)、两侧大脑脚之间的**脚间池**(interpeduncular cistern)、胼胝体压部与小脑上面之间的**环池**(cisterna ambiens)和脑桥腹侧的**桥池**(pontine cistern)等。

脑蛛网膜下隙较宽阔,除充满脑脊液外,横过脑表面的大动脉、大静脉,皆需通过此间隙。遭遇颅脑外伤时,这些血管可破裂出血,尤其以静脉更为常见,往往颅骨尚未骨折,脑血管已破裂,致使大量血液进入此间隙,形成血性脑脊液。脑膜炎患者,此间隙可积脓。由于脑蛛网膜下隙与脊髓蛛网膜下隙相通,故发生上述疾患时,可通过腰椎穿刺,抽检脑脊液或注入药物,协助诊断和治疗。脑蛛网膜在硬脑膜窦附近,特别是上矢状窦两侧,形成许多颗粒状突起突入窦内,称为**蛛网膜粒**(arachnoid granulations)。脑脊液通过这些颗粒渗透入硬脑膜窦内,回流入静脉(图 20-4)。

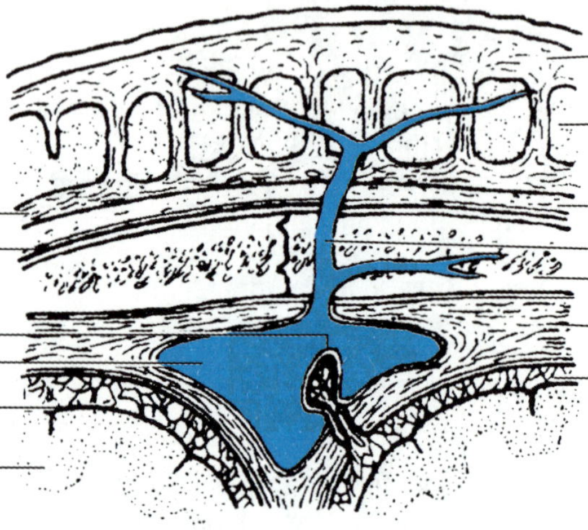

图 20-4　蛛网膜粒和硬脑膜窦

(三)软脑膜

软脑膜(cerebral pia mater)紧贴脑的表面,并深入其沟、裂之中。与软脊膜相比稍薄,但血管和神经更为丰富,对脑组织的营养具有重要意义。在某些部位,软脑膜及其血管与室管膜共同形成**脉络组织**(tela choroidea)。某些部位脉络组织的血管反复分支,高度发达,并携带软脑膜及室管膜突入脑室,称为**脉络丛**(choroid plexus),是产生脑脊液的主要部位。

第二节　脑和脊髓的血管

脑和脊髓构成的中枢神经系统,是人体内代谢最旺盛的部位,血液供应非常丰富。静息状态下,人的脑重仅占体重的2%,但脑的耗氧量却占全身总耗氧量的20%。脑血流的减少或中断,可导致脑神经细胞的缺氧甚至坏死,造成严重的神经、精神障碍。

一、脑的血管

(一)脑的动脉

脑的动脉来自颈内动脉和椎-基底动脉(vertebral-basilar artery)2 个系统(图 20-5)。以顶枕沟为界,前者供应大脑半球的前 2/3 和部分间脑;后者营养大脑半球的后 1/3、部分间脑、脑干和小脑。二者供应端脑的分支包括皮质动脉和中央动脉 2 种。皮质动脉供应端脑和小脑的皮质及浅层髓质；中央动脉营养深层髓质、基底核、内囊和间脑等处。

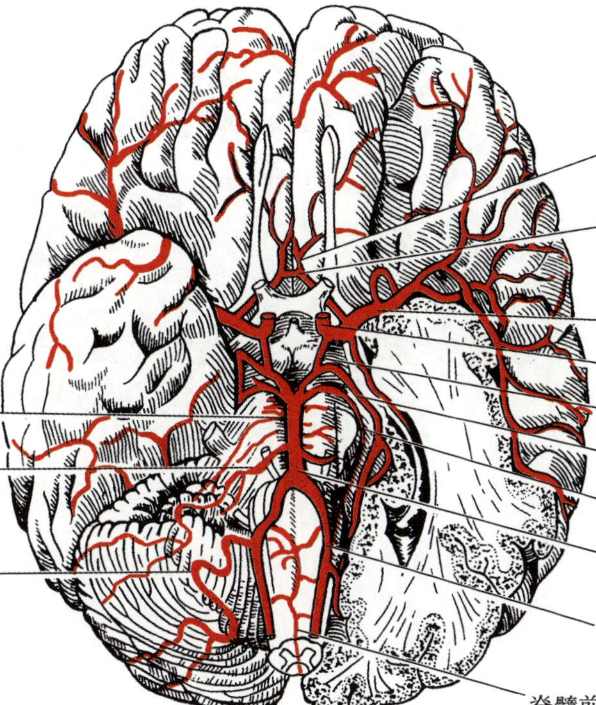

图 20-5　脑底的动脉

1. 颈内动脉　在甲状软骨上缘平面，**颈内动脉**（internal carotid artery）起自颈总动脉，行于咽的外侧，经颈动脉管入颅，而后前行，通过海绵窦的内侧壁，至视交叉的外侧，分出大脑前动脉和大脑中动脉等分支。依据颈内动脉的行程，可分为颈部、岩部、海绵窦部和脑部（也称为床突上部）。除颈部较直外，其他 3 部极度弯曲，对减轻脑动脉搏动、缓冲脑动脉内压，具有重要作用；其中，海绵窦部和脑部常呈 U 形或 V 形弯曲，临床上称为虹吸部，是动脉硬化的好发部位。颈内动脉在颈部无分支，岩部发出颈鼓动脉和翼管动脉；海绵窦部发出多条小血管，包括垂体支、脑膜支等；颈内动脉的主要分支均发自脑部。

（1）大脑前动脉：在视交叉的外侧，**大脑前动脉**（anterior cerebral artery）发自颈内动脉，行向内前方，与对侧同名的动脉借短而横行的**前交通动脉**（anterior communicating artery）相连，而后沿胼胝体沟向后行，皮质支分布于顶枕沟以前的大脑半球内侧面，额叶底面的一部分，以及额叶、顶叶上外侧面的上部（图 20-6），中央支从大脑前动脉的近侧段发出，经前穿质进入脑实质，供应尾状核、豆状核前部和内囊前肢。

（2）大脑中动脉：**大脑中动脉**（middle cerebral artery）是颈内动脉主干的直接延续，沿大脑外侧沟向后行，分布于岛叶和大脑半球背外侧面的大部分（图 20-7）。大脑半球背外侧面所需血液的 80% 来自该动脉，大脑皮质的躯体运动区、躯体感觉区和语言中枢，尾状核、豆状核、内囊膝和后肢的上部，均由大脑中动脉的分支供血（图 20-8），故此动脉的主干或其分支发生阻塞或破裂，是内囊缺血或出血的主要原因，常导致严重的神经功能障碍。

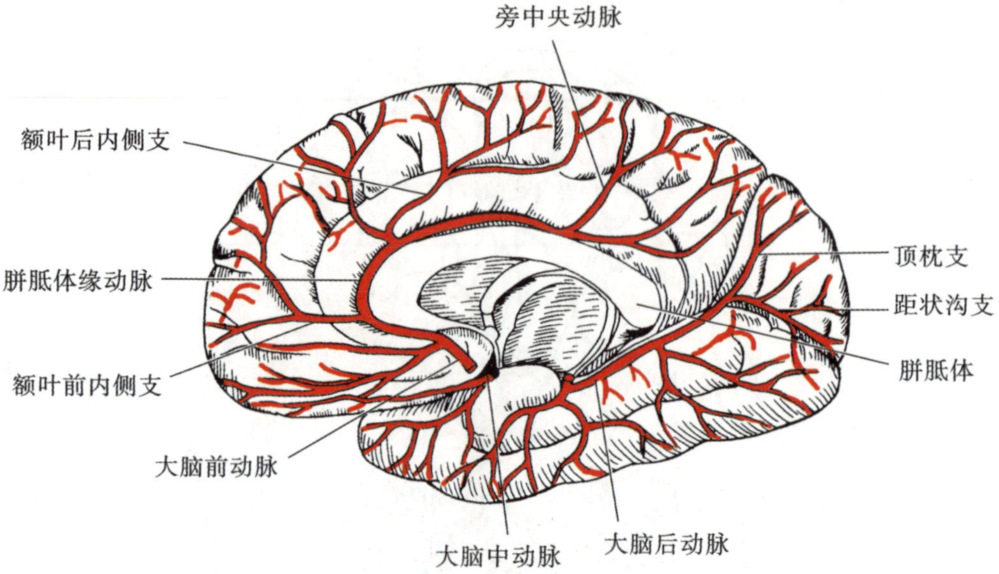

图 20-6　大脑半球的动脉(内侧面)

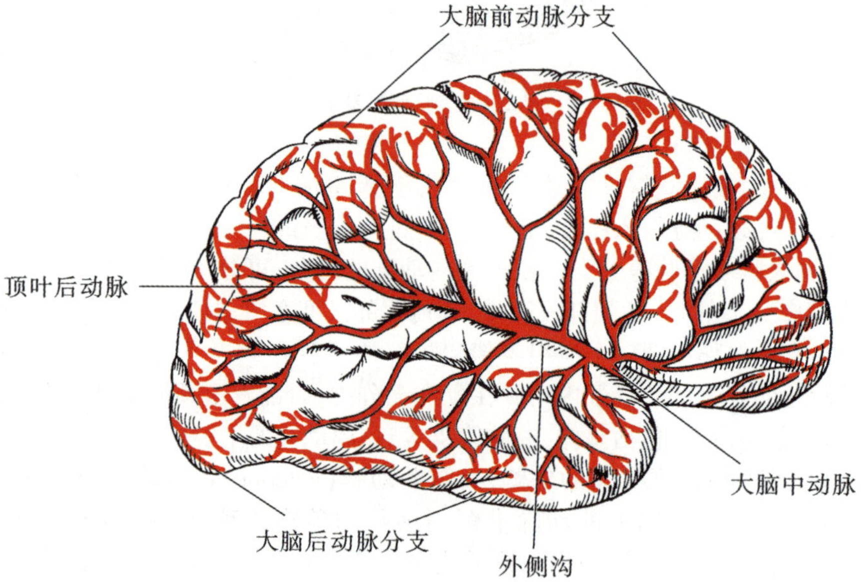

图 20-7　大脑半球的动脉(外侧面)

(3)后交通动脉:在视束的后下方,**后交通动脉**(posterior communicating artery)发自颈内动脉,并与大脑后动脉相吻合,是颈内动脉与椎-基底动脉系的吻合支。该动脉变异较多,常见两侧粗细不等,甚至出现一侧缺如。

此外,在后交通动脉的内侧,颈内动脉还分出**眼动脉**(ophthalmic artery),经视神经管入眶,营养眼球等部;在后交通动脉的外侧,还分出**脉络丛前动脉**(anterior choroidal artery),行向外后方,分支进入侧脑室,主要参与侧脑室脉络丛的构成,还营养部分外侧膝状体、内囊后肢下部、大脑脚底的中 1/3 和尾状核等结构。此动脉管径细、行程长且变异多,易发生栓塞。

笔记栏

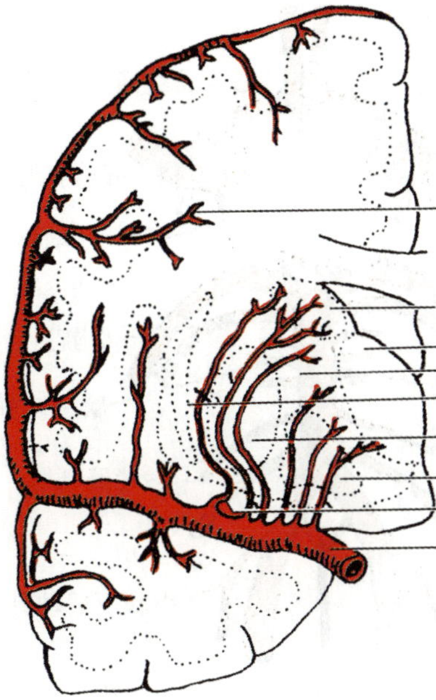

图 20-8　大脑中动脉的皮质支和中央支

2. 椎-基底动脉　**椎动脉**(vertebral artery)起自锁骨下动脉,穿第 6 ~ 1 颈椎横突孔,经枕骨大孔入颅腔,于延髓的腹外侧行向前内上方,至延髓腹侧上缘处,两侧椎动脉汇合成一条基底动脉。**基底动脉**(basilar artery)在脑桥基底沟内,继续向前上方行进,至脑桥上缘处,分为左、右大脑后动脉(图 20-5)。

大脑后动脉(posterior cerebral artery)是椎-基底动脉的主要终支,于动眼神经的上方,绕大脑脚向后行(图 20-6),除近侧部借后交通动脉与颈内动脉吻合外,其分支主要营养枕叶的全部和颞叶的底面,并有分支参与第三脑室脉络丛的组成。

椎动脉在合成基底动脉前,还先后发出**脊髓后动脉**(posterior spinal artery)、**脊髓前动脉**(anterior spinal artery)和**小脑下后动脉**(posterior inferior cerebellar artery),分别供血于脊髓(见脊髓的动脉)、小脑下面的后部和延髓。基底动脉沿途发出**小脑下前动脉**(anterior inferior cerebellar artery)、**迷路动脉**(labyrinthine artery)、多条**脑桥动脉**(pontine arteries)和**小脑上动脉**(superior cerebellar artery)等,分别供血于小脑下面的前部、内耳、脑桥基底部和小脑上面等处。大脑后动脉的起始段与小脑上动脉根部之间夹持着动眼神经,当颅内压异常增高,发生小脑幕切迹疝或海马钩回疝时,可使大脑后动脉向下方移位,压迫并牵拉动眼神经,致使动眼神经损伤,出现相应眼肌麻痹的症状。

3. 大脑动脉环　**大脑动脉环**(cerebral arterial circle)又称 Willis 环,由前交通动脉、两侧大脑前动脉起始段、两侧颈内动脉末端、两侧后交通动脉和两侧大脑后动脉起始段连通而成,位于脑底下方、蝶鞍上方,环绕在视交叉、灰结节及乳头体周围,故又称脑底动脉环(图 20-9)。

在正常情况下,颈内动脉和椎-基底动脉的血液,各有其供应范围,互不相混。但当某一动脉血流量减少或慢性阻断时,若大脑动脉环发育良好,血液可经此环重新分配,得到一定程度的代偿。大脑动脉环常有变异,变异者动脉瘤的发病率比正常者高。

笔记栏

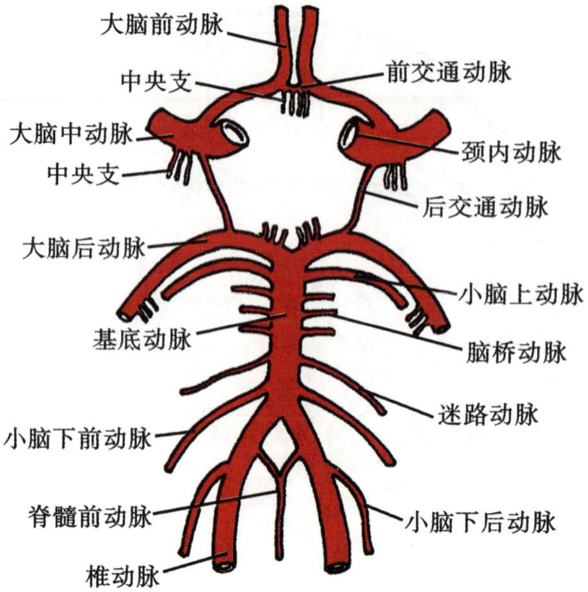

图 20-9　大脑动脉环的组成及分支

终身学习，服务患者

脑动脉瘤

89 岁的王奶奶因为呕吐、头痛紧急来到医院就诊，在进行脑血管造影检查后，发现颅内长了一个动脉瘤，需要进行手术治疗。听到手术，可把王奶奶吓坏了，莫不是要把她的脑袋切开啊？王奶奶一时陷入了恐慌。医生告诉王奶奶，现在有了新的技术，不用开颅，采用脑血管介入手术。用一根直径 2 mm 左右的导管从大腿股动脉插入，顺着血管送入颅部，再用更细的微导管送入颅内，导入动脉瘤的部位，进行栓塞。其原理是把动脉瘤从血循环通路中隔绝出去，没有血液进入动脉瘤，达到防止动脉瘤破裂的目的。经过介入手术治疗，89 岁的王奶奶在术后第 2 天就下床活动，仅在大腿的皮肤上留下一个小小的穿刺点。3 d 后，王奶奶就康复出院了。

脑动脉瘤不同于人们常说的脑肿瘤，它是指脑内动脉的异常扩张。通俗地说，动脉瘤就是动脉血管壁的某一薄弱点在内在压力的作用下向外扩张，类似水管在水压的冲击下某一薄弱点出现异常膨胀扩张。一旦扩张到极限，血管壁就会破裂出血，出血量大时可直接导致患者死亡。因此人们把脑动脉瘤形容为随时能爆炸的“不定时炸弹”。目前介入治疗动脉瘤的研究发展迅速，技术也日渐成熟。介入最大的优点就是安全、创伤小、恢复快，尤其对于岁数偏大、体质比较弱、有严重的器质性疾病、不能承受开颅手术的患者应作为首选治疗。但是介入手术，对手术技术要求很高、费用较贵。对于路径比较复杂的动脉瘤，血管变异、造影送导管困难的动脉瘤，还是选择开颅比较适合。

不断更新的医疗科学技术应用于临床，推动着诊疗技术的快速发展。作为一名医学生，要秉持终身学习的理念，不断地去学习新技术、新疗法，才能更好地为患者服务。

（二）脑的静脉

脑的静脉无瓣膜，不与动脉相伴行，可分浅、深2组，两组间借广泛的吻合互相交通。浅组收集脑皮质及皮质下髓质的静脉血，直接注入邻近的静脉窦；深组收集大脑深部的髓质、基底核、间脑、脑室脉络丛等处的静脉血，最后汇成1条大脑大静脉注入直窦。2组静脉最终经硬脑膜窦回流至颈内静脉（图20-10）。

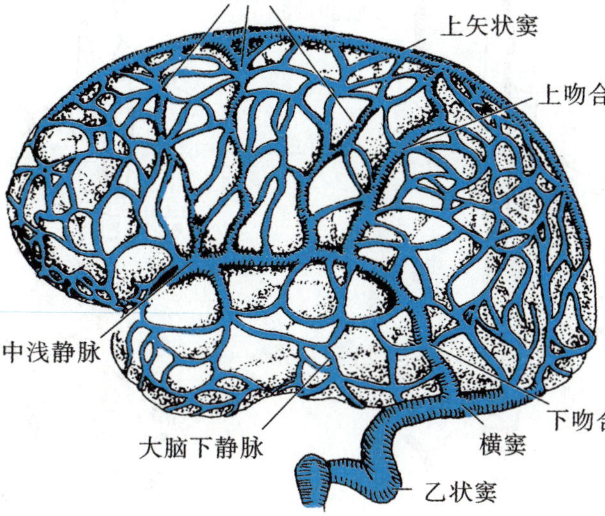

图20-10　脑的静脉

二、脊髓的血管

（一）脊髓的动脉

脊髓的血液供应有2个来源：一个是椎动脉系，另一个是节段动脉（图20-11）。由椎动脉发出的脊髓前、后动脉在下行的过程中，不断接收来自颈、胸和腰部动脉发出的节段性动脉分支的补充，以保证脊髓充足的血液供应。

1. **椎动脉系**　来源于此系的动脉有**脊髓前动脉**（anterior spinal artery）和**脊髓后动脉**（posterior spinal artery），二者皆在颅内起自椎动脉。脊髓前动脉为左、右2条，在枕骨大孔上方很快就合二为一，沿脊髓前正中裂下降至脊髓末端。脊髓后动脉也是左、右2条，分别在脊髓的左、右后外侧沟内下降，行至第4或5颈髓节段水平，两条合为一干，继续下行，直至脊髓末端。

2. **节段动脉**　主要有椎动脉、颈升动脉、肋间后动脉及腰动脉的**脊髓支**（spinal branches）。它们逐节经椎间孔入椎管，其分支与脊髓前、后动脉相吻合，从而增强了纵向走行的动脉，并在软脊膜表面形成动脉网，共同营养脊髓。

脊髓前、后动脉之间，借横行的吻合支互相交通，形成动脉冠，由动脉冠再分支进入脊髓内部（图20-12）。脊髓前动脉的分支，主要分布于脊髓前角、侧角、灰质连合、后角基部、前索和外侧索；脊髓后动脉的分支，则分布于脊髓后角的其余部分和后索。由于脊髓的动脉供应有着不同的来源，在某些部位，不同来源的动脉有时吻合不良或供血不足，这些部位的脊髓易缺血受损。临床上常见的易受损区多是在上部胸髓或腰髓节段，特别是第4胸节和第1腰节的腹侧部，这些部位又被称为脊髓的危险区。

笔记栏

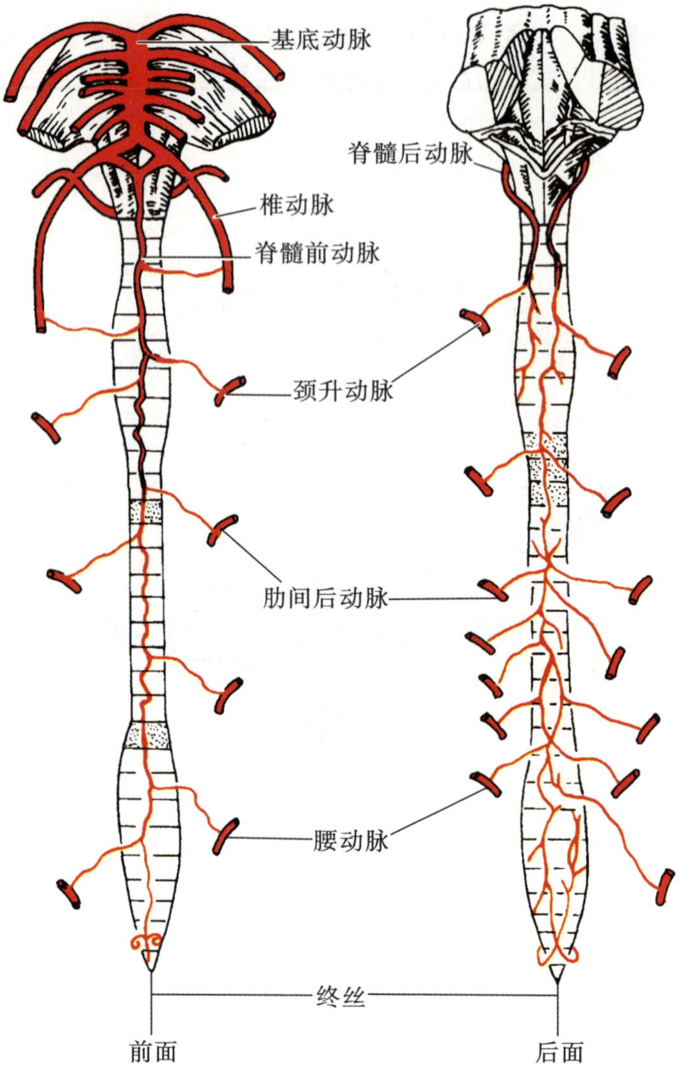

图 20-11 脊髓的动脉

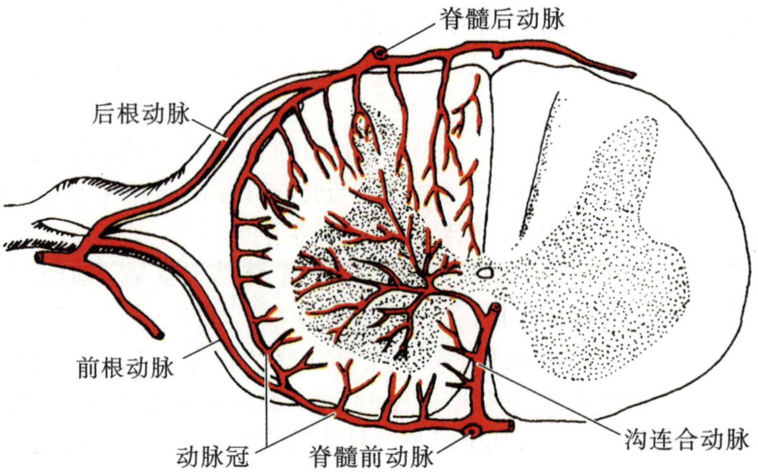

图 20-12 脊髓内部的动脉分布

(二)脊髓的静脉

脊髓静脉的配布模式与动脉相似。它们在脊髓表面,形成软膜静脉丛和许多纵行的静脉干,收纳脊髓实质的静脉,而后汇合成**脊髓前静脉**(anterior spinal veins)和**脊髓后静脉**(posterior spinal veins)。脊髓前、后静脉注入硬膜外隙中的椎内静脉丛,再经椎骨外面的椎外静脉丛,汇入节段静脉,分别与胸、腹、盆腔的其他静脉相交通。脊髓的软膜静脉丛和纵行静脉干,向上与颅内静脉相连,形成一个连续而无瓣膜的静脉系。因此,胸、腹、盆腔内的感染或癌细胞,有可能经此途径向颅内扩散或转移。

第三节　脑脊液及其循环

脑脊液(cerebrospinal fluid,CSF)是充满于脑室系统、脊髓中央管和蛛网膜下隙内的无色透明液体。脑脊液内含无机离子、葡萄糖、维生素和少量蛋白,细胞成分很少,主要为单核细胞和淋巴细胞,并存在多种单胺类和多肽类生物活性物质。脑脊液相当于外周组织中的淋巴,对中枢神经系统起缓冲、保护、营养、运输、细胞间通信以及维持正常颅内压等作用。

脑脊液主要由侧脑室、第三脑室和第四脑室的脉络丛产生(图20-13),处于不断地产生、循环和回流的平衡状态。成人脑脊液总量约150 mL。脑脊液自侧脑室经室间孔流入第三脑室;向下经中脑水管至第四脑室;第四脑室内的脑脊液,经第四脑室正中孔和一对外侧孔流入蛛网膜下隙;蛛网膜下隙内的脑脊液,主要通过蛛网膜绒毛或颗粒,渗透到硬脑膜窦(主要是上矢状窦),回归静脉(图20-14)。

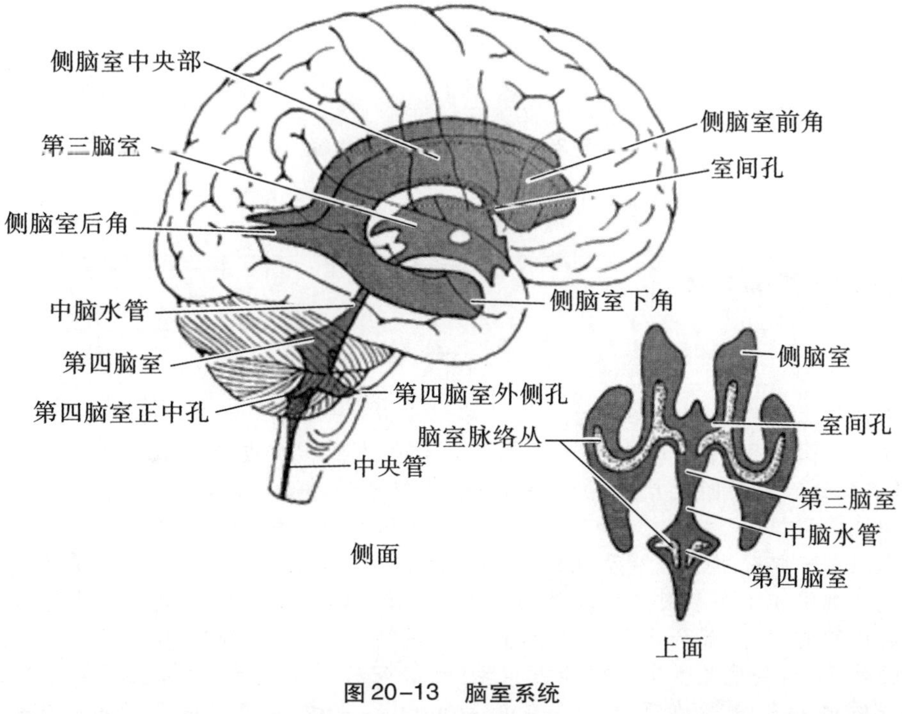

图20-13　脑室系统

脑脊液代谢异常或循环通路受阻,可使脑脊液总量增加,导致**脑积水**(hydrocephalus)。引起颅内压异常升高,脑组织受压移位,甚至形成脑疝危及生命。

笔记栏

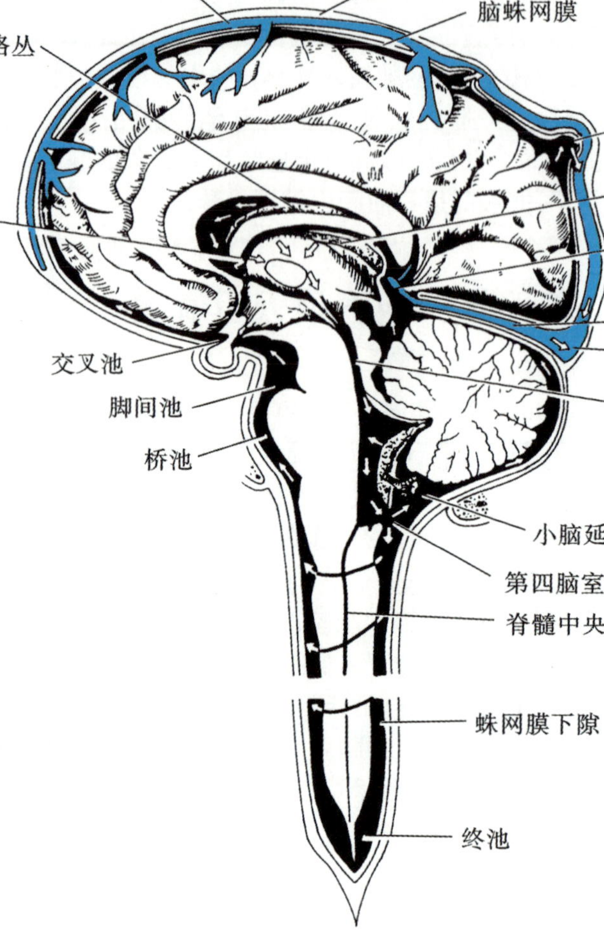

图 20-14　脑脊液循环途径

学以致用，科普宣教

大头娃娃

在临床上可以见到一些头特别大的婴幼患儿，被称为“大头娃娃”。这是由于脑脊液循环受阻导致的先天性脑积水患儿。先天性脑积水也称婴儿脑积水。正常情况，颅内脑脊液是不断地产生、循环和回流，保持着动态平衡；若出现产生过多或（和）吸收回流障碍，脑室系统或（和）蛛网膜下隙将积聚大量脑脊液而扩大，形成脑积水。常见病因有中脑导水管狭窄及闭塞、小脑扁桃体下疝及第四脑室正中孔或侧孔闭锁等。先天性脑积水早期对智力没有明显影响，但是到了晚期随着积水量的增加，当影响脑实质的发育时，就会出现表情呆滞、智力迟钝、视力减退和肢体瘫痪等症状，若不及时治疗，甚至会危及生命。作为医学生，大家可以学以致用，对家长科普宣教，提醒家长多关爱孩子，善于发现孩子存在的异常情况，当发现宝宝头大时不一定就是聪明，不一定就是福气，也要高度警惕是否有营养不良或者脑积水，及时去医院检查治疗，以免错过最佳治疗时机。

笔记栏

未惧人生无通途，唯以精诚至魂魄

“万颅之魂”——王忠诚

王忠诚(1925—2012年)，山东烟台人，世界著名神经外科专家、中国神经外科事业的开拓者和创始人之一。1994年当选中国工程院院士，2008年荣获“国家最高科学技术奖”。他在半个世纪的医学生涯中带领中国神经外科从无到有，从小到大，直至步入国际先进行列，让中国在世界医学界挺直了脊梁。

20世纪50年代，为打破西方封锁，掌握先进的“脑血管造影”技术，王忠诚在缺少防护的情况下，无数次暴露在大剂量放射线中进行试验，致使脱发，牙龈出血，体质大为减弱，多次患肺炎，甚至2次险些丢掉性命……王忠诚却说：“我知道危害性有多大，但是为了成功，必须豁出去。”豁出命的坚持换来了丰厚的收获。他用7年时间积累了2 500份脑血管造影资料，出版了我国第1部《脑血管造影术》专著。这本里程碑式的专著使我国神经外科诊断水平一步跨越了30年。20世纪60年代，他首先在国内采用并推广显微神经外科技术，施行逾千例动脉瘤手术，使该病死亡率由10%降到2%以下。20世纪70年代，他率先在国内开展并推广颅脑显微手术，首次利用显微外科技术完全切除垂体腺瘤并保留患者的正常垂体功能。20世纪80年代，他摘除了在世界上至今罕见的直径9 cm的巨大动脉瘤，率先提出了“脑干和脊髓具有可塑性”的观点，总结出一套不同脑干肿瘤采取不同手术入路的理论和方法，打开了医学界的“禁区”——脑干肿瘤手术。王忠诚因其曾是世界唯一完成开颅手术逾万例的医生而被誉为“万颅之魂”。

靠着不懈地开拓创新，王忠诚解决了一系列神经外科领域公认的世界难题。2000年，他获得了中国卫生界的最高奖励“白求恩奖章”；2001年，他获得了世界神经外科联合会授予的最高荣誉奖章；2009年，他登上了国家最高科技奖的领奖台。

王忠诚深知，要保持中国神经外科在世界上的领先位置，光靠1~2个名家不行，必须培养一大批德才兼备、年富力强的接班人。他最常对学生讲的就是：“我希望你们拿起手术刀，在世界神经外科状元榜上不断刻上‘中国’两个字。”他亲自培养了70余名研究生和博士后。在全国近万名神经外科医师中，近一半是王忠诚带领的神经外科团队培养出来的。

未惧人生无通途，唯以精诚至魂魄。王忠诚院士透支着自己的生命，实践着自己的人生诺言：“我一生最大的心愿，就是发展神经外科事业，为患者多做一点事情。”

（王志新，李　鸣）

第四节　脑和脊髓的被膜、血管及脑脊液循环实践

一、实践项目

人体解剖学绘画大赛。

笔记栏

二、实践方案

1. 组织临床、基础及护理等多个医学相关专业的同学报名参与，由解剖学任课教师作为指导老师，指导人体解剖结构的绘画。

2. 收集学生优秀绘画作品，组织专家评审。从中推选出特等奖 2 名，一等奖 3 名，二等奖 5 名，三等奖 10 名以及优秀奖 20 名，给予表彰及奖励。

3. 选出最佳的 5 幅作品代表学校参加全国医学生解剖学绘画大赛。

三、活动目的

通过绘图的方式提高医学生的人文素养，激发医学生对人体解剖学知识的学习兴趣，培养学生掌握学习人体结构的方法。同时以通俗易懂的方式对非医学生进行科普。

四、实践报道或学生总结

人体解剖学绘画大赛

（孙琰琰）

第二十一章

内分泌系统

学习目标

1. 知识目标

(1)掌握垂体、甲状腺、甲状旁腺、肾上腺、松果体的形态和位置。

(2)了解内分泌腺的组成、结构特点及功能。

2. 能力目标

(1)知识内化:结合标本或模型讲解甲状腺、垂体、甲状旁腺和肾上腺的形态结构。

(2)理论联系实际:将所学知识运用于日常生活解决实际问题。

(3)知识拓展:学会自主查阅相关资料,了解本章相关的科研进展。

3. 思政目标

(1)良好心态,健康生活:培养良好的心态,以乐观、豁达的态度面对挫折和失败。

(2)攻坚克难,追求卓越:培养锐意创新、追求卓越、敢为人先的民族精神,增强民族自豪感。

(3)社会实践:通过观看纪录片《人世间》,认识到生命的伟大和脆弱,肩负起救死扶伤、挽救生命的社会责任。

课前导学

甲亢为何爱上年轻都市“白领”? 只有老年人会得高血压吗? 中国人工全合成牛胰岛素为何是一段永被铭记的历史。通过学习本章节内分泌系统,同学们会对以上问题有一个全面的了解。

内分泌系统(endocrine system)是机体的调节系统之一,它与神经系统、免疫系统相互调节,形成免疫—神经—内分泌网络。对人体的生长发育、新陈代谢、保持内环境的动态平衡,以及生殖等功能发挥重要的调控作用。

内分泌系统由内分泌腺、内分泌组织和散在于其他器官内的内分泌细胞组成(图 21-1)。内分泌腺包括:垂体、甲状腺、甲状旁腺、肾上腺、松果体、胸腺和生殖腺等。内分泌腺无导管,内分泌细胞的分泌物称为激素,直接渗入细胞间丰富的毛细血管和毛细淋巴管,通过血液循环和淋巴循环运送至全身各处。每种激素作用的特定器官或特定细胞称为该激素的靶器官或靶细胞。靶细胞上具有与相应激素特异结合的受体,激素与受体结合后产生生物学效应。内分泌组织以细胞团为单位分散存在于其他器官或组织内,主要包括睾丸间质、卵泡、黄体和胰岛等。此外,在消化道、呼吸道、泌尿生殖管、心血管、皮肤和神经组织中还有大量散在的内分泌细胞,它们分泌激素或激素样物质,在调节机体生理活动中起着重要的作用,构成**弥散神经内分泌系统**(diffuse neuroendocrine system, DNES)。

笔记栏

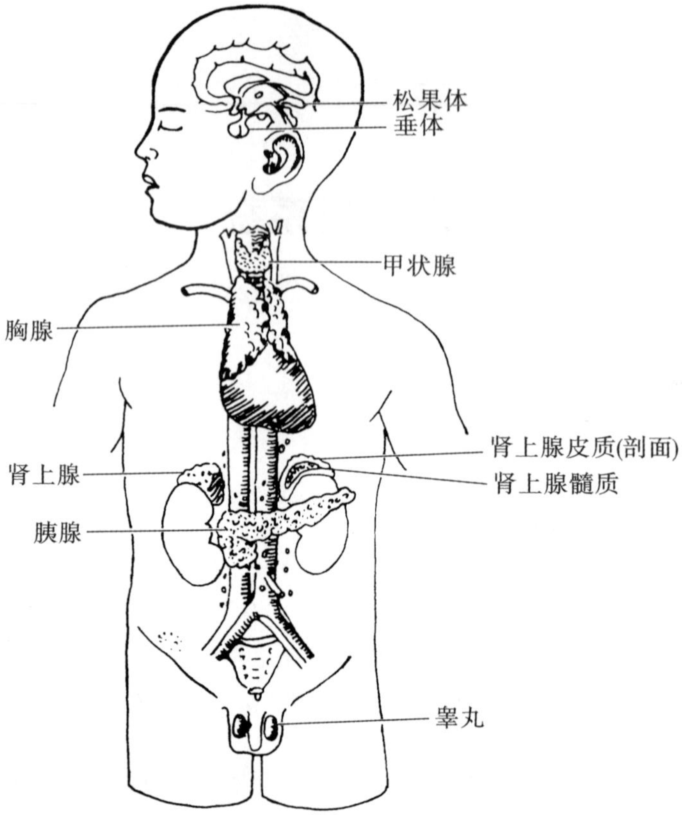

图 21-1　内分泌系统概况

第一节　内分泌腺

一、垂体

(一)位置和形态

垂体(hypophysis)位于颅底蝶骨体的垂体窝内,借漏斗连于下丘脑(图 21-2)。为一灰红色、卵圆形小体,约黄豆大,成人男性垂体重 0.35～0.80 g,女性重 0.45～0.90 g。外包坚韧的硬脑膜。垂体是身体内最复杂的内分泌腺,所产生的激素不但与骨骼和软组织的生长有关,还可影响其他内分泌腺(甲状腺、肾上腺和性腺等)的功能。

(二)分部

垂体可分为**腺垂体**(adenohypophysis)和**神经垂体**(neurohypophysis)两部分。腺垂体位于垂体前部,包括远侧部、结节部和中间部。神经垂体位于垂体后部,包括神经部和漏斗部。漏斗部与下丘脑相连,包括漏斗柄和正中隆起。通常所说的垂体前叶主要指远侧部和结节部,后叶主要指神经部和中间部。

(三)功能

垂体前叶分泌的激素主要有以下 3 种。①生长激素:可促进骨与软组织生长。如果幼年时该激素分泌不足可引起侏儒症；如果该激素分泌过多，在骨骼发育成熟前可引起巨人症，在骨骼发育成熟后则可引起肢端肥大症。②促激素：可促进其他内分泌腺分泌活动的激素，包括促甲状腺激素、促肾上腺皮质激素和促性腺激素，分别促进甲状腺、肾上腺皮质和性腺的分泌活动。③催乳素：可促使已发育且具备泌乳条件的乳腺分泌乳汁。

垂体后叶主要储存和释放下丘脑分泌的抗利尿激素（升压素）和催产素。抗利尿激素作用于肾，增加对水的重吸收，减少水分排出，使血压上升；催产素可促进子宫平滑肌收缩和乳腺分泌。

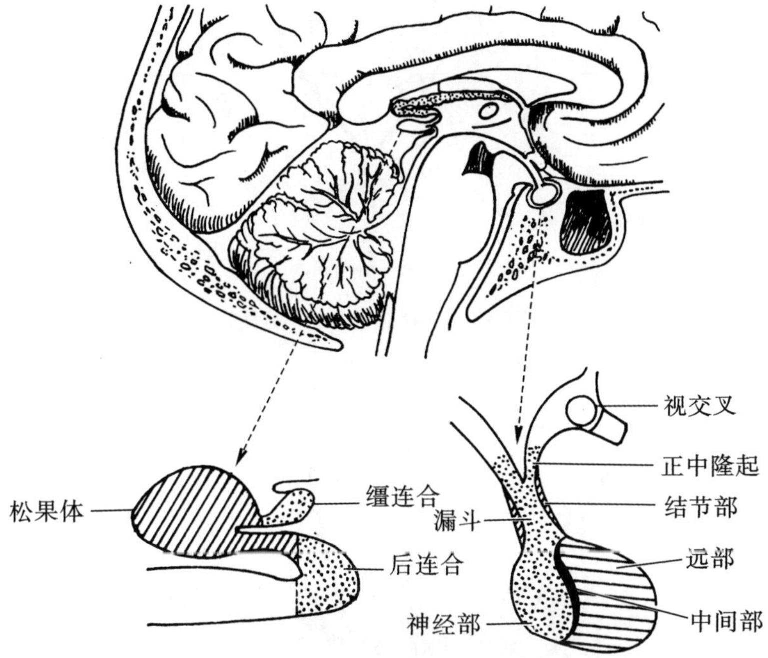

图 21-2　垂体和松果体

二、甲状腺

（一）位置和形态

甲状腺（thyroid gland）是人体内最大的内分泌腺，棕红色，呈“H”形，由左、右 2 个侧叶及中间的甲状腺峡部构成（图 21-3，图 21-4）。其侧叶呈锥体型，位于喉与气管的两侧，上端位于甲状软骨中部；下端至第 6 气管软骨环；后方平对第 5～7 颈椎。甲状腺峡部位于第 2～4 气管软骨环的前方，约 50% 的人自峡部向上伸出锥状叶，长短不一，最长可达舌骨。甲状腺的外面有 2 层被膜包裹，内层为纤维囊，包裹甲状腺的表面，并随血管和神经深入腺实质，将腺体分为若干小叶；外层为甲状腺鞘或假被膜，由颈部的气管前筋膜包绕而成。

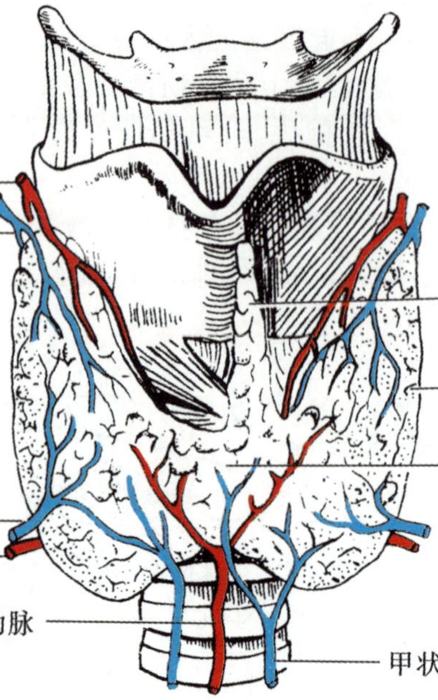

图 21-3 甲状腺的形态（前面）

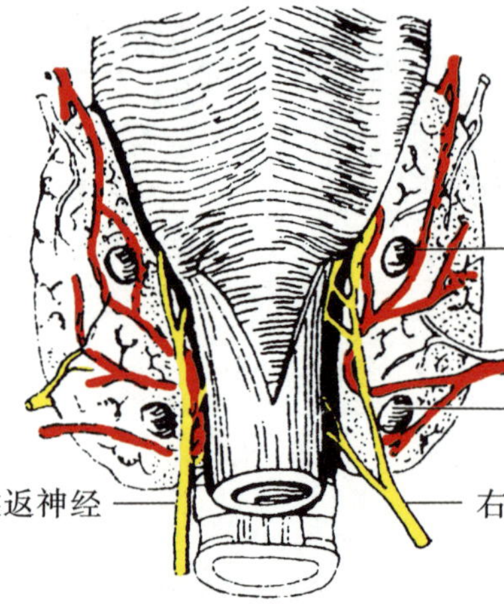

图 21-4 甲状腺的形态（后面）

（二）毗邻

在甲状腺侧叶的背面有甲状旁腺，后外方与颈部血管相邻，内侧毗邻喉、气管、咽、食管和喉返神经。当甲状腺肿大时，可压迫以上结构，导致呼吸困难、吞咽困难和声音嘶哑等症状。如压迫颈内静脉，可引起面部水肿。甲状腺鞘有纤维束附着气管和喉，称为甲状腺悬韧带，使甲状腺两侧叶内侧和峡部连于甲状软骨、环状软骨和气管软骨环。当进行吞咽动作时，甲状腺随着喉的活动而上、下移动。

（三）血供

甲状腺的血供十分丰富，主要源于一对甲状腺上动脉（颈外动脉的分支）和一对甲状腺下动脉（锁骨下动脉的分支），偶有一支发自头臂干或主动脉弓的甲状腺最下动脉。

（四）功能

甲状腺的主要功能是合成、储存和分泌甲状腺素，促进机体的新陈代谢、生长发育，特别是对婴幼儿的骨骼发育和中枢神经系统发育影响显著。童年时期甲状腺功能低下引起呆小症，患儿身体矮小和智力低下。

良好心态，健康生活

甲亢爱上年轻都市“白领”

年轻的都市女“白领”为何脾气暴躁、易怒、好争论，饭量很大而又消瘦，整个人看起来很亢奋，讲起话来滔滔不绝，却又容易疲乏无力？这些年轻女性可能患上了甲状腺功能亢进症，简称甲亢，这是因为甲状腺激素分泌过多导致的。

是什么原因让甲亢爱上年轻都市“白领”呢？

现在的年轻白领们的压力普遍较大，特别是精力充沛，追求完美并且工作敬业的职业女性。她们的内分泌系统活跃程度高且稳定性差，当受到较大的工作、生活压力或精神刺激等诱因时，较男性更容易出现自身免疫调节异常，致使甲状腺激素分泌过多而导致一系列症状。

随着生活水平的提高，人们更应多关注自己的饮食和精神健康。忙碌的年轻人应尽量保持学习、工作环境的宽松，学会给自己减压。保持乐观、豁达的态度面对压力、挫折和失败，做到身心健康，良好的心态亦是预防甲亢的一剂良药。

三、甲状旁腺

（一）位置和形态

甲状旁腺（parathyroid gland）外观呈棕黄色、卵圆形，为黄豆大小的腺体，位于甲状腺侧叶的后面（图 21-4），甲状腺纤维囊和甲状腺鞘之间。一般有上、下两对，每个甲状旁腺的重量约为 50 mg。上甲状旁腺的位置恒定，位于甲状腺侧叶后缘的中、上 1/3 交界处；下甲状旁腺的位置变异较大，多位于侧叶后缘近下端的甲状旁腺下动脉附近。甲状旁腺也可以位于甲状腺实质内或甲状腺鞘外。

（二）功能

甲状旁腺分泌甲状旁腺素，其生理功能是调节体内钙、磷的代谢，与降钙素共同维持血钙平衡。如甲状腺手术中误切除甲状旁腺，可引起血钙降低、手足搐搦，肢体呈对称性疼痛和痉挛；若甲状旁腺功能亢进，则可引起骨质疏松。

四、肾上腺

（一）位置和形态

肾上腺（suprarenal gland）（图 21-5）位于肾的上方，呈淡黄色。左侧近似半月形，右侧呈三角形，重 5 ~7 g。肾上腺前面有不太明显的**肾上腺门**（suprarenal hilum），是血管、神经和淋巴管出入之处。肾上腺与肾共同包裹在肾筋膜内，属腹膜外位器官，通过腹膜后注气造影，可显示肾上腺的轮廓，对诊断肾上腺病变有一定临床意义。

肾上腺的毗邻左、右侧不同，左肾上腺前面的上部借网膜囊与胃后壁相隔，下部与胰尾、脾血管相邻，内侧缘接近腹主动脉。右肾上腺的前面为肝，前面的外上部没有腹膜，直接与肝的裸区相邻，内侧缘紧邻下腔静脉。左、右肾上腺的后面均为膈。

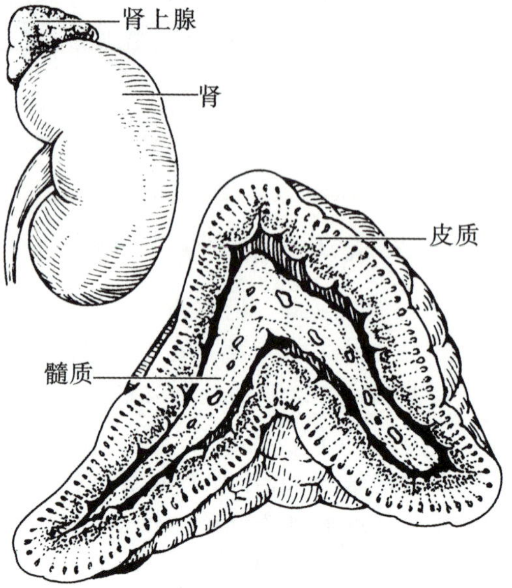

图 21-5 肾上腺

（二）功能

肾上腺由周围的皮质和中央的髓质两部分构成。肾上腺皮质分泌盐皮质激素、糖皮质激素和性激素，主要调节水盐代谢、碳水化合物代谢以及影响性行为和第二性征。肾上腺髓质分泌肾上腺素和去甲肾上腺素，可使心跳加快、心肌收缩力加强、小动脉收缩，维持血压和调节内脏平滑肌的活动。

明确病因，针对治疗

特殊的高血压

高血压是当今比较常见的一种疾病，我国高血压患者已超过 2 亿，多数为原发性的心血管疾病，中老年人和肥胖的人发病率较高。但是部分患者，特别是年轻患者如果出现了高血压就必须更加警惕，因为这类患者可能患有继发性高血压，即是一种由肾脏或肾上腺相关疾病引起的高血压。常见的肾上腺疾病所致的高血压有皮质醇增多症、原发性醛固酮增多症和嗜铬细胞瘤等，这些疾病导致肾上腺皮质分泌皮质醇或者醛固酮增多、髓质分泌儿茶酚胺增多等，都可以导致高血压。这种继发性高血压，症状重、危害大且病因隐蔽，我们须更加注意。

一些年轻患者容易因为医生忽视了其原发病而被误诊，以至于失去了手术或者对症治疗的时机。若能在早期进行正确诊断和治疗，大部分继发性高血压能够被治愈。医生面对高血压患者时，应做到有意识、有目的性地进行筛查，既不过多增加患者经济负担、浪费医疗资源，又能达到明确病因、针对性治疗的目的，通过所学，切实帮助到更多的患者。

五、松果体

松果体(pineal body),为灰红色的椭圆形腺体,重 120～200 mg。位于背侧丘脑的后上方,是上丘脑的一部分,以细柄连于第三脑室顶的后部(图 21-2)。在儿童时期比较发达,一般 7 岁后逐渐萎缩退化,腺细胞减少,结缔组织增生,青春期后松果体可有钙盐沉积,出现大小不一的脑砂,并随年龄的增长而增多,成为影像诊断颅脑占位性病变的定位标志。松果体分泌的**褪黑素**(melatonin),影响机体的代谢活动、性腺的发育及月经周期等。松果体发生病变可出现性早熟或生殖器官过度发育,若其分泌功能过剩则可导致青春期延迟。

六、胸腺

胸腺(thymus)(图 21-6)属淋巴器官,兼有内分泌功能。它位于胸骨柄后方,上纵隔的前部,贴近心包的上方和大血管的前部。胸腺通常可分为不对称的左、右两叶,两叶间借结缔组织相连,每叶多呈扁条状,质软。胸腺有明显的年龄变化:新生儿和幼儿的胸腺相对较大,重 10～15 g;性成熟后胸腺发育至最高峰,重达 25～40 g;此后逐渐萎缩,被结缔组织所替代。胸腺可分泌胸腺素和促胸腺生成素,参与机体的免疫反应。

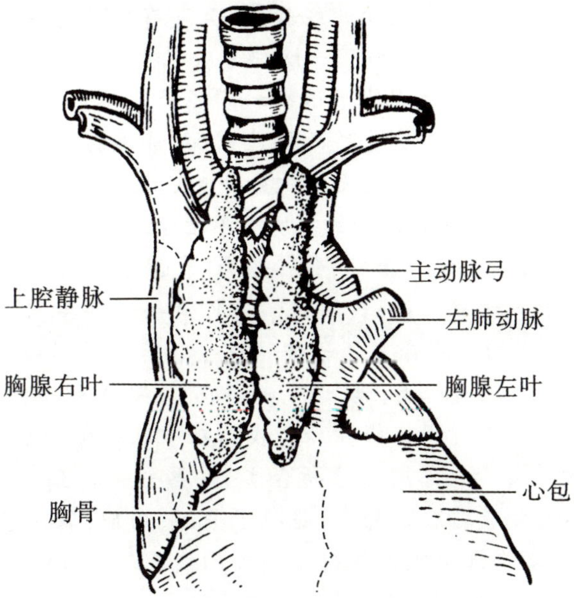

图 21-6　胸腺

攻坚克难，追求卓越

人工合成牛结晶胰岛素

位于人体腹后壁的胰腺除了分泌消化液还分泌一种蛋白质激素——胰岛素。人的胰腺每天产生1~2 μg胰岛素，若分泌不足，就会引起糖代谢障碍，葡萄糖不能被有效地吸收，导致过多的葡萄糖随尿排出——这就是糖尿病的由来。

1889年，德国的奥斯卡·闵科夫斯基(Oskar Minkowski)首次发现了胰脏和糖尿病的关联，此后就不断有人尝试分离胰脏分泌的神秘物质——胰岛素。1955年英国科学家F·桑格率先测定了牛胰岛素的全部氨基酸序列，开辟了人类认识蛋白质分子化学结构的道路，也因此获得了1958年诺贝尔化学奖。虽然牛胰岛素的结构清楚了，但受限于当时的科研条件，要想人工合成胰岛素是非常困难的事情。英国著名的《自然》杂志曾刊发一篇文章预测："人工合成胰岛素还有待于遥远的将来。"

然而10年后，1965年9月17日，中国的科学家在科研环境极其困难的情况下协同合作，在世界上首次人工合成了具有完整生物活性的结晶牛胰岛素，攻克了这个科学难题。这一天是值得我们铭记和骄傲的！这个科研项目的完成过程却充满了鲜为人知的坎坷，其困难程度并不亚于原子弹和氢弹的研究。当时我国生命科学才刚刚开始发展，没有任何蛋白质合成方面的经验，甚至没有制造过任何形式的氨基酸，更不用说比氨基酸更加复杂的多肽合成，一切都是从零开始，摸着石头过河。满腔热血的青年科学家提出挑战，要为祖国攻下这个科学高峰。他们亲手建立起了专门合成氨基酸的厂房，保证研究过程中氨基酸的供应；他们戴上防毒面具进行生产，一不怕苦，二不怕死，不分昼夜地试验，经历无数次的失败，最终用严谨、大无畏的科学探索精神，一步一个脚印，扎扎实实在艰苦的环境下攀上了这座生命科学的高峰。

1966年12月24日，《光明日报》刊登标题为《我国在世界上第一次人工合成结晶胰岛素》一文。新华社二十三日讯：我国科学工作者经过6年零9个月的艰苦工作，在世界上第1次用人工的方法合成了一种具有生物活力的蛋白质——结晶胰岛素。这一杰出的科学实验，标志着人类在认识生命、揭开生命奥秘的伟大历程中又迈进了一大步，人工合成蛋白质的时代已经开始。我国在多肽化学原有基础比较薄弱的情况下，成功地完成世界首例天然胰岛素拆合工作；第一个得到人工半合成结晶胰岛素；第一个得到人工全合成结晶胰岛素，超越了美国、西德，取得了世界领先的地位。世界各国的著名科学家都祝贺我们取得了伟大的成果。一些著名科学家来到中国，纷纷造访中国科学院上海生物化学研究所。

2015年，时任中国科学院院长白春礼撰写寄语："结晶牛胰岛素的人工全合成充分体现了团队协作的集成优势，展示了老一辈科学家们严谨求实、无私奉献、锐意创新的科学精神和艰苦奋斗、追求卓越、敢为人先的民族气概。""在前进的路上，我们要发扬'胰岛素'精神，要敢啃硬骨头、敢于攻坚克难，勇于追求卓越、善于协同创新，要拥有坚定的信念、严谨的科学态度、无私的奉献精神，要把国家富强、人民幸福作为科技创新的出发点和落脚点。"

(王志新，李　鸣)

第二节　内分泌系统实践

一、实践项目

观看纪录片《人世间》。

二、实践方案

要求学生利用课余时间和假期，观看纪录片《人世间》。这是一部关于医院、医生和患者的纪录片。一共有 9 个主题，《救命》《理解》《团圆》《告别》《信任》《新生》《坚持》《爱》，这 9 个故事发生的地点是上海瑞金医院，聚焦医患双方面临病痛、生死考验时的重大选择，通过纪实拍摄，展现真实场景，还原真实的医患生态，人性化展现医患关系。要求同学们在观看过程中在大班 QQ 群中进行交流讨论。

三、实践目的

感受真实的工作场景，感受真实的医患生态，感受医生挽救患者生命的幸福和欣慰，体会可能面临失败也会全力以赴的心路历程，感悟经历无数挫折和误解情况下，还保持着职业热情的医务工作者的人生价值。让学生认识到生命的伟大和脆弱，树立以救死扶伤、挽救生命为己任的坚定信念。做到“有时去治愈，常常去帮助，总是去安慰”。

四、实践报道或学生总结

观《人间世》有感

（李　鸣）

参考文献

[1]柏树令,应大君.系统解剖学[M].8版.北京:人民卫生出版社,2013.
[2]臧卫东.护理解剖学[M].郑州:郑州大学出版社,2017.
[3]SUSAN STANDRING.格氏解剖学[M].41版.丁自海,刘树伟,译.济南:山东科学技术出版社,2017.
[4]林果为,王吉耀,葛均波.实用内科学[M].15版.北京:人民卫生出版社,2017.
[5]王维治.神经病学[M].北京:人民卫生出版社,2006.
[6]DAVID L BROWN.局部麻醉图谱[M].3版.范志毅译.北京:科学出版社,2008.
[7]赵玉沛,陈孝平.外科学[M].3版.北京:人民卫生出版社,2015.
[8]臧卫东.人体解剖学[M].3版.郑州:郑州大学出版社,2009.
[9]葛均波, 徐永健.内科学[M].8版.北京:人民卫生出版社,2015.
[10]吴在德,吴肇汉.外科学[M].7版.北京:人民卫生出版社,2008.
[11]谢幸,孔北华,段涛.妇产科学[M].9版.北京:人民卫生出版社,2018.
[12]丁文龙,刘学政.系统解剖学[M].9版.北京:人民卫生出版社,2018.
[13]基思·L·莫尔,阿瑟·F·达利.临床应用解剖学[M].4版.李云庆译.郑州:科学技术出版社,2006.
[14]赵堪兴,杨培增.眼科学[M].8版.北京:人民卫生出版社,2013.

声明:部分案例文字引用自网络或期刊,因无法获得原作者的各方面通信信息,请作者在看到后及时与作者或出版社联系。